LES

GRANDS ÉCRIVAINS

DE LA FRANCE

NOUVELLES ÉDITIONS

PUBLIÉES SOUS LA DIRECTION

DE M. AD. REGNIER

Membre de l'Institut

CHARTRES. — IMPRIMERIE DURAND
Rue Fulbert, 9.

MÉMOIRES

DE

SAINT-SIMON

TOME XXXI

MÉMOIRES

DE

SAINT-SIMON

NOUVELLE ÉDITION
COLLATIONNÉE SUR LE MANUSCRIT AUTOGRAPHE

AUGMENTÉE
DES ADDITIONS DE SAINT-SIMON AU JOURNAL DE DANGEAU
et de notes et appendices

PAR A. DE BOISLISLE
Membre de l'Institut

AVEC LA COLLABORATION DE L. LECESTRE
ET DE J. DE BOISLISLE

TOME TRENTE ET UNIÈME

PARIS
LIBRAIRIE HACHETTE
BOULEVARD SAINT-GERMAIN, 79

1920

MÉMOIRES

DE

SAINT-SIMON

L'année 1717 commença par une bagatelle fort singulière. Le feu Roi avoit voulu traiter en fils de France les enfants du roi d'Espagne, qui par leur naissance n'en étoient que petit-fils, et les Renonciations intervenues pour la paix d'Utrecht n'avoient rien changé à cet usage, dont les alliés ne s'aperçurent pas, et dont les princes que les Renonciations du roi d'Espagne regardoient ne prirent pas la peine de s'apercevoir non plus[1]. Suivant cette règle, tous les fils du roi d'Espagne portèrent, comme fils de France, le cordon[2] bleu en naissant, et, depuis la mort du Roi, le roi d'Espagne, qui avoit toujours les pensées de retour bien avant imprimées, fut très soigneux de maintenir cet usage, d'autant plus que la France y entroit par l'envoi de l'huissier de l'Ordre[3], qui à chaque

1717.
Singularités à l'occasion du collier de l'Ordre envoyé au prince des Asturies, et, par occasion, au duc de Popoli.
[*Add. St-S. 1386*]

1. Les mots *non plus* ont été ajoutés en interligne dans le manuscrit.

2. Avant ce mot, Saint-Simon a biffé *cordron* (*sic*), qu'il avait ensuite corrigé en *cordon bl*[*eu*].

3. Il a été parlé des huissiers des ordres du Roi, qui l'étaient en premier lieu de l'ordre du Saint-Esprit, dans notre tome XIV, p. 270-271; c'était toujours des gens de médiocre naissance. Celui qui était en fonctions en 1716 s'appelait Alexandre Chevard; ancien officier,

naissance d'infant partoit aussitôt pour lui porter le cordon bleu. Cette première cérémonie se fait sans chapitre et sans nomination ; le prince n'est chevalier que lorsqu'il reçoit le collier. Le Roi n'étoit point encore chevalier[1], ni le prince des Asturies. Le roi son père, dès que ce prince approcha de dix ans, demanda pour lui le collier avec instance ; il n'y eut pas moyen de le faire attendre jusqu'au lendemain du sacre du Roi, qu'il reçut lui-même le collier. Le Régent manda donc tous les chevaliers de l'Ordre dans le cabinet où se tenoit le conseil de régence aux Tuileries[2]. Le Roi, au sortir de sa messe, vint s'asseoir dans son fauteuil du Conseil au bout de la table, et ne se couvrit point. M. le duc d'Orléans se tint debout et découvert à sa droite, et tous les chevaliers de même, sans ordre, le long de la table des deux côtés ; les officiers commandeurs au bas bout de la table, vis-à-vis du Roi. M. le duc d'Orléans proposa d'envoyer deux colliers au roi d'Espagne, avec une commission pour les conférer, l'un au prince des Asturies, l'autre à son gouverneur le duc de Popoli[3], à qui le feu Roi avoit promis l'Ordre[4], et permis de le porter en attendant qu'il eût le collier. Cela fut appuyé de l'exemple d'Henri IV, qui, n'étant pas encore sacré ni chevalier de l'Ordre, et qui même ne le portoit pas parce qu'il étoit encore huguenot, donna une

chevalier de Saint-Louis, il avait été nommé par lettres du 5 juin 1714, à la place d'Adrien Motel de Valbrun, démissionnaire. Né le 8 mars 1687, il resta en fonctions jusqu'à sa mort, juillet 1740.

1. C'est-à-dire le jeune roi Louis XV ; les rois de France ne recevaient le collier du Saint-Esprit et n'en devenaient chevaliers que le lendemain de leur sacre.

2. Saint-Simon prend la mention de cette cérémonie dans le *Journal de Dangeau*, tome XVII, p. 1, et y ajoute quelques détails ; il avait fait à ce propos l'Addition indiquée ci-dessus.

3. Rostaing Cantelmi : tome VIII, p. 301. Nous l'avons vu remplacer le cardinal del Giudice comme gouverneur du prince en 1716 : tome XXX, p. 232-233.

4. Dès 1702 : tome X, p. 156.

commission au maréchal de Biron[1], chevalier de l'Ordre, et le premier de son parti, pour recevoir et donner le collier de l'Ordre à son fils[2], qui fut depuis amiral[3], maréchal, et duc et pair de France, et décapité à Paris, dernier juillet 1602, et donner en même temps le cordon bleu à Renaud de Beaune, archevêque de Bourges, depuis de Sens[4], à qui six mois auparavant le Roi avoit donné la charge de grand aumônier de France, qu'il avoit ôtée avec le cordon bleu qui y est attaché à Jacques Amyot, relégué dans son diocèse d'Auxerre et qui s'étoit montré grand ligueur[5]. Ainsi le cardinal de Bouillon n'a pas été le premier à qui cette charge, et le cordon bleu qui y est joint, ait été ôtée. Ce fut en faveur du même Amyot, qui étoit fils d'un artisan[6], et que son esprit, son savoir et son éloquence avoit fait précepteur des enfants d'Henri II[7], qu'Henri III, en créant l'ordre du Saint-Esprit, attacha à la charge de grand aumônier de France, qu'Amyot avoit lors, celle de grand aumônier de l'Ordre, sans preuves, parce qu'il n'en pouvoit faire, ce qui a toujours subsisté[8] depuis. Le maréchal de Biron, en vertu de la commission d'Henri IV, fit cette cérémonie dans l'église collégiale de Mantes[9], le dernier[10] décembre 1591. Henri IV fit dans

1. Armand de Gontaut : tome XI, p. 173.
2. Charles de Gontaut : tome II, p. 14.
3. Écrit en abrégé *Adl*. C'est le 4 octobre 1592 qu'il eut cette charge, dont il se démit en 1594.
4. Tome XI, p. 173. Il écrit ici et plus loin *Beaulne*.
5. Tout cela a déjà été raconté dans ce même passage, p. 172-173, et aussi tome XX, p. 19-22.
6. Son père Nicolas Amyot était suivant les uns corroyeur, suivant d'autres boucher ou marchand d'aiguillettes ; il n'y a sur Amyot aucun ouvrage biographique sérieux.
7. C'est vers 1557 qu'Amyot dut avoir cette place.
8. Avant ce mot, Saint-Simon a biffé un premier *subsisté,* mal écrit.
9. La collégiale de Mantes, fondée par un des premiers Capétiens, comptait huit chanoines, dont un doyen, huit haut-vicaires et douze chapelains.
10. L'abréviation *dr* corrige *pr* (premier).

l'église abbatiale de Saint-Denis son abjuration publique, le dimanche 25 juillet 1593, entre les mains du même Renaud de Beaune, archevêque de Bourges, qui dit tout de suite la messe pontificalement et le communia ; il fut sacré le premier dimanche de carême, 27 février 1594[1], et reçut le lendemain le collier de l'ordre du Saint-Esprit, et Clément VIII Aldobrandin[2], le voyant maître de Paris et de tout le royaume, lui donna l'absolution, le 17 septembre 1595. Le Régent ne voulut pas tenir cette assemblée sans le Roi, et y voulut suivre la moderne manière que le feu Roi avoit introduite dans les chapitres, où[3], en faveur de ses ministres officiers de l'Ordre, qui, à l'exception du seul chancelier de l'Ordre, y sont debout et découverts, tandis que tous les chevaliers sont assis en rang et couverts, n'en tenoit plus que debout et découvert lui-même. Ainsi le Roi fut découvert, et il ne fut assis qu'à cause de son âge ; non qu'il puisse y avoir de proportion entre le roi et ses sujets, mais parce que, depuis que l'Ordre a été institué, les rois ne se sont jamais assis ni couverts aux chapitres, qu'ils n'y aient fait en même temps asseoir et couvrir tous les chevaliers; c'est aussi ce qui se pratique de tout temps jusqu'à cette heure dans tous les chapitres de l'ordre de la Jarretière et de celui de la Toison d'or. Ce dernier ordre fut donné en ce temps-ci par le roi d'Espagne à Caylus[4], que nous avons vu être allé

Caylus obtient la Toison.

1. *1593* corrigé en *1594*. — Voyez les *Mémoires de Pierre de l'Estoile*, tome VI, p. 61-67 et 163. Le sacre eut lieu dans la cathédrale de Chartres, et non à Reims.

2. Saint-Simon a écrit *Clément IX* par erreur. C'est Clément VIII, Hippolyte Aldobrandini, qui était pape en 1595 : tome XI, p. 188.

3. Cet *où* ne s'accorde pas grammaticalement avec la fin de la phrase; il aurait fallu *qui* ou *lequel*, se rapportant à Louis XIV, sujet de *n'en tenoit plus*.

4. Claude-Abraham de Thubières de Grimoard de Pestels de Levis, chevalier de Caylus : tome IV, p. 17. Saint-Simon prend l'indication de sa promotion dans l'article de Dangeau du 11 janvier (tome XVII, p. 8).

servir en Espagne après son combat avec le fils aîné du comte d'Auvergne[1].

Mort de Mme de Langey.

Mme de Langey[2] mourut le premier jour de cette année[3] à Luxembourg, à Paris, où elle avoit un appartement[4]; elle étoit sœur du feu maréchal-duc de Navailles[5], et avoit quatre-vingt-neuf ans. Son mari[6] s'appeloit Cordouan[7]. Le

1. Il a été parlé de ce duel à diverses reprises, et en premier lieu dans le tome IV, p. 17-18. Nous avons vu M. de Caylus venir à Paris à la fin de 1715 et obtenir alors sa réhabilitation : tome XXIX, p. 310-311.

2. Diane de Montault-Navailles, mariée le 25 août 1661 au marquis de Langey (ci-après), morte le 1er janvier 1717. Saint-Simon écrit *Langeais*. C'est Langey, Eure-et-Loir, arr. Châteaudun, canton de Cloyes (*Inventaire des archives d'Eure-et-Loir*, série E supplément, tome V, p. 213).

3. *Dangeau*, tome XVII, p. 1.

4. Voyez à la page suivante, note 2.

5. Philippe de Montault : tome IV, p. 257. Les éditeurs du *Journal de Dangeau* ont imprimé *Noailles* par erreur, au lieu de *Navailles*.

6. René de Cordouan, marquis de Langey, avait eu en 1653 un régiment de cavalerie catalane, qui passa en février 1656 au prince de Conti et prit alors le nom de Conti étranger. Il épousa en 1652 Marie de Saint-Simon-Courtomer; quelques années après, elle attaqua leur mariage pour cause d'impuissance, et cela donna lieu à un procès scandaleux, qui se termina en 1659 par un arrêt d'annulation et dont ont parlé les auteurs du temps (*Historiettes de Tallemant des Réaux*, tome VII, p. 216-236; *Muse historique* de Loret, tomes II, p. 525, et III, p. 15; *Histoire amoureuse des Gaules*, tome III, p. 224; *Nouveau siècle de Louis XIV*, par Brunet, p. 79; etc.). Il y a des factums dans le recueil Thoisy, vol. 188, fol. 401-427. Marie de Saint-Simon se remaria au duc de la Force et en eut trois filles. M. de Langey de son côté épousa en 1661 Diane de Montault-Navailles et en eut quatre fils et trois filles. En 1677, il voulut faire annuler la procédure de 1658, et cela fut l'occasion de l'arrêt célèbre qui abolit la scandaleuse épreuve du congrès (*Journal du Parlement*, tome III, p. 194-195; notre tome XXIII, p. 66). En 1686, il fut emprisonné à la Bastille pour cause de religion, put enfin se retirer en Hollande et y mourut au commencement de 1712.

7. Bonne famille originaire du Maine, dont les armes étaient d'or à la croix engrelée de sable, cantonnée de quatre lionceaux de gueules.

huguenotisme avoit fait ce mariage[1]. Elle avoit été longtemps en Hollande; elle revint se convertir et eut six mille livres de pension[2].

Mort de Mlle de Beuvron.

Le maréchal d'Harcourt perdit Mlle de Beuvron, sa sœur[3], fille d'esprit, de mérite et de conduite, qui avoit de la considération, et qui s'étoit retirée depuis assez longtemps dans un couvent en Normandie[4].

Je prédis en plein conseil de régence que la Constitution deviendra règle et article de foi. Colloque curieux là même entre Monsieur

Quoique l'affaire de la Constitution n'entre point dans ces *Mémoires*, par les raisons que j'en ai alléguées[5], il s'y trouve certains faits qui me sont particuliers, ou qui me sont connus, qui y doivent trouver place comme il est déjà arrivé quelquefois, parce que j'ai lieu de douter qu'ils la trouvent dans l'histoire de cette fameuse affaire, dont les auteurs les auront pu aisément ignorer. Quoiqu'elle se traitât dans le cabinet du Régent avec Effiat, le premier président, les gens du Roi, divers prélats, l'abbé

1. M. de Langey a une notice dans *la France protestante* des frères Haag, nouvelle édition, tome IV, p. 696-698; voyez aussi les *Mémoires de Jean Rou*, tome II, p. 167-195.

2. En 1686, tandis que M. de Langey et son fils aîné étaient enfermés à la Bastille pour les forcer à abjurer, sa femme était elle-même au couvent de Pentemont. Elle simula une abjuration et put se sauver après en Hollande, où elle retrouva son mari (Ravaisson, *Archives de la Bastille*, tome VIII, p. 398, 399, 414, etc.). Après la mort de celui-ci en 1712, âgée elle-même de plus de quatre-vingts ans, elle consentit à ce que ses enfants, restés en France et convertis, sollicitassent pour elle la permission de revenir. Elle abjura entre les mains de Fénelon le 8 septembre 1712, et le Roi lui donna alors quatre mille livres de pension et deux mille à sa fille, avec un logement au Luxembourg (*Journal de Dangeau*, tome XIV, p. 221 et 248; brevet de pension dans le registre O[1] 56, fol. 157 v°, aux Archives nationales). La duchesse d'Elbeuf et la marquise de Pompadour étaient ses nièces.

3. Marie-Éléonore d'Harcourt, demoiselle de Beuvron, morte le 1er janvier au couvent de la Visitation à Rouen, âgée de soixante-sept ans. Elle n'était que demi-sœur du maréchal, étant issue du premier mariage du marquis de Beuvron avec Mlle le Tellier.

4. *Dangeau*, tome XVII, p. 2; les appréciations sur le caractère de la défunte sont le propre de notre auteur.

5. Tomes XX, p. 330-331, XXIII, p. 407, et XXIV, p. 119.

de Troyes et moi.

Dubois, le maréchal d'Huxelles, il ne laissoit pas d'en revenir quelquefois au conseil de régence dans quelques occasions. Monsieur de Troyes s'y signaloit toujours en faveur de la Constitution et des prétentions de Rome, en pénitence apparemment d'y avoir été toute sa vie fort opposé. Il rendoit compte de tout au nonce Bentivoglio. Je ne sais à son âge quel pouvoit être son but. Un des premiers jours de ce mois-ci de janvier, il fut question de la Constitution au conseil de régence[1]. Je ne m'étendrai pas sur quoi, parce que je n'ai pas dessein de m'arrêter à cette matière. Je voyois un grand emportement pour exiger une soumission aveugle sans explication et sans réplique, et que ce parti d'une obéissance sans mesure alloit toujours croissant. Je ne fus pas de l'avis de Monsieur de Troyes; il s'anima; nous disputâmes tous deux; il s'abandonna tellement à ses idées que je lui répondis brusquement que dans peu la Constitution feroit une belle fortune, parce que je voyois que de proche en proche elle parviendroit bientôt à devenir dogme et article de foi. Là-dessus voilà Monsieur de Troyes à s'exclamer à la calomnie, et que je passois toujours le but; de là à s'étendre pour montrer que la Constitution ne pouvoit jamais devenir ni dogme, ni règle, ni article de foi; qu'à Rome cela n'étoit entré dans la tête de personne, et que le cardinal Tolomei[2], qui avoit été toute sa vie jésuite, et de jésuite avoit été fait cardinal, s'étoit moqué avec dérision quand on lui avoit

1. Ce fut dans la séance du 17 janvier, à propos d'une lettre du cardinal de la Trémoïlle du 22 décembre : voyez l'extrait donné ci-après à l'appendice I.

2. Jean-Baptiste Tolomei, né aux environs de Florence le 3 décembre 1653, entra en février 1673 au noviciat des Jésuites, professa à Raguse et à Rome, puis enseigna la théologie au Collège romain. Créé cardinal le 18 mai 1712, il fit partie de diverses congrégations, remplit les fonctions de camerlingue aux conclaves de 1721 et de 1724, et mourut dans la nuit du 17 au 18 janvier 1726, selon la *Gazette*, p. 81, le 19 seulement d'après la *Bibliographie de la Compagnie de Jésus*.

touché cette corde. Quand il eut bien crié, je regardai tout le Conseil, et je dis : « Messieurs, trouvez bon que je vous prenne tous ensemble et chacun en particulier à témoins de ce que je[1] viens de prédire sur la fortune de la Constitution, de tout ce que Monsieur de Troyes y a répondu, combien il s'est étendu à prouver qu'il est impossible par sa nature qu'elle puisse jamais être proposée en article, dogme, ou règle de foi, et qu'on s'en moque à Rome, et de me permettre de vous faire souvenir de ce qui se passe ici aujourd'hui quand la Constitution aura fait enfin cette fortune, comme je vous répète que cela ne tardera point à arriver. » Monsieur de Troyes cria de nouveau à l'absurdité. Pour n'en pas faire à deux fois, au bout de six mois, et même moins, je fus prophète. Le dogme, la règle de foi pointèrent. Les grands athlètes[2] de la Constitution l'établirent dans leurs discours et dans leurs écrits, et en peu de temps la prétention en fut portée jusqu'où on la voit parvenue. Dès que cette opinion commença à se montrer à découvert avec autorité, je ne manquai pas de faire souvenir en plein conseil de régence de ma prophétie et des exclamations de Monsieur de Troyes ; puis, me tournant vers lui, je lui dis avec un souris amer : « Vous m'en croirez, Monsieur, une autre fois. Oh bien ! ajoutai-je, nous en verrons bien d'autres. » Personne ne dit mot, ni le Régent non plus. Je ne vis jamais homme si piqué ni si embarrassé que Monsieur de Troyes, qui rougit furieusement, et qui la tête basse ne répondit pas un seul mot. Ces deux scènes firent chacune quelque bruit en leur temps; elles ne tenoient en rien au secret du Conseil ; je ne me contraignis pas de les rendre[3], ni plusieurs du conseil de régence non plus. M. le duc d'Orléans ne le trouva point mauvais : il fit semblant, ou crut en effet, que j'allois trop loin, comme Monsieur de

1. Au lieu de *je*, Saint-Simon a écrit par erreur *ce*.
2. Notre auteur écrit *atlettes*.
3. De les raconter.

Troyes, et fut, ou en fit le semblant, d'être fort surpris quand ma prophétie se vérifia. M. le cardinal de Noailles avoit des audiences de M. le duc d'Orléans assez fréquentes[1] ; les prétentions de l'abbé Dubois ne l'avoient pas encore culbuté. La petite vérole, dont Paris étoit plein, se mit dans l'archevêché, et l'obligea d'en sortir, parce que M. le duc d'Orléans, qui voyoit le Roi presque tous les jours, ne vouloit aucun commerce avec le moindre soupçon de mauvais air. La duchesse de Richelieu, veuve en premières noces du marquis de Noailles, frère du cardinal[2], étoit demeurée en liaison intime avec lui, et fort bien avec tous les Noailles : elle avoit bâti une fort belle maison au bout du faubourg Saint-Germain[3], qui est aujourd'hui revenue par ricochet aux Noailles : elle y offrit retraite au cardinal, qui l'accepta[4].

Le procureur général Daguesseau lit au cardinal de Noailles et à moi un mémoire transcendant sur la Constitution

Étant chez elle, il me proposa un rendez-vous dans son cabinet avec le procureur général, qui avoit envie, et lui aussi, que j'entendisse la lecture d'un mémoire qu'il venoit d'achever sur l'affaire de la Constitution, et qui n'étoit pas à portée de m'en parler lui-même, parce que les affaires du Parlement m'avoient refroidi avec lui. J'eus en effet quelque peine à consentir. Enfin je me laissai aller au cardinal, et le rendez-vous fut pris chez la duchesse de Richelieu, où il logeoit, pour le surlendemain trois heures après midi. Je m'y rendis ; la porte fut bien fermée. Nous étions tous trois seuls, et la lecture dura deux heures. L'objet du mémoire étoit de montrer qu'il n'y avoit aucun moyen de recevoir une bulle qui étoit

1. Dangeau signale en effet plusieurs réunions du cardinal et des évêques opposés à la Constitution chez le Régent en janvier et en février (p. 2, 5, 6, 8, 9, 11, 12, 27, 32, etc.).

2. Marguerite-Thérèse Rouillé (tome V, p. 137), veuve de Jean-François, marquis de Noailles (tome II, p. 155), remariée au vieux duc de Richelieu (tome X, p. 114)

3. Il a été parlé de cet hôtel dans le tome XXIV, p. 152.

4. *Dangeau*, p. 10. Le prélat alla d'abord à sa maison de campagne de Conflans.

aussi contraire que l'étoit la constitution *Unigenitus* à toutes les lois de l'Église, et aux maximes et usages du royaume, fondées sur les libertés de l'Église gallicane, qui elles-mêmes ne sont que l'observation des canons et des règles établies de tout temps dans l'Église universelle, et qui n'ont été maintenues dans leur intégrité que dans l'Église de France contre les entreprises de la cour de Rome. Outre l'érudition, qui sans affectation étoit répandue dans tout le mémoire, et la beauté de la diction sans recherche d'éloquence, il étoit admirable par le tissu d'une chaîne de preuves dont les chaînons sembloient naître naturellement les uns des autres, qui portoient les preuves de tout le contenu du mémoire dans un ordre qui en faisoit la clarté, et dans un degré qui en formoit une évidence à laquelle il étoit impossible de se refuser. Il étoit d'ailleurs contenu dans toutes les bornes que la primauté de Rome sur toutes les églises pouvoit justement exiger, et dans le respect dû à la dignité et à la personne du Pape. La conclusion étoit de lui renvoyer sa bulle, après avoir jusqu'alors tenté et cherché inutilement quelque moyen de la pouvoir recevoir, uniquement guidés dans tout le travail qui s'étoit fait là-dessus à[1] marquer la bonne volonté, le desir et le respect pour le premier siège et pour le Pape. Je fus charmé de cette pièce[2], et je [le] montrai

1. Cet *à* est en interligne, au-dessus de *que de*, biffé.

2. Ce mémoire ne se trouve pas dans les *Œuvres du chancelier Daguesseau*, publiées en treize volumes in-4° de 1759 à 1789, et Saint-Simon n'en avait pas de copie dans ses papiers. L'original manuscrit est en la possession de M. Gazier, professeur à la Sorbonne, qui le communiqua naguère à M. Chéruel ; son étendue empêcha celui-ci de le publier. Au début est inscrite la note suivante, qui corrobore absolument ce que dit notre auteur: « Ce mémoire a été fait pendant l'hiver de 1717, après que M. le duc d'Orléans m'eut ordonné de mettre par écrit toutes les vues différentes qu'on pouvoit avoir dans l'affaire de la constitution Unigenitus. Le mémoire fut fait fort à la hâte et il auroit bien besoin d'être resserré et remanié.... Il n'y a eu que M. le duc d'Orléans, M. le maréchal d'Huxelles, M. le cardinal de Noailles et M. le duc de Saint-Simon qui l'aient vu. »

au procureur général dans toute l'étendue de l'impression qu'elle m'avoit faite. Le cardinal de Noailles n'en fut pas moins satisfait. Nous raisonnâmes ensuite avant de nous séparer. Mais le malheur étoit que la religion et la vérité n'étoient pas le gouvernail[1] de cette malheureuse affaire, comme ni l'une ni l'autre n'en avoient été la source du côté de Rome et de ceux qui s'étoient[2] employés à la demander, à la fabriquer, à la soutenir, et à la conduire pour leur ambition au point où nous la voyons, aux dépens de la religion, de la vérité, de la justice, de l'Église et de l'État, de tant de savantes écoles, et de tant d'illustres corps d'ecclésiastiques et de réguliers, enfin d'un peuple immense de saints et de savants particuliers.

Abbé de Castries archevêque de Tours, puis d'Alby, entre au conseil de conscience; son caractère. [*Add. S^tS. 1387*]

L'abbé de Castries, premier aumônier de Mme la duchesse de Berry[3], et fort bien avec elle et avec Mme la duchesse d'Orléans, qui aimoit fort son frère et sa belle-sœur, qui étoient, comme on l'a vu plus d'une fois[4], à elle, fut nommé à l'archevêché de Tours[5]. J'y contribuai aussi avec force, et je ne comprends pas pourquoi il en fut besoin au secours de ces deux princesses. Il étoit bien fait et avoit un esprit extrêmement aimable, sage et doux[6], et fort sûr dans le commerce. Lui et son frère, chez qui il demeuroit, avoient beaucoup d'amis, et il étoit desiré dans les meilleures compagnies. Cela choqua tellement le feu Roi, depuis qu'on l'eut infatué de noms inconnus et de crasse de séminaires pour être maître des nominations[7], et après des évêques, que l'abbé de Castries ne put jamais le devenir. Il fut peu à Tours, qui étoit lors fort pauvre,

1. Le mot *gouvernail* est en interligne, au-dessus de *timon*, biffé.
2. Il avait d'abord écrit *s'y estoient*; il a biffé l'*y*.
3. Armand Pierre de la Croix : tome IV, p. 350.
4. En dernier lieu dans le tome XXIX, p. 345.
5. Il fut nommé à la fin de janvier : *Dangeau*, p. 13.
6. Les mots *sage et doux* ont été ajoutés en interligne.
7. C'est ce dont il a accusé le P. le Tellier dans le tome XX, p. 75.

quoique un grand siège[1]. Il fut sacré par le cardinal de Noailles[2], avec qui il étoit fort bien, et aussitôt après il entra au conseil de conscience[3], où des deux places destinées à des évêques il n'y en avoit qu'une de remplie par le frère du maréchal de Bezons, lors archevêque de Bordeaux. Les chefs de la Constitution crièrent beaucoup du consécrateur[4] et de la place. Leurs aboiements n'empêchèrent pas qu'Alby ayant vaqué peu de temps après, ce riche archevêché[5] lui fut donné[6], en sorte qu'il n'alla jamais à Tours. Longues années depuis[7], il a eu l'ordre du Saint-Esprit[8], et vit encore fort vieux[9], et adoré dans son diocèse, où il a toujours très assidument résidé, tout occupé des devoirs de son ministère.

Abbaye d'Andecy donnée à une de mes belles-sœurs.

Je fis donner en même temps la petite abbaye d'Andecy[10] à une sœur de Mme de Saint Simon[11], religieuse de Conflans près Paris[12], fort sainte fille, mais qui n'étoit pas faite pour en gouverner une plus grande. Lorsque j'allai le lui apprendre, elle s'évanouit, puis refusa, et ce ne fut qu'à

1. L'archevêché de Tours, avec trois cents paroisses dans le diocèse, ne rapportait que de quatorze à seize mille livres, quoiqu'il eût onze suffragants.

2. Le 29 octobre 1719 seulement.

3. Dangeau annonce cette nomination le 5 février 1717 : p. 17.

4. Écrit *consacrateur*, sans doute par mégarde.

5. Notre tome XXIII, p. 294.

6. C'est quelques jours après son sacre comme archevêque de Tours, le 5 novembre 1719, qu'il fut nommé au siège d'Alby ; notre auteur en parlera alors (suite des *Mémoires*, tome XVI de 1873, p. 347 et 456).

7. *Depuis* a été mis en interligne, au-dessus d'*après*, biffé.

8. En 1733.

9. Il mourut le 15 avril 1747, âgé de quatre-vingt-huit ans. La rédaction du présent passage est donc antérieure à cette date.

10. Andecy, — aujourd'hui hameau de la commune de Baye, dép. Marne, arr. Épernay, canton Montmort, — était une abbaye bénédictine du diocèse de Châlons, fondée au milieu du douzième siècle; elle rapportait de huit à neuf mille livres.

11. Élisabeth-Gabrielle de Durfort de Lorge, morte à Andecy en décembre 1727.

12. Tome II, p. 267.

peine qu'on la lui fit accepter[1]. Elle en tomba fort malade et la fut longtemps. Peu de religieuses deviennent abbesses de la sorte.

Belle prétention des maîtres des requêtes sur toutes les intendances. [Add. St-S. 1388]

Boucher, fils d'un secrétaire du chancelier Boucherat[2], qui s'y étoit fort enrichi, étoit beau-frère de M. le Blanc, dont la diverse fortune a depuis fait tant de bruit dans le monde; ils avoient épousé les deux sœurs[3]. Le Blanc pointoit fort auprès de M. le duc d'Orléans. Il en obtint l'intendance d'Auvergne pour son beau-frère, qui étoit président en la cour des aides[4]. Rien de si plaisant que le scandale que les maîtres des requêtes en prirent, et que l'éclat qu'ils osèrent en faire. C'étoit le temps de tout prétendre et de tout oser. Aussi firent-ils les hauts cris d'une place qui leur étoit dérobée, comme si, pour être intendant, il fallût être maître des requêtes, et qu'on n'en eût jamais fait que de leur corps[5]. Ils députèrent au Chancelier pour écouter et porter leurs plaintes au Régent[6].

1. Dangeau annonce sa nomination le 13 janvier (p. 9), et la *Gazette* le 16 (p. 36).

2. Claude Boucher, seigneur des Gouttes, fils de ce Nicolas-Remy Boucher, dont il a été parlé dans notre tome VI, p. 255, était président à la cour des aides depuis 1699; il fut nommé à l'intendance d'Auvergne en janvier 1717, passa à celle de Bordeaux en novembre 1720, faillit être disgracié en 1723 en même temps que son beau-frère, mais conserva cependant ses fonctions jusqu'en juillet 1743, où il demanda à se retirer; il mourut en 1752.

3. Le Blanc avait épousé en 1699 Madeleine Petit de Passy, fille du doyen du parlement de Metz, dont la sœur Anne se maria un peu après avec Boucher.

4. Il était le troisième président de la première chambre.

5. Saint-Simon a écrit *leurs corps*, par mégarde. — Dangeau mentionne le 4 janvier la nomination de Boucher et la réclamation des maîtres des requêtes (p. 4-5).

6. Le mémoire qu'ils rédigèrent à cette occasion est dans le manuscrit Franç. 7013, fol. 558. Ils s'appuyaient sur l'article 3 du règlement du 27 octobre 1674, qui semblait leur réserver ce privilège; mais il y avait eu souvent des exceptions pour les provinces frontières. On a vu dans notre tome XXII, p. 325, que le duc de Bourgogne, d'après notre auteur, déplorait que des charges si importantes fussent presque exclusivement confiées à ces jeune fonctionnaires.

Tous deux se moquèrent d'eux, et tout le monde aussi[1].

Mort et caractère de l'abbé de Saillans. Je fais donner son abbaye à Senlis à l'abbé de Fourilles. [Add. St-S. 1389]

L'abbé de Saillans[2] mourut médiocrement vieux[3]. Il étoit frère de Saillans, lieutenant général, lieutenant-colonel du régiment des gardes, et commandant à Metz et dans les Trois-Évêchés[4]. C'eût été un honnête homme s'il avoit eu des mœurs. La débauche, l'agrément de l'esprit et la sûreté du commerce lui avoient acquis des amis considérables[5], le maréchal de Luxembourg entre autres intimement[6], qui à force de bras lui avoit procuré quelques abbayes[7]. Il en avoit une assez bonne dans Senlis[8]. Je logeois alors dans une maison des Jacobins, rue Saint-Dominique, dont la vue étoit sur leur jardin, où j'avois une porte[9]. Le devant de la maison voisine étoit occupé

1. En 1723, à la chute de le Blanc, ils reprirent la même thèse et faillirent amener la révocation de Boucher (*Mémoires de Mathieu Marais*, tome II, p. 474).

2. Charles-Alexandre d'Estaing, abbé de Saillans, chanoine comte de Lyon, avait eu l'abbaye de Saint-Vincent de Senlis en novembre 1692. Frappé d'apoplexie en septembre 1716, il ne s'en était pas remis et mourut le 14 janvier 1717.

3. *Dangeau*, tomes XVI, p. 453, et XVII, p. 8 et 10. Nous n'avons pu trouver son âge.

4. Jean-Philippe d'Estaing, comte de Saillans : tomes I, p. 258, et III, p. 96.

5. Assez lié avec Fénelon, il avait servi d'intermédiaire entre lui et les Noailles (*Correspondance de Fénelon*, tome III, p. 187, etc.).

6. Par son testament, le maréchal l'avait choisi pour son exécuteur testamentaire (*Dangeau*, tome V, p. 131).

7. Outre l'abbaye dont il va être parlé à la phrase suivante, il avait, d'après la *Gallia christiana*, les prieurés de Chat, au diocèse de Clermont, de Chassagne, dans celui de Rodez, d'Ussel et Prutel, au diocèse de Saint-Flour, et de Pominiac, près Aurillac. Dangeau disait : « trois ou quatre petits bénéfices dont le meilleur ne vaut pas cinq cents écus. »

8. L'abbaye de Saint-Vincent de Senlis, fondée en 1069 par la reine Anne de Russie après la mort d'Henri Ier son mari, pour les chanoines réguliers de l'ordre de Saint-Augustin, fut habitée d'abord par des Victorins, puis au dix-septième siècle par des Génovéfains. Elle rapportait environ sept mille livres. L'abbé Magne a écrit son Histoire en 1836.

9. C'est par erreur que, dans le tome XXIX, p. 118, note 2, et

par Fourilles, capitaine aux gardes, qui étoit aveugle et s'étoit retiré avec un cordon rouge[1]. Je le voyois tous les jours se promener deux et trois heures dans ce jardin des Jacobins, conduit par son fils[2], qui étoit abbé sans ordres ni bénéfices[3], et qui lui lisoit pendant toute la promenade. Tous deux avoient l'esprit orné, et le père en avoit beaucoup. Cette[4] assiduité me toucha. Je m'informai doucement du jeune homme, car il n'avoit pas vingt ans. Il m'en revint du bien, et qu'il ne quittoit pas son père, à qui il lisoit presque toute la journée. Je ne les connoissois point, ni personne de leurs amis ; jamais ils n'étoient venus chez moi pas un de la famille ; jamais je n'avois parlé à aucun. Je me mis dans la tête de faire donner cette abbaye de Senlis à un si honnête fils ; j'en fis l'histoire à M. le duc d'Orléans, et je l'obtins[5]. Jamais gens plus étonnés qu'ils le furent quand je le leur allai dire. Je me fis un vrai plaisir d'avoir fait récompenser cette piété, et j'eus lieu dans la suite d'en être encore plus content par l'honnête et sage conduite de l'abbé, et par leur reconnoissance.

Mme d'Arco[6] mourut à Paris, où elle donnoit à jouer tant

Mort de Mme d'Arco.

319, note 1, nous avons dit que Saint-Simon n'était venu s'installer rue Saint-Dominique qu'en 1719 ; il y logeait dès la fin de 1715, ainsi que le montre le billet de convocation suivant (Archives nationales, K 648, n° 16) : « Monseigneur, vous êtes prié de la part de Messeigneurs les pairs de France de vous trouver demain lundi 27 janvier 1716 à neuf heures du matin en l'hôtel de Mgr le duc de Saint-Simon, *rue Saint-Dominique*, où il se doit traiter d'affaires concernant la pairie. »

1. Henri de Chaumejan, marquis de Fourilles : tome I, p. 237. Il habitait déjà cette maison en août 1715 (Archives nationales, P 4189, rôle du rachat des boues et lanternes, rue Saint-Dominique, article 63).

2. Louis de Chaumejan, abbé de Fourilles, eut l'abbaye de Saint-Vincent de Senlis en 1717, et mourut le 25 février 1765, à soixante-quinze ans.

3. Écrit par mégarde *benfices*. — 4. Le mot *cette* surcharge *je*.

5. Ce n'est qu'en novembre 1717 que l'abbé de Fourilles eut Saint-Vincent de Senlis (*Dangeau*, tome XVII, p. 184 ; *Gazette*, p. 551).

6. Agnès-Françoise le Louchier, comtesse d'Arco : tome XVIII, p. 314.

Paris égoût des voluptés de toute l'Europe. [*Add. S^tS. 1390 et 1391*]

qu'elle pouvoit[1]. Elle s'appeloit étant fille Mlle Popuel[2], étoit fort belle[3], avoit été longtemps maîtresse déclarée, en Flandres, de l'électeur de Bavière, dont elle avoit eu le chevalier de Bavière[4]. Son mari[5] étoit frère du maréchal d'Arco, qui commandoit en chef les troupes de Bavière[6], et dont il a été fait ici mention quelquefois dans les guerres précédentes[7]. Le goût, l'exemple et la faveur du feu Roi avoit fait de Paris l'égoût des voluptés de toute l'Europe, et le continua longtemps après lui. Outre les maîtresses du feu Roi, ses bâtards, ceux de Charles IX, car j'en[8] ai vu une[9] veuve et sa belle-fille[10], ceux d'Henri IV, ceux de M. le duc d'Orléans, à qui sa régence a fait une immense fortune, les deux branches des deux frères Bourbons, Malauze et Busset[11], les Vertus bâtards du dernier duc de

1. Elle mourut le 4 février après une assez longue maladie et fut inhumée à Saint-Sulpice (*Dangeau*, p. 16). Elle demeurait depuis 1705 dans une maison des Jacobins de la rue Saint-Dominique (Archives nationales, S 4221), et était par conséquent toute voisine de notre auteur.

2. Saint-Simon prend ce nom à Dangeau; nous avions pensé, dans le tome XVIII, que ce devait être une erreur. Cependant comme il existe dans le Hainaut, arrondissement de Tournay, une seigneurie de Popuelles, il est bien possible que la personne en question ait porté le nom de Mlle de Popuelles.

3. Outre le portrait d'elle par Vivien que nous avons déjà signalé, un autre, grandeur nature, par Jouvenet, avait figuré à l'exposition de 1704.

4. Emmanuel-François-Joseph : tome IX, p. 280.

5. Ferdinand, titré comte d'Arco, colonel dans les troupes de l'électeur et grand maître de sa maison, fut tué à ses côtés dans la retraite sur Innsprück le 23 juillet 1703; il avait près de soixante ans. Voyez notre tome XI, p. 164, note 2.

6. Jean-Baptiste, maréchal d'Arco : tome XII, p. 140.

7. *Ibidem*, p. 140-143, 169 et 422.

8. Il avait d'abord écrit *je l'ai*; il a biffé *l'* et mis *en* en interligne, mais en laissant *je*.

9. *Une* est en interligne, au-dessus de *ses*, biffé, qui surchargeait *et s[a]*.

10. Françoise de Nargonne, duchesse d'Angoulême: tomes IV, p. 311, et XXIV, p. 54-58.

11. Il a été parlé des auteurs de ces deux branches bâtardes dans le tome IV, p. 42 et 44.

Bretagne[1], les bâtardes des trois derniers Condé[2], et jusqu'aux Rothelins, bâtards de bâtards, c'est-à-dire d'un cadet de Longueville[3], desquels bâtards d'Orléans le dernier est mort de mon temps[4], et Mme de Nemours sa sœur bien plus tard encore[5] ; Rothelins, dis-je, qui dans ces derniers temps ont osé se croire quelque chose, et l'ont presque persuadé par l'audace d'une couronne de prince du sang qu'ils ont arborée[6] depuis qu'elles sont toutes tombées dans le plus surprenant pillage[7]. Outre ce peuple de bâtards françois, Paris a ramassé les maîtresses des rois d'Angleterre et de Sardaigne[8], et deux de l'électeur de Bavière[9], et les nombreux bâtards d'Angleterre, de Ba-

1. La maison de Vertus-Avaugour venait de François, fils naturel de François II, duc de Bretagne, mort sans postérité en 1488, et d'Antoinette de Maignelais, dame de Villequier.

2. Nous connaissons déjà la bâtarde d'Henri-Jules, prince de Condé, qui devint Mme de Lassay : tome III, p. 29. Son fils, Monsieur le Duc, mort en 1710, eut pour fille naturelle Louise-Charlotte, demoiselle de Dampierre, née le 19 août 1700, légitimée en juillet 1726, mariée le 29 août suivant à Nicolas-Étienne de Chaugy, comte de Roussillon, morte le 5 octobre 1754. Le petit-fils, Louis-Henri, eut de Mme de Nesle en 1725 une fille, appelée Henriette et titrée demoiselle de Verneuil, qu'il fit légitimer en octobre 1739 et qu'il maria le 16 novembre 1740 au colonel-lieutenant de son régiment de Condé-cavalerie, Jean, comte de Laguiche.

3. Les Rothelins descendaient de François, fils naturel de François d'Orléans-Longueville, marquis de Rothelin : tome V, p. 201.

4. Jean-Louis-Charles d'Orléans, abbé de Longueville, mort en 1694: tome II, p. 124.

5. Marie d'Orléans-Longueville, morte en 1707 : *ibidem*.

6. Il avait d'abord écrit *qu'ils ont eu l'audace d'arborer*; il a biffé *eu l'audace d'*, écrit *osé* en interligne, puis l'a biffé; il a écrit encore une fois *eu l'audace*, l'a biffé encore, et s'est contenté de changer *arborer* en *arborée*.

7. Sans doute à l'occasion des obsèques de l'abbé de Rothelin en juillet 1744; mais nous n'avons rien trouvé qui confirme cette supposition.

8. Il fait allusion à la duchesse de Portsmouth et à la comtesse de Verue.

9. La comtesse d'Arco, dont il vient d'être parlé, et Mlle de Montigny, mariée au comte d'Albert (tome XXVI, p. 138).

vière, de Savoie, de Danemark, de Saxe[1], et jusqu'à ceux de Lorraine[2], qui tous y ont fait de riches, de grandes et de rapides fortunes, y ont entassé des ordres, des grades plus que prématurés, une infinité de grâces et de distinctions de toutes les sortes, plusieurs des honneurs et des rangs les plus distingués, dont pas un d'eux n'eût été seulement regardé dans aucun autre pays de l'Europe; enfin jusqu'aux plus infâmes fruits des plus monstrueux incestes et les plus publics d'un petit duc de Montbéliard, déclarés solennellement tels par le conseil aulique de Vienne, rejetés comme tels par tout l'Empire et de toute la maison de Würtemberg, lesquels toutefois ont eu l'audace d'y vouloir faire les princes[3], et y ont trouvé l'appui d'autres prétendus princes, qui, avec l'usurpation du rang et une naissance légitime et françoise, ne sont pas plus princes qu'eux[4]. De tant d'écumes, que la France seule s'est trouvée capable de recevoir, et entre toutes les nations de l'Europe, d'honorer et d'illustrer par-dessus sa première noblesse, qui a eu la folie d'y concourir et d'y applaudir la première, il faut pourtant avouer qu'un bâtard d'Angleterre[5] et un autre de Saxe ont rendu de grands services à l'État en commandant glorieusement les armées[6].

1. Il fait sans doute allusion au maréchal de Berwick, au chevalier de Bavière, aux princes de Carignan, aux Guldenlew, et au maréchal de Saxe.

2. Les Vaudémont.

3. Il reviendra dans la suite des *Mémoires*, tomes XVII, p. 79-83, et XIX, p. 110-113, sur l'histoire et les prétentions de ces bâtards du duc Léopold-Éberhard de Würtemberg-Montbéliard, et nous donnerons alors le commentaire indispensable.

4. Il veut parler des Rohans. — 5. Le maréchal de Berwick.

6. Maurice, fils naturel du roi Auguste de Pologne et de Marie-Aurore de Königsmarck, né le 19 octobre 1696, entra en 1720 au service de France, et parvint au grade de maréchal de France en mars 1744; à l'époque où Saint-Simon écrit il vient de gagner la bataille de Fontenoy le 11 mai 1745, et peut-être celle de Raucoux (11 octobre 1746). Il mourut à Chambord le 30 novembre 1750.

Mort du chancelier Voysin. [*Add. St-S. 1392*]

La veille de la Chandeleur, nous soupions plusieurs en liberté chez Louville[1]. Un moment après qu'on eut servi le fruit, on vint parler à l'oreille à Saint-Contest, conseiller d'État, qui sortit de table aussitôt. Son absence fut courte : mais il revint si occupé, en nous promettant de nous apprendre de quoi, que nous ne songeâmes plus qu'à sortir de table. Quand nous fûmes rentrés autour du feu, il nous[2] dit la nouvelle. C'est que le chancelier Voysin, soupant chez lui avec sa famille[3], se portant bien, avoit été tout d'un coup frappé[4] d'une apoplexie, et étoit tombé à l'instant comme mort sur Mme de Lamoignon[5], Voysin comme lui[6], et qu'en un mot il n'en avoit pas pour deux heures. En effet, il ne vécut guères au delà, et la connoissance ne lui revint plus[7]. J'ai assez fait connoître ce personnage pour n'avoir rien à y ajouter[8]. La femme de Saint-Contest étoit le Maistre[9], de cette ancienne et illustre

1. Nous avons dit dans le tome XXIX, p. 319, note 1, que Louville habitait rue de Grenelle ; sa maison était la troisième avant la rue de la Chaise en venant de la Croix-Rouge (Archives nationales, P 4189).

2. L'abréviation *n^s* surcharge le commencement du même mot *no[us]*, et c'est un indice frappant de l'emploi systématique de ces abréviations par Saint-Simon.

3. Il habitait rue Saint-Louis-au-Marais, dans un hôtel qui passa ensuite aux Jumilhac (Lefeuve, *Rues de Paris*, tome IV, p. 295 ; Bibliothèque de l'Arsenal, dossiers Bastille 12647-12649).

4. *Frappé*, oublié, a été ajouté en interligne.

5. Marie-Jeanne Voysin : tome XVII, p. 452.

6. Elle était sa cousine germaine.

7. Il mourut le 2 février à une heure après minuit et fut inhumé le 4 à Saint-Gervais (*Gazette*, p. 72 ; *Dangeau*, p. 14-15 ; *Mercure* de février, p. 147-148 et 169-171 ; *Journal de Buvat*, tome I, p. 244 ; Éd. de Barthélemy, *Gazette de la Régence*, p. 144-145 et 147-148). Rigaud avait fait son portrait en 1715, moyennant quatre mille livres. Mme de Maintenon écrivait à propos de cette mort (*Lettres*, édition 1806, tome VI, p. 83) : « C'étoit un homme attaché au Roi et à la religion.... Je perds un ami, et ami de tous mes amis. »

8. On trouvera à l'appendice II une notice inédite de Saint-Simon.

9. Marie-Françoise le Maistre, née le 20 juillet 1670, fille de Jérôme,

magistrature de Paris[1], et sœur de la mère d'Ormesson et de la femme du procureur général[2], sur lequel Saint-Contest porta aussitôt ses desirs. Après ce récit, il nous quitta pour aller l'avertir. Il trouva toute la maison couchée et endormie[3], en sorte qu'il y retourna le lendemain de bonne heure, et tira le procureur général de son lit. Celui-ci[4] compta si peu que cette grande place pût le regarder, qu'il ne s'en donna pas le moindre mouvement; il s'habilla tranquillement, et s'en alla avec sa femme à sa grand messe[5] de paroisse à Saint-André-des-Arcs[6].

Prompte adresse du duc de Noailles. Daguesseau, procureur

Le duc de Noailles, averti le soir ou dans la nuit, ne négligea pas une si grande occasion de s'avancer vers la place de premier ministre, qui ne cessa jamais de faire l'objet le plus cher de tous ses vœux[7]. De tout temps il

président aux Enquêtes, avait épousé M. de Saint-Contest le 2 janvier 1702, et mourut le 12 janvier 1736. La *Gazette* ne lui donne alors que soixante-deux ans, ce qui est certainement erroné, puisqu'elle naquit posthume et que, son père étant mort en décembre 1669, sa naissance ne peut être postérieure à 1670.

1. Les le Maistre, seigneurs de Bellejamme, étaient une des branches de la vieille famille parlementaire de ce nom, dont le premier connu, Jean le Maistre, était avocat général au Parlement en 1482.

2. Mme de Saint-Contest était en effet sœur très cadette d'Éléonore le Maistre, qui, veuve en premières noces du conseiller le Roy de Beaupré, épousa le 15 février 1676 André II le Fèvre d'Ormesson et mourut en mars 1681, laissant de son second mariage un fils, Henri-François-de-Paule (tome XXVI, p. 250), et une fille, Anne-Françoise (*ibidem*), qui avait épousé en 1694 Henri-François Daguesseau, alors procureur général au Parlement.

3. M. Daguesseau demeurait rue Pavée-Saint-André-des-Arcs, aujourd'hui rue Séguier. Quand il fut chancelier, il quitta ce logis, comme il sera raconté dans le prochain volume, pour aller habiter à la place Vendôme, dans la maison du traitant Bourvalais, que le Roi acheta pour en faire la demeure des chanceliers de France (*Dangeau*, p. 30).

4. Le mot *cy* a été ajouté en interligne.

5. La grand'messe de la fête de la Purification de la Vierge, dite fête de la Chandeleur.

6. Tome XVII, p. 141.

7. Tomes XXVII, p. 215-218, et XXX, p. 292.

étoit ami du procureur général. Le mérite solide du père, la réputation brillante du fils, n'avoient pu échapper aux Noailles, qui les avoient tous fort cultivés. Le duc de Noailles ne pouvoit avoir un chancelier plus à son point. Il se persuada de plus qu'il gouverneroit cet esprit doux, incertain, qui se trouveroit comme un aveugle au milieu du bruit et des cabales, et qui se sentiroit[1] heureux qu'un guide tel que le duc de Noailles voulût le conduire. Plein de cette idée, qui ne le trompa point, il alla trouver M. le duc d'Orléans, comme il sortoit de son lit et venoit se mettre sur sa chaise percée, l'estomac fort indigeste[2], et sa tête fort étourdie du sommeil et du souper de la veille, comme il étoit tous les matins en se levant, et du temps encore après. Le duc de Noailles fit sortir le peu de valets qui se trouvèrent là, apprit à M. le duc d'Orléans la mort du Chancelier, et dans l'instant bombarda la charge pour Daguesseau[3]. Tout de suite il le manda au Palais-Royal, où il se tint jusqu'à son arrivée pour plus grande précaution. Dans cet intervalle, la Rochepot, Vaubourg et Trudaine, conseillers d'État, le premier gendre, les deux autres beaux-frères de Voysin[4], vinrent rapporter

général, chancelier; singularité de son frère.

1. Saint-Simon avait d'abord écrit *trouverroit*; s'apercevant de la répétition, il l'a biffé et écrit *sentiroit* en interligne.

2. Le *Dictionnaire de l'Académie* de 1718, de même que la dernière édition, n'applique cet adjectif qu'à des matières difficiles à digérer et non pas à l'organe qui les digère; Saint-Simon veut dire l'estomac embarrassé par une digestion difficile.

3. Nous n'avons trouvé jusqu'à présent que « bombarder quelqu'un dans une place, « comme dans notre tome I, p. 66, et non pas « bombarder une charge pour quelqu'un, » ce qui ne s'explique pas logiquement. Le *Dictionnaire de l'Académie* de 1718 ne donnait pas d'emploi de ce verbe au figuré, et le *Littré* n'a pas cité le présent exemple.

4. Louis le Goux de la Berchère, comte de la Rochepot (tome XX, p. 221), Jean-Baptiste Desmaretz de Vaubourg (tome XVII, p. 45) et Charles II Trudaine, conseiller au Parlement en 1684, maître des requêtes en 1689, intendant à Lyon, d'août 1704 à mars 1710, puis en Bourgogne, conseiller d'État semestre le 20 août 1711, nommé prévôt

les sceaux au Régent, qui mit la cassette sur sa table et les congédia avec un compliment. Le messager qui avoit été dépêché à Daguesseau, ne le trouvant point chez lui, le fut chercher[1] à sa paroisse. Il vint sur-le-champ au Palais-Royal comme M. le duc d'Orléans venoit d'achever de s'habiller, qui avoit demandé son carrosse. Daguesseau trouva le duc de Noailles avec M. le duc d'Orléans dans son cabinet, qui, avec les compliments flatteurs dont[2] on accompagne toujours de pareilles grâces, lui déclara celle qu'il lui faisoit. Fort peu après il sortit de son cabinet, et, prenant Daguesseau[3] par le bras, il dit à la compagnie qu'ils voyoient en lui un nouveau et très digne chancelier, et tout de suite, faisant porter la cassette des sceaux devant lui, il alla monter en carrosse avec la cassette et le Chancelier. Il le mena aux Tuileries, en fit l'éloge au Roi, puis lui présenta la cassette des sceaux, sur laquelle le Roi mit la main pour la remettre à Daguesseau, tandis que M. le duc d'Orléans la tenoit[4]. Daguesseau, l'ayant reçue de la sorte, fut modeste à l'affluence

des marchands de Paris en août 1714, démissionnaire en août 1720, passé conseiller d'État ordinaire le 4 décembre de la même année, mort le 21 juillet 1721, à soixante-deux ans. Ils étaient en effet tous trois conseillers d'État.

1. *Chercher* est en interligne au-dessus de *trouver*, biffé.

2. *Qui* corrigé en *dont* par surcharge.

3. Avant ce nom, Saint-Simon a biffé *le Chanc*.

4. Les lettres de provisions, du 2 février, sont dans les registres O[1] 61, fol. 12, et X[1A] 8717, fol. 332. Sur cette nomination voyez le *Mercure* de février, p. 171-174, la *Gazette*, p. 72, la *Gazette d'Amsterdam*, n° XIII, le *Journal de Buvat*, tome I, p. 245, qui donne des détails curieux qui confirment et complètent ce que dit Saint-Simon, la *Gazette de la Régence*. par Éd. de Barthelémy, p. 144-145 et 147-148, etc. Le nouveau chancelier prêta serment dès le lendemain 3 février, et le *Journal de Buvat* en donne la formule. L'enregistrement des lettres au Parlement eut lieu le 18 février : voir le registre U 360, où sont les diverses pièces, aux 5 et 18 février. Les discours prononcés par les avocats Tartarin, Terrasson et Cochin en présentant ces lettres au Parlement, à la cour des Aides et au Grand Conseil ont été imprimés en tête du tome I des *Œuvres de Daguesseau*.

des compliments ; il s'y déroba le plus tôt qu'il put, et s'en alla chez lui avec la précieuse cassette, où tout étoit plein de parents et d'amis en émoi du message de M. le duc d'Orléans, qui, dans l'occurrence de la vacance, avoit fait grand bruit à Saint-André-des-Arcs et dans tous les quartiers voisins. Daguesseau, dans sa surprise, ne vit qu'un étang[1], et ne se remit que dans son carrosse en allant chez lui seul avec les sceaux. Après les premières bordées qu'il fallut essuyer en y arrivant, il monta chez son frère[2], espèce de philosophe voluptueux, de beaucoup d'esprit et de savoir, mais tout des plus singuliers. Il le trouva fumant devant son feu en robe de chambre[3]. « Mon frère, lui dit-il en entrant, je viens vous dire que je suis chancelier. » L'autre se tournant : « Chancelier, dit-il ; qu'avez-vous fait de l'autre? — Il est mort subitement cette nuit. — Oh bien ! mon frère, j'en suis bien aise ; j'aime mieux que vous le soyez que moi. » C'est tout le compliment qu'il en eut[4]. Le duc de Noailles en reçut de[5] beaucoup de gens. Il étoit visible qu'il avoit fait le chancelier, et il étoit bien aise que personne n'en doutât.

J'appris[6] cette nouvelle de bonne heure dans la matinée. Ma conduite

1. Locution déjà rencontrée dans le tome XIX, p. 335.

2. Le nouveau chancelier avait deux frères: l'un, Jean-Baptiste-Paulin, abbé Daguesseau, prêtre habitué à Saint-André-des-Arcs, qu'il mit à la tête du bureau établi à la Chancellerie pour l'examen des livres, mourut à cinquante-sept ans le 20 janvier 1728, et il n'en sera pas parlé dans nos Mémoires ; l'autre qui est celui dont il s'agit ici, était Joseph-Antoine Daguesseau, seigneur de Valjouan, avocat du Roi au Châtelet avec dispense d'âge en avril 1698, conseiller au Parlement en décembre 1700, nommé membre honoraire de l'Académie des sciences le 1er mars 1730, mort le 15 avril 1744, à soixante-cinq ans.

3. Mathieu Marais (*Mémoires*, tome II, p. 375) confirme ce portrait.

4. L'anecdote est rapportée aussi dans les *Mémoires de Duclos* (édition Michaud et Poujoulat, p. 514), qui l'a prise dans Saint-Simon ; mais Mathieu Marais (*Mémoires*, tome II, p. 375) la raconte de même.

5. Avant *de*, Saint-Simon a biffé *les compliments*.

6. Le J' de *J'appris* corrige un *j'*, et Saint-Simon a ajouté aupara-

avec le Régent et avec le nouveau chancelier.

J'allai l'après-dînée au Palais-Royal; M. le duc d'Orléans n'étoit pas remonté de chez Mme la duchesse d'Orléans[1]; j'y descendis par les cabinets. Je le trouvai au chevet de son lit, où elle étoit pour quelque migraine. Il me parla tout aussitôt de la nouvelle du jour. Comme la chose étoit faite, je suivis ma maxime de n'y rien opposer. Je lui dis qu'il ne pouvoit choisir pour cette grande place de magistrat plus savant, plus lumineux, plus[2] intègre, ni dont l'élévation dût être plus approuvée. J'ajoutai seulement que son âge fâcheroit beaucoup de gens qui par le leur n'auroient plus d'espérance[3], et que je souhaitois que Daguesseau oubliât qu'il avoit passé sa vie jusqu'alors dans le Parlement, et tout ce dont il s'y étoit imbu, pour ne se souvenir que des devoirs de son office et de sa reconnoissance. L'engouement où la flatterie des applaudissements à ce choix l'avoit[4] mis l'empêcha de sentir le poids de cette parole, dont il eut lieu de se souvenir depuis. Dans cet enthousiasme, il me demanda avec une sorte d'inquiétude comment j'étois avec lui. J'avois dès le matin pris mon parti dans la seule vue du bien des affaires. Je répondis qu'il pouvoit se souvenir qu'avant la mort du Roi, je lui avois proposé, et souvent pressé, de chasser Voysin quand il seroit le maître, et de donner les sceaux au bonhomme Daguesseau[5]; que le plaidoyer[6] de son fils dans notre procès de préséance contre M. de

vant deux petits traits verticaux, probablement pour indiquer que cette phrase, qui, dans le manuscrit, est écrite à la suite de la précédente, devait commencer un nouveau paragraphe.

1. Dans le tome XXIX, p. 383, en décrivant les journées du duc d'Orléans, il a noté qu'il allait ordinairement chez la duchesse dans l'après-midi.

2. Avant *plus*, il a *ny*, biffé.

3. M. Daguesseau n'avait que quarante-huit ans.

4. *Avoient*, par mégarde, dans le manuscrit.

5. Henri Daguesseau, dont on a vu la mort en 1716 : tome XXX, p. 302.

6. Écrit ici *playdoyer*.

Luxembourg[1] lui avoit acquis mon cœur et mon estime; que, sans commerce par la différence de notre genre de vie et celle de notre demeure, ces mêmes sentiments étoient demeurés en moi; qu'il étoit vrai qu'ils s'étoient changés en froideur très marquée depuis l'affaire du bonnet et ce qui s'étoit passé à l'égard du Parlement; mais que, dans l'espérance que Daguesseau deviendroit en tout chancelier de France et qu'il se dépouilleroit de ses premiers préjugés, je vivrois avec lui sur ce pied-là pour le bien des affaires, et que, dès ce même jour, j'irois lui faire mes compliments. Je l'exécutai en effet, dont M. le duc d'Orléans me parut fort soulagé et fort aise, et le nouveau chancelier infiniment touché. Sa charge de procureur général fut en même temps donnée à Joly de Fleury, premier avocat général[2], et le duc de Noailles, qui ne négligeoit pas les moindres choses, se fit donner l'administration des biens de la maison de Saint-Cyr comme une chose de convenance qu'avoit le chancelier Voysin[3], et prit pour s'en mêler directement sous lui d'Ormesson, maître des requêtes alors, frère de la nouvelle chancelière[4].

Joly de Fleury procureur général. Le duc de Noailles administrateur de Saint-Cyr avec Ormesson sous lui. [*Add. S^t^S. 1393*]

Un chancelier doit être un personnage, et dans une régence il ne se peut qu'il n'en soit un. Celui-là[5] l'a été si longtemps, puisqu'il vit encore[6], et a[7] été si battu de la

1. En 1696 : tome III, p. 103.

2. *Dangeau*, p. 14; *Journal de Buvat*, tome I, p. 246. Les lettres de provision sont dans O[1] 61, fol. 22 v°, et O[1] 274, fol. 104 v°; voyez aussi le registre U 360, pour sa réception le 17 février.

3. « C'est présentement M. le duc de Noailles qui se mêlera des affaires de Saint-Cyr, dont se mêloit feu M. le Chancelier, » disait Dangeau, p. 18.

4. *Dangeau*, p. 19. Il faisait aussi partie du conseil des finances, et était très lié avec les Noailles : tome XXIX, p. 65 et 126.

5. Ce *là* surcharge *l'a*, et *l'a* qui suit a été mis en interligne.

6. Il ne démissionnera qu'en 1750 et ne mourra qu'en 1751.

7. Avant ce verbe, Saint-Simon a biffé *dans cette grde place* pour l'écrire après *fortune*; il l'a encore biffé à cet endroit, mais l'a remis à nouveau en interligne.

fortune dans cette grande place, qui sembleroit en être le port et l'asile, que tant de raisons m'engagent à passer sur la règle que je me suis faite de ne m'étendre point sur ceux qui sont encore au monde dans le temps que j'écris.

Famille et caractère du chancelier Daguesseau.

Il naquit le 26 novembre 1668; avocat général, 12 janvier 1691, à[1] vingt-deux ans et demi; procureur général, 19 novembre 1700, à trente-deux ans; chancelier et garde des sceaux de France, 2 février 1717, à quarante-six ans[2]. Le père de son père étoit maître des comptes[3]; il est bon de n'aller pas plus loin[4]. Ce maître des comptes maria

1. Il avait d'abord écrit *avant*; il l'a biffé, pour écrire *à*.

2. Saint-Simon se trompe : M. Daguesseau avait quarante-huit ans, ainsi qu'il résulte des dates mêmes qu'il donne et qui sont exactes.

3. Saint-Simon s'est trouvé très embarrassé pour la généalogie du nouveau chancelier : l'*Histoire généalogique* ne la donne pas, et elle ne figura dans le *Moréri* que dans l'édition de 1759, et seulement au dernier supplément du dernier volume, p. 74; il n'avait donc rien pour se guider. Mais, se souvenant probablement que la mère de MM. d'Armentières et de Conflans (dont il va parler) était une Daguesseau (il l'avait dit d'ailleurs dans le tome XVI, p. 440), il a dû chercher dans son *Moréri* la généalogie des Conflans et il y a vu que cette dame était fille d'un maître des comptes; c'est évidemment là-dessus qu'il a bâti ce qu'il va dire et qui est complètement faux. Aujourd'hui nous avons, outre la généalogie du supplément du *Moréri*, celle du *Dictionnaire de la noblesse* de la Chenaye-Desbois, et une autre manuscrite dans la continuation des *Généalogies des maîtres des requêtes* par Chassebras; elles s'accordent toutes trois pour établir que le grand-père du chancelier s'appelait Antoine Daguesseau, qu'il fut successivement lieutenant criminel au Châtelet en 1622, maître des requêtes en 1624, intendant de Picardie, enfin en 1631 premier président du parlement de Bordeaux, qu'il quitta cette place en février 1643 et vint mourir à Paris le 16 janvier 1645. C'est son frère aîné François, qui fut maître des comptes en 1624, et dont la fille devint Mme de Conflans. Voyez notre tome XVI, p. 440, note 6.

4. Les généalogies du *Moréri* et du *Dictionnaire de la noblesse* remontent jusqu'à Jacques Aguesseau (*sic*), qu'on croit avoir été gentilhomme de la reine Anne de Bretagne; mais il y a lieu de se défier de cette filiation. Chassebras dit avec plus de vraisemblance que le père d'Antoine Daguesseau s'appelait François, était échevin d'Amiens et fut anobli en 1594.

pourtant sa fille au père de MM. d'Armentières et de Conflans, tous deux gendres de Mme de Jussac, dont j'ai parlé ailleurs[1], et du bailli de Conflans[2], avec la petite terre de Puiseux[3], qu'ils en ont encore, et les sœurs du Chancelier ont été mariées, longtemps avant qu'il le fût, la cadette à M. le Guerchoys, mort conseiller d'État sans enfants[4], l'autre à M. de Tavannes[5], père et mère de M. de Tavannes, lieutenant général et commandant en Bourgogne et chevalier de l'Ordre[6], et de l'archevêque de Rouen, grand aumônier de la Reine, ci-devant évêque-comte de Châlons[7], dont par brevet il a conservé le rang.

Daguesseau, de taille médiocre, fut gros avec un visage fort plein et agréable jusqu'à ses dernières disgrâces, et toujours avec une physionomie sage et spirituelle, un œil pourtant bien plus petit que l'autre[8]. Il est remarquable qu'il n'a jamais eu voix délibérative avant d'être chance-

1. Dans le tome XVI, p. 440, il a été parlé de Michel II de Conflans, seigneur de Saint-Remy, et de sa femme Marguerite Daguesseau, et dans les pages suivantes de leurs deux fils et de leurs belles-filles Jussac.

2. Philippe-Alexandre, bailli de Conflans : tomes III, p. 337, et XVI, p. 441.

3. Tome XXIII, p. 36; on appelait communément cette localité Puiseux-le-Hauberger.

4. Madeleine Daguesseau, dernière sœur du chancelier, épousa le 6 septembre 1700 Pierre-Hector le Guerchoys (tome XIII, p. 202), et mourut le 9 décembre 1740.

5. Marie-Catherine Daguesseau, mariée le 4 février 1683 à Charles-Marie de Saulx, comte de Tavannes, mestre-de camp de cavalerie, lieutenant général en Bourgogne et grand bailli de Dijon, mort à cinquante-quatre ans le 28 juin 1703; elle-même ne mourut que le 25 janvier 1729, à l'âge de soixante-six ans.

6. Henri-Charles de Saulx : tome XVIII, p. 103.

7. Nicolas de Saulx, cardinal de Tavannes : *ibidem*, p. 104.

8. Ce dernier membre de phrase a été ajouté en interligne. — Outre le portrait du chancelier gravé par Daullé, d'après Vivien, on en connaît un autre de Sergent, et Mme la princesse Mathilde possédait un grand portrait peint de lui et de sa femme. Maurice Maindron, *L'Académie des sciences*, p. 7-8, a donné la liste de ses portraits et de ses statues.

lier[1], et qu'on se piquoit volontiers au Parlement de ne pas suivre ses conclusions, par une jalousie de l'éclat de la réputation qu'il avoit acquise, qui prévaloit à l'estime et à l'amitié. Beaucoup d'esprit[2], d'application, de pénétration, de savoir en tout genre, de gravité et de magistrature, d'équité et de piété, et d'innocence de mœurs, firent le fonds de son caractère. On peut dire que c'étoit un bel esprit et un homme incorruptible, si on en excepte l'affaire des Bouillons, qui a été racontée p. 1032[3] ; avec cela doux, bon, humain, d'un accès facile et agréable, et dans le particulier de la gaieté et de la plaisanterie salée, mais sans jamais blesser personne ; extrêmement sobre, poli sans orgueil, et noble sans la moindre avarice, naturellement paresseux, dont il lui étoit resté de la lenteur[4]. Qui[5] ne croiroit qu'un magistrat orné de tant de vertus et de talents, dont la mémoire[6], la vaste lecture, l'éloquence à parler et à écrire, la justesse jusque dans les moindres expressions des conversations les plus communes, avec les grâces de la facilité, n'eût été le plus grand chancelier qu'on eût vu depuis plusieurs siècles? Il est vrai qu'il auroit été un premier président sublime ; il ne l'est pas moins que, devenu chancelier, il fit regretter jusqu'aux Aligres et aux Boucherats. Ce paradoxe est[7] difficile à compren-

1. Parce qu'il n'avait été qu'avocat général et procureur général.

2. Saint-Simon fera encore un autre portrait du Chancelier dans la suite des *Mémoires*, tome XIV de 1873, p. 321. Outre les ouvrages que lui ont consacrés MM. Boullée et Oscar de Vallée, il y a de nombreux éloges de lui à la Bibliothèque nationale, Ln^{27}, n°s 131 à 145, et on peut voir ce qu'en dit M. d'Argenson dans ses *Mémoires*, édition Jannet, tome I, p. 14 et suivantes, et dans ses *Essais dans le goût de ceux de Montaigne*, p. 206 et suivantes.

3. Ce qui précède, depuis *si on en excepte*, a été ajouté en interligne. Cette page du manuscrit correspond à notre tome XX, p. 63-65.

4. Les *Mémoires d'Argenson*, tome I, p. 157, disent aussi qu'il se décide difficilement.

5. Avant *qui*, Saint-Simon a biffé *la longue habitude*.

6. Mémoire prodigieuse, dit Mathieu Marais, tome I, p. 23.

7. Avant *est*, il y a un *qui*, biffé.

dre ; il se voit pourtant à l'œil depuis trente ans qu'il est chancelier[1], et avec tant d'évidence que je pourrois m'en tenir là ; mais un fait si étrange mérite d'être développé. Un si heureux assemblage étoit gâté par divers endroits qui étoient demeurés cachés dans sa première vie, et qui éclatèrent tout à la fois sitôt qu'il fut parvenu à la seconde. La longue et unique nourriture qu'il avoit prise dans le sein du Parlement l'avoit pétri de ses maximes et de toutes ses prétentions, jusqu'à le regarder avec plus d'amour, de respect et de vénération que les Anglois n'en ont pour leurs parlements, qui n'ont de commun que le nom avec les nôtres ; et je ne dirai pas trop quand j'avancerai qu'il ne regardoit pas autrement[2] tout ce qui émanoit de cette compagnie, qu'un fidèle bien instruit de sa religion regarde les décisions sur la foi des conciles œcuméniques. De cette sorte de culte naissoient trois extrêmes défauts, qui se rencontroient très fréquemment : le premier, qu'il étoit toujours pour le Parlement, quoi qu'il pût entreprendre contre l'autorité royale, ou d'ailleurs au delà de la sienne, tandis que son office, qui le rendoit le supérieur et le modérateur des parlements et la bouche du roi à leur égard, l'obligeoit à le contenir quand il passoit ses bornes, surtout à lui imposer avec fermeté quand il attentoit à l'autorité du roi. Son équité et ses lumières lui montroient bien l'égarement du Parlement à chaque fois qu'il s'y jetoit, mais de le réprimer étoit plus fort que lui. Sa mollesse, secondée de cette sorte de culte dont il l'honoroit, étoit peinée, affligée de le voir en faute ; mais de laisser voir qu'il y fût tombé étoit un crime à ses yeux, dont il gémissoit de voir souiller les autres, et dont il ne pouvoit se souiller lui-même. Il mettoit donc tous ses talents à pallier, à couvrir, à excuser, à donner des interprétations captieuses, à éblouir sur les fautes du Parlement, à

1. Cela ferait penser que Saint-Simon écrivait au commencement de 1747, ou à la fin de 1746.

2. *Autrement* a été ajouté en interligne.

négocier avec lui d'une part, avec le Régent d'autre, à profiter de sa timidité, de sa facilité, de sa légèreté pour tout émousser, tout énerver en lui, en sorte que, au lieu d'avoir en ce premier magistrat[1] un ferme soutien de l'autorité royale, et un vrai juge des justices, on en tiroit à peine quelque bégaiement forcé qui affoiblissoit encore le peu à quoi il avoit pu se résoudre à peine[2], et qui donnoit courage, force et hauteur au Parlement, et, si quelquefois il s'est expliqué avec lui en d'autres termes, ce n'étoit qu'après un long combat, et toujours bien plus foiblement qu'il n'étoit convenu de le faire.

Un second inconvénient étoit l'extension de ce culte particulier du Parlement à tout ce qui portoit robe, je dis jusqu'à des[3] officiers de bailliages royaux. Tout homme portant robe devoit selon lui imposer le dernier respect : quoi qu'il fît, on ne pouvoit s'en plaindre qu'avec la dernière circonspection. Les plaintes n'étoient pas écoutées sans de longues preuves juridiquement ordonnées ; avec cela même elles étoient rejetées avec grand dommage pour le plaignant, si grand qu'il fût, si elles n'étoient appuyées de la dernière évidence ; alors cela lui paroissoit bien fâcheux. Il se tournoit tout entier à sauver l'honneur de la robe, comme si la robe en général étoit déshonorée parce qu'un fripon en étoit revêtu pour son argent. Il proposoit des compositions, des accommodements, et, si les plaignants étoient d'une certaine espèce, des désistements pour s'en rapporter à lui ; enfin il avoit recours à des longueurs ruineuses, qui pouvoient équivaler[4] à des

1. Les mots *ce Pr Magistrat* ont été écrits en interligne, au-dessus de *luy*, biffé.

2. Ces deux mots ont été ajoutés en interligne.

3. Il avait écrit d'abord : *je dis à un officier*, il a ajouté *jusqu'* en interligne, écrit *des* en surcharge sur *un* et ajouté une *s* à *officier*.

4. Saint-Simon écrit bien *équivaler* ; mais c'est un barbarisme de notre auteur; car on n'en connaît aucun autre exemple. Le verbe *équivaloir* lui-même ne se trouve dans aucun lexique du dix-septième siècle, et ne fut admis par *l'Académie* que dans l'édition de 1740.

dénis de justice, et toujours l'homme de robe en sortoit au meilleur marché, et surtout le plus blanc qu'il pouvoit, et le plus légèrement tancé. Dans cet esprit il ne comprenoit pas comment on pouvoit se porter à casser un arrêt du Parlement. Il employoit pour l'éviter tous les mêmes manèges, et ce n'étoit qu'après la plus belle défense qu'il souffroit que l'affaire fût portée au bureau des cassations[1]. Ce bureau, composé par lui comme tous les autres du Conseil, n'ignoroit pas son extrême répugnance. On peut croire qu'il savoit la ménager, et qu'il falloit des raisons bien claires pour les engager à porter la cassation au Conseil, qui à son tour n'avoit pas moins de ménagement que le bureau. Si malgré tout cela l'évidence l'entraînoit, le Chancelier, qui ne pouvoit se résoudre à prononcer le blasphème de casser, inventa le premier une autre formule, et prononçoit que *l'arrêt seroit comme non avenu,* encore n'étoit-ce pas sans quelque péroraison de défense, ou de gémissement ; or, on voit que cela attaque clairement la justice distributive[2].

Un autre mal sorti de la même source, c'étoit un attachement aux formes, et jusqu'aux plus petites, si littéral, si précis[3], si servile que toute autre considération, même de la plus évidente justice, disparoissoit à ses yeux devant la plus petite formalité. Il y étoit tellement attaché, comme à l'âme et à la perpétuité des procès, qui sont la source de l'autorité et des biens de la robe, qu'il ne tint pas à lui qu'il ne les introduisît au conseil des dépêches, où jamais on n'en avoit ouï parler, bien loin de s'y arrêter. L'absurdité étoit manifeste. Ce conseil n'est établi que

1. C'était le second des bureaux chargés de juger les « instances des parties » que regardaient les affaires de cassation ; il était composé de cinq conseillers d'État.

2. « On appelle *justice distributive* celle par laquelle les magistrats adjugent à chacun ce qui lui appartient, distribuent les récompenses et les peines » (*Académie*, 1718).

3. Saint-Simon a écrit par mégarde dans son manuscrit : *si littérale, si précise,* au féminin.

pour juger des différends qui ne peuvent rouler sur des formes, ou des procès qu'il plaît au roi d'évoquer à sa personne, et qu'il juge lui tout seul, parce que là ceux qui en sont n'ont que voix consultative[1]. Il faudroit donc que le roi fût instruit de la forme comme un procureur, ou qu'il jugeât à l'aveugle sur celle des gens qui la sauroient. Or ces gens-là l'ignorent, comme nous l'ignorions tous, ou l'ont oubliée, comme les secrétaires d'État qui y rapportent, ou du moins qui y opinent quand il y entre un autre rapporteur, et qui n'ont ni le temps ni la volonté de les[2] rapprendre. Le Chancelier fit en deux ou trois occasions la tentative d'alléguer les formes au conseil de dépêches ; quoique bien avec lui, je l'interrompis autant de fois, je combattis sa tentative, et à chaque fois elle demeura inutile, avec un grand regret de sa part, qu'il montra fort franchement.

Le long usage du parquet lui avoit gâté l'esprit. Il étoit étendu et lumineux, et orné d'une grande lecture et d'un profond savoir. L'état du parquet est de ramasser, d'examiner, de peser et de comparer les raisons des deux et des différentes parties, car il y en a souvent plusieurs au même procès, et d'étaler cette espèce de bilan[3], pour m'exprimer ainsi, avec toutes les grâces et les fleurs de l'éloquence devant les juges, avec tant d'art et d'exactitude qu'il ne soit rien oublié d'aucune part, et qu'aucun des nombreux auditeurs ne puissent augurer de quel avis l'avocat général sera avant qu'il ait commencé à conclure. Quoique le procureur général, qui ne donne ses conclusions que par écrit, ne soit pas exposé au même étalage, il est obligé au même examen, à la même comparaison, au même bilan, dans son cabinet, avant de se déterminer

1. « Personne n'avoit que voix consultative en sa présence (du Roi) » (notre tome XIV, p. 161).

2. Les formes, Saint-Simon a bien écrit *les*, quoiqu'il ait dit plus haut *la forme*.

3. Écrit *billan*.

à conclure. Cette continuelle habitude pendant vingt-quatre années à un esprit scrupuleux en équité et en formes, fécond en vues, savant en droit, en arrêts, en différentes coutumes, l'avoit formé à une incertitude dont il ne pouvoit sortir, et qui, lorsqu'il n'étoit point nécessairement pressé par quelque limite fixe, prolongeoit les affaires à l'infini. Il en souffroit le premier ; c'étoit pour lui un accouchement que se déterminer ; mais malheur à qui étoit dans le cas de l'attendre. S'il étoit pressé, par exemple, par un conseil de régence où une affaire se devoit juger à jour pris, il flottoit errant jusqu'au moment d'opiner, étant de la meilleure foi jusque-là tantôt d'un avis, tantôt de l'avis contraire, et opinoit après, quand son tour arrivoit, comme il lui venoit en cet instant. J'en rapporterai en son lieu un exemple singulier entre mille autres[1].

Sa lenteur et son irrésolution s'accordoient merveilleusement à ne rien finir. Un autre défaut y contribuoit encore, c'est qu'il étoit le père des difficultés[2]. Tant de choses diverses se présentoient à son esprit qu'elles l'arrêtoient. Je l'ai dit du duc de Chevreuse, je le répète ici de ce chancelier ; il coupoit un cheveu en quatre[3]. Aussi étoient-ils fort amis. Ce n'étoit pas qu'il n'eût l'esprit fort juste ; mais la moindre difficulté l'embarrassoit, et il en cherchoit partout avec le même soin que d'autres en mettent à les lever. Ses meilleurs amis, les affaires qu'il affectionnoit, n'en étoient pas plus exempts que les autres, et ce goût des difficultés devint une plaie pour tout ce qui avoit à passer par ses mains[4]. La vieille duchesse d'Estrées

1. Dans l'affaire du pays de l'Alleu : suite des *Mémoires*, tome XIV de 1873, p. 203-206, qui se trouvera dans notre prochain volume.

2. Il répétera cette expression dans la suite : tome XIV, p. 321.

3. « On dit proverbialement et figurément *fendre un cheveu en quatre*, pour dire subtiliser trop » (*Académie*, 1718). Nous ne croyons pas qu'il ait déjà appliqué l'expression à M. de Chevreuse ; mais il a signalé son goût des raisonnements et des subtilités (notre tome XXIII, p. 190-191).

4. Le cardinal de Fleury disait de lui que, à force d'avoir de grandes

Vaubrun[1], qui brilloit d'esprit et qui étoit intimement de ses amies, fut un jour pressée de lui parler pour quelqu'un. Elle s'en défendoit par la connoissance qu'elle avoit de ce terrain si raboteux[2]. « Mais, Madame, lui dit ce client, il est votre ami intime. — Il est vrai, répondit-elle ; il faut donc vous dire quel est Monsieur le Chancelier : c'est un ami travesti en ennemi[3]. » La définition étoit fort juste.

A tant de défauts essentiels, qui pourtant ne venoient pour la plupart que de trop de lumières et de vues, de trop d'habitude du parquet, de la nourriture qu'il avoit uniquement prise dans le Parlement, et qui bien [loin] d'attaquer l'honneur et la probité, n'étoient grossis que par la délicatesse de conscience, il s'en joignoit d'autres qui ne venoient que de sa lenteur naturelle et de trop d'attachement à bien faire : il ne pouvoit finir à tourner une déclaration, un règlement, une lettre d'affaires tant soit peu importante. Il les limoit et les retouchoit sans cesse. Il étoit esclave de la plus exacte pureté de diction, et ne s'apercevoit pas que cette servitude le rendoit très souvent obscur, et quelquefois inintelligible. Son goût pour les sciences couronnoit tous ces inconvénients. Il aimoit les langues, sur toutes les savantes, et il se plaisoit infiniment à toutes les parties de la physique et de la mathématique[4]. Il ne laissoit pas encore d'être métaphysicien[5]. Il avoit pour toutes ces sciences beaucoup d'ouverture et

lumières, il trouvait des difficultés à tout, et d'Argenson se plaint de sa minutie désespérante.

1. Madeleine-Diane de Bautru-Vaubrun : tome V, p. 342.

2. Le *Dictionnaire de l'Académie* ne donnait pas d'exemple de cet adjectif au figuré, mais seulement au sens propre d'inégal, de rugueux, s'appliquant aux chemins ou au bois.

3. Les mots *travesti en* sont en interligne, au-dessus de *caché sous la peau d'un*, biffé.

4. Il fut nommé membre honoraire de l'Académie des sciences en avril 1728.

5. Saint-Simon écrit *matématique* et *métaphisicien*.

de talent; il aimoit à les creuser, et à faire chez lui à huis clos des exercices sur ces différentes sciences avec ses enfants et quelques savants obscurs. Ils y prenoient des points de recherches pour l'exercice suivant, et cette sorte d'étude lui faisoit perdre un temps infini, et désespéroit ceux qui avoient affaire à lui, qui alloient[1] dix fois chez lui sans pouvoir le joindre à travers les fonctions de son office et les amusements de son goût. C'étoit précisément pour les sciences qu'il étoit né. Il est vrai qu'il eût été un excellent premier président, mais à quoi il eût été le plus propre, c'eût été d'être uniquement à la tête de toute la littérature, des Académies, de l'Observatoire, du Collège royal[2], de la librairie, et c'est où il auroit excellé. Sa lenteur, sans incommoder personne, et ses faciles difficultés n'auroient servi qu'à éclaircir les matières, et son incertitude, indépendante alors de la conscience, n'eût tendu qu'à la même fin. Il n'auroit eu affaire qu'à des gens de lettres, et point au monde, qu'il ne connut jamais, et dont[3], à la politesse près, il n'avoit nul usage. Il seroit demeuré éloigné du gouvernement et des matières d'État, où il fut toujours étranger jusqu'à surprendre par une ineptie[4] si peu compatible avec tant d'esprit et de lumières.

Réponse étrange du Chancelier à une sage question

En voilà beaucoup, mais encore un coup de pinceau. Le duc de Gramont l'aîné[5], qui avoit beaucoup d'esprit, m'a conté que, se trouvant un matin dans[6] le cabinet du Roi à Versailles, tandis que le Roi étoit à la messe, et

1. *Alloit* corrigé en *alloient*.
2. Ou Collège de France : tome XX, p. 44.
3. *Dont* est en interligne, au-dessus de *que*, biffé.
4. Au sens d'inaptitude, comme nous avons vu notre auteur employer l'adjectif *inepte* dans le tome XVI, p. 204. L'*Académie* de 1718, qui donne *inepte* au sens d'*inapte*, n'indiquait pas celui d'*inaptitude* pour *ineptie*.
5. Il veut parler d'Antoine-Charles IV, mort en 1720 : tome III, p. 20.
6. Avant *dans*, Saint-Simon a biffé *seul*.

du duc de Gramont l'aîné.

tête à tête avec le Chancelier, [il] lui demanda dans la conversation si, depuis qu'il étoit chancelier, avec le grand usage qu'il avoit des chicanes et de la longueur des procès, il n'avoit jamais pensé à faire un règlement là-dessus qui les abrégeât et en arrêtât les friponneries. Le Chancelier lui répondit qu'il y avoit si bien pensé qu'il avoit commencé à en jeter un règlement sur le papier, mais qu'en avançant il avoit réfléchi au grand nombre d'avocats, de procureurs, d'huissiers que ce règlement ruineroit, et que la compassion qu'il en avoit eue lui avoit fait tomber la plume de la main. Par la même raison, il ne faudroit ni prévôts ni archers, qui arrêtent les voleurs et qui les mettent en chemin certain du supplice, dont par cette raison la compassion doit être encore plus grande. En deux mots, c'est que la durée et le nombre des procès fait toute la richesse et l'autorité de la robe, et que par conséquent il les faut laisser pulluler et s'éterniser[1]. Voilà un long article; mais je l'ai cru d'autant plus curieux qu'il fait mieux connoître comment un homme de tant de droiture, de talents et de réputation, est peu à peu parvenu, par être sorti de son centre, à rendre sa droiture équivoque, ses talents pires qu'inutiles, à perdre toute sa réputation, et à devenir le jouet de la fortune.

Infamie du maréchal d'Huxelles sur le traité avec l'Angleterre. [*Add. St-S. 1394*]

Le traité entre la France et l'Angleterre, signé, comme on l'a dit[2], à la Haye, étoit demeuré secret dans l'espérance d'y faire accéder les Hollandois; mais ce secret, qui commençoit à transpirer, ne put être réservé plus longtemps au seul cabinet du Régent. Il fallut, bien avant qu'il devînt[3] public, en faire part au conseil de régence, et auparavant au maréchal d'Huxelles, qui devoit le signer

1. Les mémoires du Chancelier sur la réformation de la justice publiés par Fr. Monnier dans *le Chancelier Daguesseau*, p. 457 et suivantes, exposent ses idées sur cette matière et rendent peu vraisemblable l'anecdote qu'on vient de lire.

2. Tome XXX, p. 341.

3. *Devint,* à l'indicatif, dans le manuscrit.

et en envoyer la ratification. C'étoit l'ouvrage de l'abbé Dubois et son premier grand pas vers la fortune. Il avoit tellement craint d'y être traversé qu'il avoit obtenu du Régent de n'en faire part à personne ; mais je n'ai jamais douté que le duc de Noailles et Canillac, alors ses croupiers[1], n'en fussent exceptés. Huxelles, jaloux au point où il l'étoit des moindres choses, étoit outré de voir l'abbé Dubois dans toute la confiance, et traiter à Hanovre, puis à la Haye, à son insu de tout ce qu'il s'y passoit. Au premier mot que le Régent lui dit du traité, il le fut encore davantage, et n'écouta ce qu'il en apprit que pour le contredire. Le Régent essaya de le persuader ; il n'en reçut que des révérences, et s'en alla[2] bouder chez lui. L'affaire pressoit, et l'abbé Dubois, pour sa décharge, vouloit la signature du chef du conseil des affaires étrangères, du caractère et du poids que, bien ou mal à propos, Huxelles avoit su s'acquérir dans le monde. Le Régent le manda, l'exhorta, se fonda en raisonnements politiques. Huxelles silencieux, respectueux, ne répondit que par des révérences, et, forcé enfin de s'expliquer sur sa signature, il supplia le Régent de l'excuser de signer un traité dont il n'avoit jamais ouï parler avant qu'il fût signé à la Haye, et, quoi que le Régent pût faire et dire, raisons, caresses, excuses, tout fut inutile, et le maréchal s'en retourna chez lui. Effiat lui fut détaché, qui rapporta que, pour toute réponse, le maréchal lui avoit déclaré qu'il se laisseroit plutôt couper la main que de signer. Le Régent, pressé par l'intérêt de l'abbé Dubois, et parce que la[3] nouvelle du traité transpiroit de jour en jour, prit une résolution fort étrange à sa foiblesse accoutumée : il envoya d'Antin, qu'il instruisit du fait, dire au maréchal d'Huxelles de choisir, ou de signer, ou de perdre sa

1. Tome XXV, p. 84.
2. C'est le maréchal d'Huxelles qui s'en alla.
3. Avant *la*, Saint-Simon a biffé *le traité transpiroit*, au-dessus de quoi il avait commencé à écrire *la n*, qu'il a aussi biffé.

place, dont le Régent disposeroit aussitôt en faveur de quelqu'un qui ne seroit pas si farouche que lui. « Oh ! la grande puissance de l'orviétan[1] ! » Cet homme si ferme, ce grand citoyen, ce courageux ministre qui venoit de déclarer deux jours auparavant qu'on lui couperoit plutôt le bras que de signer, n'eut pas plus tôt ouï la menace, et senti qu'elle alloit être suivie de l'effet, qu'il baissa la tête sous son grand chapeau qu'il avoit toujours dessus[2], et signa tout court sans mot dire[3]. Tout cela avoit trop duré pour être ignoré des principaux de la régence. Le maréchal de Villeroy m'en parla avec dépit ; il étoit piqué aussi du secret qui lui avoit été fait tout entier, et moi, sans vouloir entrer dans le mécontentement commun avec un homme aussi mal disposé pour M. le duc d'Orléans, je

1. Citation de la scène VII du second acte de *l'Amour médecin*, qui était sans doute comme passée en proverbe. Notre auteur a déjà employé ce mot dans une Addition à Dangeau, à propos de Roquelaure (notre tome XIII, p. 479), et nous le retrouverons plusieurs fois dans la suite des Mémoires. — On donnait le nom d'orviétan (Saint-Simon écrit *orviatan*) à un électuaire ou antidote apporté en France vers 1640 par un italien nommé Christophe Contugi, natif d'Orvieto et qu'on appelait à cause de cela l'Orviétan ; le nom du charlatan passa au remède. Ce Contugi et sa femme se firent naturaliser en décembre 1646 ; en 1694 et en 1700, son fils et sa fille obtinrent un privilège pour la vente de leur drogue (registres de la Maison du Roi, O[1] 38, fol. 109, et 44, fol. 297 v° et 523 v°). Sa composition employait vingt-sept substances différentes, notamment de la thériaque et de la poudre de vipères ; voyez Édouard Fournier, *Variétés historiques*, tome VII, p. 113 ; A. Franklin, *La Vie privée d'autrefois ; les Médecins*, p. 133-138, et l'ouvrage du docteur Le Paulmier, *l'Orviétan*, 1893.

2. Dans le portrait du maréchal que Saint-Simon a donné dans notre tome XI, p. 42, il a déjà parlé de son « grand chapeau clabaud ».

3. Toute cette histoire ne se rapporte pas au présent traité, mais à celui de la quadruple alliance signé en juillet 1718, et notre auteur signalera alors le refus, puis le consentement du maréchal, sous la menace d'être remercié (suite des *Mémoires*, tome XV de 1873, p. 216 et 230). Lorsque Saint-Simon avait trouvé la mention de cet incident dans le *Journal de Dangeau*, au 6 juillet 1718, il avait fait une longue Addition. Nous la plaçons cependant ici, en regard du présent passage, parce que, en 1718, il se contente de relater les faits, sans détails.

ne lui cachai point que j'étois sur ce traité dans la même ignorance. Dubois et les siens me craignoient sur l'Angleterre[1]. Il avoit pris ses précautions contre la confiance que le Régent avoit en moi, en sorte qu'alors même ce prince ne m'avoit point parlé du traité, et que, depuis que j'avois su qu'il y en avoit un de signé, je ne lui en avois pas aussi ouvert la bouche. L'affaire du maréchal d'Huxelles fit du bruit, et lui fit grand tort dans le monde. Ou il ne falloit pas aller si loin, ou il falloit avoir la force d'aller jusqu'au bout, et ne se pas déshonorer en signant à l'instant de la menace. Cette aventure le démasqua si bien qu'il n'en est jamais revenu avec le monde.

Embarras et mesures du Régent pour apprendre et faire passer au conseil de régence le traité d'Angleterre.

La signature faite, il fut question de montrer le traité au conseil de régence, et de l'y faire approuver. Pas un de ceux qui le composoient[2] n'en avoit su que ce qu'il en avoit appris par le monde, c'est-à-dire qu'il y en avoit un[3]. Cela n'étoit pas flatteur; aussi M. le duc d'Orléans y craignit-il des oppositions et du bruit. Il passa donc la matinée du jour qu'il devoit parler du traité l'après-dînée au conseil de régence à mander séparément l'un après l'autre tous ceux qui le composoient, à le leur expliquer, à les arraisonner[4], les caresser, s'excuser du secret, en un mot les capter et s'en assurer.

1. Cela était peut-être vrai alors; mais certainement Saint-Simon ne conserva pas cette hostilité, comme le montre une lettre que lui écrivit l'abbé Dubois en juillet 1718, au moment de la signature de la quadruple alliance, en réponse à une lettre du duc, que nous ne possédons malheureusement pas. La lettre de Dubois a été publiée par Ch. Aubertin, *l'Esprit public au dix-huitième siècle*, p. 91; on en trouvera le texte ci-après, aux Additions et Corrections.

2. Saint-Simon avait d'abord écrit: *pas un de ce qui le composoit;* il a corrigé *composoit* en *composoient*; mais il a laissé *ce*.

3. Cette assertion de notre auteur sur le secret fait aux membres du conseil de régence ne semble pas exacte; car les procès-verbaux du conseil pour la fin de 1716 (ms. Franç. 23669) établissent qu'il fut tenu au courant au moins de l'ensemble des négociations (voir dans notre tome XXX l'appendice I)

4. Verbe déjà annoté dans le tome XVIII, p. 69.

Singulier entretien et convention plus singulière entre M. le duc d'Orléans et moi.

Je fus mandé comme les autres. Je le trouvai seul dans son cabinet sur les onze heures. Dès qu'il m'aperçut : « Au[1] moins, me dit-il en souriant avec un peu d'embarras, n'allez pas tantôt nous faire une pointe sur ce traité d'Angleterre dont on parlera au Conseil ; » et tout de suite me le conta avec toutes les raisons dont il put le fortifier. Je lui répondis que je savois depuis quelques jours, comme bien d'autres qui l'avoient appris par la ville, qu'il y avoit un traité signé avec l'Angleterre ; qu'il jugeoit bien que j'ignorois ce qu'il contenoit, puisqu'il ne m'en avoit point parlé ; que par conséquent j'étois hors d'état d'approuver et de désapprouver ce qui m'étoit inconnu. J'ajoutai que, pour pouvoir l'un ou l'autre avec connoissance, il faudroit avoir examiné le traité à loisir et les difficultés qui s'y étoient rencontrées, voir l'étendue des engagements réciproques, les comparer, examiner encore l'effet du traité par rapport à d'autres traités, en un mot un travail à tête reposée pour bien peser et se déterminer dans une opinion ; que, n'ayant rien de tout cela, et ce qu'il m'en disoit ainsi en courant, et au moment qu'il alloit être porté au Conseil, n'étoit pas une instruction dont on pût se contenter ; qu'ainsi je ne pourrois rien dire ni pour ni contre, et que je me contenterois de me rapporter d'une chose qui m'étoit inconnue, à son avis, de lui, qui en étoit parfaitement instruit. Ce propos, à ce qu'il me parut, le soulagea beaucoup. Il m'étoit arrivé plus d'une fois de m'opposer fortement à ce qu'il vouloit faire passer, en matière d'État aussi bien qu'en

[Add. S^t^S. 1395] d'autres. Un jour[2] que j'avois disputé sur une matière d'État qui entraînoit chose qu'il vouloit faire passer, et que je l'avois emporté au contraire un matin au conseil

1. Écrit *Oh,* par mégarde.

2. L'anecdote qui va suivre avait déjà été insérée dans une Addition au *Journal de Dangeau* qui trouvera place dans la suite des Mémoires en 1718 ; nous extrayons le passage pour en donner ci-après, p. 400, le texte, qui est un peu plus détaillé que celui-ci.

de régence, j'allai l'après-dînée chez lui. Dès qu'il me vit entrer (et il étoit seul) : « Eh ! avez-vous le diable au corps[1], me dit-il, de me faire peter en la main[2] une telle affaire? — Monsieur, lui répondis-je, j'en suis bien fâché ; mais de toutes vos raisons pas une ne valoit rien. — Hé[3] ! à qui le dites-vous ? reprit-il ; je le savois bien ; mais devant tous ces gens-là je ne pouvois pas dire les bonnes, » et tout de suite me les expliqua. « J'en suis bien fâché, lui dis-je : si j'avois su vos raisons, je me serois contenté de vos raisonnettes[4]. Une autre fois, ayez la bonté de me les expliquer auparavant, parce [que], quelque attaché que je vous sois, sitôt que je suis en place assis au Conseil, j'y dois ma voix à Dieu et à l'État, à mon honneur et à ma conscience, c'est-à-dire à ce que je crois de plus sage, de plus utile, de plus nécessaire en matières d'État et de gouvernement, ou de plus juste en autres matières, sur quoi ni respect, ni attachement, ni vue d'aucune sorte ne doit l'emporter. Ainsi, avec tout ce que je vous dois et que je veux vous rendre plus que personne, ne comptez point que j'opine jamais autrement que par ce qui me paroîtra. Ainsi, lorsque vous voudrez faire passer quelque chose de douteux ou de difficile, où vous ne voudrez pas tout expliquer, ayez la bonté de me dire auparavant le fait et vos véritables raisons, ou s'il y a trop de longueur et d'explication, de m'en faire instruire; alors, possédant bien la matière, je serai de l'avis que vous desirerez, ou, si le mien ne peut s'y ranger, je vous le dirai franchement. Par l'arrêt même intervenu sur la Régence, vous avez pouvoir d'admettre et d'ôter qui il

1. « On dit proverbialement et figurément qu'*un homme a le diable au corps*, pour dire qu'il est méchant, furieux. On l'emploie quelquefois par admiration pour dire qu'un homme a beaucoup d'invention et d'esprit » (*Académie*, 1718, au mot CORPS).

2. Locution vulgaire déjà rencontrée dans le tome XVI, p. 83.

3. Ici il y a bien *Hé*, et quatre lignes plus haut *Eh*, dans le manuscrit.

4. Mot forgé par notre auteur, que le *Littré* n'a pas relevé.

vous plaira au conseil de régence, à plus forte raison d'en exclure pour une fois ou pour plusieurs ; ainsi, quand, bien instruit, je ne pourrai me rendre à ce que vous affectionnerez à faire passer, dites-moi de m'abstenir du Conseil le jour que cette affaire y sera portée, et non-seulement je n'en serai point blessé, mais je m'en abstiendrai sous quelque prétexte, en sorte qu'il ne paroisse point que vous l'ayez desiré. Je ne dirai mot sur l'affaire à qui du Conseil m'en pourra parler, comme moi l'ignorant ou n'étant pas instruit, et je vous garderai fidèlement le secret. » M. le duc d'Orléans me remercia beaucoup de cette ouverture, me dit que c'étoit là parler en honnête homme et en ami, et, puisque je le voulois bien, qu'il en profiteroit. On verra dans la suite qu'en effet il en profita quelquefois ; mais, pour ce traité il ne le voulut pas faire ; il craignit que cela ne parût affecté, et se contenta comme il put de l'avis que je venois de lui déclarer.

Le traité d'Angleterre porté et passé au conseil de régence. Étrange malice qu'en opinant j'y fais au maréchal d'Huxelles.

L'après-dînée, nous voilà tous au Conseil, et tous les yeux sur le maréchal d'Huxelles, qui avoit l'air fort embarrassé et fort honteux. M. le duc d'Orléans ouvrit la séance par un discours sur la nécessité et l'utilité du traité, qu'il dit à la fin au maréchal d'Huxelles de lire. Le grand point, entre plusieurs autres, étoit la signature sans les Hollandois. Le maréchal lut à voix basse et assez tremblante ; puis le Régent lui demanda son avis. « De l'avis du traité, » répondit-il entre ses dents, en s'inclinant. Chacun dit de même. Quand ce vint à moi, je dis que, dans l'impossibilité où je me trouvois de prendre un avis déterminé sur une affaire de cette importance dont j'entendois parler pour la première fois, je croyois n'avoir point de plus sage parti à prendre que de m'en rapporter à Son Altesse Royale, et me[1] tournant tout court au maréchal d'Huxelles que je regardai entre deux yeux, « et

1. Le pronom *me* surcharge un *à*.

aux lumières, ajoutai-je, de Monsieur le maréchal, qui est à la tête des affaires étrangères, et qui sans doute a apporté tous ses soins et toute sa pénétration à celle-là[1]. » Je ne pus me refuser cette malice à cet étui[2] de sage de la Grèce et de citoyen romain. Chacun me regarda en baissant incontinent les yeux, et plusieurs ne purent s'empêcher de sourire, et de m'en parler au sortir du Conseil.

Conseil de régence où la Triple alliance est approuvée. Je m'y oppose en vain à la proscription des Jacobites en France.

J'ai retardé le récit de celui-ci, qui fut tenu du vivant de Voysin qui y assista[3], pour n'en faire pas à deux fois de celui qu'on verra bientôt pour consentir à la Triple alliance, c'est-à-dire lorsque la Hollande entra enfin en tiers dans celle dont on vient de parler. Dans le premier, on nous avoit bien parlé de la condition de la sortie du Prétendant d'Avignon pour se retirer en Italie. Cela étoit dur ; mais, dès que le parti étoit pris de s'unir étroitement avec le roi d'Angleterre, il étoit difficile qu'il n'exigeât pas cette condition après ce qui s'étoit tenté en Écosse, et il ne l'étoit pas moins de n'y pas consentir, si on vouloit établir la confiance. Mais ce qui fut dès lors promis de plus, et qui nous fut déclaré au conseil de la Triple alliance[4], roula sur la proscription des ducs d'Ormond et de Mar[5], et de tous ceux qui, étant Jacobites

1. Tout cela ne se passa qu'en juillet 1718, comme nous l'avons déjà indiqué ci-dessus, p. 38.

2. Au sens d'enveloppe trompeuse.

3. Il a été parlé de la signature de ce premier traité dans notre précédent volume, p. 341. Voysin assista aussi au Conseil qui sera raconté plus tard.

4. Le traité de la Triple alliance fut signé le 4 janvier à la Haye, et le texte en est donné dans le *Corps diplomatique* de Dumont, tome VIII, 1re partie, p. 484 ; *Dangeau*, p. 4 ; *Gazette d'Amsterdam*, Extraordinaire VI. Selon Dangeau (p. 8), c'est le 10 janvier qu'il fut soumis à l'approbation du conseil de régence, et en effet, ce jour-là, les procès-verbaux du conseil mentionnent cette affaire très brièvement : voyez l'extrait donné ci-après, appendice I.

5. Jacques Butler, duc d'Ormond (tome X, p. 231), et Jean Erskine, comte (et non duc) de Mar (tome XXIX, p. 258).

déclarés, se tenoient en France ou y voudroient passer. Le Régent s'engageoit à faire sortir les premiers de toutes les terres de la domination de France, et de n'y en souffrir aucun des seconds[1]. A quelque distance que ce conseil fût tenu de celui dont on vient de parler, il n'en étoit qu'une suite prévue et desirée même dès lors. Le Régent n'en prévint personne, parce que [il] n'y craignit point d'avis contraire. J'y résistai à l'inhumanité de cette proscription. J'alléguai[2] des raisons d'honneur, de compassion, de convenance sur une chose qui, ne roulant que sur quelques particuliers dont le chef et le moteur étoit bien loin en Italie, ne pouvoit nuire à la tranquillité du roi d'Angleterre, ni lui causer aucune inquiétude. Je fus suivi de plusieurs, de ceux surtout qui opinoient après moi, et il n'y avoit que le Chancelier et les princes légitimés et légitimes; mais plusieurs de ceux qui avoient opiné revinrent à mon avis. Le Régent, dont la parole étoit engagée là-dessus dès le premier traité par l'abbé Dubois, parla après nous, loua notre sentiment, regretta de ne pouvoir le suivre, laissa sentir un engagement pris, fit valoir la nécessité de ne pas chicaner sur ce qui ne regardoit que des particuliers, et, sur le point de terminer heureusement une bonne affaire, de ne jeter pas inutilement des soupçons dans des esprits ombrageux si susceptibles d'en prendre. Chacun vit bien ce qui étoit; on baissa la tête, et la proscription passa avec le reste, dont, pour l'honneur de la couronne et par mille considérations, j'eus grand mal au cœur. L'abbé Dubois ne tarda pas à revenir triomphant de ses succès, et d'en venir presser les fruits personnels. Pour flatter le roi d'Angleterre et se

1. Dans le texte du traité, MM. d'Ormond et de Mar ne sont pas désignés nominativement; mais par l'article III, les parties contractantes s'engageaient réciproquement à expulser de leur territoire les sujets rebelles des trois puissances et à leur en interdire le passage et le séjour.

2. Il y a *Je* (*sic*) à la fin d'une ligne et *allequay* au commencement de la suivante.

faire un mérite essentiel auprès de lui et de Stanhope, il avoit usé, sur la proscription des Jacobites, de la même adresse qui lui avoit si bien réussi à livrer son maître à l'Angleterre[1]. Quelques jours après ce conseil, je ne pus m'empêcher de reprocher à ce prince cette proscription comme une inhumanité d'une part, et une bassesse de l'autre, et à lui faire une triste comparaison de l'éclatante protection que le feu Roi avoit donnée aux rois légitimes d'Angleterre jusqu'à la dernière extrémité de ses affaires, dans laquelle même ses ennemis n'avoient pas même[2] osé lui proposer la proscription à laquelle Son Altesse Royale s'engageoit dans un temps de paix et de tranquillité. A cela il me répondit qu'il y gagnoit autant et plus que le roi d'Angleterre, parce que, la condition étant réciproque, il se mettoit par là en assurance que l'Angleterre ne fomenteroit point les cabales et les desseins qui se pouvoient former[3] contre lui dans tous les temps ; qu'elle l'avertiroit au contraire de tout ce qu'elle en pourroit découvrir, et qu'elle ne protégeroit ni ne recevroit aucuns de ceux qui seroient contre lui. A cette réponse je me tus, parce que je reconnus l'inutilité de pousser cette matière plus loin, où je n'eus pas peine à reconnoître l'esprit et l'impression de l'abbé Dubois. Le Prétendant partit en même temps d'Avignon, fort à regret, pour se retirer en Italie[4].

On[5] apprit de Vienne un événement fort bizarre. Le comte de Windischgrätz, président du conseil aulique[6],

1. Tome XXX, p. 1 et suivantes.

2. Cette répétition de *mesme* est bien du fait de Saint-Simon.

3. Il y a dans le manuscrit : *se pouvoient se former*.

4. Le Prétendant quitta Avignon dans les premiers jours de février, passa par Chambéry et gagna Pesaro, où il séjourna quelque temps ; il n'arriva à Rome qu'en juin (*Dangeau*, p. 21, 60 et 103 ; *Gazette d'Amsterdam*, nos XIV, XV, XVIII, XIX, etc ; *Journal de Buvat*, tome I, p. 249).

5. Avant ce mot, Saint-Simon a biffé *on a déja*.

6. Ernest-Frédéric, comte de Windischgrätz (Saint-Simon écrit *Widisgratz*), né le 20 juin 1670, avait eu une mission à Dresde, puis à Modéne en 1698, à la diète de Ratisbonne comme premier commis-

et le comte de Schönborn, vice-chancelier de l'Empire[1] et coadjuteur de Bamberg[2], se battirent en duel. Je n'en ai su ni la cause ni les suites; mais cela parut une aventure fort étrange pour des gens de leur âge, et dans les premiers postes des affaires de l'Empire et de la cour de l'Empereur[3]. Le comte de Königsegg[4], après quelque séjour à Bruxelles, arriva à Paris avec le caractère d'ambassadeur de l'Empereur[5].

M. le duc d'Orléans fit en ce temps-ci plusieurs grâces, de quelques-unes desquelles il auroit pu se passer, ou [à] gens fort inutiles, ou à d'autres qu'elles ne lui gagnèrent pas. Le maréchal de Matignon avoit acheté autrefois du comte de Gramont le gouvernement du pays d'Aunis, qu'il avoit[6] eu à la mort de M. de Navailles, qui avoit en même

saire impérial en 1699, avait reçu la Toison d'or en janvier 1700, et avait été envoyé auprès de l'archiduc Charles. Celui-ci, devenu empereur, l'avait fait conseiller d'État et président du conseil aulique en décembre 1713. Nommé ministre d'État en 1724, il mourut le 6 septembre 1727. Il y a des renseignements sur son caractère dans le *Recueil des instructions aux ambassadeurs de France en Autriche*, p. 165.

1. Frédéric-Charles, comte de Schönborn (Saint-Simon écrit *Schomborn*), né le 3 mars 1674, fut d'abord chanoine de Würzbourg et de Bamberg, fut fait conseiller privé et vice-chancelier en juin 1705, devint coadjuteur de Bamberg en décembre 1708 et évêque titulaire de Bamberg et de Würzbourg en août 1729; il mourut le 25 juillet 1746. L'Empereur l'avait élevé à la dignité de prince en janvier 1724. On l'indique comme grand ennemi de Windischgrätz dans des notes sur son caractère (*Recueil* indiqué à la note précédente, p. 164 et 231).

2. Sur l'évêché de Bamberg, voyez aux Additions et Corrections.

3. Saint-Simon prend cette nouvelle dans le *Journal de Dangeau*, au 12 février, p. 22; la *Gazette* n'en parle pas, non plus que la *Gazette d'Amsterdam*, qui se contente de mentionner (nº XV) que ces deux seigneurs ont été envoyés dans leurs terres pour plusieurs semaines. Grâce à l'obligeance de M. Hyrvoix de Landosle, nous pouvons donner à l'appendice III des extraits de correspondances diplomatiques qui éclairent un peu le mystère que Saint-Simon se contente de constater.

4. Lothaire-Joseph-Dominique: tome XIII, p. 41.

5. Il arriva à Paris le 20 mars, avec sa femme et ses équipages: *Dangeau*, p. 39 et 46; *Gazette*, p. 168.

6. Le mot *avoit* est répété deux fois.

temps celui de la Rochelle, qu'on en sépara alors[1]. Le maréchal de Matignon en avoit obtenu la survivance pour son fils, de M. le duc d'Orléans[2]. Marcognet, gouverneur de la Rochelle, mourut[3], qui en avoit dix-huit mille livres d'appointements[4]. Le maréchal de Matignon prétendit que ce gouvernement devoit être rejoint au sien. M. le duc d'Orléans y consentit, et crut en être quitte à bon marché de réduire à six mille francs les appointements de dix-huit mille livres qu'avoit Marcognet. Bientôt après il se laissa aller à en donner aussi la survivance au même fils du maréchal, et finalement d'augmenter le brevet de retenue du maréchal de cent mille francs[5]. Il en avoit eu un du feu Roi de cent trente mille livres[6]; ainsi il fut en tout de deux cent trente mille livres, qui est tout ce qu'il en avoit payé au comte de Gramont.

Brevet de retenue de 400 000[tt]

En finissant de travailler avec le Chancelier et les cardinaux de Noailles et de Rohan[7], le Régent[8] dit au der-

1. Cela a déjà été dit dans le tome XIV, p. 264-265 ; voyez aussi tome VII, p. 26.

2. C'est Dangeau qui dit cela, en racontant cette affaire (p. 12); nous n'avons point trouvé les lettres de survivance, qui doivent être de 1710, et non du temps de la Régence. Nous connaissons déjà le fils, Louis-Jean-Baptiste de Goyon, titré comte de Gacé (tome XVI, p. 175).

3. Nicolas Binet, sieur de Marcognet, premier capitaine du régiment de Piémont, ancien commandant à Doullens, puis à Kaysersworth, avait eu en 1687 le gouvernement particulier de la Rochelle, où il mourut le 17 janvier 1717, à quatre-vingt-deux ans (*Gazette*, p. 60). Il était d'une famille de Paris ou des environs (*Mémoires de Sourches*, tomes II, p. 276, et III, p. 112).

4. Douze mille du Roi, dit Dangeau, plus quatre mille de la ville de la Rochelle.

5. Dangeau mentionne cette nouvelle grâce le 21 avril (p. 70).

6. On avait imprimé jusqu'à présent, ici et à la ligne suivante, *francs* ; il y a bien dans le manuscrit l'abréviation de *livres*, tandis que plus haut il y a *francs*.

7. Dangeau signale plusieurs réunions de prélats chez le Régent dans ce début de janvier pour les affaires de la Constitution (ci-dessus, p. 9); c'est à la suite de l'assemblée du 5 février que fut annoncée la grâce dont il va être question (*Dangeau*, p. 17).

8. Ces deux mots sont en interligne au-dessus d'*il*, biffé.

au prince de Rohan et survivance à son fils de sa charge des gendarmes. [*Add. St-S. 1390*]

nier, qui n'y songeoit seulement pas ni son frère non plus, qu'il donnoit au prince de Rohan quatre cent mille livres[1] de brevet de retenue sur son gouvernement de Champagne[2], et à son fils[3] la survivance de sa charge de capitaine des gendarmes[4]. La vérité est que les deux frères en firent des excuses au monde, comme honteux de recevoir des grâces du Régent, à qui ils étoient, tout en douceur[5], et avoient toujours été, diamétralement contraires, ne le furent pas moins, et tournèrent doucement son bienfait en dérision.

Le Roi mis entre les mains des hommes. Présent de 180000[lt] de pierreries à

En mettant le Roi entre les mains des hommes[6], M. le duc d'Orléans donna pour plus de soixante mille écus de pierreries de la succession de feu Monseigneur à la duchesse de Ventadour[7], qui n'en fut pas plus touchée de

1. Encore ici *livres* et non pas *francs*, comme on l'a imprimé jusqu'ici.

2. Le gouvernement de Champagne et Brie rapportait à son titulaire environ cinquante-cinq mille livres. Le prince de Rohan en avait eu la survivance de son père dès novembre 1693 et lui avait succédé en titre à sa mort, en août 1712

3. Jules-François-Louis de Rohan, prince de Soubise : tome XII, p. 259.

4. *Gazette d'Amsterdam*, n° XV.

5. Locution déjà rencontrée dans le tome XXI, p. 286.

6. Saint-Simon ne s'est pas étendu sur cette cérémonie de la remise du jeune Roi des mains de sa gouvernante entre celles de son gouverneur. Dangeau écrivait le 3 février p. 16) : « On fit voir le Roi nu, il y a deux jours, devant plusieurs médecins et chirurgiens ; on en dressa un procès-verbal. C'est une cérémonie que l'on a accoutumé de faire quand on est prêt de remettre les rois et les dauphins entre les mains des hommes, pour faire voir que la gouvernante les a remis en bon état. » Le 13, on lui ôta sa « lisière », et le 15, jour de ses sept ans accomplis, Mme de Ventadour le quitta, et le maréchal de Villeroy commença son service auprès de lui ; il changea d'appartement, eut un trousseau et des vêtements neufs et fut dorénavant servi par ses officiers avec l'étiquette royale (*Dangeau*, p. 22, 23 et 25, avec de longues citations du *Mercure*; *Journal de Buvat*, tome I, p. 247-248 ; *Gazette d'Amsterdam*, n° XVII).

7. *Dangeau*, p. 23, et les passages du *Mercure* donnés en note, p. 25 et 26. Elle eut en outre un grand présent d'argenterie, l'ameuble-

reconnoissance que les Rohans, et qui ne lui étoit pas moins opposée, comme ce prince ne l'ignoroit pas ni d'elle ni d'eux. Ces grâces pouvoient aller de pair avec celles qu'il avoit si étrangement prodiguées à la Feuillade [1].

la duchesse de Ventadour. [Add. StS. 1397]

Il en fit une au grand fauconnier des Marets, homme obscur qu'on ne voyoit jamais [2], ni lui ni pas un des siens, qui ouvrit la porte à tous les enfants pour les survivances de leurs pères [3], en donnant celle du grand fauconnier à son fils, qui n'avoit pas sept ans [4], sans que personne y eût seulement pensé pour lui [5]. On ne croiroit pas [6] que ce fut par un raffinement de politique. Noailles, Effiat et Canillac avoient enfilé les mœurs faciles du Régent à la servitude du Parlement [7]. L'abbé Robert [8] étoit un des plus anciens et un des plus estimés conseillers clercs de la grand chambre, et il étoit frère du défunt père de la femme de des Marets [9]. Le Régent crut par là avoir fait un coup de partie qui lui dévoueroit l'abbé Robert et tout le Parlement. Ces trois valets, qui le trahissoient pour

Survivance du grand fauconnier à son fils enfant. [Add. StS. 1398]

ment de la chambre et tout le linge et les vêtements qui avaient jusqu'alors servi au Roi (*Buvat*, p. 248).

1. Tome XXIX, p. 311-313.

2. François Dauvet, comte des Marets : tome XIII, p. 6. Saint-Simon écrit ici *des Marests*, et plus bas *des Marais*.

3. Il y a *leurs* au pluriel et *pere* au singulier dans le manuscrit.

4. Louis-François Dauvet, titré plus tard marquis des Marets, n'était né en effet qu'en 1711 ; il succéda en titre à son père dès 1718 comme grand fauconnier, eut par la suite une compagnie de cavalerie, et mourut sans enfants le 26 avril 1748. Les lettres de survivance, du 30 janvier, sont dans le registre O[1] 274, fol. 101 v°.

5. Nous verrons le père mourir prématurément en 1718 ; suite des *Mémoires*, tome XIV de 1873, p. 328.

6. *Pas*, oublié, a été remis en interligne.

7. Emploi particulier du verbe *enfiler* que ne donnaient pas les lexiques du temps ; veyez tome XXII, p. 61.

8. François, abbé Robert : tome XXIII, p. 341.

9. Le comte des Marets avait épousé en 1701 Marie Robert de la Fortelle, fille de Louis, président en la Chambre des comptes, mort en 1706 (notre tome XIV, p. 122-123).

leur compte, le comblèrent d'applaudissements, et il les aimoit beaucoup, tellement que je le vis dans le ravissement de cette gentillesse, sans avoir pu gagner sur moi la complaisance de l'approuver. On ne tardera pas à voir si j'eus tort, et comment on se trouve de jeter les marguerites devant les pourceaux[1].

Famille, caractère et mort de la duchesse d'Albret. Survivances de grand chambellan et de premier gentilhomme de la chambre aux fils enfants des ducs de Bouillon et de la Trémoïlle, lequel obtient un brevet de retenue de 400 000#.

En conséquence d'une grâce si bien appliquée, il n'en put refuser deux pour des enfants à la duchesse d'Albret[2]. Elle étoit fille du feu duc de la Trémoïlle[3], cousin germain de Madame, qui l'avoit toujours traité comme tel avec beaucoup d'amitié, et Monsieur avec beaucoup de considération[4]. Sa fille avoit passé sa première jeunesse avec Mme la duchesse de Lorraine et avec M. le duc d'Orléans, qui avoient conservé les mêmes sentiments pour elle. Elle se mouroit d'une longue et cruelle maladie[5], et c'étoit la meilleure femme du monde, la plus naturelle, la plus gaie, la plus vraie, la plus galante aussi[6], mais qu'on ne pouvoit s'empêcher d'aimer. Elle demanda en grâce à M. le duc d'Orléans de lui donner la consolation avant de mourir de voir la survivance de grand chambellan à son

1. « *Marguerite* signifie aussi *perle*, et ce mot dans cette acception n'est en usage qu'en cette seule phrase de l'Écriture sainte qu'*il ne faut pas jeter les marguerites devant les pourceaux*, pour dire qu'il ne faut pas publier les mystères des choses sacrées devant les profanes, ou qu'il ne faut pas débiter les choses rares et curieuses devant les ignorants » (*Académie*, 1718). *Ne mittatis margaritas vestras ante porcos* (Évangile selon saint Mathieu, chap. VII, verset 6).

2. Marie-Armande-Victoire de la Trémoïlle : tome II, p. 134 et 260.

3. Charles-Belgique-Hollande, mort en 1709 : tome I, p. 152.

4. Tome XV, p. 315.

5. Ce sont les termes mêmes de Dangeau, p. 36.

6. La duchesse était une habituée des parties de la duchesse de Berry (*Journal de Buvat*, tome I, p. 256). Dans une liste de titres imaginaires de livres composée vers 1710 (Archives nationales, M 850, n° 5) on lit : « Il Pastor fido, traduit de l'italien par M. le duc d'Albret, dédié à sa femme », et dans une autre pièce intitulée « les Vins de la cour » (*ibidem*), Mme d'Albret est désignée comme « vin fort commun ».

fils aîné[1], et celle de premier gentilhomme de la chambre de son frère à son neveu[2]. Elle obtint l'une et l'autre[3]; mais je ne sais par quelle raison la dernière ne fut déclarée qu'un peu après sa mort[4], qui suivit de près ces deux grâces[5]. Le fils de M. de la Trémoïlle avoit neuf ans, et le père eut en même temps quatre cent mille [livres] de brevet de retenue[6].

1. Frédéric-Maurice-Casimir de la Tour d'Auvergne, titré prince de Bouillon, puis prince de Turenne, né le 24 octobre 1702, épousa le 20 septembre 1723 Marie-Charlotte Sobieska, fille du prince Jacques-Louis, et mourut onze jours plus tard, le 1er octobre.

2. Charles-Armand-René de la Trémoïlle, prince de Tarente, fils du duc Charles-Louis-Bretagne : tome XII, p. 155, note 1.

3. Le brevet pour le prince de Tarente est du 22 février, celui du prince de Bouillon du 23 avril ; on joignit à ce dernier un brevet de retenue de huit cent mille livres (reg. O[1] 61, fol. 30 v°, 69 et 70 v°).

4. Dangeau en effet mentionne la survivance du jeune la Trémoïlle le 14 février (p. 22-23), mais ne dit rien alors de celle du prince de Bouillon.

5. Elle mourut le 5 mars, à quarante ans (*Dangeau*, p. 37 ; *Gazette*, p. 132). Le lendemain, M. de Breteuil écrivait à la marquise de Balleroy : « Mme d'Albret mourut hier à deux heures après midi. La veille, elle avoit soupé de grand appétit et joué jusqu'à une heure après minuit; après quoi elle dormit quatre à cinq heures fort bien ; mais la gangrène, qui gagnoit au-dedans, attaqua tout à coup le cœur, en sorte que le curé de Saint-Roch, qui étoit auprès d'elle, ne put pas faire assez tôt venir le viatique pour qu'elle le reçût. » Et le 8, M. de Caumartin de Boissy : « Le pauvre duc d'Albret est plus touché que je ne puis vous le dire de la mort de sa femme. On devroit faire une justice exemplaire de Chirac : contre tous les autres il a soutenu pendant les huit derniers jours qu'il n'y avoit point d'ulcères. Il soutenoit que de gros morceaux de chair qui tomboient étoient des caillots de sang, que rien ne pressoit, qu'il y avoit espoir de guérison ou au moins de la conserver longtemps dans le même état. Avec tous ces beaux raisonnements, il lui a persuadé que rien ne pressoit. Son testament, dressé depuis huit jours, n'a point été signé, les domestiques sont demeurés sans récompense, et beaucoup de créanciers en l'air. Voilà la situation où le plus habile médecin que nous connaissions a mis les choses par son opiniâtreté. J'y soupois encore trois jours avant la mort. » (*Les Correspondants de la marquise de Balleroy*, tome I, p. 121 et 124).

6. C'est Dangeau qui dit cela (p. 23). Le brevet de retenue fut de cinq cent mille francs, et se trouve dans le registre O[1] 61, fol. 32.

Survivance de la charge des chevau-légers au fils enfant du duc de Chaulnes, et une augmentation de brevet de retenue jusqu'à 400000#.

Après la survivance des gendarmes, celle des chevau-légers ne pouvoit pas se différer. M. de Chaulnes et tous les siens l'avoient méritée par le contradictoire de la conduite des Rohans[1] à l'égard de M. le duc d'Orléans. Ce prince la lui accorda donc pour son fils[2], qui n'avoit pas douze ans, et une augmentation de cent quatre-vingt mille livres à son brevet de retenue, qui devint par là de quatre cent mille livres[3].

Survivance de la charge de grand louvetier au fils d'Heudicourt.

Le robinet étoit tourné : Heudicourt, vieux joueur et débauché, qui n'avoit jamais eu d'autre existence que sa femme, morte il y avoit longtemps, et qui elle-même n'en avoit aucune que par Mme de Maintenon[4], obtint pour son fils, mauvais ivrogne[5], la survivance de sa charge de grand louvetier[6].

Survivance inouïe d'aumônier du Roi au neveu de l'abbé de Maulévrier.

Enfin l'abbé de Maulévrier, dont j'ai quelquefois parlé[7], imagina une chose inouïe. On a vu[8] qu'après avoir vieilli aumônier du feu Roi, il avoit enfin été nommé à l'évêché d'Autun qu'il avoit refusé par son âge. Il étoit demeuré aumônier du Roi. Il en[9] demanda hardiment la survivance pour son neveu[10], et il l'eut aussitôt sans la plus petite difficulté.

1. C'est-à-dire par leur conduite toute différente de celle des Rohans.
2. Louis-Marie d'Albert, titré comte de Picquigny, né le 31 juillet 1705, mort sans alliance en 1724.
3. *Dangeau*, p. 31. Ces brevets ne sont pas dans le registre du secrétariat de la Maison du Roi ; mais il est parlé de cette survivance dans un arrêt du Conseil du 4 avril 1717 relatif aux appointements de la compagnie des chevau-légers (Archives nationales, E 1957, fol. 204). Le nouveau capitaine fut reçu le 3 avril à la tête de la compagnie (*Dangeau*, p. 58).
4. Michel Sublet, marquis d'Heudicourt, et sa femme Bonne de Pons; il a fait le portrait de l'un et de l'autre dans le tome XVII, p. 64-69.
5. Pons-Auguste Sublet : tome XIII, p. 261.
6. Dangeau annonce cette grâce le 16 mars (p. 44).
7. Charles Andrault de Langeron : tomes XV, p. 367, et XVI, p. 141 et 144-146.
8. Tome XX, p. 82-88. — 9. Le mot *en* est ajouté en interligne.
10. Dangeau (p. 70, 21 avril) dit : « pour un de ses parents ». C'était

Le premier président, qui vouloit jouer le grand seigneur par ses manières et par sa dépense, étoit un panier percé toujours affamé[1]. Encouragé par l'aventure de la survivance du grand fauconnier[2], tout valet à tout faire qu'il fût toute sa vie du duc du Maine au su public, et en particulier de M. le duc d'Orléans, [il] eut l'effronterie de faire à ce prince la proposition que voici. Le feu Roi lui avoit donné un brevet de retenue de cinq cent mille livres, et, comme rien n'étoit cher de ce qui convenoit aux intérêts du duc du Maine, ce cher fils lui obtint peu après une pension de vingt-cinq mille livres[3]. Ainsi le premier président, qui par son brevet de retenue avoit sa charge à lui pour le même prix qu'elle lui avoit coûté, en eut encore le revenu comme s'il ne l'avoit point payée. La facilité du Régent et sa terreur du Parlement fit imaginer au premier président de demander au Régent de lui faire payer les cinq cent mille livres de son brevet de retenue, en conservant toutefois sa pension, et il l'obtint sur-le-champ[4]. Ainsi il acheva d'avoir sa charge pour rien, et eut vingt-cinq mille livres de rente pour avoir la bonté de la faire. M. et Mme du Maine et lui en rirent bien ensemble. Le reste du monde s'indigna de l'avidité de l'un et de l'excès de la foiblesse de l'autre. Il n'y eut que les

Étrange grâce pécuniaire au premier président. 400 000# de brevet de retenue à Maillebois sur sa charge de maître de la garde-robe.

Jean de Caulet, neveu du célèbre évêque de Pamiers, né à Toulouse le 6 avril 1693 ; il n'était alors que bachelier en théologie ; il fut par la suite grand vicaire de Nantes et de Rouen, abbé de Chatrices, au diocèse de Reims, en 1721, évêque de Grenoble en 1725, et mourut dans cette ville le 27 septembre 1771. Son brevet d'aumônier du Roi, daté du 23 avril, est dans le registre O[1] 61, fol. 68 v°.

1. Tomes XXII, p. 232, et XXVI, p. 65.

2. Ci-dessus, p. 49.

3. Cela remontait au mois de janvier 1714 : tome XXIV, p. 171.

4. « Le Roi fait payer à M. le premier président le brevet de retenue qu'il a de cinq cent mille francs, et il conservera pourtant la pension de vingt-cinq mille francs que le feu Roi lui avoit donnée pour lui aider à payer les cinq cent mille francs qu'il avoit donnés à M. Peletier pour sa charge » (*Dangeau*, p. 45; voyez *les Correspondants de la marquise de Balleroy*, tome I, p. 128 et 132-133).

trois affranchis du Parlement, Noailles, Canillac et d'Effiat, qui trouvèrent cette grâce fort bien placée. Il n'y eut pas jusqu'à Maillebois[1] à qui M. le duc d'Orléans donna un brevet de quatre cent mille livres sur sa charge de maître de la garde-robe[2].

Mort de Callières. Abbé Dubois secrétaire du cabinet du Roi avec la plume. Il procure

Callières mourut, et ce fut dommage[3]. J'ai parlé ailleurs de sa capacité et de sa probité[4]. Il étoit secrétaire du cabinet, et avoit la plume[5]. L'abbé Dubois, qui vouloit dès lors aller à tout, mais qui sentoit qu'il avoit besoin d'échelons, voulut cette charge avec la plume, quoique peu convenable à un conseiller d'État d'église. Desirer et

1. Jean-Baptiste-François Desmaretz, fils de l'ancien contrôleur général.

2. *Dangeau*, p. 60 ; brevet du 10 avril : reg. O[1] 61, fol. 61.

3. François de Callières : tome III, p. 279. Il mourut le 5 mars, âgé de soixante et onze ans (*Gazette*, p. 132 ; *Dangeau*, p. 37 ; *Mercure* de mars, p. 187). Par son testament, il laissa tous ses biens à l'Hôtel-Dieu et notamment une fort belle collection de tableaux, dont la plupart furent vendus par les administrateurs, qui en firent auparavant brûler quatre comme indécents (L. Brièle, *Documents relatifs à l'histoire des hôpitaux de Paris*, tome IV, p. 131-147 ; Éd. Fournier, *Le Livre commode des adresses de Paris*, tome I, p. 113, note ; *Revue historique et nobiliaire*, année 1872, p. 339-341). Il demeurait rue des Filles-Saint-Thomas près la rue de Richelieu (Vitu, *La Maison mortuaire de Molière*, p. 227-228), et fut enterré à Saint Eustache, où l'Hôtel-Dieu fit placer une épitaphe dont Piganiol de la Force (*Description de Paris*, édition 1765, tome III, p. 193) a reproduit le texte. C'est à propos de sa mort que Saint-Simon fit l'Addition à Dangeau qui a été placée dans notre tome III, en regard de la page 293.

4. Tome III, p. 293-294 et 300-301. Saint-Simon a dit alors que ses manières un peu rudes ne plaisaient pas aux dames et aux gens du bel air. C'est sans doute pour cela que ce couplet fut inséré dans une chanson de 1705 (ms. Franç. 12625, p. 374) :

On demande quel est le plus sot
Ou de Crécy ou de Dangeau ;
Moi je dis que c'est Callières
Laire lan laire.

5. Cette expression a été expliquée par notre auteur dans le tome VIII, p. 24-25. Callières avait succédé en 1701 dans ces fonctions au président Rose ; mais il n'imitait pas très bien l'écriture du Roi (*Dangeau*, tome IX, p. 246).

obtenir fut pour lui la même chose[1]. Il songea aussi à se fourrer dans le conseil des affaires étrangères, comme ces plantes qui s'introduisent dans les murailles, et qui enfin les renversent. Il en sentit la difficulté par la jalousie et le dépit qu'en auroit le maréchal d'Huxelles, et par l'embarras de ceux de ce conseil avec lui, depuis cette belle prétention des conseillers d'État si bien soutenue[2]. Il n'étoit pas encore en état de montrer les dents[3]. Pour faire sa cour au maréchal d'Huxelles, qui de honte boudoit et ne sortoit de chez lui que pour le Conseil depuis son aventure du traité d'Angleterre[4], Dubois fit entendre à son maître que, ayant fait faire au maréchal ce qu'il vouloit, il ne falloit pas prendre garde à la mauvaise grâce ni à la bouderie ; que c'étoit un vieux seigneur qui avoit encore sa considération ; qu'il se disoit malade ; qu'il étoit bon d'adoucir l'amertume d'un homme qui étoit à la tête des affaires étrangères, et dont on avoit besoin, parce qu'on ne pouvoit pas toujours lui cacher tout ; et que ce seroit une chose fort approuvée dans le monde, et qui auroit sûrement un grand effet sur le maréchal, s'il vouloit bien prendre la peine de l'aller voir. Il n'en fallut pas davantage à la facilité du Régent pour l'y déterminer. Il alla donc chez le maréchal d'Huxelles[5], et, comme la visite

Une visite de M. le duc d'Orléans au maréchal d'Huxelles.

1. Dangeau écrit dans son *Journal* le 21 mars (p. 46) : « M. l'abbé Dubois a la charge de secrétaire du cabinet qu'avoit Callières, et la fera dans son entier en servant et ayant la plume tous les quartiers comme M. de Callières. On lui donne, outre cela, une place dans le conseil des affaires étrangères ; comme il est conseiller d'État, M. le duc d'Orléans a chargé M. le Chancelier d'accommoder la difficulté qu'il y pourroit avoir sur le rang. » Voyez aussi *Les Correspondants de la marquise de Balleroy*, tome I, p. 129. Le brevet, du 11 avril, est dans le registre O¹ 61, fol. 62.

2. Notre tome XXIX, p. 100 et suivantes.

3. Locution déjà relevée dans le tome XVII, p. 49.

4. Ci-dessus, p. 36. Mais ceci n'est pas exact, puisque l'« aventure du traité d'Angleterre » ne se produisit que l'année suivante, comme on l'a marqué.

5. Cette visite fut faite le 15 mars, après le conseil de régence ;

n'avoit pour but que de lui passer la main sur le dos[1], en quoi M. le duc d'Orléans étoit grand maître, il l'exécuta fort bien, et le maréchal, assez sottement glorieux pour être fort touché de cet honneur, se reprit à faire le gros dos[2].

Abbé Dubois entre dans le conseil des affaires étrangères par un rare *mezzo termine* qui finit sa liaison avec Canillac. [*Add. StS. 1399*]

Après ce préambule, l'abbé Dubois fut déclaré du conseil des affaires étrangères. Il alla incontinent chez tous ceux qui en étoient leur protester qu'il n'avoit aucune prétention de préséance. Pour cette fois, il disoit vrai. Il ne vouloit qu'entrer en ce conseil, sans encourir leur male grâce[3] pour les rares et modernes prétentions de gens dont il ne comptoit pas de demeurer le confrère[4]. Mais ils s'alarmèrent. Les *mezzo-termine*, si favoris du Régent, furent cherchés pour accommoder tout le monde. Il offrit à l'abbé d'Estrées, à Cheverny et à Canillac des brevets antidatés, qui les feroient conseillers d'État avant l'abbé Dubois[5], moyennant quoi ils le précéderoient sans que les conseillers d'État pussent s'en plaindre. Cela étoit formellement contraire au règlement du Conseil de 1664, qu'on a toujours suivi depuis, qui fixe le nombre des conseillers d'État à trente, savoir : trois d'Église, trois d'épée, et vingt-quatre de robe. Ce nombre alors se trouvoit rempli. Les conseillers d'État ne s'accommodoient point de cette supercherie : ils vouloient une préséance nette. Ces trois seigneurs du conseil des affaires étrangères trouvoient encore plus mauvais de ne précéder l'abbé Dubois

Dangeau (p. 43) rapporte les « raisonnements » que cela fit faire dans le public.

1. Caresser, flatter, comme on fait à un animal irrité pour l'apaiser. Le *Dictionnaire de l'Académie* de 1718 ne donne pas cette locution.

2. « Faire l'homme important, le capable » (*Académie*, 1718), comme dans note tome VI, p. 366.

3. Leur mauvaise grâce. Les lexiques n'indiquaient que les locutions *male mort, male peste, male bête et male rage.*

4. Il veut parler des conseillers d'État.

5. C'est-à-dire, du jour de leur entrée au conseil des affaires étrangères; c'est Daguesseau qui avait trouvé cet expédient.

que par un tour d'adresse. Néanmoins il leur en fallut à tous passer par là[1], et Canillac reçut le los[2], qu'il avoit mérité dès la mort du Roi, de l'avoir emporté avec le duc de Noailles sur moi pour la robe, comme je l'ai raconté dans son temps, quand on fit les conseils[3]. Ce qu'il y eut d'admirable pendant le cours de cette belle négociation, qui dura plusieurs jours, fut que les gens de qualité, à qui la cabale de M. et de Mme du Maine avoit eu soin avec tant d'art, toujours entretenu, de faire prendre les ducs en grippe[4], se montrèrent, en cette occasion, qui les touchoit si directement, les très humbles serviteurs de la robe, tant ils montrèrent de sens, de jugement et de sentiment. La jalousie du grand nombre, qui ne pouvoit pas trouver place dans les conseils, se reput avec un plaisir malin de la mortification des trois du conseil des affaires étrangères, sans faire aucun retour sur eux-mêmes. Je ne dissimulerai pas que j'en pris un peu aussi de voir cette bombe tomber à plomb sur Canillac, par[5] la raison que je viens d'en dire. Il en fut outré plus que pas un des deux autres, et au point que ce fut l'époque du refroidissement entre lui et l'abbé Dubois, qui bientôt après vola assez de ses ailes pour se passer du concours de Canillac, à qui la jalousie, jointe à ce premier refroidissement, en prit si forte, qu'elle le conduisit à une brouillerie ouverte avec l'abbé Dubois, qui à la fin, comme on le verra en son

1. Voyez ce que dit Dangeau (p. 50 et 53). C'est le vendredi 2 avril, que Dubois entra pour la première fois au conseil des affaires étrangères (*ibidem*, p. 57; *Journal de Buvat*, tome I, p. 258; *les Correspondants de la marquise de Balleroy*, tome I, p. 139 et 142).

2. La récompense, comme dans nos tomes XVII, p. 271, et XXIV, p. 359. — Saint-Simon écrit encore ici *lods*.

3. Tome XXIX, p. 101-103.

4. *Prendre en grippe quelqu'un*, c'est se prévenir défavorablement contre lui, sans pouvoir expliquer sa prévention. Nous avons eu *un homme de grippe* dans le tome XXII, p. 197.

5. Avant *par*, Saint-Simon a biffé *qui en fut outré*, qui va se retrouver plus loin.

temps[1], lui rompit le col et le fit chasser. C'est peut-être le seul bien qu'il ait fait en sa vie.

Comte de la Marck ambassadeur auprès du roi de Suède.

Le comte de la Marck[2] fut nommé en ce temps-ci ambassadeur auprès du roi de Suède[3], et ce fut un très bon choix. C'est le même dont j'ai parlé plus d'une fois[4] et qui bien longtemps après a été ambassadeur en Espagne[5], et y a été fait grand d'Espagne et chevalier de la Toison d'or. Il étoit chevalier du Saint Esprit en 1724.

J'empêche la destruction de Marly.

Je me souviens d'avoir oublié chose qui mérite qu'on s'en souvienne pour la singularité du fait, et que je vais rétablir de peur qu'elle ne m'échappe encore[6]. Une après-dînée, comme nous allions nous asseoir en place au conseil de régence, le maréchal de Villars me tira à part, et me demanda si je savois qu'on alloit détruire Marly. Je lui dis que non, en effet je n'en avois pas ouï parler, et j'ajoutai que je ne pouvois le croire. « Vous ne l'approuvez donc pas, » reprit le maréchal. Je l'assurai que j'en étois fort éloigné. Il me réitéra que la destruction étoit résolue, qu'il le savoit à n'en pouvoir douter et que, si je la voulois empêcher, je n'avois pas un moment à perdre. Je répondis qu'on se mettoit en place, que j'en parlerois incessamment à M. le duc d'Orléans. « Incessamment ! reprit vivement le maréchal ; parlez-lui-en dans cet instant même ; car l'ordre en est peut-être déjà donné. » Comme tout le Conseil étoit déjà assis en place, j'allai par derrière à M. le duc d'Orléans, à qui je dis à l'oreille ce que je

1. En 1722 : suite des *Mémoires*, tome XVIII de 1873, p. 388.
2. Louis-Pierre-Engilbert, comte de la Marck : tome VII, p. 93.
3. Saint-Simon prend cette nouvelle dans le *Journal*, p. 39 et 44 ; Dangeau annonçait simplement alors qu'il avait pris congé du Roi ; il n'avait pas parlé de sa nomination.
4. Notamment dans nos tomes VII, p. 95-96 et 108-109, et XIV, p. 207-208.
5. En 1738 seulement ; il eut la grandesse et la Toison l'année suivante.
6. Ce qu'il va raconter date en effet de la fin de 1715, comme on va le voir ci-après.

venois d'apprendre sans nommer[1] de qui ; que je le suppliois, au cas que cela fût, de suspendre jusqu'à ce que je lui eusse parlé, et que j'irois le trouver au Palais-Royal après le Conseil. Il balbutia un peu, comme fâché d'être découvert, et convint pourtant de m'attendre. Je le dis en sortant au maréchal de Villars, et je m'en allai au Palais-Royal, où M. le duc d'Orléans ne disconvint point de la chose. Je lui dis que je ne lui demanderois point qui lui avoit donné un si pernicieux conseil. Il voulut me le prouver bon par l'épargne de l'entretien, le produit de tant de conduites d'eau, de matériaux et d'autres choses qui se vendroient, et le désagrément de la situation d'un lieu où le Roi n'étoit pas en âge d'aller de plusieurs années, et qui avoit tant d'autres belles maisons à entretenir avec une si grande dépense, dont aucune ne pouvoit être susceptible de destruction. Je lui répondis qu'on lui avoit présenté là des raisons de tuteur d'un particulier, dont la conduite ne pouvoit ressembler en rien à celle d'un tuteur d'un roi de France ; qu'il falloit avouer la nécessité de la dépense de l'entretien de Marly, mais convenir en même temps que sur celles du Roi c'étoit un point dans la carte[2], et s'ôter en même temps de la tête le profit des matériaux, qui se dissiperoit en dons et en pillage ; mais que ce n'étoit pas ces petits objets qu'il devoit regarder, mais considérer combien de millions avoient été jetés dans cet ancien cloaque pour en faire un palais de fées[3], unique en toute l'Europe en sa forme, unique encore par la beauté de ses fontaines, unique aussi par la réputation que celle du feu Roi lui avoit donnée ; que c'étoit un des objets de la curiosité de tous les étrangers de toutes qualités qui venoient en France ; que cette destruction retentiroit par toute l'Europe avec un blâme que ces basses

1. Le verbe *nomer* a été écrit en interligne au-dessus de *dire*, biffé.
2. Locution déjà rencontrée dans le tome XVI, p. 312.
3. Voyez ce qu'il a dit déjà de la construction de Marly dans le tome XXVIII, p. 170 et suivantes.

raisons de petite épargne ne changeroient pas; que toute la France seroit indignée de se voir enlever un ornement si distingué; qu'encore que lui ni moi pussions n'être pas délicats sur ce qui avoit été le goût et l'ouvrage favori du feu Roi, il devoit éviter de choquer sa mémoire, qui, par un si long règne, tant de brillantes années, de si grands revers héroïquement soutenus, et l'inespérable fortune d'en être si heureusement sorti, avoit laissé le monde entier dans la vénération de sa personne; enfin qu'il devoit compter que tous les mécontents, tous les neutres même, feroient groupe avec l'ancienne cour pour crier au meurtre[1]; que le duc du Maine, Mme de Ventadour, le maréchal de Villeroy ne s'épargneroient pas de lui en faire un crime auprès du Roi, qu'ils sauroient entretenir[2] pendant la Régence, et bien d'autres avec eux lui inspirer de le relever contre lui quand elle seroit finie. Je vis clairement qu'il n'avoit pas fait la plus légère réflexion à rien de tout cela. Il convint que j'avois raison, me promit qu'il ne seroit point touché à Marly, et qu'il continueroit à le faire entretenir, et me remercia de l'avoir préservé de cette faute. Quand je m'en fus bien assuré : « Avouez, lui dis-je, que le Roi en l'autre monde seroit bien étonné s'il pouvoit savoir que le duc de Noailles vous avoit fait ordonner la destruction de Marly, et que c'est moi qui vous en ai empêché. — Oh! pour celui-là, répondit-il vivement, il est vrai qu'il ne le pourroit pas croire. » En effet, Marly fut conservé et entretenu[3], et c'est le

1. « On dit figurément *crier au meurtre*, pour dire se plaindre hautement de quelque injustice, de quelque dommage qu'on prétend avoir reçu » (*Académie*, 1718).

2. Écrit *entrenir*, par mégarde.

3. Ce projet de démolition ne fut sans doute pas sérieux, quoiqu'on en trouve l'écho dans trois couplets d'une chanson du temps (Raunié, *Chansonnier historique du dix-huitième siècle*, tome II, p. 246-247). Il est possible que l'idée en fût émise en conversation, peut-être par le duc de Noailles ou par d'Antin, et que l'intervention de Saint-Simon y ait coupé court aussitôt.

cardinal Fleury qui, par avarice de procureur de collége[1], l'a dépouillé de sa rivière, qui en étoit le plus superbe agrément[2]. Je me hâtai de donner cette bonne nouvelle au maréchal de Villars. Le duc de Noailles, qui, outre l'épargne de l'entretien et les matériaux dont il seroit à peu près demeuré le maître, étoit bien aise de faire cette niche[3] à d'Antin, qui avoit osé défendre son conseil du dedans du royaume de ses diverses entreprises, fut outré de se voir arracher celle-ci. Pour n'en avoir pas le démenti complet, il obtint au moins, et bien secrètement de peur d'y échouer encore, que tous les meubles, linge, etc., seroient vendus[4]. Il persuada au Régent, embarrassé avec lui de

1. « On donne le nom de *procureur* dans chaque maison religieuse au religieux qu'on charge des intérêts temporels de la maison » (*Académie*, 1718). Nous disons aujourd'hui *l'économe*.

2. En 1728; il a déjà été parlé de cette « rivière » dans le tome XX, p. 183, et nous avons alors donné le commentaire nécessaire.

3. « *Niche,* tour de malice que l'on fait à quelqu'un; il n'a d'usage que dans le style familier » (*Académie*, 1718).

4. Il est faux que la vente des meubles de Marly ait été décidée secrètement, et il convient de rétablir les faits. Après la mort de Louis XIV, Fontanieu, intendant des meubles de la couronne, se rendit compte que Marly allait être abandonné et pensa à faire vendre tous les meubles *communs* qui garnissaient les divers logements, qui devenaient inutiles, disait-il, et qui risquaient de se détériorer; peut-être avait-il à cette opération quelque intérêt pécuniaire. Il se pourvut au conseil des finances pour obtenir un arrêt qui lui permît de procéder à cette vente. Mais, la Chambre des comptes l'ayant appris, son procureur général, Bouvard de Fourqueux, fit valoir le droit de sa Compagnie par un mémoire, auquel Fontanieu répliqua. Le conseil de finances délibéra sur cette question dès le 29 novembre 1715 (Archives nationales, carton G[7] 1849). De son côté, le Parlement, arguant de ce que ces meubles étaient du domaine de la couronne, prétendit avoir à s'occuper de l'affaire et à donner son avis, et le procureur général Daguesseau rédigea un mémoire en conséquence, qui a été imprimé dans ses *Œuvres*, tome VII, p. 527-532. Le conseil de régence, saisi de la question, décida en principe que les deux cours souveraines seraient informées de tout ce qui se ferait (ms. Franç. 23663, fol. 158); puis, le 18 janvier 1716, il rendit un arrêt ordonnant la vente de ces meubles, d'après un inventaire approuvé par Fontanieu et qui est joint à l'arrêt

la rétractation de la destruction de Marly, que tout cela seroit gâté et perdu quand le Roi seroit en âge d'aller à Marly, qu'en le vendant on tireroit fort gros et un soulagement présent, et que, dans la suite, le Roi le meubleroit à son gré. Il y avoit quelques beaux meubles[1]; mais, comme tous les logements et tous les lits des courtisans, officiers grands et petits, garde-robes, etc., étoient meublés des meubles, draps, linges, etc., du Roi, c'étoit une immensité, dont la vente fut médiocre par la faveur et le pillage[2], et dont le remplacement a coûté depuis des millions. Je ne le sus qu'après que la vente fut commencée, dont acheta qui voulut à très bas prix ; ainsi je ne pus empêcher cette très dommageable vilenie.

J'obtiens les grandes entrées ; elles sont après prodiguées, puis révoquées.

Parmi une telle prodigalité de grâces, je crus en pouvoir demander une, qui durant le dernier règne avoit [été] si rare et si utile, et par conséquent si chère : ce fut les grandes entrées chez le Roi, et je les obtins aussitôt[3].

(Archives nationales, E 1983). Le 8 février, la Chambre des comptes désigna Nicolas Mauclerc, huissier priseur au Châtelet, pour faire la vente à l'amiable, d'après l'estimation d'experts, et sans criée. C'est peut-être cette dernière prescription qui a pu faire parler de secret à Saint-Simon. Il y a aussi plusieurs lettres de M. Bouvard de Fourqueux relatives à cette affaire dans le carton G⁷ 1321 des Archives nationales, janvier 1716. Nous donnerons ci-après à l'appendice IV quelques documents sur cette vente et des extraits de l'inventaire joint à l'arrêt, qui nous suggéreront diverses observations sur le mobilier de Marly.

1. Le mobilier de l'appartement du Roi avait été renouvelé au commencement de 1715 (*Dangeau*, tome XV, p. 347). Mais on ne vendit pas les meubles de prix, comme ceux du grand salon et des quatre petits salons, et, dans les appartements de Louis XIV, de Mme de Maintenon et des princes et princesses, on ne se débarrassa que des meubles communs qui servaient aux personnes de suite ou aux domestiques ; cela est bien établi par l'inventaire.

2. La vente sans criée prescrite par l'arrêt put en effet donner lieu à quelques abus.

3. Saint-Simon obtint ces entrées au moyen d'un « brevet d'affaires » que lui accorda le Régent et qui est daté du 16 février (reg. O¹ 61, fol. 28). Dangeau en parle le 24 (p. 30-31). Le texte du brevet fut certainement établi par le bénéficiaire lui-même ; il a été publié dans le

Explication des entrées. [Add. St-S. 1400 1401 et 1402]

Puisque l'occasion s'en offre, il est bon d'expliquer ce que sont les différentes sortes d'entrées, ce qu'elles étoient du temps du feu Roi, et ce qu'elles sont devenues depuis[1]. Les plus précieuses sont les grandes, c'est à-dire d'entrer de droit[2] dans tous les lieux retirés des appartements du Roi, et à toutes les heures où le grand chambellan et les premiers gentilshommes de la chambre entrent. J'en ai fait remarquer ailleurs[3] l'importance sous un Roi qui accordoit si malaisément des audiences, et qui étoient toujours remarquées, à qui, avec ces entrées, on parloit tête à tête toutes les fois qu'on le vouloit, sans le lui demander, et sans que cela fût su de tout le monde; sans compter la familiarité que procuroit avec lui la liberté de le voir en ces heures particulières. Mais elles étoient réglées par l'usage, et elles ne permettoient point d'entrer à d'autres heures qu'en celles qui étoient destinées pour elles. Depuis que je suis arrivé à la cour jusqu'à la mort du Roi, je ne les ai vues qu'à M. de Lauzun, à qui le Roi les rendit lorsqu'il amena la reine d'Angleterre et qu'il lui permit de revenir à la cour, et à M. de la Feuillade le père[4]. Les maréchaux de Boufflers et de Villars les eurent longtemps après, par les occasions qui ont été ici marquées en leur temps[5]. C'étoient les seuls

tome XXI et supplémentaire de l'édition de nos *Mémoires* de 1873, p. 347.

1. Il a été parlé des entrées chez le Roi à tant de reprises différentes dans nos Mémoires que nous nous contenterons de renvoyer aux principaux passages : tomes III, p. 202; V, p. 162; XIII, p. 393; XIV, p. 265; XVIII, p. 383; XIX, p. 74 et 85; etc. Il en sera encore question en 1723 à la fin des Mémoires : tome XIX de 1873, p. 97-101. Nous réunissons ici trois Additions à Dangeau que notre auteur avait faites sur ce sujet à diverses époques.

2. Avant *droit*, il y a le commencement du même mot, biffé, qui surchargeait d'autres lettres illisibles.

3. Tome XXVIII, p. 49.

4. Tomes V, p. 362, IX, p. 61, et XVI, p. 487.

5. Boufflers en 1708 (tome XVI, p. 487) et Villars en 1714 (tome XXIV, p. 201).

qui les eussent par eux-mêmes. Les charges qui les donnent sont : grand chambellan, premier gentilhomme de la chambre, grand maître de la garde-robe, et le maître de la garde-robe en année ; les enfants du Roi, légitimes et bâtards, et les maris et les fils de ses bâtardes. Pour Monsieur et M. le duc d'Orléans, ils ont eu de tout temps ces entrées, et comme les fils de France de pouvoir entrer et voir le Roi à toute heure ; mais ils n'en abusoient pas. Le duc du Maine et le comte de Toulouse avoient le même privilège, dont ils usoient sans cesse ; mais c'étoit par les derrières.

Les secondes entrées, qu'on appeloit simplement les entrées, étoient purement personnelles[1] ; nulle charge ne les donnoit, sinon celle de maître de la garde-robe à celui des deux qui n'étoit point d'année. Le maréchal de Villeroy les avoit parce que son père avoit été gouverneur du Roi ; Beringhen, premier écuyer ; le duc de Béthune, par l'occasion que j'en ai rapportée ailleurs[2]. De petites charges les donnoient aussi, qui, n'étant que pour des gens du commun, en faisoient prendre à de plus distingués pour profiter de ces entrées, et ces charges sont les quatre secrétaires du cabinet[3], restées dans le commun, et les deux lecteurs du Roi[4]. Dangeau et l'abbé son frère[5] avoient acheté, puis revendu quelque temps après une charge de lecteur et en avoient conservé les entrées. Celles-là étoient appelées au lever longtemps après les grandes, quelque temps avant les autres ; mais au coucher elles ne sortoient qu'avec les grandes, d'ailleurs fort inférieures aux grandes dans toute la journée, mais fort commodes aussi les soirs quand on vouloit parler au Roi.

1. Tome XIV, p. 393.
2. Tome XXII, p. 110-111.
3. Il a été parlé de ces charges dans le tome VIII, p. 22 et 25, et ci-dessus, p. 54.
4. Tome III, p. 185.
5. Louis de Courcillon : tome XIX, p. 38.

On a vu dans son lieu[1] quel parti le duc de Béthune en tira, et que sans ce secours il n'auroit jamais été duc et pair. Monsieur le Prince eut ces entrées-là au mariage de Monsieur le Duc avec Madame la Duchesse fille du Roi.

Les dernières entrées sont celles qu'on appelle de la chambre ; toutes les charges chez le Roi les donnent. Le comte d'Auvergne les avoit[2] ; je n'en ai point vu d'autres ; on ne s'avisoit guères de les desirer. Elles étoient appelées au lever un moment avant les courtisans distingués ; d'ailleurs nul privilège que le botter du Roi[3]. On appeloit ainsi lorsqu'il changeoit d'habit en allant ou en revenant de la chasse ou de se promener ; et à Marly tout ce qui étoit du voyage y entroit sans demander ; ailleurs, qui n'avoit point d'entrées en étoit exclus. Le premier gentilhomme de la chambre avoit droit, et en usoit toujours, d'y faire entrer quatre ou cinq personnes au plus à la fois, à qui il le disoit, ou qui le lui faisoient demander par l'huissier, pourvu que ce fût gens de qualité ou de quelque distinction. Enfin les entrées du cabinet[4] étoient[5] le droit d'y attendre le Roi, quand il y entroit après son lever, jusqu'à ce qu'il y eût donné l'ordre pour ce qu'il vouloit faire dans la journée, et de lui faire là sa cour, et quand il revenoit de dehors, où il ne faisoit qu'y[6] passer pour aller changer d'habit ; hors cela, ces entrées-là n'y entroient point. Les cardinaux et les princes du sang avoient les entrées de la chambre et celles du cabinet, et toutes les charges en chef. Je ne parle point des petites de service nécessaire qui avoient ces différentes

1. Tome XXII, p. 115-116.
2. Frédéric-Maurice de la Tour, mort en 1707 : tome I, p. 131.
3. Tome XI, p. 365.
4. Tomes XVIII, p. 383, et XXVIII, p. 340.
5. Il y a *estoit* au singulier dans le manuscrit.
6. Le mot *y* a été ajouté en interligne, et les premières lettres d'*aller* surchargent *se*.

entrées, dont le long et ennuyeux détail ne donneroit aucune connoissance de la cour. Outre ces entrées il y en avoit deux autres, auxquelles pas un de ceux qui par charge ou personnellement avoient celles dont on vient de parler, n'étoit admis : c'étoient les entrées de derrière, et les grandes entrées du cabinet. Je n'ai vu personne les avoir que le duc du Maine et le comte de Toulouse, qui avoient aussi toutes les autres, et MM. de Montchevreuil et d'O, pour avoir été leurs gouverneurs, qui les avoient conservées, Mansart, et après lui M. d'Antin, par la charge des bâtiments[1]. Ces quatre-là entroient quand ils vouloient dans les cabinets du Roi par les derrières, les matins, les après-dînées quand le Roi ne travailloit pas, et c'étoit la plus grande familiarité de toutes et la plus continuelle, et dont ils usoient journellement ; mais jamais en aucun lieu où le Roi habitât ils n'entroient que par les derrières, et n'avoient aucune des autres entrées dont j'ai parlé auparavant, sinon que ceux qui avoient celles du cabinet les y trouvoient, parce qu'en entrant par derrière ils y pouvoient être en tout temps, sans pouvoir aussi sortir que par derrière. Avec ces entrées ils se passoient aisément de toutes les autres.

Les grandes entrées du cabinet n'avoient d'usage que depuis que le Roi sortoit de souper jusqu'à ce qu'il sortît de son cabinet pour s'aller déshabiller et se coucher. Ce particulier ne duroit pas une heure[2]. Le Roi et les princesses étoient assis, elles toutes sur des tabourets, lui dans son fauteuil ; Monsieur y en prenoit un familièrement aussi, parce que c'étoit dans le dernier particulier. Madame la Dauphine de Bavière n'y a jamais été admise, et on a vu en son lieu que Madame ne l'y a été qu'à la mort de Madame la Dauphine de Savoie[3]. Il n'y avoit là

1. Déjà dit dans le tome XXVIII, p. 341.

2. Il a déjà décrit ce mécanisme des après-souper du Roi, dans nos tomes XIX, p. 73-76, et XXVIII, p. 360-361.

3. Tomes XIX, p. 74, XXII, p. 344-345, et XXVIII, p. 360.

que les fils de France debout, même Monseigneur, et les bâtards et bâtardes du Roi, et les enfants et gendres des bâtardes ; MM. de Montchevreuil et d'O, et des moments quelques-uns des premiers valets de chambre, et rarement Fagon quelques instants. Chamarande[1] avoit cette entrée comme ayant été premier valet de chambre du Roi, en survivance de son père, dont il avoit conservé toutes les entrées[2]. Aussi, quoique lieutenant général fort distingué, et fort aimé et considéré dans le monde, qu'il y eût un temps infini que son père avoit vendu sa charge, dont lui n'avoit été que survivancier, et qu'il eût été premier maître d'hôtel de Madame la Dauphine de Bavière, il ne put jamais aller à Meudon, parce qu'en ces voyages ceux qui en étoient avoient l'honneur de manger avec Monseigneur ; mais quelquefois il étoit de ceux de Marly, parce que le Roi n'y mangeoit qu'avec les dames. Pour revenir au cabinet des soirs[3], les dames d'honneur des princesses qui étoient avec le Roi, ou la dame d'atour de celles qui en avoient, et les dames du palais de jour de Madame la Dauphine de Savoie se tenoient dans le premier cabinet, où elles voyoient passer le Roi dans l'autre et repasser pour s'aller coucher. La porte d'un cabinet à l'autre demeuroit ouverte, et ces dames s'asseoyoient entre elles comme elles vouloient, sur des tabourets hors de l'enfilade. Il n'y avoit que les princes et les princesses qui avoient soupé avec le Roi, et leurs dames, qui entrassent par la chambre ; tous[4] les autres entroient par derrière ou par la porte de glaces de la Galerie. A Fontainebleau seulement, où il n'y avoit qu'un grand cabinet, les dames des princesses étoient dans la même pièce qu'elles avec le Roi. Celles qui étoient duchesses, et la

1. Louis d'Ornaison : tome I, p. 193.
2. Déja dit dans les tomes XIX, p. 71, et XXVIII, p. 361.
3. Ce qui va suivre a déjà été expliqué aux endroits indiqués de nos tomes XIX et XXVIII.
4. *Tous* est en interligne, au-dessus de *touttes*, biffé.

maréchale d'Estrées depuis qu'elle fut grande d'Espagne, étoient assises en rang, joignant la dernière princesse ; toutes les autres, et la maréchale de Rochefort aussi, dame d'honneur de Mme la duchesse d'Orléans, étoient debout, quelquefois assises à terre, dont elles avoient la liberté, et la maréchale comme elles, à qui on ne donnoit point là de carreau pour s'asseoir[1], comme les femmes des maréchaux de France non ducs en ont chez la Reine, où pourtant, je ne sais pourquoi, elles aiment mieux demeurer debout. Ce n'est qu'aux audiences et aux toilettes qu'elles en peuvent avoir, jamais à la chapelle ; au dîner et au souper, toujours debout, et y vont sans difficulté.

Je fus le premier qui obtins les grandes entrées. D'Antin, qui n'avoit plus d'usage des siennes, les demanda comme en dédommagement, et les eut[2]. Bientôt après, sur cet exemple et par même raison, elles furent accordées à d'O[3]. On les donna aussi à M. le prince de Conti[4], seul prince du sang qui ne les eût pas, parce qu'il étoit le seul prince du sang qui ne sortît point de Mme de Montespan[5]. Cheverny et Gamaches[6], qui les avoient chez le Dauphin père du Roi, dont ils étoient menins avant qu'il fût Dauphin, les eurent aussi[7], et peu à peu la pro-

1. Avant *s'asseoir*, il y a un premier *s'asseo*[*ir*], biffé.

2. Dangeau annonce les deux faveurs le même jour, 24 février (p. 30-31). Mais le brevet de M. d'Antin n'est daté que du 4 mars (reg. O¹ 61, fol. 43 v°).

3. Le 11 avril (reg. O¹ 61, fol. 63; *Dangeau*, p. 61). Saint-Simon a fait à cette occasion sur M. d'O une Addition, qui a été placée dans notre tome III en regard de la page 202, n° 174.

4. Le 24 février : *Dangeau*, p. 31 ; mais il n'y eut pas de brevet spécial.

5. Déjà dit, à propos du père de celui-ci, dans le tome XVII, p. 127.

6. Claude-Jean-Baptiste-Hyacinthe Rouault, comte de Gamaches : tome I, p. 105.

7. Dangeau l'annonce le même jour que le prince de Conti, p. 31. Ils eurent tous deux les entrées le 24 février (brevets dans O¹ 61, fol. 35 et 35 v°).

stitution s'y mit, comme on vient de la voir aux survivances et aux brevets de retenue[1].

On verra dans la suite[2] que l'abbé Dubois, devenu cardinal et premier ministre, profita de cet abus pour en faire rapporter les brevets à tous ceux qui en avoient. Il n'en excepta que le duc de Berwick pour les grandes, et Belle-Isle pour les premières, qui ne les avoient eues que bien depuis[3]. Il s'étoit alors trop tyranniquement rendu[4] le maître de M. le duc d'Orléans pour que je ne les perdisse pas avec tous les autres. De ce règne-ci les entrées par derrière ont disparu, et les soirées du Roi, qui se passent autrement que celles du feu Roi, n'ont plus donné lieu à ces grandes entrées du cabinet des soirs. Les autres ont subsisté dans leur forme ordinaire. Je parlerois ici de ces justaucorps à brevet que peu à peu M. le duc d'Orléans donna à qui en voulut, sans s'arrêter au nombre, et les fit par là tomber tout à fait, si je ne les avois ici expliqués ailleurs[5]. [*Add. S^tS. 1408*]

Mortagne, chevalier d'honneur de Madame, dont j'ai parlé quelquefois[6], avoit une espèce de maison de campagne dans le fond du faubourg Saint-Antoine[7], où il demeuroit le plus qu'il pouvoit. M. de Guémené[8], qui

Mariage de Mortagne avec Mlle de Guémené.

1. M. de Sainte-Maure et le duc de Chaulnes obtinrent aussi des brevets d'affaires le 1er et le 28 juin (O[1] 61, fol. 88 v° et 104).

2. En 1723 : suite des *Mémoires*, tome XIX de 1873, p. 97-102.

3. Nous verrons cela à ce moment.

4. *Rendu* a été ajouté en interligne.

5. Tome XII, p. 351, et surtout tome XXVIII, p. 132-134.

6. Antoine-Gaspard de Colins, comte de Mortagne : tome V, p. 30. A la notice donnée alors, on peut ajouter qu'il était né à Bruxelles en 1663 et qu'il eut en 1682 (et non en 1689) un guidon aux gendarmes du Dauphin. Il obtint des lettres de naturalisation en mai 1705 (reg. O[1] 49, fol. 67 v°), qui le nomment Antoine-François-Gaspard.

7. Cette maison existe encore dans la rue de Charonne, au coin du passage Charles Dallery. C'est dans cet hôtel que Vaucanson réunit la collection de machines qui fut le noyau du musée des Arts et métiers. L'hôtel de Mortagne est indiqué sur le plan de 1737 joint au tome IV du *Traité de la police* de Delamarre.

8. Charles III de Rohan : tome II, p. 46.

n'aimoit pas à marier ses sœurs ni ses filles, et qui ne se corrigeoit point par l'exemple de ses sœurs, qui s'étoient enfin mariées sans lui[1], avoit une de ses filles[2] dans un couvent tout voisin de la maison de Mortagne[3], lequel avoit fait connoissance avec elle, et pris grand pitié de ses ennuis et de la voir manquer de tout. Il y suppléa par des présents, et l'amitié s'y mit de façon qu'ils eurent envie de s'épouser[4]. Les Rohans jetèrent les hauts cris; car Mortagne, qui étoit un très galand homme et qui avoit servi avec distinction, s'appeloit Colins[5], et n'étoit rien du tout du pays de Liège, comme on l'a dit ici en son lieu[6]. Mortagne ne s'en offensa point. Il leur fit dire que ce n'étoit que par compassion du misérable état de cette

1. L'une, Charlotte-Armande (tome XVII, p. 350) avait épousé en 1688 le comte de Jarnac; l'autre, Élisabeth, née en 1663, s'était mariée en 1690, à vingt-sept ans, avec Alexandre, comte de Melun, et était morte le 21 septembre 1707.

2. Charlotte de Rohan-Montbazon, née le 2 septembre 1680, épousa M. de Mortagne au commencement de février 1717 et devint veuve le 24 mars 1720; elle se remaria le 3 juin 1729 avec Hugues de Créquy, comte de Canaples, beaucoup plus jeune qu'elle (*Dictionnaire critique* de Jal, p. 459); elle mourut le 20 septembre 1733, d'une attaque d'apoplexie, au château de Beaumont-au-Perche.

3. Outre l'abbaye de Saint-Antoine, qui était dans le voisinage et où une autre fille du prince de Guémené fut religieuse, il y avait dans la rue même de Charonne un couvent des Filles de la Croix et le prieuré célèbre de la Madeleine de Traînel.

4. Dangeau insérait cette nouvelle dans son *Journal* dès le 15 février 1716 (tome XVI, p. 322): « On parle fort du mariage de M. de Mortagne avec la fille aînée du prince de Guémené, qui est dans un couvent au faubourg Saint-Antoine, vis à vis la maison de M. de Mortagne. Elle a trente-six ans, et elle prétend que sa famille lui laisse manquer des choses les plus nécessaires à la vie. M. et Mme de Guémené s'opposent à ce mariage, et on ne croit pas que M. de Mortagne veuille l'épouser sans leur consentement. » De son côté M. de Caumartin de Saint-Ange écrivait quelques jours plus tard à la marquise de Balleroy (*Les Correspondants de Balleroy*, tome I, p. 81): « Le mariage de Mortagne est rompu. Le prince de Guémené prend sa fille chez lui et lui donne un équipage, ce qui lui fera prendre patience. »

5. Saint-Simon écrit *Collin*. — 6. Dans le tome V, p. 35.

fille, qui manquoit de tout, qui se désespéroit d'ennui et de misère, et qui avoit trente-cinq ans, qu'il la vouloit épouser ; qu'il leur donnoit un an pour la pourvoir, mais que, s'ils ne la marioient dans l'année, il l'épouseroit aussitôt après. Ils ne la marièrent point ; ils comptèrent empêcher que Mortagne l'épousât ; il se moqua d'eux. La fille fit des sommations respectueuses[1], et ils se marièrent publiquement dans toutes les règles[2]. Ils ont très bien vécu ensemble, car il étoit fort honnête homme, et sa[3] femme se crut en paradis. Il en vint une fille, que le fils aîné de Montboissier, capitaine des mousquetaires noirs après Canillac, son cousin, a épousée[4].

1. Le droit civil comme le droit canonique admettaient ces sommations, qui ne pouvaient se faire qu'après la majorité de vingt-cinq ans.

2. Tout ceci est la paraphrase de l'article de Dangeau du 10 février 1717 : tome XVII, p. 20-21. Le mariage dut être célébré le 9 ou le 10 février. M. de Mortagne écrivait à son frère le 11 : « Je viens d'épouser une princesse de la maison de Rohan, comme il en étoit question depuis plus d'un an. Souvenez-vous que, dans une réponse que je fis à une de vos lettres où vous aviez besoin de ratification sur le don que je vous avois fait, je vous mandois que, si vous étiez informé de ma situation, vous me sauriez beaucoup de gré de vous l'envoyer. Cela est d'autant plus certain que je savois que la personne que j'épousois n'avoit, en l'épousant, aucuns biens. Elle pourra un jour avoir deux cent mille livres, qu'on ne peut pas lui ôter. Entre vous et moi, sa famille n'y a pas consenti ; mais elle ne s'y est pas non plus opposée » (Archives municipales de Mortagne-Nord).

3. *Sa* corrige *la*.

4. Louise-Élisabeth de Colins de Mortagne, née le 4 février 1718, épousa le 3 mai 1733 Philippe-Claude de Montboissier-Beaufort-Canillac, comte de Montboissier, né le 21 décembre 1712, cornette, puis enseigne et sous-lieutenant aux mousquetaires noirs, brigadier de cavalerie en 1743, maréchal de camp en 1745 et lieutenant général en mai 1748 ; en avril 1766, il succéda au comte de la Rivière comme capitaine des mousquetaires noirs, fut nommé gouverneur de la Basse-Auvergne en 1775 et reçut l'ordre du Saint-Esprit en 1776 ; député de la noblesse du bailliage de Clermont aux États généraux de 1789, il émigra en 1791, fit campagne à l'armée des princes en 1792 et mourut à Londres en avril 1797. Sa femme, à la suite d'une assez triste vie conjugale, se laissa entraîner aux pratiques de la sorcellerie et s'aban-

Mariage du duc d'Olonne avec la fille unique de Vertilly.

Le duc d'Olonne[1] épousa aussi la fille unique de Vertilly[2], maréchal de camp, qui avoit été major de la gendarmerie, fort honnête homme et officier de distinction[3], frère cadet d'Harlus[4], qui avoit été deux campagnes de suite brigadier de la brigade où étoit mon régiment, desquels j'ai parlé dans le temps[5]. Cette fille étoit riche[6]. C'étoient de bons gentilshommes de Champagne[7].

Mariage de Seignelay avec

Seignelay[8], troisième fils de M. de Seignelay ministre et secrétaire d'État mort dès 1690, quitta le petit collet et

donna à l'un des artisans de ces pratiques. A la fin de 1751, son mari obtint de la faire enfermer dans un couvent; puis il la poursuivit pour adultère et sorcellerie et la fit condamner en 1756 (Charles de Coynard, *Les Malheurs d'une grande dame*, p. 34 et suivantes); elle mourut quelques mois plus tard, le 31 octobre 1756 (*Gazette*, p. 543). Son mari se remaria le 26 février 1763 avec une Rochechouart-La Brosse. Il était fils d'autre Philippe-Claude (notre tome XXI, p. 325), qui succéda en avril 1729 à la tête des mousquetaires noirs à ce Jean de Montboissier, comte de Canillac (*ibidem*) que nous avons vu remplacer lui-même M. de Vins en 1716 (notre tome XXIX, p. 359).

1. Charles-Paul-Sigismond de Montmorency-Luxembourg, tome XXIV, p. 48. Il était veuf de Mlle de Barbezieux depuis le 21 octobre 1716 (notre tome XXX, p. 217).

2. Anne-Angélique de Harlus de Vertilly, née en 1699, morte le 28 février 1769. Le mariage fut célébré le 19 avril 1717 (*Dangeau*, p. 69; *les Correspondants de la marquise de Balleroy*, tome I, p. 126 et 130).

3. René de Harlus, marquis de Vertilly : tome II, p. 146.

4. Louis de Harlus de Vertilly, comte de Harlus : *ibidem*, p. 145.

5. En 1694 et 1695 : *ibidem*, p. 145, 171, 298-299 et 305.

6. Le père du fiancé avait demandé pour son fils une pension, et pour M. de Vertilly le rétablissement du petit gouvernement de Donchery, près Sedan, supprimé depuis longtemps; le Régent refusa l'un et l'autre (vol. *France* 1220, fol. 136; Archives nationales, reg. KK 1324, fol. 81 v°).

7. La généalogie de cette famille remontait au milieu du quinzième siècle.

8. Charles-Éléonor Colbert, d'abord abbé de Seignelay, quitta la soutane en 1716 (*Dangeau*, tome XVI, p. 477) et prit le nom de comte de Seignelay. Il mourut le 27 mars 1747, âgé de cinquante-huit ans, et ayant la lieutenance générale du gouvernement de Berry (*Gazette*, p. 156, et les *Mémoires de Luynes*, tome VIII, p. 161).

se maria à la fille de Valsassine[1], officier général de la maison d'Autriche dans les Pays-Bas. Il la perdit bientôt après[2], n'en ayant qu'une fille, que Jonzac, fils aîné de celui dont [on] a vu le combat avec Villette, a épousée[3]. Seignelay se remaria à une fille de Biron avant la fortune de ce dernier[4].

Mlle de Valsassine.

Tout s'aigrissoit de plus en plus entre les princes du sang et les bâtards[5]. Les premiers vouloient un jugement, et en pressoient le Régent tous les jours ; les bâtards ne

Princes du sang pressent vivement leur jugement,

1. Le comte de Seignelay épousa le 10 mars 1717 Anne de la Tour-et-Taxis, fille de François-Sigismond, titré comte de Valle-Sassina, qu'on francisait en Valsassine (Saint-Simon écrit *Walsassine*), qui fut en 1691 lieutenant général de la cavalerie impériale aux Pays-Bas, puis gouverneur du Limbourg en 1714. Dangeau, en annonçant le mariage (tome XVII, p. 41), fait remarquer que la demoiselle a deux cent mille francs de dot et autant en espérances, et que M. de Seignelay a de son côté cinquante mille livres de rente et a hérité de la belle bibliothèque de son grand-père Colbert. Cette union était projetée depuis plusieurs mois, la jeune fille étant élevée à Paris « chez une dévote ».

2. Elle mourut en couches de la fille dont il va être parlé, le 19 février 1719.

3. Élisabeth-Pauline-Gabrielle Colbert de Seignelay épousa le 6 février 1736 François-Pierre-Charles d'Esparbès de Lussan, titré marquis puis comte de Jonzac, et mourut le 28 mars 1786. Son mari était fils de Louis-Pierre-Joseph, comte de Jonzac (tome XIV, p. 351), dont nous avons vu le duel avec M. de Villette en 1716 (tome XXIX, p. 364-366). Né le 28 janvier 1714, le jeune marquis de Jonzac, d'abord capitaine de cavalerie, puis guidon aux gendarmes de Berry en 1733, passa enseigne aux gendarmes d'Orléans en 1734, sous-lieutenant aux chevau-légers de Bretagne en 1738, et fut nommé capitaine-lieutenant des chevau-légers du Dauphin en décembre 1744. Brigadier de cavalerie en 1745, gouverneur de Collioures et Port-Vendres par démission de son grand-père en août 1747, il passa maréchal de camp en décembre 1748, reçut en 1752 la lieutenance générale de Saintonge et d'Angoumois, qu'il garda jusqu'en 1787, eut le grade de lieutenant général en 1759, et ne mourut que pendant la Révolution.

4. Marie-Renée de Gontaut, fille de Charles-Armand, duc de Biron, mariée le 22 décembre 1726, morte le 29 novembre 1775.

5. Dangeau annonce le 8 février 1717 la publication d'un premier mémoire imprimé des princes du sang ; le 16 février, il dit que l'affaire fait beaucoup de bruit, et le 20 il note les instances répétées des

que les bâtards tâchent de différer. Requête des pairs au Roi à fin de réduire les bâtards à leur rang de pairs et d'ancienneté entre eux. [Add. S^t-S 1404]

cherchoient qu'à gagner du temps. Les pairs, tous déplorables qu'ils fussent par leur conduite, s'étoient déjà engagés, comme on l'a vu, à se soutenir contre les entreprises sans nombre et sans exemple qu'ils en avoient essuyées[1] sous le poids du dernier règne[2]. Je vis le Régent fort peiné de l'empressement journalier des princes du sang, et en même temps fort embarrassé à s'en défendre. Nous ne crûmes donc pas devoir différer de présenter au Roi une[3] requête précise, et sa copie au Régent, dont le tissu étoit mesuré en termes, mais très fort sur la chose, dont voici les conclusions : « A ces causes, Sire, plaise à Votre Majesté en révoquant et annulant l'édit du mois de juillet 1714, et la déclaration du [23 mai 1715, révoquer et annuler la déclaration du] 5 mai 1694, en tout son contenu, ensemble l'édit du mois de mai en 1711[4], en ce qu'il attribue à MM. les duc du Maine et comte de Toulouse et à leurs descendants mâles le droit de représenter les anciens pairs aux sacres des rois, à l'exclusion des autres pairs de France, et qui leur permet de prêter serment au Parlement à l'âge de vingt ans[5]. » C'est-à-dire

princes auprès du Régent, (p 19, 26 et 28). Voyez la note bibliographique de notre tome XXX, p. 190.

1. Il y a *essuyés*, au masculin, dans le manuscrit.

2. Il n'a pas parlé d'engagement précis à cet égard ; mais nous l'avons vu annoncer à la duchesse d'Orléans (tome XXVII, p. 174-175), puis au duc et à la duchesse du Maine (tome XXIX, p. 327), que, si les princes du sang attaquaient le rang des légitimés, les pairs les imiteraient. Comme on l'a vu dans le tome XXX, p. 192, les pairs avaient déjà préparé une requête analogue en août 1716, mais avaient renoncé à la présenter alors.

3. *Une* surcharge *et sa*, et, plus loin, après *Regent*, il a biffé un second *au Regent*, répété par inadvertance.

4. Saint-Simon avait commencé à écrire ici *en ce* ; il a écrit *1711* en surcharge sur *ce* ; mais il a laissé le mot *en*, par mégarde.

5. Saint-Simon copie ces conclusions dans le *Journal de Dangeau*, p. 30, et il les copie mal : car il fait un « bourdon » et saute toute la partie que nous mettons entre crochets et qui se trouvait bien dans son exemplaire du *Journal*.

demander précisément qu'ils fussent réduits en tout et partout au rang des autres pairs de France, et parmi eux à celui de leur ancienneté d'érection et de leur première réception au Parlement. Après qu'elle eut été rédigée, examinée et approuvée, elle fut signée dans une assemblée générale que nous tînmes chez l'évêque-duc de Laon[1], en l'absence de Monsieur de Reims, qui la signa comme d'autres absents par procuration expresse[2]. Sitôt qu'elle fut signée, Messieurs de Laon et de Châlons, avec six pairs laïques[3], allèrent la présenter au Roi, auprès duquel le

1. On trouvera à la fin du présent volume, à l'appendice V, des renseignements précis sur cette requête et sur les réunions des ducs qui la précédèrent. L'assemblée générale se tint le 22 février en l'hôtel de M. de Clermont-Chatte, évêque-duc de Laon, rue Neuve des-Petits-Champs; il s'y trouva vingt-six pairs, qui signèrent tous la requête, qui fut imprimée les jours suivants et distribuée dans le public. Les rédactions successives de ce document, avec celle qui fut enfin adoptée, et des exemplaires imprimés se trouvent aux Archives nationales dans le carton K 648, n°s 58-63, 80 et 82, et à la Bibliothèque nationale, ms. Clairambault 721, p. 671 et suivantes; Saint-Simon en avait un dans le volume 63 de ses Papiers (vol. *France* 218 du Dépôt des affaires étrangères). Buvat en donne un résumé dans son *Journal*, tome I, p. 249-251.

2. M. de Mailly, archevêque de Reims, était en effet dans sa ville épiscopale. Il ne signa pas la requête par « procuration expresse »; mais il écrivit le 1er mars à Saint-Simon la lettre d'approbation qu'on trouvera à l'appendice V, p. 463. Aucun autre duc ne la signa par procuration. Sur les quarante-six pairs alors existants, nous avons dit que vingt-six la signèrent; sept étaient absents : l'archevêque de Reims, l'évêque-comte de Beauvais Saint-Aignan et les ducs d'Uzès, de Saint-Aignan, de Valentinois-Monaco, de Coislin évêque de Metz et de Berwick; quatre s'excusèrent : les ducs de Bouillon, de Rohan, d'Aumont et de Rohan-Rohan (prince de Rohan); sept s'abstinrent : MM. d'Elbeuf-Ventadour, de Montbazon, de la Meilleraye, d'Estrées, Mazarin, de Boufflers et d'Harcourt; le cardinal de Noailles, duc de Saint-Cloud, se tenait toujours à l'écart pour raison de cérémonial, et M. d'Antin ne fut pas invité, par déférence pour sa parenté avec les princes légitimés.

3. Dangeau ne donnant pas leurs noms, Saint-Simon ne les donne pas non plus. Ce furent MM. de la Trémoïlle, de Sully, de la Rochefoucauld, d'Albret, de Mortemart et de Tresmes.

maréchal de Villeroy les introduisit en arrivant, et le Roi prit civilement la requête des mains de Monsieur de Laon, qui en deux mots lui dit de quoi il s'agissoit. Il ne répondit rien, comme il ne répondit jamais aux princes du sang ni aux bâtards en recevant leurs requêtes. En même temps que ces huit pairs partirent pour se rendre aux Tuileries, l'évêque-duc de Langres et les ducs de la Force, de Noailles et de Chaulnes s'en allèrent au Palais-Royal, où M. le duc d'Orléans les attendoit, et les fit entrer, en arrivant, dans son cabinet, où il les reçut avec ses grâces accoutumées et peu concluantes[1]. Peu de faux frères osèrent se montrer tels en cette occasion. Le duc de Rohan, jamais d'accord avec personne ni avec lui-même, en fut un[2]. Les ducs d'Estrées et Mazarin étoient des excréments de la nature humaine, à qui le reste des hommes ne daignoit parler[3]. Estrées ne parut jamais parmi nous; Mazarin fut mis par les épaules, littéralement, dehors dans une de nos assemblées chez Monsieur de Laon, et, depuis cette ignominie sans exemple qu'il mérita toute entière, il n'osa plus s'y présenter[4]. D'Antin se trouvoit dans une situation uni-

1. Il y a dans le recueil de la Beaumelle, tome XIV, p. 132, une lettre du maréchal de Villeroy à Mme de Maintenon du 26 février, où il est question de cette requête.

2. Voici la lettre d'excuses que le duc de Rohan adressa à l'évêque de Laon (Archives nationales, K 648, n° 55) : « A paris ce 22 feurier 1717. j'ay reçeu monsieur hier au soir un petit auertissement de m^r lancelot pour se trouuer ches uous aujourdhuy a trois heures, comme je n'ay point sorty depuis que uous m'aues fait l'honeur de souper ches moy, par des maux de teste et une colique auec un peu de fieure dont je ne suis pas encor bien guery je ne puis aller chez uous aujourdhuy, si un de messieurs les pairs ueut se doner la peine de uenir ce soir ches moy j'auray l'honeur de dire mon auis, qui est bien changé depuis l'année passée, je suis monsieur auec beaucoup de respect vostre tres humble et tres obeissant seruiteur. LE DUC DE ROHAN. »

3. Voyez ce qu'il a dit du premier en 1711 dans le tome XX, p. 283, et aussi du second, qui s'appelait alors le duc de la Meilleraye.

4. Il n'est pas parlé de cette expulsion dans les procès-verbaux des assemblées des pairs (tome XXX, appendice IV); mais il est question du duc Mazarin dans celui du 3 janvier 1716 (*ibidem*, p. 423), où on

que, qui engagea à la considération de ne lui en point parler. Le prince de Rohan devoit trop aux amours de Louis XIV, et avoit trop d'intérêt au désordre, à l'usurpation, à l'interversion de tout ordre, de toute règle, de tout[1] droit pour pouvoir demander à faire rendre justice et à faire compter raison et vertu. Le duc d'Aumont s'étoit si pleinement déshonoré par sa conduite dans l'affaire du bonnet, et si à découvert dans la conférence de Sceaux, comme on l'a vu dans son lieu[2], que presque aucun de nous ne lui parloit, et qu'il lui coûta peu de mettre, en ne signant point, la dernière évidence aux infamies qu'il avoit dès lors découvertes[3].

Grand Prieur assiste en prince du sang aux cérémonies du jeudi et vendredi saints chez le Roi. [*Add. St-S. 1405*]

Je ne sais dans quel esprit M. le duc d'Orléans permit une chose fort étrange qui, dans les vives circonstances où on en étoit sur les[4] querelles de rang et les requêtes au Roi là-dessus, n'étoit bonne qu'à les échauffer de plus en plus, et à tenter les princes du sang de quelque parti violent. A la connoissance que j'avois de M. le duc d'Orléans, [de] son humble et respectueuse déférence pour l'audace et les vices effrénés du Grand Prieur[5], il[6] ne put lui résister, et, pour s'excuser à soi-même, il voulut peut-être se faire accroire que ce trait pourroit enrayer la presse extrême que les princes du sang lui faisoient de juger, dans la défiance que cela leur feroit naître qu'il ne leur seroit pas favorable. Non content de laisser servir le

décida de l'admettre à signer la requête des pairs, mais après beaucoup de « marques de repentir ».

1. Avant *tout*, Saint-Simon a biffé *toutte* et à la ligne suivante le verbe *faire* a été ajouté après coup sur la marge du manuscrit.

2. Tome XXVI, p. 3-11, 24-30 et 37-52.

3. Après *découvertes*, Saint-Simon a biffé *alors*, pour remettre *des lors* en interligne.

4. Les mots *sur les* surchargent *n'estoit*.

5. Tome XXVI, p. 284.

6. Le pronom *il* a été ajouté en interligne par Saint-Simon en relisant ; l'absence de l'article *de* à la ligne précédente montre qu'il avait d'abord conçu la phrase autrement.

Grand Prieur à la cène[1], il lui permit tacitement ce que M. de Vendôme et lui n'avoient jamais ni eu ni osé demander du temps du feu Roi, qui fut d'être[2] assis pendant le sermon de la cène avec les princes du sang, le dernier, en même rang et honneurs qu'eux. Sur les plaintes qui en furent portées au Régent, il montra le trouver mauvais, et promit d'y donner ordre[3]. Il pouvoit dès lors l'empêcher, puisqu'il y étoit. Le lendemain, vendredi saint, le Grand Prieur parut à l'office du jour à la chapelle en même place et honneurs. M. le duc d'Orléans dit après qu'il l'avoit oublié ; mais il ne laissa pas d'ordonner au grand maître des cérémonies de l'écrire sur son registre[4]. Il protesta seulement que cela n'arriveroit plus, et se moqua ainsi des princes du sang, sans nécessité aucune que de complaire à l'insolence d'un audacieux qui sentoit bien à qui il avoit affaire. Je ne voulus pas seulement prendre la peine de lui en parler : c'étoit l'affaire des princes du sang encore plus que la nôtre.

Plusieurs jeunes gens vont voir la guerre en Hongrie.

La paix profonde, qui avoit toutes sortes d'apparences de durer longtemps, donna lieu à plusieurs jeunes gens qui n'avoient encore pu voir de guerre, de demander la permission de l'aller chercher en Hongrie. La maison de Lorraine, si foncièrement attachée à celle d'Autriche, en donna l'exemple par le prince de Pons et le chevalier de Lorraine, son frère[5], qui l'obtinrent, et partirent aussitôt.

1. On a vu ce qu'étoit cette cérémonie dans le tome XXVIII, p. 369. — Saint-Simon écrit ici *scene* et plus loin *cenc*.

2. Avant d'*estre*, il a biffé *l'apres di*[*snée*].

3. *Dangeau*, p. 51 : « Durant le sermon de la cène, M. le Grand Prieur étoit assis dans le rang des princes du sang, ayant un carreau devant lui comme eux. On prétend que jamais MM. de Vendôme n'ont pris une pareille place ; on s'en est plaint à M. le duc d'Orléans, qui a promis d'y donner ordre. » C'est à ce propos que Saint-Simon a fait l'Addition indiquée ci-dessus.

4. Tout cela est pris à Dangeau, p. 52, vendredi et samedi saints, 26 et 27 mars. Voyez aux Additions et Corrections.

5. Nous avons déjà rencontré le jeune prince de Pons, Charles-

M. du Maine crut devoir écouter le desir du prince de Dombes, qui l'obtint de même[1]. Alincourt, fort jeune, second fils du duc de Villeroy[2], y alla aussi[3], et quelques autres ; mais ce zèle des armes devint contagieux. On commença à se persuader qu'à ces âges-là on ne pouvoit se dispenser de suivre cet exemple, ce qui obligea avec raison le Régent à défendre que personne lui demandât plus d'aller en Hongrie, et qu'il fit une défense générale d'y aller[4]. M. le prince de Conti voulut faire comme les autres. Il se laissa apaiser par de l'argent. Il acheta de la Vieuville[5] le médiocre gouvernement de Poitou, que M. le duc d'Orléans fit payer pour lui par le Roi, et mettre les appointements sur le pied des grands gouvernements, et en même temps il le fit entrer au conseil de régence[6].

M. le prince de Conti gouverneur de Poitou*; entre au conseil de régence et en celui de la guerre.

Louis de Lorraine-Marsan, dans le tome XXIV, p. 172-173, à propos de son mariage avec Mlle de Roquelaure, et nous avons donné aussi la notice de son frère Jacques-Henri, d'abord chevalier de Lorraine, puis prince de Lixin, dans les Additions et Corrections de notre tome XVI, p. 685. La duchesse de Lorraine écrivait le 22 avril 1717 : « Nous avons ici le prince de Pons et le chevalier de Lorraine, qui sont deux très jolis princes.... Je crois qu'ils réussiront mieux en Hongrie que le prince de Dombes ; car l'on ne fait pas grand cas des bâtards dans ce pays-là, ni de leur race » (*Lettres d'Élisabeth-Charlotte d'Orléans, duchesse de Lorraine*, par A. de Bonneval, p 45).

1. Dangeau annonce cela le 12 mars, p. 42, en même temps que pour les deux Lorrains. Le prince eut un fâcheux début de voyage ; dix-huit de ses chevaux de main furent brûlés dans une écurie à Châlons (*Journal de Buvat*, tome I, p. 264). Le Régent avait désigné le lieutenant général Silly pour l'accompagner (reg. KK 1324, fol. 85); mais il refusa, et fut remplacé par le marquis d'Estrades (*Gazette d'Amsterdam*, no XXXVI).

2. François-Camille de Neufville : tome XXIII, p. 175. Il n'avait pas encore dix-sept ans.

3. *Dangeau*, p. 43 et 46.

4. Dangeau disait seulement le 17 mars (p. 44) : « Plusieurs jeunes officiers de la couronne ont demandé d'aller faire la campagne en Hongrie ; mais aucun n'en a obtenu la permission. »

5. René François : tome XIX, p 341.

6. Il avait déjà été question pour M. de la Vieuville de vendre ce

* Les mots *Gouvr de Poitou* ont été ajoutés en interligne.

Monsieur le Duc prétend que, lorsque le conseil de guerre ne se tient pas au Louvre, il se doit tenir chez lui, non chez le maréchal de Villars. Il est condamné par le Régent. Peletier-Souzy entre au conseil de régence et y prend la dernière

Quelques jours après, il y fit entrer aussi Peletier de Souzy, qui n'y venoit que les jours de finance[1]. Quoique très ancien conseiller d'État, il prit la dernière place après Messieurs de Troyes, Torcy et Effiat, qui ne l'étoient point, sans que les conseillers d'État en murmurassent. Ce haut et bas de leur part, je ne l'ai point compris[2], et sitôt après tant de bruit à l'occasion de l'entrée de l'abbé Dubois dans le conseil des affaires étrangères[3]. M. le prince de Conti entra aussi au conseil de guerre, qui se tenoit chez le maréchal de Villars. Monsieur le Duc, qui n'y fut point, le trouva mauvais, et prétendit que, lorsqu'il ne se tenoit point au Louvre, ce devoit être chez lui à l'hôtel de Condé[4]. M. le duc d'Orléans se moqua de cette

gouvernement au comte de Roucy, puis au comte d'Évreux ; mais ses prétentions exagérées avaient, les deux fois, fait rompre le marché (*Dangeau*, tome XVI, p. 322, 324 et 391). Lorsque le prince de Conti demanda à aller en Hongrie, le Régent tâcha de l'en dissuader, et lui offrit de le faire entrer au conseil de régence ; d'autre part, sa mère, quoique brouillée avec lui (*Dangeau*, p. 45 et 50 ; *Correspondance de Madame*, recueil Brunet, tome I, p. 322), négocia l'achat, aux frais du Roi, du gouvernement de Poitou pour son fils. Celui-ci céda moyennant cette charge, l'entrée au conseil de régence, et un don de trente mille écus d'argent comptant. La Vieuville reçut cent dix mille francs et garda les appointements qui montaient à trente-quatre mille livres. Le prince prit séance à la régence le 5 avril (*Dangeau*, p. 44-45, 46-47, 49 et 59 ; *Gazette de la Régence*, par Éd. de Barthélemy, p. 157 ; *les Correspondants de Balleroy*, tome I, p. 132), avec dispense d'âge (Archives nationales, K 570, n° 23, et X[1A] 8717, fol. 378). Le brevet pour le gouvernement de Poitou, daté du 29 avril est aussi dans le carton K 570, n° 22. C'est seulement en juin 1718 que les appointements en furent portés à quatre-vingt mille livres, et Saint-Simon en parlera alors (suite des *Mémoires*, tome XIV de 1873, p. 405).

1. Saint-Simon prend cela dans Dangeau, au 29 mars (p. 54, et le *Mercure* d'avril, p. 94), et il a fait à ce sujet une Addition qui se placera mieux en 1722, au moment de la retraite de M. de Souzy.

2. C'est à ce propos qu'il a écrit les deux Additions indiquées ci-contre

3. Ci-dessus, p. 56-57.

4. Dangeau mentionne la grâce faite au prince de Conti le 19 avril, et parle de a prétention de Monsieur le Duc dès le lendemain (p. 69).

prétention, et, pour la rendre ridicule, il alla lui-même au conseil de guerre qui se tint chez le maréchal de Villars quelques jours après[1].

place. [Add. StS. 1406 et 1407]

Mme de Maintenon malade fort à petit bruit.

Mme de Maintenon, oubliée et comme morte dans sa belle et opulente retraite de Saint-Cyr, y fut considérablement malade, sans que cela fût presque su, ni que cela fît la moindre sensation sur ceux qui l'apprirent[2].

Mort, fortune et caractère d'Albergotti; sa dépouille. [Add. StS. 1408]

Albergotti[3] fut trouvé presque mort le matin par ses valets entrant dans sa chambre, et ne vécut que peu d'heures après[4]. Il avoit des attaques d'épilepsie qu'il cachoit avec grand soin, où il s'en joignit d'apoplexie[5]. Il étoit neveu de Magalotti, Florentin comme lui, qui avoit été capitaine des gardes du cardinal Mazarin, et qui mourut lieutenant général et gouverneur de Valenciennes, duquel j'ai parlé en son temps[6]. Le maréchal de Luxembourg, ami intime de Magalotti, avoit fait d'Albergotti comme de son fils[7], ce qui l'avoit mis dans les meil-

1. « Monsieur le Duc... a dit ses prétentions à M. le duc d'Orléans, qui lui a répondu que le conseil devoit se tenir chez le maréchal qui en étoit le président, que les princes du sang ne devoient faire aucune difficulté d'y aller, et que, pour marque de cela, il iroit lui-même au premier conseil, qui sera lundi » ; mais il en fut empêché (*Dangeau*, p. 71 et 72).

2. Le *Journal de Dangeau* est en effet seul à en parler (p. 42, 13 mars) : « Mme de Maintenon.... a été dangereusement malade d'une grosse fièvre continue avec des redoublements. On lui a donné du lait d'ânesse, qui est un remède qui faisoit trembler pour une personne de son âge. Le lait lui a ôté la fièvre ; mais elle est dans une extrême foiblesse et une grande maigreur, qui font tout craindre. » Il ne revient plus sur ce sujet.

3. François-Zénoble-Philippe, comte Albergotti : tome I, p. 233.

4. Il mourut le 23 mars et ses obsèques eurent lieu le 25 ; il laissait une grosse fortune, dont hérita son neveu (*Dangeau*, p. 48 ; *Gazette*, p. 156 ; *Mercure* de mars, p. 189 ; *Les Correspondants de Balleroy*, tome I, p. 132 et 139).

5. Saint-Simon est seul à parler d'épilepsie.

6. Bardo de Bardi, comte de Magalotti : tomes I, p. 258, et XII, p. 452-454.

7. Tomes I, p. 258, XII, p. 455, et XVI, p. 360.

leures compagnies de la cour et de l'armée, et fort lié avec tout ce qui l'étoit avec M. de Luxembourg, par conséquent avec Monsieur le Duc et M. le prince de Conti, et avec toute la cabale de Meudon; car il savoit s'échafauder[1] et aller de l'un à l'autre. Pour le faire connoître en deux mots, c'étoit un homme digne d'être confident et instrument de Catherine de Médicis. C'est montrer tout à la fois quel étoit son esprit et ses talents, quels aussi son cœur et son âme. Le maréchal de Luxembourg et ses amis, et M. le prince de Conti, s'en aperçurent les premiers. Il les abandonna pour M. de Vendôme lors de son éclat avec eux[2]. Albergotti sentit de bonne heure qu'il pointoit à tout. Ses mœurs étoient parfaitement homogènes aux siennes. Il se dévoua à lui pour la guerre, et par lui[3] à M. du Maine pour la cour[4]. Ceux qu'il déserta[5] le trouvèrent si dangereux qu'ils n'osèrent se brouiller ouvertement avec lui; mais ce fut tout. C'étoit un grand homme sec, à mine sombre[6], distraite et dédaigneuse, fort silencieux, les oreilles fort ouvertes et les yeux aussi[7]. Obscur dans ses débauches, très avare et amassant beaucoup[8];

1. Tome XV, p. 53. — 2. Déjà dit dans le tome XII, p. 455-456.

3. Ces deux mots *par luy* sont ici en interligne, et Saint-Simon, qui les avait d'abord écrits dans le texte après *M. du Maine*, a oublié de les y biffer.

4. Il était aussi très lié avec M. de Vaudémont; sa correspondance avec lui est dans le volume 804 de la Collection de Lorraine à la Bibliothèque nationale.

5. Au sens d'abandonner, qui est le second donné par l'*Académie* en 1718; nous avons déjà eu dans les tomes XV, p. 368, et XVIII, p. 308, *deserter à quelqu'un* et *déserter de quelqu'un*.

6. Il y a un portrait de lui dans le manuscrit Clairambault 1177, fol. 40.

7. Il a déjà noté à bien des reprises certains traits du caractère d'Albergotti : tomes II, p. 230, XII, p. 454-456, XIV, p. 45 et 71, XVIII, p. 178 et 180, XIX, p. 407.

8. « Albergotti, qui faisoit le pauvre et n'a jamais dîné chez lui ni soupé par avarice, a laissé sept cent mille livres d'argent à Gênes et plus de cinquante mille écus à Paris, » écrivait le baron de Breteuil à la marquise de Balleroy (p. 139).

excellent officier général pour les vues et pour l'exécution, mais fort dangereux pour un général d'armée et pour ceux qui servoient avec lui. Sa valeur étoit froide et des plus éprouvées, et reconnue, avec laquelle toutefois les affronts les plus publics et les mieux assenés ne lui coûtoient rien à rembourser et à laisser pleinement tomber en faveur de sa fortune. On a vu en son lieu celui qu'il essuya de la Feuillade après le malheur de Turin[1], et on en pourroit citer d'autres aussi éclatants, sans qu'il en ait jamais fait semblant même avec eux, ni qu'il en soit un moment sorti de son air indifférent et de son silence, à propos duquel je dirai, comme une[2] chose bien singulière, que Mlle d'Espinoy[3] m'a conté que, Madame sa mère le menant une fois de Paris à Lille, où elle alloit avec ses deux filles[4] pour ses affaires, personne de ce qui étoit du voyage, ni elles-mêmes, lui dans leur carrosse, ne lui entendirent proférer un seul mot depuis Paris jusqu'à Lille. Il eut l'art de se mettre bien avec tous ceux de qui il pouvoit attendre, et sur un pied fort agréable avec le Roi, et le plus honnêtement qu'il pouvoit avec le gros du monde, quoiqu'il n'ignorât pas d'être haï, et qu'on se défioit beaucoup de lui. Il devint ainsi lieutenant général commandant des corps séparés, chevalier de l'Ordre et gouverneur de Sarrelouis[5]. Il avoit outre cela douze mille livres de pension. A cette conduite on peut juger qu'il ne s'étoit jamais donné la peine de s'approcher de M. le duc d'Orléans. Pendant le dernier Marly du Roi nous fûmes surpris, Mme de Saint-Simon et moi, de le voir entrer dans sa chambre. Jamais il ne nous avoit parlé. Il y revint trois ou quatre fois de suite avec un air aisé. J'entendis bien, et elle aussi, à quoi nous devions cet honneur.

1. Tome XIV, p. 69-71. — 2. Ce mot *une* est répété deux fois.
3. Marie-Marguerite-Françoise de Melun : tome IV, p. 320.
4. Mlle d'Espinoy (ci-dessus) et Mlle de Melun, Anne-Julie (tome V, p. 331).
5. Tome XIX, p. 401.

Nous le reçûmes honnêtement, mais de façon qu'il sentit que nous ne serions pas ses dupes. Nous ne le revîmes plus depuis. Il n'étoit point marié, et ne fut regretté de personne. Son neveu[1] eut son régiment Royal-italien, qui valoit beaucoup[2], et Madame fit donner le gouvernement de Sarrelouis au prince de Talmond[3].

Fin et effets de la Chambre de justice. [Add. S^tS. 1409]

Enfin, quelques jours avant la semaine sainte, le Chancelier alla le matin à la Chambre de justice la remercier et la finir; elle avoit duré un an et quelques jours et coûta onze cent mille francs[4]. Lamoignon s'y déshonora pleinement, et Portail y acquit tout l'honneur possible[5]. Cette

1. Jacques, chevalier Albergotti : tome XVI, p. 360.

2. Tome XII, p. 453. Le régiment fut donné au neveu le jour même de la mort de l'oncle (*Dangeau*, p. 48).

3. *Ibidem*. C'était Frédéric-Guillaume de la Trémoïlle, cousin germain de Madame par sa mère.

4. Cette phrase est la copie presque textuelle de l'article du *Journal de Dangeau* du 22 mars (p. 47). M. de Breteuil écrivait le 17 mars à la marquise de Balleroy : « La chambre de justice finira absolument avec le carême ; les jeûnes qu'elle fera faire dureront un peu plus longtemps. » Et le 23 : « L'édit de la révocation de la chambre de justice, qui a été publié hier, met autant de joie dans Paris qu'il y a eu de consternation tant qu'elle a duré » (p. 127 et 129 ; voyez aussi p. 154). En janvier 1717, le Régent avait fait soumettre à Desmaretz un mémoire qui montrait les inconvénients de la chambre, et celui-ci l'avait appuyé (*Correspondance des contrôleurs généraux*, tome III, p. 684-687). L'édit de suppression est imprimé dans le n° XXVII de la *Gazette d'Amsterdam*, qui indique aussi l'objet des déclarations complémentaires de l'édit. Le récit de la dernière séance, du 22 mars, avec le discours du Chancelier (qui fut imprimé : Bibliothèque nationale, Lb[38], n° 126, in-8°) et la réponse de M. de Lamoignon, est dans le Journal de M. d'Ormesson : ms. Franç. 10963, p. 958-969 ; voyez aussi la *Gazette d'Amsterdam*, n° XXVIII. Il y a dans les *Melanges de M. de Boisjourdain* (tome I, p. 341-342) un *Billet d'enterrement de la chambre de justice ;* on y représentait les quatre coins du poêle portés par le duc de Noailles monté sur une chimère, Peletier des Forts sur un loup enragé, Rouillé du Coudray sur un cochon, et Fourqueux sur un âne.

5. Ils en étaient les deux présidents : tome XXIX, p. 368 et 369. On prétendit que Lamoignon y avait beaucoup gagné (*Les Correspondants de Balleroy*, p. 150).

chambre fit beaucoup de mal et ne produisit aucun bien. Le mal fut les friponneries insignes, les recelés[1], les fuites, et le total discrédit des gens d'affaires à quoi elle donna lieu ; le peu ou point de bien par la prodigalité des remises qui furent faites sur les taxes, et les pernicieux manéges pour les obtenir[2]. Je ne puis m'empêcher de répéter que je voulois, comme on l'a vu en son lieu[3], qu'on fît en secret ces taxes par estime fort au-dessous de ce à quoi elles pouvoient monter ; les signifier aux taxés en secret, les uns après les autres ; les leur faire payer à l'insu de tout le monde et à l'insu les uns des autres, mais en tenir des registres bien sûrs et bien exacts; leur faire croire que, par considération pour eux, on ne vouloit pas les peiner, encore moins les décrier, en leur faisant des taxes publiques; mais qu'il falloit aussi que, en conservant leur honneur et leur crédit, le Roi fût aidé. Par cette voie, on le leur auroit laissé tout entier, puni leurs rapines, perçu pour le Roi tout ce qui auroit été payé, et ôté toute occasion de frais et de modération de taxes, et de dons sur leur produit, parce que les taxes même auroient été ignorées, par où il se seroit trouvé que, en taxant, sans proportion, moins qu'on ne fit et sans frais, il en seroit entré infiniment plus dans les coffres du Roi qu'il n'y en entra par la Chambre de justice. Je voulois en même temps que de ces taxes on payât de la main à la main tous les brevets de retenue existants, quels[4] qu'ils fussent, avec bien ferme résolution de n'en accorder jamais ; en payer tous les régiments et toutes les charges

1. « Terme de pratique qui signifie le recèlement des effets d'une société, d'une succession » (*Académie*, 1718). — Saint-Simon écrit *recéllés*.

2. Le rôle des sommes à payer par les condamnés est dans le manuscrit Français 7585 à la Bibliothèque nationale. Le total dépassait deux cents millions ; mais, comme le dit Saint-Simon, il y eut des remises énormes. Jean Buvat donne dans son *Journal* huit listes de gens taxés (tome I, p. 188-227).

3. Tome XXVII, p. 117-122. — 4. *Tels* corrigé en *quels*.

militaires, et les principales charges de la cour, même les charges de président à mortier, et d'avocats et procureur général du parlement de Paris, rendre toutes ces charges libres, n'en plus laisser vendre aucune, ni un seul régiment, et les réserver à toujours en la disposition gratuite du Roi, à mesure de leurs vacances. J'y comprenois aussi les gouverneurs généraux et particuliers, et leurs lieutenances. Je parlois sans intérêt : je n'avois ni charge, ni régiment, ni gouvernement de province, ni brevet de retenue. Aussi M. le duc d'Orléans goûta-t-il beaucoup cette proposition ; mais le duc de Noailles, se voyant à la tête des finances, en voulut tout le pouvoir et le profit, flatter la robe, et, par[1] un mélange, utile à ses affaires, de terreur et de débonnaireté[2], devenir l'effroi, l'espérance ou l'amour de la gent financière, qui a des branches fort étendues dans tous les trois états du royaume. Ainsi il lui fallut tout l'appareil d'une chambre de justice[3], après quoi il ne fut plus question d'un emploi si utile. La facilité inconcevable du Régent avoit déjà donné les survivances et les brevets de retenue à pleines mains, sans choix ni distinction quelconque[4], et voulut continuer cette aveugle prodigalité, comptant ne donner rien et s'attacher tout le monde. Il se trouva qu'il en donna tant que personne de cette multitude ne lui sut aucun gré d'avoir eu ce que tant d'autres en obtenoient sans peine, et que, honteux lui-même de n'avoir rien laissé à disposer au Roi, il eut l'imprudence d'autoriser l'ingratitude, en disant qu'il seroit le premier à lui conseiller de ne laisser subsister aucune de ces grâces. On le craignit un temps ; mais la rumeur devint si grande par la multitude des intéressés, qu'on n'osa enfin y toucher.

1. Avant *par*, Saint-Simon a biffé *devenir*, qui viendra un peu plus loin.
2. Tome XXVI, p. 269.
3. Déjà dit dans le tome XXIX, p. 367-368.
4. Tome XXIX, p. 121, et ci-dessus, p. 47-54.

Triple alliance signée à la Haye, qui déplaît fort à l'Empereur et qui refuse d'y entrer.

Enfin, après bien des négociations et des délais, les États-Généraux se déterminèrent à accéder au traité fait entre la France et l'Angleterre, et le firent signer pour eux à la Haye, le 4 janvier : c'est ce qu'on nomma la Triple alliance défensive[1]. Beretti[2] pressoit toujours le pensionnaire Heinsius d'une ligue particulière avec l'Espagne. Heinsius le remettoit jusqu'à ce qu'on vît finir de façon ou d'autre la négociation avec la France, et Beretti attribuoit ces remises à la crainte de déplaire à l'Empereur. Cependant, de concert avec le Pensionnaire, il s'adressa au président de semaine[3], qui lui promit de porter sa proposition à l'assemblée des États Généraux, et lui fit espérer qu'elle y seroit bien reçue. Beretti comptoit mal à propos sur l'opposition de la France, quoiqu'il fût certain que l'intérêt et le dessein de cette couronne fût de faciliter l'alliance de l'Espagne avec les Provinces-Unies, et qu'il n'y eût de puissance en Europe que l'Empereur à qui elle pût déplaire. Il ne s'en cachoit pas, ni de son chagrin de la Triple alliance. L'Angleterre et la Hollande le pressoient d'y entrer. Il rejeta la proposition de[s] Hollandois avec tant de mépris, que Heinsius, si passionné autrichien toute sa vie, ne put s'empêcher d'en montrer son dépit à Beretti. A Stanyan, chargé des affaires d'Angleterre à Vienne[4], le prince

1. Le texte du traité est dans le tome VIII, première partie, du *Corps diplomatique* de Dumont, p. 484. Voyez le *Journal de Dangeau*, tome XVII, p. 8; la *Gazette*, p. 36; la *Gazette d'Amsterdam*, n° III, qui fait un grand éloge de l'abbé Dubois, et les *Mémoires de Lamberty*, tome X, p. 1-16.

2. Tome XXX, p. 277. — Saint-Simon reprend, pour les affaires étrangères, la paraphrase des Mémoires de Torcy (voyez notre tome XXX, p. 18). Ce qui va suivre correspond aux pages 2 et suivantes du second volume de ces Mémoires: ms. Franç. 10671

3. Il s'appelait Floot, d'après Torcy, et était député de la province d'Over-Issel.

4. Abraham Stanyan, né vers 1669, avait débuté en 1702 comme secrétaire d'ambassade à Paris, et était allé en 1705 en Suisse comme chargé d'affaires auprès des cantons protestants. Il y resta jusqu'en

Eugène répondit qu'il ne voyoit pas l'utilité dont il seroit à l'Empereur d'entrer dans un traité qui ne tendoit qu'à confirmer Philippe V sur le trône d'Espagne. La conséquence en étoit si visible que Beretti changea d'avis, et se persuada enfin que la France desiroit que le roi d'Espagne entrât au plus tôt en alliance avec l'Angleterre et la Hollande, non dans la vue des intérêts de l'Espagne, mais de ceux de M. le duc d'Orléans.

Mouvements de Beretti pour* un traité entre l'Espagne et la Hollande. Conversation importante chez Duyvenwoorden, puis avec Stanhope.

Beretti[1], faute d'instruction de Madrid, n'avoit osé donner au président de semaine un mémoire, selon la coutume, et s'étoit contenté de lui parler. Nonobstant ce défaut de forme, sa proposition avoit été envoyée aux provinces, et Beretti cherchoit à découvrir les sentiments des personnages principaux. Un jour qu'il alla voir le baron de Duyvenwoorden, il y rencontra le comte de Sunderland[2], qui venoit d'Hanovre, où le roi d'Angleterre étoit encore. Beretti n'osoit parler devant ce tiers. Duyvenwoorden le tira bientôt de peine. Il dit à Sunder-

1715, ayant eu en 1710 une mission auprès du duc de Savoie. En juillet 1716, Georges Ier l'avait désigné comme envoyé extraordinaire à Vienne (*Gazette*, p. 369); il en revint en 1717 et fut nommé en novembre clerc du conseil privé. En 1719, il eut une mission à Constantinople. De retour au bout d'un an, il n'eut plus de fonctions publiques et mourut le 11 septembre 1732. — Saint-Simon écrit *Stanton*.

1. Mémoires de Torcy, p. 5-13.

2. Charles Spencer, comte de Sunderland, né en 1674, entra à la chambre des communes dès 1695, puis passa à celle des lords à la mort de son père (1702). Envoyé extraordinaire à Vienne en 1705, il eut en 1706 une charge de secrétaire d'État. Quoique du parti de Marlborough et lié avec lui, il entretint par avance des relations avec la cour de Hanovre. Cela lui valut en avril 1715 le poste de vice-roi d'Irlande, où il n'alla pas, ayant été fait presque aussitôt lord du sceau privé. Redevenu secrétaire d'État en avril 1717, il se trouva impliqué en 1720 dans la faillite de la Compagnie de la mer du Sud, et mourut le 19 avril 1722.

* Ici Saint-Simon a ajouté en interligne, entre *pour* et *traitté*, le mot *empescher*. Ce ne peut être que le résultat d'une erreur; car ce verbe contredit le texte même des Mémoires; aussi nous ne l'incorporons pas à la manchette.

land que le roi d'Espagne proposoit une ligue à sa république ; qu'il ne doutoit pas que ce ne fût conjointement avec l'Angleterre, par la liaison qui devoit toujours unir ces deux puissances ; et il déclara qu'à cette condition il y concourroit de tout son pouvoir. Beretti répondit que, si l'alliance étoit faite avec ces deux puissances, elle en seroit d'autant plus agréable au roi son maître. On s'expliqua de part et d'autre sur l'objet qu'elle devoit avoir. Sunderland et Duyvenwoorden dirent tous deux que le traité avec la France en devoit être le modèle, et la tranquillité de l'Europe le but. Ils ajoutèrent, sans que Beretti s'y attendît, que la garantie s'étendroit seulement sur les États que l'Empereur possédoit actuellement ; que leurs maîtres avoient pris une ferme résolution de ne pas souffrir que ce prince, déjà trop puissant, s'étendît davantage, qu'il seroit temps qu'il abandonnât ses chimères, et qu'il fît la paix avec le roi d'Espagne ; que le bruit couroit qu'elle se négocioit par l'entremise du Pape. Là-dessus Sunderland décria fort la foiblesse de cette entremise, l'attachement des parents du Pape pour l'Empereur, et soutint que, quand même le Pape auroit agi en médiateur équitable, l'Empereur seroit toujours maître de lui manquer de parole, et qu'il n'en seroit pas de même à l'égard de l'Angleterre et de la Hollande, dont la médiation seroit beaucoup plus sûre et plus juste ; que leur intention étoit de mettre l'Europe en repos; et que le roi d'Espagne en feroit l'épreuve, s'il vouloit se fier à ces deux puissances.

Stanhope, venant d'Hanovre à la Haye, précéda de peu de jours le passage du roi d'Angleterre[1] ; il tint à Beretti le même propos. Il s'étendit sur la nécessité de l'union de l'Espagne avec l'Angleterre, sur les malheurs

1. Georges Ier quitta Hanovre le 19 janvier, passa par la Hollande, et s'embarqua le 28 sur un yacht qui le débarqua à Margate le 29 ; il arriva le 30 à Londres, où il fut reçu solennellement (*Gazette*, p. 64, 71 et 78).

de la dernière guerre qui avoit désolé l'Espagne, dans laquelle il s'étoit trouvé, sur l'ancienne maxime des Espagnols de paix avec l'Angleterre, sur les sentiments du roi d'Angleterre, qui répondoient à ceux du roi d'Espagne, enfin jusqu'à trouver dans ces deux princes une conformité de caractère, et il parla comme Sunderland sur la prétendue négociation du Pape. Il promit que, si le roi d'Espagne avoit confiance en lui, il[1] travailleroit de manière qu'il en seroit satisfait; que l'Angleterre forceroit l'Empereur à convenir de ce qui seroit juste, ensuite à tenir les conventions faites; que la succession de Parme et de Plaisance seroit assurée à la reine d'Espagne et à don Carlos[2] à l'infini; que les droits du roi d'Espagne sur Sienne seroient maintenus; qu'elle empêcheroit la maison d'Autriche de s'emparer de la Toscane[3]. Enfin Stanhope promit tout ce qui pouvoit plaire le plus au roi ou à la reine d'Espagne, ou Beretti embellit et augmenta le compte qu'il en rendit[4]. Beretti soupçonna que les ambassadeurs de France, qui étoient à la Haye, n'eussent part à la façon dont Stanhope s'étoit expliqué sur la succession de Parme, qui touchoit si personnellement et si sensiblement la reine d'Espagne, pour l'engager, par cet intérêt, à faire entrer le roi son mari dans la Triple alliance, par conséquent à confirmer encore plus, en faveur des Renonciations, les dispositions faites par le traité d'Utrecht. Il crut voir, par des traits échappés dans la conversation à Stanhope, que l'union entre la France et l'Angleterre n'étoit pas aussi sincère ni aussi étroite de la

1. Le pronom *il* est répété deux fois, à la fin d'une ligne et au commencement de la suivante.

2. L'aîné des enfants d'Élisabeth Farnèse.

3. Torcy disait « de la succession de Toscane ». L'Empereur visait en effet à hériter du grand duché à la mort de Côme III, qui n'avait pas d'enfants.

4. Cette réflexion prouve bien que ces renseignements viennent d'une dépêche de Beretti interceptée à la poste pendant le transit par la France.

part des Anglois que le monde se la figuroit. Il étoit confirmé dans cette pensée sur ce que Stanhope s'étoit particulièrement attaché à lui montrer qu'il faisoit une extrême différence, pour la solidité des alliances, entre celle de la France et celle que l'Angleterre contracteroit avec l'Espagne ; et que, pour lui faire sentir l'importance de cette confidence, il lui avoit demandé un secret sans réserve à l'égard de tout François, Hollandois et Anglois, et il lui offrit d'entretenir avec lui une correspondance régulière après son retour en Angleterre, d'où il le remit à lui répondre sur la permission qu'il demanda pour le roi d'Espagne de lever trois mille Irlandois[1].

Mesures de Beretti contre l'union de la Hollande avec l'Empereur et pour celle de la République avec l'Espagne.

Beretti[2], avec ces notions et ces mesures prises, se mit à travailler du côté d'Amsterdam à empêcher les États-Généraux de presser l'Empereur d'entrer dans la ligue. Il les savoit disposés à lui garantir les droits et les États qu'il possédoit en Italie, ce qui étoit fort contraire aux intérêts du roi d'Espagne. Il sut qu'Amsterdam vouloit éloigner cette garantie[3] ; c'en étoit assez pour éloigner l'Empereur d'entrer dans le traité, et il étoit de l'intérêt du roi d'Espagne de profiter de cette conjoncture pour presser la République de se déterminer sur la proposition qu'il lui avoit faite, qui d'ailleurs étoit mécontente de l'infidélité des Impériaux sur l'exécution du traité de la Barrière. Mais il lui fallut essuyer les longueurs ordinaires du gouvernement de ce pays.

Motifs du traité de

L'Angleterre étoit toujours menacée de forts mouve-

1. Il a déjà été parlé de cette demande dans notre précédent volume, p. 360.

2. Mémoires de Torcy, p. 13-14.

3. Torcy disait : « Ne jugeant pas à propos d'aller à la Haye, [Beretti] se servit du ministère de don Nicolas Olivier, secrétaire de l'ambassade Il apprit par lui que la ville d'Amsterdam, dont le suffrage est d'un poids considérable dans la province de Hollande et par conséquent dans les sept provinces, avoit déjà donné ordre à ses députés d'éloigner le point de la garantie des États de l'Empereur en Italie. »

l'Angleterre et du desir de l'Empereur de la paix du Nord.

ments[1]. Le nombre des Jacobites y étoit toujours grand, nonobstant l'abattement de ce parti ; c'est ce qui pressa Georges de se rendre à Londres, sans s'arrêter en Hollande, et ce qui lui fit conclure son traité avec la France, bien persuadé que sa tranquillité au dedans dépendoit de cette couronne, et de la retraite du Prétendant au delà des Alpes. Pentenrieder[2] avoit été dépêché de Vienne à Hanovre pour le traverser. Il n'en étoit plus temps à son arrivée ; il fallut se contenter de l'assurance positive qu'il ne contenoit aucun article contraire aux intérêts de la maison d'Autriche, et d'écouter l'applaudissement que se donnoit le roi d'Angleterre des avantages, tant personnels que nationaux, qu'il en tiroit. Pentenrieder avoit ordre aussi de travailler à la paix du Nord. L'Empereur s'intéressoit à sa conclusion pour tirer facilement des troupes qui étoient employées à cette guerre, pour en grossir les siennes en Hongrie, où il n'étoit plus question que d'ouvrir la campagne de bonne heure. Le roi d'Angleterre protesta de son desir, en représentant les difficultés infinies qui naissoient des intérêts et des jalousies des confédérés, et sur ce qu'il ignoroit encore ce que les ministres de Suède lui préparoient en Angleterre.

Divisions en Angleterre et blâme du traité avec la France.

La division y étoit grande[3], non seulement entre les deux partis toujours opposés, mais dans le dominant, mais entre les ministres, mais dans la famille royale. Le gros blâmoit le traité avec la France, qui désunissoit l'Angleterre, contre son véritable intérêt, d'avec[4] l'Empereur. Il le trouvoit inutile, parce [que], ne leur pouvant être bon que par des conditions avantageuses pour le commerce, il n'y en étoit pas dit un mot. La considération du repos de leur royaume ne les touchoit point. Ils disoient que l'Angleterre ne pouvoit demeurer unie

1. Torcy, p. 15-17.
2. Jean-Christophe, baron de Pentenrieder : tome XXX, p. 127.
3. Torcy, p. 17-20.
4. Les mots *d'avec* sont en interligne au-dessus de *de* biffé.

qu'autant qu'on lui présenteroit un objet qui lui fît craindre la désunion ; que le Prétendant étoit cet objet, qui, disparoissant, dissiperoit les craintes, dont la fin donneroit lieu aux passions particulières de faire plus de mal que les guerres du dehors. Ainsi ils trouvoient mauvais qu'il y eût une stipulation de secours de la France si l'Angleterre en avoit besoin[1], parce que, si c'étoit en troupes, la nation n'en vouloit point chez elle d'étrangères; si en argent, leur royaume n'en manque pas, et il lui est honteux d'en recevoir d'un autre. C'est qu'encore que le parti dominant, qui étoit les whigs, eût toujours été déclaré pour la maison d'Autriche, il s'étoit laissé gagner par le roi Georges[2] et par ses ministres allemands uniquement occupés de la grandeur de la maison d'Hanovre en Allemagne : changement d'autant plus étonnant que le ministère whig souhaitoit peu auparavant que le roi d'Espagne voulût revenir contre ses renonciations, et que l'esprit du parti fût encore le même. Ses adversaires, ravis de les voir divisés, demeuroient spectateurs tranquilles des scènes qui se préparoient à l'ouverture et pendant les séances du Parlement, et dressoient cependant leurs batteries pour déconcerter celles de la cour qui vouloit conserver ses troupes dans[3] la paix la plus profonde, que les tories vouloient faire réformer comme contraires à la liberté de l'Angleterre et fort à charge par la dépense. Ces dispositions achevoient de persuader Georges de l'utilité de son traité avec la France, et de la nécessité de cultiver et de fortifier tant qu'il pourroit cette alliance.

1. Par l'article VI du traité, les trois contractants s'engageaient à se secourir mutuellement contre toute puissance qui les attaquerait dans l'intention de rompre l'état de choses établi par les traités d'Utrecht, notamment en ce qui regardait la succession aux couronnes de France et d'Angleterre. La France devait fournir un contingent de huit mille fantassins et de deux mille cavaliers, ou un secours pécuniaire équivalent.

2. Avant *George* (*sic*), Saint-Simon a biffé *Gerg*.

3. *Dans* surcharge *de l*.

Stair eut ordre de dire que son maître la regardoit comme un prélude à des affaires bien plus importantes et bien plus étendues. Stair eut ordre aussi d'observer infiniment les démarches du baron de Gœrtz[1], qui étoit alors à Paris, que le roi d'Angleterre regardoit comme un de ses plus grands ennemis, dont il commençoit à découvrir les intrigues et celles des autres ministres de Suède.

Menées et mesures des ministres suédois et des Jacobites.

Gyllenborg, envoyé de Suède en Angleterre[2], qui voyoit de près le mécontentement et les mouvements qui y étoient[3], persuadé qu'il étoit de l'intérêt de son maître de profiter de ces divisions, suivit avec chaleur les projets qu'il avoit formés pour exciter des troubles en Angleterre, et procurer par là une diversion, la plus favorable que le roi de Suède pût espérer. Il négocioit donc en même temps deux affaires, dont la première, qu'il ne cachoit point, pouvoit contribuer au succès de l'autre, qui devoit être secrète. La première étoit un traité qu'il vouloit faire avec des négociants anglois, pour leur faire porter des blés en Suède et y prendre du fer en échange. Il communiquoit cette affaire à Gœrtz, et tout ce qu'il faisoit aussi pour la seconde, qui étoient les mesures qu'il prenoit avec les Jacobites; mais il craignoit, pour le secret d'une affaire si importante, la pénétration de la Hollande, où on savoit jusqu'aux moindres démarches des ministres étrangers. Il étoit averti par ses amis des mesures qu'il falloit prendre[4] et du temps à transporter des troupes suédoises et de l'artillerie sur les côtes d'Écosse ou d'Angleterre. Ils demandoient dix vaisseaux de guerre pour escorter les bâtiments de transport. Il étoit impossible de tenter d'en acheter en Angleterre sans s'exposer à être

1. Georges-Henri, baron de Gœrtz: tome XXX, p. 261.
2. Charles, comte de Gyllenborg: *ibidem*, p. 342.
3. Mémoires de Torcy, p. 20-26.
4. Avant *prendre*, Saint-Simon a biffé *des mesures*, répété par mégarde.

découvert, et, pour les bâtiments de transport, le danger n'en étoit pas moindre, si on en tiroit un trop grand nombre d'Angleterre en Hollande[1]. L'expédient pour ces derniers fut d'avertir que le roi de Suède feroit vendre dans un certain temps les prises faites par ses sujets dans la mer Baltique, d'engager sous ce prétexte plusieurs négociants de se rendre à Gothembourg[2], qui y feroient ces emplettes en même temps que leur échange de blé pour du fer. Quelques officiers de marine qui entroient dans le projet croyoient[3], par les raisons de leur métier, que le mois de janvier seroit le plus favorable pour ce transport, et supputoient qu'un bâtiment de trois cents tonneaux pouvoit porter trois cents hommes, les chevaux à proportion ; mais ils représentoient la nécessité d'appeler en Suède quelques officiers anglois qui connussent les côtes, pour conduire l'expédition. On étoit alors au mois de janvier. On a vu[4] que le roi, étant à Hanovre, avoit ordonné à l'escadre angloise qui étoit à Copenhague d'y demeurer. L'amirauté d'Angleterre, piquée que cela eût été fait sans elle, avoit fait des représentations sur ce séjour, comme contraire au bien de la nation[5], et avoit en même temps fait disposer des lieux pour y faire hiverner vingt-cinq des plus grands navires d'Angleterre ; par conséquent, nulle apparence que de quelques mois cette couronne eût aucun navire en mer. La difficulté de l'argent étoit la principale. Mais celui qui dirigeoit le projet de la part des Anglois, étant revenu à Londres

1. Torcy disait : « d'Angleterre ou de Hollande », ce qui est bien plus naturel.

2. Gothembourg, en suédois Göteborg (Saint Simon écrit *Gottembourg*), chef-lieu de la province suédoise du même nom, sur le Skager-Rack, avait été bâtie par Gustave-Adolphe et était devenue la seconde ville de Suède par son importance.

3. *Croyoit* corrigé en *croyoient*. — 4. Tome XXX, p. 350.

5. D'après une correspondance de Londres du 8 janvier à la *Gazette d'Amsterdam*, n° v, il semble que ces vaisseaux anglais avaient alors quitté le Danemark.

vers le 15 janvier, y dit à Gyllenborg que, sur un ordre du comte de Mar, il avoit fait délivrer en France à la reine douairière d'Angleterre vingt mille[1] pièces pour les Suédois, qu'il avoit fait demander au même comte, et en quel endroit il feroit payer le reste de la somme; que les amis étoient fort inquiets du bruit qui couroit de la mésintelligence entre les barons Spaar et Gœrtz[2], et qu'ils avoient appris avec plaisir que Gyllenborg devoit passer en Hollande pour conférer avec Gœrtz. Le compte de ce qui avoit été payé montoit lors à vingt-cinq mille pièces[3]; Gyllenborg en demanda dix mille avant son départ, et une lettre du frère du médecin du Czar[4], pour s'en servir en cas de besoin. On lui promit une bonne somme lorsqu'il passeroit en Hollande; mais Gyllenborg et ceux de l'entreprise étoient également inquiets de l'ordre reçu de remettre l'argent à la reine d'Angleterre en France, au lieu de le remettre à Gyllenborg, suivant le premier plan, et de tirer une quittance signée de lui. Ils craignoient surtout la France, et l'étroite intelligence qui étoit entre le roi d'Angleterre et le Régent, qui lui donneroit non seulement tous les secours promis dans les cas stipulés, mais tous les avis de tout ce qu'il pourroit découvrir pour sa conservation sur le trône.

Méchanceté de Bentivoglio à l'égard de la France et du Régent.

Bentivoglio, toujours porté au pis sur le Régent[5] et à tout brouiller en France, prétendoit que la fin secrète du traité avec l'Angleterre étoit de former et fortifier en Allemagne le parti protestant contre le parti catholique, et qu'il ne s'agissoit pas seulement de détruire en Angleterre la religion catholique, qu'on devoit regarder désormais comme bannie de ce royaume, mais d'enlever à la

1. *29000* corrigé en *20000*. — 2. Tome XXX, p. 349-351.
3. Torcy dit seulement vingt mille.
4. Il a été parlé de ce médecin, du nom d'Erskine, dans le tome XXX, p. 345, mais non de son frère.
5. Mémoires de Torcy, p. 26 et suivantes, copie presque textuelle pour les vingt-cinq premières lignes.

maison d'Autriche la couronne impériale, et de la mettre sur la tête d'un protestant. Il menaçoit déjà Rome de suivre le sort des catholiques de l'Empire et de devenir la proie des protestants. Après avoir ainsi intimidé le Pape, il l'exhortoit à s'unir plus étroitement que jamais à l'Empereur dont l'intérêt devenoit celui de la religion, et, pour avoir lui-même part à ce grand ouvrage, il entretenoit souvent le baron d'Hohendorff[1], fourbe plus habile que le Nonce, et[2] qui lui faisoit accroire que, touché de ses lumières, de son zèle et de ses projets, il envoyoit exactement à Vienne tous les papiers qu'il lui communiquoit. Cette ressource d'union à l'Empereur étoit encore la seule que Bentivoglio faisoit envisager à Rome pour soutenir en France l'autorité apostolique, et pour engager le Pape aux violences, dont par lui-même Sa Sainteté étoit éloignée[3]. Il l'assuroit que les liaisons seules qu'il pourroit prendre avec les princes catholiques, dans une conjoncture où tous les remèdes palliatifs qu'on n'avoit cessé d'employer malgré ses instances s'étoient tous tournés en poison contre la saine doctrine et l'autorité de la cour de Rome[4]. Ceux qui la gouvernoient[5] étoient persuadés que sa seule ressource pour sauver son pouvoir, et suivant son langage la religion en France, étoit une liaison parfaite entre le Pape et le roi d'Espagne, et le seul moyen d'y conserver la saine doctrine et la foi de nature. Aubenton étoit exactement instruit de ces sentiments, sur le fidèle et entier dévouement duquel[6] le Pape comptoit entièrement. Ce jésuite et Alberoni étoient en même

Étranges pensées prises

1. Envoyé de l'Empereur à Paris : tome XXX, p. 278.

2. Cet *et*, inutile, a été ajouté en interligne.

3. Torcy disait plus vaguement : « pour engager le Pape à prendre une voie opposée peut-être au caractère de S. S. »

4. Phrase incomplète. Saint-Simon passe ici les pages 28 à 52 du manuscrit de Torcy, qui ont rapport aux affaires de la Constitution, et ne s'aperçoit pas qu'il ne termine pas sa phrase.

5. Torcy (p. 52-53) dit : « Sa Sainteté ».

6. *Duquel* ajouté en interligne.

à Rome de la Triple alliance.

temps avertis par Rome que la Triple alliance, qui venoit d'être signée, ne tendoit qu'au préjudice du roi d'Espagne, et à maintenir la couronne de France dans la ligne d'Orléans, et l'engagement réciproque de maintenir aussi la couronne d'Angleterre dans la ligne protestante étoit traité d'infâme : dont la conclusion étoit que le roi d'Espagne agiroit prudemment de prendre des liaisons avec les Allemands[1]. Telles étoient les dispositions de Rome quand Aldrovandi en partit pour retourner en Espagne[2]. Il eut ordre de passer à Plaisance[3] pour y faciliter le succès de sa négociation par les avis et le crédit du duc de Parme.

Instruction et pouvoir d'Aldrovandi retournant de Rome en Espagne.

L'instruction d'Aldrovandi étoit fort singulière : il emportoit des brefs qui accordoient au roi d'Espagne une imposition annuelle de deux cent mille écus sur les biens ecclésiastiques d'Espagne et des Indes[4], avec pouvoir d'augmentation suivant le besoin, à proportion de ce que ces mêmes biens payoient déjà pour le tribut appelé *sussidio y excusado*[5]. Les ecclésiastiques d'Espagne s'y opposoient au point de tenir à Rome pour cela un chanoine de Tolède appelé Melchior Guttierez, qui pesoit fort au cardinal Acquaviva[6]. Le grand objet du Pape étoit

1. Le Régent avait mauvaise opinion du P. Daubenton. Dans une lettre qu'il écrivait à l'ambassadeur Saint-Aignan le 2 novembre 1716 et qui est insérée dans les *Mémoires de Noailles* (édition Michaud et Poujoulat, p. 269) il disait de ce jésuite : « Souvenez-vous que c'est un homme très rusé et très dangereux, dont il faut vous défier autant que personne, et qui, quelque mine qu'il fasse au-dehors, est très étroitement uni avec Alberoni, et n'oubliez pas que vous ne sauriez rien faire de plus important pour le bien de l'État et pour mon service que de travailler à les mettre aussi mal ensemble qu'ils sont bien à présent, afin de tâcher de les perdre l'un par l'autre. »

2. Il quitta Rome le 27 janvier, selon Torcy (p. 54), le 26, d'après la *Gazette* (p. 103).

3. *Plaisance* corrige en surcharge *Parme pr*, et *pr* a été ajouté à la suite en fin de ligne.

4. Ces trois mots sont en interligne, parce que Torcy n'a parlé des Indes qu'un peu plus loin.

5. Tome XXX, p. 132.

6. « Le cardinal Acquaviva, dont ce chanoine traversoit les négo-

d'obtenir l'ouverture de la nonciature à Madrid, depuis si longtemps fermée, et de faire admettre Aldrovandi en qualité de nonce. Il lui enjoignit donc de garder précieusement les brefs d'imposition sur les biens[1] ecclésiastiques, et de ne les délivrer qu'après son admission à l'audience en qualité de nonce, et lui permit en même temps de les délivrer avant de prendre le caractère de nonce, si on insistoit là-dessus. Acquaviva, qui le découvrit, en avertit le roi d'Espagne, et, dans la connoissance qu'il avoit du peu de stabilité des résolutions du Pape, conseilla de commencer par se faire remettre ces brefs. La promotion d'Alberoni en étoit un autre article que les défiances[2] mutuelles rendoient difficile. Le Pape, de peur qu'on ne se moquât de lui après la promotion faite, n'y vouloit procéder qu'après l'accommodement conclu. Alberoni, qui avoit la même opinion du Pape, ne vouloit rien finir avant d'être fait cardinal. Pour sortir de cet embarras, Aldrovandi fut chargé de déclarer que, lorsque le Pape sauroit, par un courrier qu'il dépêcheroit en arrivant, que les ordres dont il étoit porteur étoient du goût du roi d'Espagne, il feroit aussitôt la promotion d'Alberoni, avant même d'en savoir davantage, ni l'effet de la parole que le roi d'Espagne auroit donnée. Aldrovandi, quelque bien qu'il fût avec Alberoni et Aubenton, y desira des précautions contre ses ennemis ; Acquaviva, qui avoit le même intérêt, y manda d'être en garde contre tout ce qui viendroit des François sur le compte de ce nonce, qu'ils haïssoient comme trop attaché, à leur gré, au roi d'Espagne, à l'égard des événements qui pouvoient arriver en France, avec force broderies pour appuyer cet avis[3].

ciations, demanda l'ordre de lui faire une correction sévère, si le roi d'Espagne ne vouloit pas ordonner au chapitre de le rappeler » (Torcy, p. 54).

1. *Biens* surcharge *brefs*, effacé du doigt.

2. Saint-Simon écrit *déffiences*, et plus loin *rendoit* est au singulier.

3. Torcy développe ces « broderies » (p. 57-58).

Manèges d'Alberoni pour avancer sa promotion. Son pouvoir sans bornes. Dépit et jalousie des Espagnols.

Alberoni[1] avoit déclaré que non-seulement le neveu du Pape, mais qui que ce fût qu'il voulût envoyer à Madrid, y pouvoit être sûr d'une réception agréable, et du succès des ordres dont il seroit chargé, si sa promotion étoit faite ; mais que, s'il arrivoit les mains vides, il n'auroit qu'à s'en retourner aussitôt, et qu'Aldrovandi même n'y seroit pas souffert, quand bien il se réduiroit à demeurer comme un simple particulier sans aucun caractère. Il disoit et il écrivoit qu'il n'y avoit pas moyen d'adoucir une reine irritée par tant de délais trompeurs, qu'il rappeloit tous ; il insistoit, comme sur un mépris et un manque de parole insupportable, sur la promotion du seul Borromée[2], que le Pape vouloit faire, et qui étoit dévoué et dépendant de la maison d'Autriche ; qu'il donneroit la moitié de son sang, et qu'il n'eût jamais été parlé de sa promotion, tant il prévoyoit de malheurs de cette source[3] ; qu'Aubenton étoit exclus[4] d'ouvrir la bouche sur quoi que ce fût qui regardât Rome ; qu'il prévoyoit qu'il recevroit incessamment la même défense. Il se prévaloit ainsi de la timidité du Pape pour en arracher par effroi ce qu'il desiroit avec tant d'ardeur, et protestoit en même temps de sa reconnoissance, de sa résignation parfaite aux volontés du Pape, en y mêlant toujours la crainte des ressentiments d'une princesse vive, dont il tournoit toujours les éloges à faire valoir la confiance dont elle l'honoroit, et son crédit supérieur à toutes les attaques. Sa faveur, en effet, étoit au plus haut point. Il avoit dissipé, anéanti, absorbé tous les conseils[5] ; lui seul donnoit tous les ordres, et c'étoit à lui seul que ceux qui servoient au dedans et au dehors les demandoient et les recevoient. La jalousie étoit extrême de la part des Espa-

1. Ce paragraphe correspond aux pages 59 à 63 des Mémoires de Torcy.

2. Tome XXX, p. 269. — 3. *Source* corrige *mes*[*ure*].

4. Voyez tome XXVI, p. 190, note 4.

5. Saint-Simon résume ici beaucoup Torcy.

gnols, qui, grands et petits, se voyoient exclus de tout, et voyoient tous les emplois entre les mains d'étrangers qui ne tenoient en rien à l'Espagne, et qui n'étoient attachés qu'à la reine et à Alberoni pour leur fortune et leur conservation.

Misères de Giudice.

Giudice ne pouvoit se résoudre à quitter la partie[1], et, quoique accablé des plus grands dégoûts, il ne pouvoit renoncer à l'espérance de se rétablir auprès du roi d'Espagne. Il se vouloit persuader, et encore plus au Pape, qu'il sacrifioit les peines de sa demeure à Madrid à Sa Sainteté et à sa religion, et lui mandoit sans ménagements de termes tout ce qu'il pouvoit de pis contre Alberoni, Aubenton et Aldrovandi, qu'il lui reprochoit de croire plutôt que de consulter le clergé séculier et régulier d'Espagne sur ce qu'il pensoit d'eux, lequel étoit pourtant le véritable appui de l'autorité pontificale dans la monarchie. A la fin, ne pouvant plus tenir avec quelque honneur, il résolut de partir[2], et prit en partant des mesures pour se procurer la faveur du roi de Sicile, et une conférence avec lui en passant[3].

Vanteries d'Alberoni. Il fait de grands changements en Espagne.

Alberoni se moquoit de lui publiquement. Il vantoit la forme nouvelle du gouvernement, et les merveilles qu'il avoit déjà opérées dans les finances et dans la marine. Campo-Florido, que si longtemps après nous avons vu ici ambassadeur d'Espagne et chevalier du Saint-Esprit, fut fait président des finances[4]; don André de

1. Torcy, p. 64-65. — 2. Ci-après, p. 108.

3. « Il remit au marquis de Montroux, ambassadeur du roi de Sicile, une lettre pour le roi son maître. Il rendoit compte à ce prince de son état; il l'assuroit que, étant libre, il le serviroit désormais plus aisément; qu'immédiatement après son arrivée à Gênes il lui écriroit pour lui demander ses ordres; qu'il les attendroit pour se rendre ensuite en tel lieu que Sa Majesté Sicilienne voudroit lui marquer. » (Torcy.)

4. Saint-Simon fait ici une confusion qu'il rectifiera dans la suite des *Mémoires*, tome XVIII de 1873, p. 162. Le Campo-Florido, président du conseil des finances, n'est pas le même que celui qui vint comme

Paëz[1], président du conseil des Indes, qui fut fort diminué, et dont encore tous les créoles furent chassés[2]. Le comte de Frigiliana, grand d'Espagne, père d'Aguilar, desquels j'ai parlé plus d'une fois[3], fut démis[4] de la présidence du conseil d'État; mais on en laissa les appointements à sa vieillesse[5]. Le conseil des Indes, sans la signature duquel

ambassadeur d'Espagne à Paris. Le premier, Juan del Rio Gonzalez, marquis de Campo-Florido, était espagnol, de petite naissance et s'était enrichi dans les fermes du roi; il fut trésorier général de la guerre en 1707, devint gouverneur ou président du conseil des finances ou *hacienda* en juillet 1709 et conserva cette place jusqu'en 1711; il y fut remis par Alberoni en février 1717, donna sa démission en février 1724 lors de l'abdication de Philippe V, mais reprit ses fonctions en novembre suivant, quitta enfin définitivement pour raison de santé en août 1725, et mourut le 5 mars 1726. Philippe V lui avait donné en janvier 1708 une place de gentilhomme de la chambre sans les entrées. — L'autre, originaire de Sicile, s'appelait Louis de Reggio-Saladino-Blanciforte-Colonna, prince de Campo-Florido; général des galères de Sicile en janvier 1713, gouverneur du Guipuzcoa en décembre 1714, puis de la côte de Grenade en août 1722, il fut fait grand d'Espagne et vice-roi ou capitaine-général du royaume de Valence en septembre 1727, ambassadeur à Venise en janvier 1734, puis à Paris d'avril 1740 à 1748, où il eut le cordon du Saint-Esprit en 1746, quitta Paris à son grand regret pour aller comme ambassadeur à Naples lors de la révolution de palais qui se produisit à Madrid, démissionna en 1751 pour entrer à l'Oratoire de Rome, et mourut en 1758.

1. La *Gazette*, p. 65 et 89, appelle ce personnage « don André de Pez », et c'est aussi l'orthographe de Torcy.

2. « Ce conseil, dont l'autorité venoit d'être réduite à la simple voix consultative, fut aussi diminué considérablement pour le nombre des conseillers, tous ceux qu'on appelle créoles, c'est-à-dire nés dans les Indes de pères espagnols, furent chassés de leurs places comme prévaricateurs » (Torcy, p. 68).

3. Rodrigue-Manuel Manrique de Lara, comte de Frigiliana, et Inigo-de-la-Croix Manrique de Lara, comte d'Aguilar; tome VII, p. 313 et 314.

4. *Démis* corrige *dépo*[*sé*].

5. Saint-Simon fait erreur. M. de Frigiliana n'était point président du conseil d'État, mais de celui des Indes, où nous l'avons vu nommer en 1715 (tome XXVI, p. 167); c'est de cette place qu'on lui laissa les appointements, ou plutôt les honneurs, avec douze mille écus de pension (*Gazette*, p. 65 et 89).

celle du roi ne servoit à rien aux Indes, reçut défense de plus rien signer, et celle du roi seul y fut substituée. Le conseil de guerre, dont la présidence fut laissée au marquis de Bedmar, grand d'Espagne et chevalier du Saint-Esprit, de qui j'ai aussi parlé[1], sans autorité, et le conseil réduit à quatre membres de robe[2] qui ne s'y pouvoient mêler que des choses judiciaires[3]. S'il s'agissoit de faire le procès à des officiers généraux, ils furent réservés au roi d'Espagne ou aux officiers généraux qu'il y commettroit. Les appointements des grands emplois furent fort réduits. Par exemple, ceux du président du conseil de Castille ou du gouverneur, qui étoient de vingt-deux mille écus, furent fixés à quinze mille ; les secrétaires du *despacho* furent réduits de dix-huit mille à douze mille écus, et eux exclus de toutes places de conseillers dans les conseils ; le nombre des commis fort réduit, et eux uniquement fixés à leur emploi dans leur bureau. Il joignit en une les deux places de secrétaires de la police[4] et des finances, fit d'autres changements dans les subalternes, et abolit l'abus introduit par le conseil de Castille dans les provinces et dans les villes, qui lui payoient quatre pour cent de toutes les sommes qu'elles étoient obligées d'emprunter, jusqu'au remboursement de ces sommes[5].

Politique et mesures entre le duc de Parme et Alberoni.

Alberoni[6] faisoit beaucoup valoir la sagesse et l'utilité de tout ce qu'il faisoit dans l'administration du gouvernement. Il n'en laissoit rien ignorer au duc de Parme, même

1. Isidore-Jean-Joseph-Dominique de la Cueva y Benavidès : tome V, p. 64. Il fut en même temps président du conseil des ordres (*Gazette*, p. 89 et 114).

2. La *Gazette* donne leurs noms dans sa correspondance de Madrid du 2 février (p. 89).

3. Phrase incomplète. — 4. Torcy disait : « de justice ».

5. Saint-Simon prend dans les Mémoires de Torcy (p. 67-70) la mention de toutes ces réformes ; la *Gazette*, qui annonça dans ses correspondances de Madrid les modifications dans les conseils, ne parle pas des réformes financières.

6. Ce paragraphe et le suivant résument les pages 71-75 du second volume des Mémoires de Torcy.

fort peu des affaires. Quoiqu'il se sentît plus en état de protéger son ancien maître qu'en besoin d'en être protégé, son nom et cette liaison ne lui étoient pas inutiles auprès de la reine d'Espagne. Pour les affaires de Rome, il ne lui en cachoit aucune. Les deux points que cette cour desiroit le plus d'obtenir de l'Espagne étoient que l'escadre promise contre les Turcs[1] se rendît dans le 15 avril, au plus tard, dans les mers de Corfou, et qu'Aldrovandi, en arrivant en Espagne, y rouvrît la nonciature avec toutes les prérogatives de ses prédécesseurs. Le duc de Parme, intéressé particulièrement à lui plaire[2], pressoit Alberoni de tout faciliter sur ces deux articles, et, pour lui marquer l'intérêt qu'il prenoit en lui, il lui donnoit en ami des conseils pour éviter de nouvelles plaintes du Régent. Sa pensée étoit qu'il y avoit des gens auprès de ce prince qui, pour leur intérêt particulier[3], cherchoient à le brouiller avec l'Espagne. Enfin, pour aider de tout son pouvoir Alberoni à Paris, il en rappela son envoyé Pighetti[4], qui s'étoit déchaîné contre ce premier ministre, et y envoya l'abbé Landi[5], qui étoit si bien dans son esprit qu'il auroit été précepteur du prince des Asturies sans les réflexions personnelles que la reine fit sur ce choix.

Caractère de Landi,

Landi étoit doux et insinuant. Il avoit de l'esprit et des lettres. Il étoit mesuré et de bonne compagnie; mais il

1. Elle devait se composer de sept vaisseaux de guerre, deux brûlots et cinq galères (*Gazette d'Amsterdam*, n° xxv, correspondance de Paris).

2. A plaire à la cour de Rome.

3. Torcy ajoutait : « et pour pêcher en eau trouble. »

4. N. Pighetti, comte de Rivasso (tome XXV, p. 121). La *Gazette* mentionne le 11 avril (p. 192) son audience de congé de la duchesse d'Orléans. — Saint-Simon écrit *Pichotti*, lisant mal Torcy, qui écrivait *Pichetti*.

5. Cet abbé, qui resta en France jusqu'en 1722 (suite des *Mémoires*, tome XVII de 1873, p. 320), était-il parent de l'italien Beretti-Landi, envoyé d'Espagne en Hollande (tome XXX, p. 277)? Il eut ses premières audiences du Roi et du Régent les 6 et 21 avril (*Gazette*, p. 180 et 204).

avoit été bibliothécaire du cardinal Imperiali[1], qui étoit une école à devenir aussi passionné autrichien que mauvais françois. Alberoni, encore alors ministre public du duc de Parme à Madrid, quoique premier ministre d'Espagne, étoit le confident secret de la reine à l'égard de sa maison, comme sur le gouvernement de l'État, et des chagrins réciproques. Elle et la duchesse sa mère étoient aisées à s'offenser[2], et le duc de Parme, plus liant et plus doux, étoit souvent embarrassé[3] entre l'une et l'autre pour des bagatelles domestiques, dont Alberoni l'aidoit à se tirer[4]. Tous deux avoient intérêt à vivre ensemble dans une étroite amitié, et Alberoni avoit soin de lui rendre compte des affaires dont il étoit occupé, et souvent encore des projets qu'il formoit[5].

envoyé de Parme à Paris.

Un de ceux qu'il avoit le plus à cœur[6] étoit d'empêcher les Hollandois de faire avec l'Empereur une alliance défensive, et de les amener à en conclure une avec le roi d'Espagne, que, pour sa vanité, il vouloit traiter lui-même à Madrid. Il se réjouissoit d'espérer que la Triple alliance brouilleroit l'Europe, principalement si elle étoit suivie d'une ligue avec l'Empereur. Il ordonnoit à Beretti de déclarer nettement que l'Espagne prendroit ses mesures, si les Provinces-Unies traitoient effectivement avec l'Empereur. Quelque médiocre cas qu'il fît de Ripperda, il le ménageoit par l'intérêt commun d'attirer la négociation à Madrid, lequel de son côté exagéroit les plaintes de l'Espagne, comme si elle eût cru le traité avec l'Empereur entamé, et il se répandit avec ses maîtres en reproches, en avis et en menaces sur leur conduite avec l'Espagne, qui, comptant sur leur amitié, n'avoit pris des mesures

Vives mesures d'Alberoni pour détourner les Hollandois de traiter avec l'Empereur et les amener à traiter avec le roi d'Espagne à Madrid.

1. Joseph-René, cardinal Imperiali (tome XXII, p. 177).

2. Déjà dit tome XXX, p. 371. — 3. Écrit *embrassé* par mégarde.

4. Torcy énumère (p. 73-75) quelques-unes des difficultés alors pendantes entre la reine d'Espagne et sa mère, et aussi avec son beau-père.

5. Avant ce mot, Saint-Simon a biffé un premier *formoit,* qui surchargeait *fais*[*oit*].

6. Torcy, p. 75-79.

avec aucune puissance, et avoit envoyé quatre vaisseaux à la mer du Sud pour en chasser les François. Beretti eut ordre en même temps de protester contre l'alliance que les États-Généraux feroient avec l'Empereur, et de prendre d'eux son audience de congé dans le moment que la négociation seroit commencée. Alberoni y mêloit ses plaintes particulières; il disoit que le roi d'Espagne auroit raison de lui reprocher la partialité qu'il avoit toujours témoignée pour la Hollande, et les conseils qu'il lui avoit toujours donnés de préférer son alliance à toute autre. Il ajoutoit que leur conduite alloit confirmer des bruits fâcheux répandus contre les principaux du gouvernement, accusés de s'être laissé gagner par trois millions distribués entre eux par la France, pour traiter avec elle, comme elle avoit fait pour acheter la paix d'Utrecht. Il demandoit pourquoi des ministres infidèles n'étoient pas punis, et c'étoit pour éviter un tel inconvénient que le roi d'Espagne vouloit traiter à Madrid, comme quelques particuliers d'Hollande, dans la vue de se procurer les mêmes avantages, vouloient traiter à la Haye; que toute idée de négociation s'évanouiroit si la République traitoit avec l'Empereur. Beretti eut ordre de s'expliquer dans les termes les plus forts, et de bien faire entendre que le silence que[1] le roi d'Espagne avoit gardé sur la Triple alliance, c'étoit qu'il n'avoit aucun sujet de s'opposer à des traités entre des puissances amies, mais que de leur en voir faire un avec le seul ennemi qu'il eût, ce traité ne pouvoit avoir d'objet que le préjudice et le dommage de la couronne d'Espagne.

Artificieuses impostures d'Alberoni sur la France.

Il étoit pourtant vrai[2] que cette prétendue tranquillité d'Alberoni sur la Triple alliance n'étoit que feinte. Il disoit que les vues et les agitations du Régent étoient trop publiques pour être ignorées; qu'en son particulier, il n'avoit qu'à se louer des nouvelles assurances de l'amitié

1. Ces trois mots sont en interligne, au-dessus de *si elle ne*, biffé.
2. Torcy, p. 79-82.

et de la confiance la plus intime que le Régent lui avoit données par le marquis d'Effiat et par le P. du Trévou[1], avec les plus fortes protestations de la parfaite opinion de sa probité; mais qu'elles ne le rassuroient pas contre les brouillons dont il étoit environné, quelque attention qu'il voulût prendre pour le rendre content de sa conduite. Telles étoient les impostures et les artificieuses vanteries d'Alberoni.

Il se rend seul maître de toutes les affaires en Espagne. Fortune de Grimaldo.

Toujours inquiet de tous les avis qui pouvoient[2] venir au roi d'Espagne, il fit donner un ordre positif à tous les ministres au dehors de ne plus écrire par la voie du conseil d'État, mais d'adresser à Grimaldo toutes les dépêches. Encore les voulut-il sèches, et que le véritable compte des affaires lui fût adressé par des lettres particulières à lui-même. Grimaldo[3] avait été présenté au duc de Berwick, en Espagne, pour être son secrétaire espagnol. Il ne le prit pas, parce que lui-même ne savoit pas un mot d'espagnol alors. Orry, qui savoit la langue, le prit, et s'en accommoda fort, par conséquent la princesse des Ursins. Ce fut où Alberoni le connut, du temps qu'il étoit en Espagne valet du duc de Vendôme, et, après qu'il l'eut perdu, résident, puis envoyé de Parme. Mme des Ursins chassée, Grimaldo demeura obscur dans les bureaux, d'où il fut tiré par Alberoni, à mesure qu'il crût en puissance. Il en fit son principal secrétaire confident pour les affaires. Ce fut lui avec qui je traitai en Espagne, et que j'y trouvai le seul ministre avec qui le Roi dépêchoit[4]. Il n'avoit point pris de corruption de ses deux maîtres. Si je parviens jusqu'au temps d'écrire mon ambassade, j'aurai beaucoup d'occasion de parler de lui[5].

1. Tome XXX, p. 369.
2. Avant *pouvoient,* il a biffé *povoient,* mal écrit.
3. Tout ce qui va suivre sur la carrière de Grimaldo et sur son caractère ne vient pas de Torcy.
4. Voyez notre tome VIII, p. 156, note 1.
5. Suite des *Mémoires,* tomes XVII et XVIII de 1873.

Giudice s'en va enfin à Rome.

Enfin le cardinal del Giudice, ne pouvant plus tenir en Espagne, en partit le 22 janvier sans avoir pu obtenir la permission de prendre congé du roi ni de la reine. Il alla par la Catalogne s'embarquer à Marseille, pour se rendre à Rome par la Toscane[1].

Mesures d'Alberoni avec Rome.

Le délai[2] opiniâtre de la promotion d'Alberoni excita les plaintes les plus amères du roi et de la reine d'Espagne, et les avis les plus fâcheux à Aldrovandi, en chemin vers l'Espagne. Les agents qu'il y avoit laissés désespéroient qu'on l'y laissât rentrer, et du départ de l'escadre. Le premier ministre vouloit intimider le Pape, comme le plus sûr moyen d'accélérer sa promotion ; mais il n'avoit garde de se brouiller avec celui dont il attendoit uniquement toute sa solide grandeur, qu'il ne se pouvoit procurer par aucun autre. Il sentoit aussi que le roi d'Espagne avoit besoin de ménager les favorables dispositions du Pape pour lui, qui disoit souvent à Acquaviva qu'il le regardoit comme l'unique soutien de la religion prête à périr en France, uniquement pour l'intérêt particulier du Régent, contradictoire à celui du roi d'Espagne, tant il étoit bien informé par Bentivoglio et ses croupiers. Acquaviva ne cessoit donc d'exhorter le roi d'Espagne de former une liaison étroite avec le Pape pour le bien de la religion. Il disoit que les François n'avoient pas souffert moins impatiemment que les Allemands le long séjour d'Aldrovandi à Rome, dans le desir, pour l'intérêt personnel du Régent, que la discorde eût duré entre les cours de Rome et de Madrid ; qu'on voyoit enfin à découvert que la Triple alliance étoit moins contraire à l'Empereur qu'au roi d'Espagne ; que le Pape en avoit fait porter ses plaintes au Régent, et chargé son nonce d'en-

Étranges impressions prises à Rome sur la Triple alliance.

1. La *Gazette* dit le 24 (p. 90); mais Saint-Simon prend cette date dans Torcy. Le Régent écrivit au cardinal le 6 février pour le féliciter de s'être défait de la charge de grand inquisiteur et lui souhaiter un bon voyage (reg. KK 1324, fol. 57).

2. Torcy, p. 83 et suivantes.

gager les cardinaux de Rohan et Bissy et les évêques qui avoient[1] le plus de crédit d'appuyer ses remontrances, même les admonitions[2] que Sa Sainteté étoit obligée de lui faire[3]. Elle ne se contenta point de ce que le cardinal de la Trémoïlle lui put dire sur la Triple alliance[4]. Elle vouloit rassembler plusieurs[5] sujets de plaintes. L'abandon du Prétendant en eût été un en forme si elle n'eût pas compris tous les princes catholiques de l'Europe. Le Pape se réduisit à la compassion et à faire assurer la reine sa mère qu'il ne l'abandonneroit point, que ses États lui seroient ouverts, et qu'il souhaitoit de l'y pouvoir recevoir et traiter d'une manière qui répondît à son rang et à sa condition[6]. Rome étoit généralement[7] persuadée que la Triple alliance avoit[8] pour premier objet de priver le roi d'Espagne de ses droits ; on y disoit tout haut que trois rois y étoient sacrifiés pour deux injustes successions, l'une contre la loi divine, l'autre contre la loi de nature. Le Pape en étoit persuadé. Il déploroit l'état de la religion en France ; car[9] la religion à Rome, l'infaillibilité du Pape et toutes les prétentions de cette même cour n'y sont qu'une seule et même chose. Le Pape disoit souvent à Acquaviva qu'il ne voyoit d'appui pour elle que le roi d'Espagne, et qu'il espéroit aussi que ce seroit par la

1. Avant *avoient*, Saint-Simon a biffé *auroie[nt]*.

2. « *Admonition*, avertissement ; il n'a guère d'usage qu'en style de pratique » (*Académie*, 1718).

3. Saint-Simon passe ici plusieurs pages des Mémoires de Torcy relatives aux affaires de la Constitution.

4. Notamment qu'il ne contenait aucun article relatif aux huguenots.

5. *Plusieurs* surcharge *des*.

6. Tout ceci vient de la page 92 du manuscrit de Torcy. Saint-Simon passe ensuite à la page 101.

7. Il écrit en abrégé *glt*.

8. Avant *avoit*, il y a dans le manuscrit un premier *avoit*, biffé, qui surcharge d'autres lettres illisibles.

9. La réflexion qui va suivre n'est pas de Torcy, mais bien de Saint-Simon.

même main que Dieu la rétabliroit en France dans sa pureté avec les droits de la nature. Aldrovandi avait ordre de s'expliquer plus clairement sur cette matière importante lorsqu'il seroit arrivé à la cour d'Espagne. Il avoit reçu les instructions et les pouvoirs nécessaires pour terminer les différends des deux cours à leur satisfaction commune. Le Pape, desireux de lier une étroite union avec le roi d'Espagne, et persuadé que le grand point des différends étoit les biens patrimoniaux mis sous le nom d'ecclésiastiques pour les affranchir de tout par l'immunité ecclésiastique[1], et les contributions du clergé des Indes, avoit laissé pouvoir[2] à Aldrovandi d'étendre les facultés qu'il lui avoit données, et de se relâcher autant qu'il le verroit nécessaire pour la satisfaction de la cour d'Espagne, et de se bien concerter avec le duc de Parme, en passant à Plaisance, pour assurer le succès de sa commission.

Conférence d'Aldrovandi avec le duc de Parme à Plaisance. Hauteur à son égard de la reine d'Espagne.

Ce nonce[3] exposa donc ses instructions au duc de Parme; ils convinrent que, puisque le Pape ne vouloit point accorder l'imposition perpétuelle sur le clergé, le roi d'Espagne devoit se contenter d'une imposition à temps, fondé sur l'exemple des premières de cette sorte, qui peu à peu s'étoient augmentées, et étoient enfin devenues perpétuelles, comme ces nouvelles-ci seroient conduites par même voie à même fin; surtout d'éviter que cette affaire fût remise à une junte, toujours plus occupée de durer et de former des difficultés que de les aplanir, et de se tirer de l'exemple des congrégations[4] par dire que le Pape n'en avoit fait une là-dessus que pour s'autoriser contre l'opinion de plusieurs qui ne vouloient point d'accommodement. A l'égard du principal moyen, qui étoit de choses secrètes que le nonce se réservoit à lui-

1. Tome XXX, p. 335-336. — 2. *Pouvoir* ajouté en interligne.
3. Torcy, p. 104 et suivantes.
4. C'est-à-dire, de la congrégation que le Pape avait formée pour examiner les affaires d'Espagne.

même, et qui très vraisemblablement regardoient la succession possible de France, il est incertain si Aldrovandi les confia au duc de Parme[1]; mais on sut certainement que ce prince n'oublia rien pour convaincre Alberoni de la nécessité de répondre aux bonnes dispositions du Pape, de former avec lui des liaisons stables et perpétuelles, et qu'en général il y avoit lieu d'espérer encore plus pour l'avenir. Le personnel[2] d'Alberoni ne fut pas oublié dans ces conférences. Aldrovandi proposa au duc de Parme de commettre quelque personne d'autorité à Rome pour y solliciter la promotion d'Alberoni, qui ne dépendoit, suivant les assurances du nonce, que du succès de l'accommodement; et, s'il pouvoit en arrivant à Madrid promettre positivement au Pape la conclusion des différends entre les deux cours, la promotion se feroit à l'arrivée du courrier qu'il dépêcheroit à Rome[3]. Ensuite le duc de Parme pensa à soi. Il étoit fort inquiet d'une prétendue négociation qu'on disoit que le Pape conduisoit entre l'Espagne et l'Empereur[4]. Un petit prince tel que lui avoit fort à se ménager pour ne pas irriter une puissance telle que celle de l'Empereur, et ne pas perdre sa considération en Italie en perdant son crédit en Espagne. Il avoit recours aux conseils d'Alberoni pour se conduire dans une conjoncture si délicate. Il comptoit également sur son appui et sur celui de la reine d'Espagne, dont il craignit les bizarreries et la facilité à se fâcher, qu'elle faisoit souvent sentir au duc et même à la duchesse de Parme, qui de son côté n'étoit pas moins impérieuse que la reine sa fille[5]. Son prodigieux mariage, qui lui avoit fait oublier sa double bâtardise du pape Innocent III et de l'empe-

1. Ce qui veut dire que les correspondances interceptées n'en parlaient pas.
2. Torcy disait : « les intérêts particuliers. »
3. Déjà dit ci-dessus, p. 99.
4. Pour faire la paix entre eux.
5. Répétition de ce qui a déjà été dit ci-dessus, p. 105.

reur Charles V[1], lui fit trouver fort étrange que le duc de Parme eût osé sans sa participation écouter des propositions de mariage pour le prince Antoine, son frère[2], avec une fille du prince de Liechtenstein et deux millions de florins de dot[3]. Le duc de Parme eut beaucoup de peine à l'apaiser, et n'osa achever ce mariage.

L'Angleterre alarmée des bruits d'un traité négocié par le Pape entre l'Empereur et l'Espagne, fait là-dessus des propositions à Alberoni. Sa réponse à Stanhope, son dessein, son artifice auprès du roi d'Espagne pour se rendre seul maître de toute négociation.

Les ministres d'Angleterre[4] étoient alarmés aussi de ces bruits d'un traité ménagé par le Pape entre l'Empereur et le roi d'Espagne. Le roi d'Angleterre vouloit conserver son crédit en Espagne, pour s'autoriser en Angleterre. Stanhope écrivit confidemment à Alberoni que les ambassadeurs de France lui avoient parlé à la Haye des bruits de ce traité ; il lui mandoit que, si le roi d'Espagne desiroit effectivement de faire la paix avec l'Empereur, l'Angleterre et la Hollande lui offriroient non seulement leur médiation, mais encore leur garantie du traité, engagement que la foiblesse, le caractère et l'éloignement du Pape ne lui pouvoient laisser prendre, et que les deux nations exécuteroient aisément. Il offroit encore les mesures nécessaires pour empêcher l'Empereur de s'emparer des États du Grand-Duc. Alberoni répondit que le roi d'Espagne étoit très sensible à ces propositions, qu'il ne croyoit pas que le Pape eût entamé rien à Vienne, que Sa Majesté Catholique ne s'éloigneroit jamais de contribuer à mettre l'équilibre dans l'Europe, et qu'en toutes

1. Le manuscrit porte bien *Innocent III* ; mais c'est une erreur. Le premier duc de Parme et Plaisance, Pierre-Louis Farnèse, était fils naturel du pape Paul III. Son fils et successeur, Octave, épousa Marguerite, fille naturelle de Charles-Quint. Ainsi s'explique la double bâtardise dont parle Saint-Simon. Il faut remarquer d'ailleurs que cette réminiscence généalogique est de son cru et ne vient pas de Torcy.

2. Dans le tome XXX, p. 277, il a été parlé des désirs de ce prince d'épouser une princesse de Modène.

3. Nous avons déjà rencontré le prince Antoine de Liechtenstein dans le tome VI, p. 188. Il avait plusieurs filles ; nous ne savons de laquelle il s'agissait.

4. Torcy, p. 107 et suivantes.

occasions elle donneroit des marques de sa modération. Alberoni vouloit voir de quelle manière Stanhope s'expliqueroit sur cette réponse générale. Beretti avoit déjà donné le même avis du prétendu traité par le Pape, mais sans parler des ambassadeurs de France, circonstance essentielle en toute affaire où l'Espagne prenoit quelque intérêt. Alberoni disoit que le principal embarras pour le roi d'Espagne étoit à l'égard des futurs contingents[1], véritable centre où tendoient toutes les lignes qu'on tiroit de tous les côtés; qu'il ne se mettoit point en peine des alliances, parce que Ripperda l'assuroit que les Hollandois n'en feroient point avec l'Empereur; que le[2] roi d'Espagne savoit que les Anglois vouloient s'allier avec lui, et que, comme il savoit aussi qu'il n'y avoit rien de la prétendue négociation du Pape à Vienne, il vouloit mûrement examiner les conditions et les engagements à prendre et à demander dans les traités à conclure avec l'Angleterre et la Hollande. Beretti étoit lors celui de tous ceux que l'Espagne employoit au dehors qui avoit le plus la confiance d'Alberoni; il en eut ordre de dresser un projet le plus convenable qu'il jugeroit pour servir de règle à la négociation que l'Espagne vouloit faire avec la Hollande et l'Angleterre. Alberoni y vouloit un grand secret et la diriger lui-même. Il avoit persuadé à Leurs Majestés Catholiques que, cette négociation ayant une liaison nécessaire avec les événements qui pouvoient arriver en France, il n'y avoit que lui seul qui dût en avoir la confiance; qu'il falloit se défier de tout Espagnol, qui tous auroient des motifs particuliers de se conduire contre les intentions et l'intérêt du roi d'Espagne.

Ce prince[3], ennuyé de la lenteur des États-Généraux à — Fort propos du roi

1. Ce terme ambigu désigne évidemment le cas d'ouverture de la succession de la couronne de France.

2. Avant *que*, Saint-Simon a biffé un *et*, et avant *le* il a aussi biffé *il sçavoit*.

3. Torcy, p. 111-112.

d'Espagne à l'ambassadeur de Hollande sur les traités avec lui et avec l'Empereur.

se déterminer sur l'alliance qu'il leur avoit fait proposer et des bruits qui couroient de leur dessein de traiter avec l'Empereur, dit à leur ambassadeur, qui le suivoit à sa promenade dans les jardins du Retiro[1], qu'il ne pouvoit comprendre l'empressement que ses maîtres témoignoient de s'allier avec le seul ennemi qu'il eût, sans se souvenir de toutes les[2] démarches qu'il avoit faites pour les convaincre de son amitié, jusqu'à se porter aveuglément à tout ce qu'ils avoient voulu, et, comme les expressions latines lui étoient familières, il ajouta celle-ci : *Patientia fit tandem furor*[3]. Ripperda venoit alors de recevoir des ordres de sa république, qui protestoit de son intention d'entretenir une vraie bonne intelligence avec le roi d'Espagne, et de lui donner en toutes occasions des témoignages de leur respect. Il s'en servit dans sa réponse, qui apaisa le roi d'Espagne.

Le roi d'Angleterre à Londres ; intérieur de son ministère ; ses mesures.

Le roi d'Angleterre[4], en arrivant à Londres[5], avoit donné ses premiers soins à réunir ses principaux ministres, qui ne songeoient qu'[à] s'entre-détruire. Townshend[6] avoit promis d'accepter la vice-royauté d'Irlande, et d'y demeurer trois ans si le roi ne le rappeloit auparavant; Me-

1. Le Buen-Retiro : tome VIII, p. 101.
2. *Touttes les* corrige *tout cela.*
3. Saint-Simon copie mal Torcy qui donnait la citation complète : *Patientia læsa fit tandem furor.*
4. Tout ce qui va suivre est le résumé des pages 113 et suivantes des Mémoires de Torcy.
5. Il y arriva le 31 janvier : ci-dessus, p. 89.
6. Charles, vicomte Townshend, né en 1674, entra à la chambre des lords en 1697, et fut en 1708 capitaine des archers de la garde de la reine Anne ; ambassadeur en Hollande en 1709, il prit part aux négociations de Gertruydenberg. Rallié à Georges Ier, il fut un des régents désignés par celui-ci pour gouverner le royaume jusqu'à son arrivée et fut alors nommé (1714) secrétaire d'État pour le nord. Ses liaisons avec le prince de Galles le firent éloigner du conseil en avril 1717 ; mais il fut rappelé en juin 1721 pour succéder à Stanhope comme secrétaire d'État. Démissionnaire en 1730, il se retira de la vie publique et mourut le 21 juin 1738.

thuen[1] avoit été fait second secrétaire d'État. Le département du Sud lui avoit été donné, quoique ce fût celui du premier, pour laisser le Nord à Stanhope et le soin des affaires d'Allemagne, qui touchoient le roi d'Angleterre bien plus que toutes les autres par rapport à ses États patrimoniaux. Le Parlement avoit été prorogé jusqu'au 20 février, vieux style[2], pour avoir le temps de disposer la nation à la conservation des troupes[3], dont on ne seroit pas venu à bout si les ministres qui venoient de découvrir le projet des ministres de Suède n'eussent fait alors éclater la conspiration. Gyllenborg, envoyé de Suède, fut arrêté dans sa maison à Londres, le 9 février, à dix heures du soir. Vingt-cinq grenadiers posés à sa porte eurent ordre d'empêcher que personne pût lui parler ; on rompit ses cabinets et ses coffres ; ses papiers furent enlevés sans inventaire et sans scellé ; on répandit dans le public que le complot avoit été découvert par trois lettres que Gœrtz écrivoit à Gyllenborg, avec ses réponses, et le chiffre dont ils se servoient ; qu'on y avoit vu le projet d'une descente à faire en Écosse ; que Gœrtz avoit déjà touché cent mille florins en Hollande, depuis dix mille livres sterling à Paris ; que Gyllenborg avoit reçu vingt mille livres sterling à Londres[4].

Gyllenborg, envoyé de Suède, arrêté ; son projet découvert.

Presque tous les ministres étrangers qui étoient à Lon-

Mouvement causé par

1. Tome XXX, p. 112.

2. L'Angleterre n'adopta qu'en 1752 la réforme du calendrier faite en 1582 par le pape Grégoire XIII ; en 1716, le calendrier « vieux style » était en retard de onze jours sur le calendrier grégorien, et le 20 février correspondait donc au 3 mars.

3. *Gazette*, p. 78 et 93.

4. Il a été longuement parlé du complot jacobite machiné par l'ambassadeur suédois, ci-dessus, p. 94-96. Saint-Simon copie exactement les Mémoires de Torcy. Sur l'arrestation, on peut voir la *Gazette*, p. 94 et 106, et surtout la *Gazette d'Amsterdam*, n° XV et Extraordinaire, et les *Mémoires de Lamberty*, tome X, p. 17 et suivantes. Dangeau la mentionne le 14 février : tome XVII, p. 23, et le *Mercure* de mars donne un résumé des lettres saisies (p. 143-148).

cette action parmi les ministres étrangers et dans le public. Mesures du roi d'Angleterre et de ses ministres.

dres sentirent les conséquences de cet arrêt pour leur propre sûreté, et s'assemblèrent chez Monteleon, ambassadeur d'Espagne, pour en délibérer. Ils convinrent que le droit des gens étoit violé, principalement par l'enlèvement des papiers de l'envoyé de Suède ; mais, n'ayant point d'ordres de leurs maîtres, chacun craignit de prendre un engagement, et ils conclurent à attendre les éclaircissements que le gouvernement d'Angleterre avoit promis de donner. Monteleon, moins content du ministère d'Angleterre qu'il ne l'avoit été autrefois, fut moins discret ; il discourut sur ce que le projet paroissoit peu vraisemblable, qu'il y auroit peut-être quelque idée particulière de Gyllenborg sans rien de réel ni de concerté ; que le roi d'Angleterre avoit un pressant intérêt d'engager la nation angloise à déclarer la guerre au roi de Suède, et à contribuer à l'entretien des troupes et à l'armement des vaisseaux ; que ce ne seroit pas la première fois qu'une conjuration, révélée au Parlement au commencement de ses séances, auroit produit des effets merveilleux pour les volontés de la cour. Ces propos, qu'il croyoit tenir sûrement à des amis dans un intérêt commun, lui attirèrent une espèce de reproche des ministres d'Angleterre, et Stanhope lui dit qu'il étoit fâché qu'il eût désapprouvé ce qui s'étoit passé à l'égard de l'envoyé de Suède, mais qu'ils espéroient qu'il changeroit de sentiment quand il en sauroit le motif[1]. En attendant de satisfaire la curiosité générale, les ministres d'Angleterre laissoient répandre que les ducs d'Ormond et de Mar, chargés de conduire le débarquement, étoient déjà dans le royaume. Sur ces bruits et sur les preuves que le gouvernement promettoit de publier incessamment, tout devenoit facile

1. Les *Mémoires de Lamberty*, tome X, p. 20, donnent le texte de la lettre écrite par M. de Monteleon à Stanhope en lui accusant réception de la lettre circulaire dont il sera parlé plus loin ; le ministre espagnol proteste contre la violation du droit des gens commise par la saisie des papiers de Gyllenborg.

au roi, et il armoit sans peine trente navires, dont quinze étoient destinés pour la mer Baltique[1].

L'Espagne, à tous hasards, conserve des ménagements pour le Prétendant. Castelblanco.

Quelques[2] protestations d'intelligence et d'amitié qu'il y eût entre les cours de Londres et de Madrid, cette dernière ne laissoit pas d'avoir des ménagements pour le Prétendant. Le marquis de Castel-Blanco, dont le nom étoit Rojas, et qui étoit des Asturies[3], avoit épousé une fille du duc de Melfort[4]. Il s'étoit dévoué au Prétendant, pour lequel il avoit dépensé de grandes sommes qu'il avoit rapportées des Indes. Le Prétendant l'avoit fait duc en sortant d'Avignon[5], et le roi d'Espagne y avoit consenti avec la condition du secret, jusqu'au rétablissement de ce prince sur le trône de ses pères. Ainsi l'union n'empêchoit pas le roi d'Espagne de regarder comme très possible

1. Toute cette partie du récit est de la main même de Torcy dans le manuscrit Franc. 10671. Nous allons voir la suite de l'affaire un peu plus loin, p. 119.

2. Torcy, p. 117 et suivantes.

3. Joseph de Rojas ou Roxas, marquis ou comte de Castel-Blanco, d'une famille de petite noblesse de la province des Asturies, était né à Lima et avait gagné au Pérou une très grosse fortune. Venu en Europe vers 1708, il offrit à Philippe V une somme considérable pour obtenir la vice-royauté du Pérou ; mais sa proposition ne fut pas acceptée. Il se rendit en 1709 en France, s'y maria, comme il va être dit, et présenta à Torcy, en novembre 1710, un mémoire sur les moyens d'assurer aux Français et aux Espagnols le commerce exclusif des Indes orientales ; il demandait encore la vice-royauté du Pérou pour mettre à exécution ses projets. Louis XIV ne crut pas devoir suivre cette affaire (F. Masson, *Journal inédit du marquis de Torcy*, p. 293-295, 299 et 308-309), et c'est alors que Castel-Blanco s'attacha au Prétendant.

4. Il avait épousé en avril 1710 Marie-Josèphe-Euphémie Drummond, seconde fille du duc de Melfort, et les *Mémoires de Sourches* (tome XII, p. 212) donnent quelques détails assez curieux sur ce mariage : voyez aussi le *Mercure* d'avril 1710, p. 228-244. La *Gazette d'Amsterdam* annonce en octobre 1712 (nº LXXXVI) qu'il a quitté sa femme subitement ; elle mourut d'ailleurs en couches le 28 décembre suivant, dans sa vingtième année, et son mari se remaria avec sa sœur aînée.

5. Jacques III venait de lui donner le titre de duc de Saint-André et le rang de pair d'Écosse.

une révolution en Angleterre, et peut-être prochaine, ce que bien des gens dans Londres pensoient aussi. Le gouvernement, appliqué à faire connoître le crime de Gyllenborg, desiroit d'en faire un exemple en sa personne, et consulta des juges pour savoir si le caractère public empêchoit qu'on lui pût faire son procès. L'animosité étoit pareille à l'intérêt du roi, comme duc d'Hanovre, de faire déclarer la guerre à la Suède par les Anglois, et à celui de ses ministres, blâmés par le parti opposé comme d'une violence extravagante et dont les découvertes ne répondoient ni à l'éclat ni à l'attente du public [1]. Le roi d'Angleterre, qui prévoyoit des suites, augmenta les troupes qu'il entretenoit pour la conservation de ses États en Allemagne [2]. Ce n'étoit pas qu'il eût rien [à] y craindre de la part du roi de Suède, qui avoit perdu tout ce qu'il y possédoit, et très pauvrement renfermé dans ses anciennes bornes. Mais le roi de Prusse, gendre du roi d'Angleterre, piqué de sa froideur et de ses mépris, étoit devenu son plus mortel ennemi. Il s'unissoit étroitement avec le Czar, qui étoit irrité au dernier point contre le roi d'Angleterre. Le roi de Prusse vouloit la paix avec la Suède, pourvu que le Danemark, son allié, y fût compris. Il sentoit que l'intervention de la France en étoit la voie la plus sûre. Il craignoit en même temps l'union nouvellement resserrée entre l'Angleterre et le Régent, et il tâchoit de l'affoiblir, en avertissant ce dernier de la liaison intime dont le roi d'Angleterre se vantoit d'être avec l'Empereur, et prioit le Régent de faire ses réflexions là-dessus. Le Czar, personnellement piqué contre le roi d'Angleterre, ne se pressoit point de tenir la parole qu'il avoit donnée de faire sortir ses troupes du pays de Mecklembourg [3], et

Le roi de Prusse se lie aux ennemis du roi d'Angleterre. Les Anglois ne veulent point se mêler des affaires de leur roi en Allemagne.

1. Voyez la suite de l'affaire dans la *Gazette*, p. 154, 178, 184, 190, 215.

2. Torcy ajoutait qu'il avait pris à sa solde six régiments d'Anhalt, de Wolfenbüttel et de Munster.

3. Voyez la correspondance de Hambourg insérée dans la *Gazette*, p. 172, et ci-après, p. 388.

toutes ces considérations éloignoient les Anglois de se mêler des affaires de leur roi en Allemagne, où ils jugeoient qu'il en auroit beaucoup sur les bras, et leur persuadoient de laisser à Bernstorff, seul auteur de la violence exercée contre Gyllenborg, le soin de tirer son maître de l'engagement où il l'avoit jeté mal à propos. Les ministres anglois pensoient à peu près de même, et abandonnoient Bernstorff[1], et les amis du roi de Suède, qui en avoit beaucoup à Londres, l'exhortoient à distinguer le roi et la nation, et de déclarer dans un manifeste qu'il ne considéroit que le duc d'Hanovre dans ce qui s'étoit passé, dont il appeloit aux deux chambres du Parlement.

Gœrtz arrêté à Arnheim, et le frère de Gyllenborg à la Haye par le crédit du Pensionnaire. Sentiment général des Hollandois sur cette affaire; leur situation.

Quoique[2] la Hollande n'approuvât point cette violence, Heinsius, toujours attaché au roi d'Angleterre par ses anciennes liaisons, avoit eu le crédit aux États-Généraux de faire arrêter le baron de Gœrtz, ministre du roi de Suède, à Arnheim[3], et le frère de Gyllenborg à la Haye[4]. Slingelandt[5], au contraire, traitoit l'action de Londres d'attentat au droit des gens, et, parlant à Beretti, blâma Stanhope d'avoir, dans sa lettre circulaire aux ministres étrangers résidents à Londres[6], marqué que la révolte

1. Les Mémoires de Torcy ajoutaient (p. 123): « Stanhope, uni auparavant avec Bernstorff, soupoit tous les soirs avec Methuen chez Townshend. »

2. Mémoires de Torcy, p. 123.

3. Saint-Simon écrit ici *Arnhem*, et *Arnheim* dans la manchette.

4. Le récit de l'arrestation et de ses incidents est dans les *Mémoires de Lamberty*, tome X, p. 23 et suivantes, ainsi que divers documents qui s'y rapportent. Elle eut lieu le 20 février; voyez aussi la *Gazette*, p. 119; la *Gazette d'Amsterdam* n'en parla pas.

5. Simon Van Slingelandt (Saint-Simon écrit *Slingerland*), né à Dordrecht en 1664, fut secrétaire du conseil d'État des Provinces-Unies dès 1691, eut diverses missions diplomatiques auprès de Marlborough, fut ambassadeur à Londres et à Vienne et mourut en 1736. Il a laissé des traités de droit public réunis en quatre volumes d'*Écrits politiques et diplomatiques* (1784). Thorbecke a publié sa biographie en 1843.

6. Le texte de ces lettres circulaires, datées du 12 février, est dans

seroit appuyée d'un secours de troupes, parce que, les troupes ne marchant que sur les ordres du souverain, c'étoit avouer que l'envoyé de Suède étoit autorisé de son maître, et rendre ainsi l'affaire personnelle au roi de Suède, rendre innocent son envoyé, n'agissant que sur ses ordres, et ne laisser plus de doute à l'attentat au droit des gens. On croyoit en Hollande que ce qui avoit le plus engagé le roi d'Angleterre à demander aux États-Généraux de faire arrêter Gœrtz, étoit l'opinion qu'il traitoit la paix de la Suède avec le Czar. On disoit même que la condition en étoit la restitution de toutes les conquêtes du Czar sur la Suède, excepté Pétersbourg et son territoire, et que ce prince donneroit une de ses filles au jeune duc d'Holstein[1]. L'Empereur desiroit ardemment la paix du Nord, et les Hollandois pour le moins autant, pour leur commerce et pour affermir la paix dans toute l'Europe. Leurs dettes étoient immenses ; la nécessité d'épargner les avoit obligés à une grande réforme de troupes, et à manquer à la parole qu'ils avoient donnée pendant la dernière guerre à Messieurs de Berne de conserver en tout temps vingt-quatre compagnies de leur canton : ils avoient réformé trois mille Suisses. Les troupes qu'ils avoient conservées se montoient à vingt-huit mille hommes d'infanterie, deux mille cinq cents de cavalerie et quinze cents dragons[2] ; ce qui leur parut suffisant dans un temps où ils ne voyoient plus de guerre pro-

Lamberty, p. 18, et dans la *Gazette d'Amsterdam*, Extr. XVI ; voyez aussi notre *Gazette*, p. 106 et 116-117. On fit imprimer aussitôt à Londres les lettres les plus compromettantes saisies chez Gyllenborg (*Dangeau*, p. 41), et une réimpression s'en fit peu après à la Haye par l'imprimeur de l'État (*Gazette d'Amsterdam*, nº XXII, correspondance de la Haye).

1. Ce jeune prince était Charles-Frédéric qui avait succédé à son père en 1702 et qui était fils d'une sœur du roi Charles XII de Suède ; il épousa en effet en 1725 Anne, fille aînée du czar. Il a été question de l'un et de l'autre dans le tome XVII, p. 18.

2. Toutes ces précisions viennent de Torcy.

chaine, surtout depuis la dernière liaison de la France avec l'Angleterre, et le départ du Prétendant d'Avignon pour se retirer en Italie.

Entrevue du Prétendant, passant à Turin, avec le roi de Sicile, qui s'en excuse au roi d'Angleterre. Cause de ce ménagement.

Lorsque ce prince approcha de Turin[1], le roi de Sicile lui envoya le marquis de Cavaglia[2] et une partie de sa maison pour le recevoir et le traiter. Il entra dans Turin, vit incognito le roi et la reine de Sicile et le prince de Piémont, demeura quelques heures dans la ville sans cérémonies, et continua son chemin. Ce passage avoit fort embarrassé le roi de Sicile. Sa proche parenté avec le Prétendant[3], et les droits qu'il en tiroit dans l'ordre naturel pour la succession d'Angleterre, ne lui permettoient pas de refuser passage à ce prince, par conséquent de le faire recevoir et de le voir. Il craignoit de mécontenter l'Angleterre ; il n'espéroit que du roi Georges son accommodement avec l'Empereur ; Trivié, son ambassadeur à Londres, l'avoit flatté que ce prince lui garantiroit la Sicile ; mais, quand son successeur la Pérouse[4] en parla à Stanhope, celui-ci lui nia le fait. Il lui dit que, si le roi d'Angleterre se portoit à lui garantir les traités antérieurs à celui d'Utrecht, jamais il n'iroit au delà, ni à aucune garantie pour la Sicile ; que l'Empereur ne vouloit entendre parler de rien avant que la Sicile lui fût restituée ; que le prince Eugène même, si porté pour le chef de sa maison, s'expliquoit que rien ne se pouvoit traiter sans

1. Les Gazettes ne parlent pas de cette réception à Turin ; Saint-Simon n'a pas d'autre source que les Mémoires de Torcy, p. 126.

2. Saint-Simon écrit *Caravaglia* et lit mal Torcy, qui disait correctement *Cavaglia*. C'est François-Hyacinthe de Gontheri, marquis de Cavaglia, qui avait épousé en 1683 une Brûlart de Sillery, et qui avait le grade de lieutenant général et la charge de général des postes de Savoie.

3. Victor-Amédée et Jacques III étaient cousins issus de germains, leurs grand'mères paternelles à chacun étant filles de Henri IV.

4. Jean-François Bertrand, comte de la Pérouse, qui avait remplacé Trivié au commencement de 1717, avait eu sa première audience au début de février (*Gazette d'Amsterdam*, n° xv). Il était conseiller d'État et chevalier d'honneur au sénat de Savoie.

cela. Ainsi le roi de Sicile, bien instruit des volontés fixes de l'Empereur, n'espéroit se rapprocher de lui que par le roi d'Angleterre, qu'il ménageoit par cette raison plus qu'aucune autre puissance. Il n'oublia donc rien pour se justifier auprès de lui à l'égard du Prétendant. Le roi d'Angleterre reçut assez bien ses excuses, peut-être par la conjoncture de l'embarras de l'affaire des ministres de Suède, et la crainte où il étoit du nombre et de la force des Jacobites, et de la réponse de Gœrtz à l'interrogation qu'il avoit subie en Hollande. Il avoit déclaré qu'il avoit dressé un projet, approuvé par le roi son maître, pour faire la guerre au roi d'Angleterre, son ennemi découvert, mais une bonne guerre sans trahison ; qu'à son égard il n'avoit à répondre qu'au roi de Suède[1]. Une flotte de charbon venant d'Écosse effraya Londres, dans la fin de février : le bruit s'y répandit qu'on voyoit trente vaisseaux du roi de Suède ; rien n'étoit encore préparé pour s'opposer à une descente, et l'alarme fut grande, jusqu'à ce qu'on eut bien reconnu que ce n'étoit que des charbonniers[2].

Réponse ferme de Gœrtz interrogé en Hollande.

L'Angleterre et la Hollande communiquent la Triple alliance au roi d'Espagne. Soupçons, politique et feinte indifférence de ce monarque.

L'Angleterre[3] et la Hollande ménageoient toujours le roi d'Espagne. A l'imitation de la France, ils lui communiquèrent le traité de la Triple alliance. Ce monarque soupçonnoit des articles secrets que le Régent y auroit fait mettre, et qui étoient la vraie substance du traité. Mais il avoit au dedans et au dehors trop d'intérêt à cacher ses pensées de retour au trône de ses pères, pour ne pas montrer la plus entière indifférence, qui fit douter en effet s'il s'intéressoit à la ligue qui venoit de se conclure, et qu'on crut généralement en Espagne et parmi les étrangers qu'il portoit toutes ses vues sur l'Italie, et à recou-

1. Voyez les *Mémoires de Lamberty*, p. 27 et suivantes.

2. Des bateaux charbonniers ; ce mot était sans doute déjà usité dans cette acception, quoique aucun lexique ne l'indique. — La *Gazette*, p. 131, donne de cette méprise une autre version.

3. Torcy, p. 129 et suivantes.

vrer une partie de ce qu'il y avoit perdu. On en jugeoit par l'intérêt de la reine, qu'Alberoni en avoit tant à servir, et par son impatience de terminer tous les différends avec Rome. Il ne laissoit pas de s'y montrer ralenti par les délais de sa promotion, que la reine irritée regardoit, disoit-il[1], comme un mépris pour elle, et qu'elle sentoit moins par affection pour un sujet qui lui étoit dévoué, que par l'empressement, né des conjonctures, d'armer celui en qui elle avoit mis toute sa confiance d'une supériorité de représentation qui le mît en état de la servir sans ménagement dans les occasions scabreuses dont elle se voyoit menacée. Cela désignoit les vapeurs noires du roi d'Espagne, retombé depuis peu dans une maigreur et une mélancolie qui faisoient craindre la phtisie[2], et que sa vie ne fût pas longue.

Mauvaise santé du roi d'Espagne.

Burlet, son premier médecin[3], fut chassé d'Espagne un mois après ces derniers accidents[4], pour s'en être trop librement expliqué[5]. Les suites en étoient fort à craindre pour la reine, si haïe des Espagnols, et pour les étrangers, qui ne tenoient rien que d'elle ; mais le péril étoit extrême pour Alberoni, parce que, maître de tout sous

Burlet, premier médecin du roi d'Espagne, chassé. [*Add. StS. 1410*]

1. Ces deux mots ont été ajoutés en interligne.

2. Torcy disait « étisie », mot qui a le même sens que phtisie.

3. Tome XXX, p. 107.

4. Dangeau annonce cette nouvelle le 28 mars (p. 54), et ajoute qu'on ne lui donna que vingt-quatre heures pour partir. Un mois auparavant le roi l'avait nommé « premier médecin de Catalogne » (*Gazette*, p. 114).

5. Le duc de Saint-Aignan écrivait à Louville le 30 mars 1717 (*Mémoires de Louville*, tome II, p. 233) : « Burlet, premier médecin du roi Catholique, vient d'être disgracié. Ce malheur lui est, dit-on, venu de quelques propos indiscrets qu'il a tenus sur le tempérament de la reine, et sur les obstacles que cette princesse avoit apportés sans le vouloir au prompt rétablissement du roi. Il est question de rétablir le conseil des médecins de la chambre, qui traitoit et purgeoit les rois d'Espagne à la pluralité des voix. » Le médecin disgracié avait reçu au début de l'année une lettre de courtoisie du Régent (reg. KK 1324, fol. 17 v°).

Craintes de la reine d'Espagne et d'Alberoni. Ses infinis artifices pour hâter sa promotion.

elle, il étoit en but à la jalousie et à la haine universelle, et que, n'ayant point d'établissement, sa chute ne pouvoit être médiocre. Il avoit persuadé la reine qu'il y alloit de tout son honneur à elle, et que ce lui seroit la dernière injure que, après toutes les promesses du Pape, une ombre de protection de l'Empereur élevât Borromée[1] à la pourpre, en négligeant son plus intime serviteur, pour lequel elle avoit encore, en dernier lieu, écrit de sa main en termes si forts, qu'elle n'en pouvoit employer de plus pressants pour demander à Dieu le paradis. En même temps, connoissant bien le pouvoir de la crainte sur le Pape, il fit donner ordre à Daubenton, par le roi d'Espagne, d'écrire à Aldrovandi que, si la reine n'étoit pas promptement satisfaite, ni lui ni Alexandre Albani[2] n'obtiendroient point la permission de venir à Madrid. Alberoni comptoit se cacher ainsi, et faire valoir son entière soumission aux volontés du Pape sans aucune impatience, et qu'il regardoit comme le dernier des malheurs d'être la cause éloignée de la moindre brouillerie entre les deux cours, tandis qu'il ne laissoit échapper aucune occasion, ni aucune circonstance de l'intérêt, de la volonté, de la vivacité de la reine. Il fortifioit ces artifices de la peinture la plus avantageuse de l'état[3] où il avoit mis l'Espagne, tel qu'elle pouvoit se rire de ses ennemis, reconnoître les bienfaits, et se venger de ceux dont il ne seroit pas content. Ainsi, rien à espérer pour Aldrovandi ni pour don Alexandre, pas même la permission d'aller à Madrid, s'ils n'apportoient la satisfaction des desirs de la reine, comme au contraire tout aplani en l'apportant. Il protestoit qu'il n'oseroit plus ouvrir la bouche là-dessus ; que la reine lui avoit déjà reproché que six mois plus ou moins lui étoient indifférents, tandis que son honneur

1. Tome XXX, p. 269.
2. *Ibidem*, p. 355. Il avait été question qu'il vînt en Espagne en mission de courtoisie.
3. Avant *estat*, Saint-Simon a biffé un mot illisible.

étoit en continuel spectacle d'un mépris pour elle si insupportable; que le roi et elle avoient fort approuvé les nouvelles instances qu'Acquaviva avoit faites à l'occasion de la mort du cardinal del Verme[1], et qu'ils étoient l'un et l'autre certainement déterminés à rejeter toute proposition de Rome, si la grâce qu'ils avoient demandée n'étoit auparavant accordée. Le dernier courrier avoit porté au cardinal Acquaviva des ordres dressés dans cet esprit, et menaçants pour le Pape. Néanmoins Alberoni vouloit ménager les parents du Pape; il pensoit à faire donner, par le roi d'Espagne, une pension au cardinal Albane[2], qu'il savoit, par Acquaviva, disposé à la recevoir. Il se vouloit ainsi réserver les grâces, et laisser au contraire au roi d'Espagne les démonstrations et les effets de rigueur. Aldrovandi, informé en chemin de la colère de la reine par Aubenton, craignit pour sa fortune une rupture ouverte entre les deux cours. Le confesseur lui avoit mandé que la reine ordonneroit peut-être à Acquaviva de se désister de sa demande. C'étoit fermer au prélat la nonciature, par conséquent le chemin au cardinalat. Il écrivit donc à Alberoni que ce seroit donner à rire à ses envieux, et tout ce qu'il jugea le plus propre à lui en faire craindre l'événement et à lui faire prendre patience.

Le Pape[3], impatient de l'arrivée de l'escadre d'Espagne dans les mers d'Italie, et facilement épouvanté par les Vénitiens, qui lui représentoient les Turcs prêts d'en envahir ce qu'ils voudroient, avoit trouvé son nonce trop lent en sa route, mais toutefois sans pouvoir se résoudre

1. Thaddée-Louis del Verme, natif de Plaisance, était depuis 1688 évêque de Fano, lorsque le pape Innocent XII le créa cardinal en décembre 1695; il avait eu en 1701 l'évêché de Ferrare, et venait de mourir dans cette ville le 11 janvier 1717 à soixante-seize ans. Sa mort faisait une seconde place dans le sacré collège (*Gazette*, p. 76).

2. Annibal Albani (tome XVII, p. 215), l'aîné des neveux du Pape.

3. Torcy, p. 137 et suivantes.

à la promotion d'Alberoni, sans être sûr de l'accommodement de ses différends avec l'Espagne suivant le projet qu'il en avoit fait. Un des principaux moyens que ses amis[1] avoient imaginé étoit de procurer à don Alexandre Albani le voyage d'Espagne, pour y signer l'accommodement qu'Aldrovandi auroit dressé suivant les intentions du Pape. Don Alexandre desiroit avec passion cet honneur depuis longtemps[2]. La princesse des Ursins, et Alberoni après elle, s'y étoient toujours opposés ; enfin le dernier y avoit consenti, et permis à Acquaviva d'en parler au Pape. Il le fit dans un temps où don Alexandre étoit à la campagne. A son retour, le Pape lui en dit un mot, et remit à une autre fois à lui en parler plus au long. Il parut que ces délais étoient un peu joués entre l'oncle et le neveu. Le Pape s'étoit engagé à l'envoyer nonce extraordinaire à Vienne porter les langes bénits au prince dont l'Impératrice accoucheroit[3]. Mais, ce prince étant mort avant que la fonction eût été exécutée, le cardinal Albane, dévoué à la maison d'Autriche, prétendit que le même engagement subsistoit, et, soit que ce fût de concert ou de jalousie, le Pape trouva des difficultés insurmontables au voyage de don Alexandre à Madrid. Alberoni se vit ainsi privé des avantages de traiter et de terminer avec le neveu du Pape les différends entre les deux cours. Il trouva encore d'autres traverses.

Clameurs de Giudice contre Aldrovandi, Alberoni et Aubenton.

Le cardinal del Giudice, avant d'arriver[4] à Rome, la remplissoit de ses plaintes contre Aldrovandi, et demandoit des réparations des discours qu'il avoit tenus contre son honneur. Il avertissoit le Pape de ses fourberies, et de celles d'Aubenton et d'Alberoni, qu'il accabloit de railleries piquantes, et le représentoit comme ne pouvant main-

1. Les amis d'Alberoni. La phrase est plus claire dans Torcy.
2. Déjà dit dans le tome XXX, p. 355-356.
3. Nous avons vu la naissance et la mort de ce jeune prince en 1716 : tome XXX, p. 116 et 304.
4. Le verbe *arriver* est répété deux fois dans le manuscrit.

tenir longtemps sa faveur, qui étoit le meilleur moyen de nuire à sa promotion, et c'étoit aux cardinaux Albane et Paulucci[1] à qui il s'adressoit.

Angoisses du Pape; entraîné enfin. Il déclare Borromée cardinal seul et sans ménagement pour Alberoni. Mesures et conseils d'Acquaviva et d'Alexandre Albane à Alberoni.

Le Pape se trouvoit en d'étranges angoisses[2]. La maison Borromée le pressoit pour son maître de chambre, dont le neveu avoit épousé sa nièce[3], et dont la promotion avoit été arrêtée par Acquaviva le matin même qu'elle alloit être faite[4]. Le Pape comprenoit quelle colère cette promotion allumeroit en Espagne; il craignoit mortellement que l'escadre espagnole n'en fût arrêtée, et de voir l'Italie exposée aux Turcs. Néanmoins il fallut céder à ses neveux: Borromée fut déclaré cardinal le 16 mars[5], et le Pape ne donna pas même la satisfaction à Alberoni de lui faire espérer le second chapeau qui vaqueroit, ni de le réserver *in petto*. Rien n'étoit plus contraire aux espérances qu'Acquaviva avoit données à Alberoni de sa promotion certaine et prochaine. Ce cardinal fit savoir au duc de Parme par un courrier la promotion unique de Borromée, en le priant d'en dépêcher un en Espagne pour y porter cette fatale nouvelle. En même temps il écrivit à Alberoni qu'il savoit que le Pape le feroit cardinal s'il vouloit dépêcher un courrier portant parole positive que le roi d'Espagne mettroit Aldrovandi en possession de toutes les prérogatives de la nonciature, et qu'il enverroit incessamment son escadre en Levant pour agir contre les Turcs; que le lundi d'après l'arrivée du courrier le Pape tiendroit un consistoire, dans lequel il confèreroit[6] la seule place vacante à Alberoni, mais qu'il falloit se presser et n'attendre pas d'autres va-

1. Tome XXX, p. 323.

2. Saint-Simon passe ici les pages 140 à 166 du manuscrit de Torcy, relatives aux affaires de la Constitution.

3. Il faudrait: dont *son* neveu avait épousé *la* nièce: notre tome XXX, p. 269.

4. *Ibidem*, p. 357.

5. La *Gazette* dit le 15 (p. 186); Dangeau n'enregistre cette nouvelle que le 31 (p. 56). Saint-Simon prend la date du 16 à Torcy.

6. Il écrit *conferroit*.

cances, qui donneroient lieu au Pape de se trouver embarrassé par d'autres demandes, et par les couronnes; enfin que le Pape se contenteroit de deux lignes de la main du roi d'Espagne, qui confirmeroient ces promesses. Don Alexandre voulut aussi justifier à Alberoni la promotion de Borromée. Il la maintint indispensable, et sans préjudice pour Alberoni. Il devoit regarder ce délai, non comme exclusion, mais comme un effet malheureux de la contrainte du Pape, qui ne vouloit pas s'exposer à une compensation que les couronnes lui demanderoient pour le chapeau accordé à l'Espagne ; mais que le prétexte sûr de le tirer de cet embarras seroit le service signalé rendu à l'Église par l'accommodement des différends des deux cours, et l'envoi de l'escadre contre les Turcs. C'est ainsi que Rome sait profiter de l'ambition des ministres, et les gagner par l'appât d'une dignité étrangère. Don Alexandre, qui n'avoit pas abandonné l'espérance de sa mission en Espagne, n'épargna pas les protestations d'attachement pour Leurs Majestés Catholiques et de respect pour leur premier ministre.

Nouveaux artifices d'Alberoni pour hâter sa promotion, ignorant encore celle de Borromée.

Il y avoit déjà quelque temps qu'il[1] regardoit sa promotion comme sûre[2], qu'il en attendoit la nouvelle avec impatience, sans cesser de la faire presser par la reine et d'en faire l'affaire particulière de cette princesse. Comme la difficulté principale étoit la défiance réciproque, que le Pape vouloit être satisfait avant la promotion, et qu'Alberoni, au contraire, vouloit que sa promotion précédât la satisfaction du Pape, il représentoit de la part de la reine au duc de Parme, son principal agent dans cette affaire à Rome, deux raisons invincibles qui engageoient la reine à vouloir que sa promotion précédât la satisfaction du Pape : le point d'honneur étoit la première ; l'autre étoit d'empêcher les Espagnols de dire que la promotion d'Al-

1. Alberoni.

2. Tout ce paragraphe est le résumé des pages 170 et suivantes du manuscrit de Torcy.

beroni seroit la condition secrète d'un accommodement préjudiciable au roi et au royaume d'Espagne. Il vouloit que sa promotion ne parût fondée que sur la reconnoissance de tout ce que la reine avoit fait en faveur du saint-siège, qu'il rappeloit en détail, ainsi que la montre du secours maritime qu'il étaloit aux yeux du Pape, et qu'il promettoit d'envoyer d'abord après sa promotion, et la reine, de terminer en même temps les différends des deux cours, mais pas un clou[1] sans sa promotion[2] : c'étoit ses termes ; mais toujours désintéressé et se couvrant du voile du caractère de la reine. Comme il ne craignoit point d'être contredit en rien, et qu'il étoit maître de faire parler la reine comme il vouloit, il chargea le duc de Parme de se porter pour garant au Pape de sa totale satisfaction, au moment que la promotion seroit faite. Il en fit en même temps assurer directement le Pape par Acquaviva, mais avec un mélange de menaces. Tout de suite il avertit Aldrovandi qu'il seroit mal reçu s'il s'avançoit sans la nouvelle de sa promotion, et dépêcha un courrier pour le retenir sur la frontière du royaume. Mais, dans l'incertitude de sa route, qui lui pouvoit faire manquer le courrier, il fit résoudre le roi d'Espagne que, si Aldrovandi arrivoit à Madrid, il lui seroit fixé un terme pour en sortir. Parmi toutes ces mesures, c'étoit toujours la même fausseté. Il protestoit un désintéressement parfait ; sa promotion ne serviroit jamais de condition honteuse à l'accommodement ; il ne vouloit pas être cardinal aux dépens de la réputation de la reine ; que cette princesse, en lui procurant cet hon-

1. Le *Dictionnaire de l'Académie* de 1718 ne donnait pas cette locution, qui signifie : rien, même pas une chose insignifiante.

2. Le duc de Saint-Aignan écrivait à Louville (*Mémoires de Louville*, tome II, p. 235) : « Alberoni parle de mener la flotte aux Vénitiens au lieu de la faire agir contre les Turcs. Il s'attendait au chapeau qu'on vient de donner au cardinal Borromée. Au surplus, Pasquin a déjà parlé contre lui, ce qui prouve que le chapeau est prêt. Voici la pasquinade : *Non erubuit a tradimentis; vult erubescere ab Ecclesia.* »

neur, joignoit à la satisfaction de l'élever des vues bien plus considérables ; que le roi et elle vouloient faire tomber un chapeau sur celui qu'elles[1] honoroient de toute leur confiance, dépositaire de tous leurs secrets, la seule[2] qui les pût servir en des événements de la dernière importance ; mais que, puisque le Pape, nonobstant le besoin qu'il avoit de leur secours, témoignoit tant de répugnance, elles n'avoient d'autre parti à prendre que celui de se désister d'une telle demande, et de regarder comme un affront la préférence donnée à l'Empereur et les ménagements pour un sujet tel que Borromée. Il ajoutoit que, en la place du roi d'Espagne, il mépriseroit également toutes les concessions sur le clergé, dont il ne retireroit[3] jamais qu'une modique somme, après avoir défalqué ce que la nécessité et l'usage en déduisoit ; que c'étoit demander l'aumône à une cour orgueilleuse qui la faisoit tant valoir, et s'en rendre esclave pour chose qui étoit due en justice rigoureuse ; qu'il n'y avoit qu'une bonne règle à établir aisément dans les Indes pour se passer des subsides du clergé, par conséquent de tout accommodement avec Rome, qui souffriroit bien plus que l'Espagne de la prolongation des différends, qui certainement ne seroient point terminés que la promotion n'eût précédé. Il observoit que le Pape étoit bien mal conseillé de faire un si grand tort à la religion, dont la défense à tous égards sembloit réservée au roi d'Espagne, ayant lieu de s'assurer que, en usant généreusement envers la reine, elle y sauroit répondre avec usure. La reine accoucha d'un cinquième prince, qui mourut bientôt après[4].

1. Leurs Majestés.
2. La seule *personne*, mot qui se trouve dans le texte de Torcy.
3. Écrit par mégarde *retireoit*.
4. Ce prince, qu'on appela François, né le dimanche des Rameaux, 21 mars, mourut le 21 avril suivant (*Dangeau*, p. 55 et 76 ; *Gazette*, p. 173 et 233). Il n'était que le second fils d'Élisabeth Farnèse, mais le cinquième de ceux de Philippe V, ce monarque ayant eu trois fils de son premier mariage. Les lettres de félicitations du Régent pour la

Alberoni fait travailler à Pampelune et à la marine; fait considérer l'Espagne; se vante et se fait louer de tout; traite froidement le roi de Sicile; veut traiter à Madrid avec les Hollandois.

Alberoni crut que l'Espagne devoit se fortifier du côté de la France[1]; il fit travailler à Pampelune. Il compta y avoir tout achevé dans le courant de l'année et y mettre cent cinquante pièces de canon. Il travailloit en même temps aux ports de Cadix et de Ferrol en Galice[2], dont les ouvriers étoient exactement payés. Il comptoit avoir en mer vingt-quatre vaisseaux vers le 15 mai. On en construisoit un en Catalogne de quatre-vingts pièces de canon, qui devoit être prêt à la fin d'avril. Enfin les puissances étrangères commençoient[3] à chercher avec empressement l'Espagne. Il y en avoit qui s'inquiétoient des bruits répandus depuis quelque temps de négociations commencées entre l'Empereur et le roi d'Espagne. Alberoni avoit averti les ministres d'Espagne au dehors de n'avoir aucune inquiétude de tout ce qui s'en pourroit débiter. Le roi de Sicile, toujours mal avec l'Empereur, craignoit d'en être exclus. Le moyen sûr d'y être compris, s'il s'en faisoit un, étoit de l'être dans tous les traités que feroit le roi d'Espagne. Il donna donc ordre à son ambassadeur à Madrid[4] de le faire comprendre dans le traité dont il s'agissoit entre l'Espagne et les États-Généraux. Cet ambassadeur en parla à Alberoni, et n'en reçut que des réponses courtes et vagues. Il vouloit engager les États-Généraux à traiter avec l'Espagne; il prenoit toutes ses mesures pour en avoir l'honneur, et que ce fût à Madrid. Il se louoit et se faisoit louer sans cesse avec tout l'artifice imaginable, de la sagesse et du secret de son gouvernement, du bon ordre qu'il avoit mis dans les affaires de la monarchie, et de la vigueur qu'il y avoit fait succéder à toute sorte de foiblesse. Il ne songeoit qu'à bien rétablir la marine et le

naissance et de condoléances pour la mort sont dans le registre KK 1324, fol. 88-89 et 102 v°.

1. Mémoires de Torcy, p. 175.
2. Déjà dit dans le tome XXX, p. 338 et 367.
3. Avant *començoient*, Saint-Simon a biffé *cherch[oient]*.
4. Le marquis de Montroux.

commerce[1]. Surtout il déploroit la conduite des précédents ministres, qui avoient offusqué les grands talents de Philippe V pour le gouvernement, dont il louoit la vie uniforme toute l'année, que lui-même avoit établie pour le tenir avec la reine sous sa clef[2], et que personne n'en pût approcher que par sa volonté, et dont il ne pût prendre aucun ombrage. Cette suite de journées, qui a toujours duré depuis par s'être tournée en habitude, mérite la curiosité, et d'être rapportée d'après Alberoni même.

Journées uniformes et clôture du roi et de la reine d'Espagne.

Le roi[3] et la reine, qui en maladie, en couches, en santé, n'avoient jamais qu'un même lit, s'éveilloient à huit heures, et aussitôt déjeunoient ensemble. Le roi s'habilloit, et revenoit après chez la reine, qui étoit encore au lit (je marquerai lors de mon ambassade les légers changements que j'y trouvai[4]), et il passoit un quart d'heure auprès d'elle. Il entroit après dans son cabinet, y tenoit son conseil, et quand il finissoit avant onze heures et demie, il retournoit chez la reine. Alors elle se levoit, et pendant qu'elle s'habilloit le roi donnoit divers ordres. La reine étant prête, elle alloit avec le roi à la messe, au sortir de laquelle ils dînoient tous deux ensemble. Ils passoient une heure de l'après-dînée en conversation parti-

1. Cette phrase résume à elle seule les pages 179 à 181 de Torcy, où Saint-Simon aurait pu prendre d'intéressants détails. On peut penser que c'est volontairement que lui, l'inventeur des conseils de la Régence, a négligé le passage suivant : « Un de ses flatteurs (d'Alberoni) lui dit que la Providence lui avoit réservé l'honneur de mettre en pratique l'expédient autrefois imaginé par le feu marquis del Carpio comme un moyen sûr pour abattre la puissance de la France et relever celle d'Espagne, réduite alors à un déplorable état : c'étoit d'échanger de part et d'autre la forme des gouvernements, d'introduire en France l'établissement des conseils d'Espagne, et en Espagne le gouvernement despotique de la France. »

2. Tome XXX, p. 23-25.

3. Torcy, p. 182-183 ; copie presque textuelle.

4. Dans la suite des Mémoires (tome XVIII de 1873, p. 197-205), il racontera en effet avec bien plus de détails cette vie journalière du roi et de la reine d'Espagne.

culière ; ensuite ils faisoient ensemble l'oraison, après laquelle ils alloient ensemble à la chasse. Au retour le roi faisoit appeler quelqu'un de ses ministres, et, pendant son travail en présence de la reine, elle travailloit en tapisserie ou elle écrivoit. Cela duroit jusqu'à neuf heures et demie du soir, qu'ils soupoient ensemble. A dix heures Alberoni entroit, et restoit jusqu'à leur coucher, vers onze heures et demie. Les premiers jours d'une couche, leurs lits séparés étoient dans la même chambre. A ce détail il faut ajouter que peu à peu les charges n'eurent plus aucune fonction, et personne n'approcha plus de Leurs Majestés Catholiques ; ce qui a duré toujours depuis. J'en expliquerai le détail, si j'arrive jusqu'au temps de mon ambassade[1].

Alberoni veut avoir des troupes étrangères ; hait Monteleon.

Beretti[2] ne recevoit point de réponse de Stanhope sur la permission qu'il avoit demandée, à son passage à la Haye, pour la levée de trois mille Irlandois[3]. Il eut ordre de demander trois régiments écossois que les États-Généraux avoient à leur service, et qu'ils vouloient réformer. Il eût été plus naturel d'en charger Monteleon à Londres ; mais il avoit déplu par ses représentations sur les affaires, et par ses plaintes sur le payement de ses appointements, et il pouvoit bien aussi être trop éclairé et trop fidèle, au compte d'Alberoni. Stanhope, qui par cette même raison s'en étoit trouvé embarrassé, et qui, pour s'en défaire, l'avoit desservi auprès d'Alberoni, ne laissoit pas de s'ouvrir fort à lui.

Singulière et confidente conversation de Stanhope avec Monteleon.

Nonobstant les liaisons si étroites que l'Angleterre venoit de prendre avec la France, Stanhope n'hésitoit[4] pas de dire à Monteleon que les véritables liaisons et la véritable amitié de l'Angleterre seroient toujours avec l'Espa-

1. Nous réservons pour plus tard le commentaire de cet exposé.
2. Saint-Simon résume les pages 183 et suivantes de Torcy.
3. Ci-dessus, p. 91.
4. Il y a dans le manuscrit *ne hésitoit* ; mais *ne* finit une ligne et *hésitoit* commence la suivante.

gne ; que le roi son maître étoit prêt de faire un traité d'alliance si le roi d'Espagne y vouloit entrer ; qu'il ne trouveroit pas la même facilité avec les États-Généraux, dont le traité, généralement desiré par eux avec la France, avoit été fort combattu, et qui, sans faire d'alliance nouvelle avec l'Espagne, lui proposeroient peut-être d'entrer[1] dans celle qu'ils venoient de faire avec l'Angleterre et la France, et, pour faire remarquer à Montcleon la différence du procédé de l'Angleterre à l'égard de l'Espagne d'avec celui des États-Généraux, il ajouta que, aussitôt que la France eut proposé de traiter avec l'Angleterre, le roi d'Angleterre ordonna à son ministre à Madrid d'en faire part au roi d'Espagne, et de l'inviter d'entrer dans la négociation ; qu'il ne fit point de réponse ; que toutefois le roi d'Angleterre, supposant qu'il entreroit dans le traité, fit communiquer la proposition à l'abbé Dubois, employé dans le traité. De cette confidence, Stanhope passa à une autre bien moins innocente. Il lui dit tout de suite que l'abbé Dubois avoit paru très embarrassé, et fort peu content de la proposition qu'il lui avoit faite de comprendre le roi d'Espagne dans l'alliance ; qu'en effet on avoit vu pendant tout le cours de la négociation qu'il ne s'agissoit que d'un traité particulier, uniquement pour les intérêts du Régent ; que plus les ministres anglois avoient insisté à ne faire mention ni de succession respective, ni des traités d'Utrecht, plus l'abbé Dubois, au contraire, avoit desiré et sollicité que cette condition réciproque fût clairement exprimée ; que c'étoit à ce prix qu'il avoit offert de signer tous les articles et avantages demandés par l'Angleterre ; qu'il avoit employé toutes sortes de moyens pour parvenir à la conclusion du traité ; qu'il avoit enfin gagné les ministres d'Hanovre, en les assurant que la France garantiroit à cette maison la possession de Bremen et de Verden[2], et qu'elle s'engageroit à ne donner désormais

1. Les mots *d'entrer*, oubliés, ont été remis en interligne.
2. Tome XXIX, p. 268.

aucun subside à la Suède. Stanhope avouoit que depuis la conclusion du traité, le Régent témoignoit beaucoup d'attention et d'empressement pour les intérêts et pour les avantages du roi d'Angleterre ; que même l'abbé Dubois avoit donné des avis de la dernière importance ; mais comme bon Anglois, il disoit que, lorsqu'il s'agissoit de se fier à la France, il falloit suivre le conseil donné à celui qui se noyoit au sujet de l'invocation de saint Nicolas[1]. Cette maxime établie, Stanhope assura Monteleon que le roi d'Espagne éprouveroit en toutes choses l'amitié du roi d'Angleterre ; qu'il pouvoit arriver de grands événements et des révolutions imprévues, où les secours du roi d'Angleterre ne lui seroient pas inutiles. Il en auroit peut-être dit davantage ; mais Monteleon jugea de la prudence de ne pas marquer trop de curiosité (et la chose étoit assez intelligible), et d'attendre d'autres conjonctures pour le faire parler encore sur la même matière. Stanhope lui confia qu'il attendoit l'abbé Dubois, et que vraisemblablement il résideroit quelque temps en Angleterre.

Dettes et embarras de l'Angleterre ; mesures contre la Suède.

Ce royaume menaçoit de nouveaux remuements[2]. L'état de ses dettes passoit cinquante millions sterling. On se proposoit d'en réduire les intérêts de six à cinq pour cent[3], et cette contravention aux obligations passées sous l'autorité des actes du Parlement, n'étoit pas une entreprise sans danger[4]. On murmuroit déjà beaucoup de la

1. Saint Nicolas, évêque de Myre, fut longtemps regardé, surtout chez les Grecs, comme le patron des mariniers. Saint-Simon copie textuellement la phrase dans Torcy ; elle fait sans doute allusion à quelque conte anglais.

2. Torcy, p. 188 et suivantes.

3. Les mots *pour cent* corrigent *par an*.

4. Une correspondance de Londres du 23 avril insérée dans la *Gazette d'Amsterdam*, n° xxxv, annonce que, quelques jours auparavant, Walpole avait présenté à la Chambre des communes un bill « pour la réduction de l'intérêt de certaines dettes publiques » ; mais auparavant les Communes avaient voté la réduction à cinq pour cent de l'intérêt des dettes de l'État, et la *Gazette d'Amsterdam*, Extraor-

prorogation en pleine paix des quatre schellings pour livre[1] sur le revenu des terres, établie[2] seulement pour le temps de la guerre[3]. Le mécontentement étoit général. Ainsi il importoit fort au roi d'Angleterre de persuader aux Anglois qu'ils étoient effectivement en guerre avec la Suède, et qu'il lui falloit de nouveaux secours pour se garantir des entreprises. On publioit donc que la flotte angloise seroit de trente-six ou trente-huit vaisseaux de guerre, et que les Hollandois y en joindroient douze. Les ministres d'Angleterre attendoient avec beaucoup d'inquiétude le parti que prendroit le roi de Suède sur l'arrêt de son envoyé à Londres, qui avoit depuis été conduit à Plymouth[4]. Ils prièrent Monteleon de demander de la part du roi d'Angleterre au roi d'Espagne de ne pas permettre aux Suédois de vendre dans ses ports leurs prises angloises, et firent en France la même demande. On n'eut pas peine à y répondre, les ordonnances de marine ne permettant pas à un armateur de nation amie de demeurer plus de vingt-quatre heures dans nos[5] ports[6]. La même

dinaire XXXI, avait donné le texte des résolutions prises. Voyez aussi notre *Gazette*, p. 177, 188-189, 201 et 238.

1. On a imprimé jusqu'ici *de quatorze schellings pour livre*. La lecture du manuscrit est en effet douteuse, Saint-Simon ayant ajouté entre *de* et *4* un trait qui peut faire *des 4* ou *de 14*. Le texte de Torcy ne laisse pas de doute ; d'ailleurs, en y réfléchissant, la livre sterling étant de vingt schellings, la taxe aurait représenté près des trois quarts du revenu, ce qui était impossible.

2. Ce féminin se rapporte au mot *taxe*, qui se trouvait dans le texte de Torcy.

3. Il est parlé de cette taxe dans plusieurs correspondances de Londres à la *Gazette*, notamment p. 165 et 190, d'après lesquelles elle n'était que de trois schellings par livre. Elle s'est perpétuée jusqu'à nos jours sous le nom d'*income-tax*.

4. Il y fut transféré le 5 avril (*Gazette d'Amsterdam*, Extraordinaire XXX).

5. On avait imprimé jusqu'à présent *dans ses ports*, ce qui était incompréhensible. Saint-Simon a surchargé en *nos* le mot *ses* écrit primitivement.

6. Torcy ajoutait : « avec sa prise », ce qui était plus clair.

loi n'étant pas établie en Espagne, il y falloit une réponse décisive ; mais on n'y jugea pas à propos d'accorder cette demande.

Conduite d'Alberoni à l'égard de la Hollande.

Alberoni desiroit toujours un traité avec l'Angleterre et la Hollande ; mais il y paroissoit fort ralenti. Il croyoit avoir reconnu que trop d'empressement de sa part éloigneroit l'effet de ses desirs, et qu'il falloit moins en solliciter ces deux nations que s'en faire rechercher, et seulement se proposer d'empêcher une nouvelle union des Hollandois avec l'Empereur. Il y étoit confirmé par Beretti, qui le rassuroit à l'égard de l'union qu'il craignoit par les nouveaux sujets de brouilleries que les affaires des Pays-Bas et l'exécution du traité de la Barrière élevoient sans cesse entre l'Empereur et les États-Généraux. L'extrême épuisement où la dernière guerre avoit jeté la Hollande lui faisoit ardemment souhaiter la continuation de la paix.

Le Pensionnaire fait à Beretti une ouverture de paix entre l'Empereur et le roi d'Espagne.

Le Pensionnaire, dont l'entêtement contre la France et l'attachement au feu roi Guillaume et à la maison d'Autriche en étoit cause, ne respiroit aussi que le repos de l'Europe ; mais au fond, toujours le même penchant à favoriser la maison d'Autriche. Il tint à Beretti quelques propos sur la paix à faire entre l'Empereur et le roi d'Espagne. Il lui dit même que le baron de Heems[1], envoyé de l'Empereur en Hollande, lui avoit laissé entendre que ce monarque la desiroit sincèrement, et qu'il attendoit au premier jour des ordres pour parler plus positivement. Beretti paroissant douter de la sincérité impériale, Heinsius lui dit que, après que ses maîtres auroient proposé à l'Empereur des conditions raisonnables, ils n'auroient plus d'égard à ses prétentions, s'ils s'apercevoient qu'il ne voulût que traîner les affaires en longueur ; qu'alors ils ne songeroient qu'à plaire au roi d'Espagne ; qu'ils connoissoient que son amitié leur étoit nécessaire ; qu'ils

1. Les biographies ne parlent pas de ce baron de Heems.

la vouloient obtenir; que déjà Amsterdam et Rotterdam avoient applaudi à la proposition d'une alliance avec l'Espagne, et que la province de Zélande étoit du même avis.

L'Angleterre entame une négociation à Vienne pour la paix entre l'Empereur et le roi d'Espagne. Lettre de Stanhope à Beretti et de celui-ci à Alberoni. Son embarras. Ordres qu'il en reçoit, et raisonnement.

Stanhope, par ordre du roi d'Angleterre[1], avoit entamé une négociation à Vienne pour traiter la paix entre l'Empereur et le roi d'Espagne[2]. Il fit savoir à Beretti que ceux qui avoient le plus de part en la confiance de l'Empereur goûtoient les idées qu'il leur avoit suggérées. Un des points qui touchoit[3] le plus le roi d'Espagne étoit d'empêcher que les États du Grand-Duc et ceux du duc de Parme tombassent jamais dans la maison d'Autriche, et d'assurer au contraire ceux de Parme et de Plaisance aux fils qu'il avoit de la reine d'Espagne, faute d'héritiers Farnèses. Stanhope espéroit d'obtenir cet article, trouvoit difficile et long de traiter par lettres, et pour le secret même jugeoit nécessaire que l'Espagne et la France envoyassent des ministres de confiance pour traiter à Londres par l'entremise du roi d'Angleterre. Il manda à Beretti que le Régent, persuadé de l'utilité de cette paix pour le bien et le repos de l'Europe, y concourroit de tout son pouvoir, et qu'il enverroit l'abbé Dubois à Londres dès qu'il sauroit l'affaire en maturité. Stanhope comptoit que Pentenrieder y viendroit pour le même effet de la part de l'Empereur. Il exhortoit Beretti de demander la même commission, parce qu'il y falloit employer un homme qui eût la confiance d'Alberoni, dont il prodigua les louanges, que Beretti eut soin de ne pas affoiblir, et de ne pas oublier les siennes propres en rendant compte à Alberoni. Stanhope ajoutoit l'offre de le faire demander par le roi d'Angleterre, parce qu'il étoit impossible que ses ministres pussent prendre aucune confiance en Mon-

1. Mémoires de Torcy, p. 194 et suivantes.

2. Il a déjà été fait allusion à cette négociation, ci-dessus, p. 112.

3. Ce verbe est bien au singulier, dans le manuscrit de Saint-Simon, comme d'ailleurs dans le texte de Torcy.

teleon, ambassadeur ordinaire d'Espagne à Londres. Beretti, instruit alors fort superficiellement des intentions de l'Espagne, se trouva embarrassé à plusieurs égards. Il ne pouvoit répondre que vaguement à des propositions précises. Il craignoit que l'intérêt qu'il avoit de se voir chargé de la plus grande affaire que pût avoir le roi d'Espagne ne décréditât sa relation. Il savoit qu'Alberoni, qui vouloit traiter à Madrid, étoit très susceptible de jalousie et de le soupçonner d'inspirer aux Anglois de traiter à Londres pour que toute la négociation demeurât entre ses mains. Il remarquoit que les propositions de Stanhope avoient été concertées avec la France, puisque le Régent y entroit si pleinement. Il marchoit donc sur des charbons[1] en rendant compte à Alberoni. Il protestoit de son insuffisance à traiter une si grande affaire, et de la peine qu'il auroit d'en faire à Monteleon. Il représentoit que les chefs de la république des Provinces-Unies, qui se portoient alors pour pacifiques et pour vouloir une ligue avec l'Espagne, se garderoient bien de la conclure avant que le traité du roi d'Espagne le fût[2] avec l'Empereur, de peur de s'attirer pour toujours l'inimitié de ce dernier monarque; qu'il avoit remarqué que, accoutumés à voir faire tous les grands traités chez eux, et y croyant leur situation la plus propre, ils craignoient encore que, la négociation en étant portée à Londres, elle ne fût occasion aux Anglois d'obtenir quelque prérogative avantageuse du roi d'Espagne à leur commerce, et que, si cette paix ne se traitoit pas chez eux, ils aimeroient mieux encore qu'elle la fût à Madrid qu'à Londres. Il finissoit par demander des instructions et des ordres à Alberoni, bien résolu, suivant ceux

1. Cette locution, qui ne vient pas de Torcy, ne figurait pas dans le *Dictionnaire de l'Académie* de 1718. Le *Littré*, en lui donnant le sens d'être dans une grande inquiétude, en cite un exemple de Voltaire, en plus de celui de notre auteur.

2. Le pronom *le* est en interligne, et après *fust* Saint-Simon a biffé *conclu*.

qu'il en avoit précédemment reçus, d'insister fortement sur la sûreté de l'Italie et de déclarer dans le temps que le roi d'Espagne ne consentiroit à la paix qu'avec la remise actuelle de la ville de Mantoue des mains de l'Empereur en celles des héritiers légitimes[1]. Beretti, bien informé de l'importance de cette place, et que l'article en étoit essentiel, étoit particulièrement chargé de ne rien oublier pour engager les Hollandois à faire en sorte qu'elle fût restituée au duc de Guastalle[2], qui en étoit injustement privé; à leur faire peur de l'ambition et de la puissance de l'Empereur, qui, s'il se rendoit maître de l'Italie, les leur feroit bientôt sentir aux Pays-Bas, qui se montroit pacifique tandis qu'il avoit les Turcs sur les bras, mais que, s'il faisoit la paix avec eux, il ne se trouveroit personne qui pût résister à ses armées victorieuses, qui auroient abattu les Ottomans. Alberoni lui prescrivoit en même temps de témoigner une extrême indifférence pour la paix avec l'Empereur, et de se borner à faire connoître que l'Espagne étoit disposée à concourir à tout ce qui pouvoit maintenir l'équilibre dans l'Europe. Il lui mandoit qu'il lui suffisoit de savoir que les Hollandois, disposés à traiter avec l'Espagne, ne traiteroient pas avec l'Empereur; qu'il falloit laisser faire au temps, attendre tranquillement les propositions que l'Angleterre et la Hollande voudroient faire. Il trouvoit la lettre de Stanhope vague, et la conclusion d'un traité d'autant moins pressée qu'il ne voyoit pas l'utilité que l'Espagne en pouvoit retirer. Le roi d'Espagne ne pensoit pas à recouvrer par les armes les États qu'il avoit perdus. Il connoissoit que les Pays-Bas et l'Italie avoient dépeuplé l'Espagne et les

1. Cette ville, et son duché, pris en 1707 par les Impériaux, avaient été confisqués par l'Empereur sur Ferdinand-Charles de Gonzague (nos tomes XIV, p. 450-452, et XVI, p. 157).

2. Joseph-Marie de Gonzague (tome X, p. 164), qui avait succédé à son père comme duc de Guastalla en 1714 et qui était le plus proche héritier du dernier duc de Mantoue.

Indes. Il trouvoit sa situation présente plus avantageuse que celle d'aucune autre puissance. Ses frontières étoient bien garnies; la citadelle de Barcelone devoit être achevée dans la fin de l'année, et garnie de cent pièces de canon[1]. Si ses ennemis pensoient à l'attaquer avec des armées nombreuses, elles périroient faute de subsistance; si avec de médiocres, celles d'Espagne seroient suffisantes pour la défense. Il n'y avoit que trois ou quatre années de paix à desirer pour donner à la nation espagnole le loisir de respirer, et ne rien négliger en attendant pour faire fleurir son commerce.

Vues et mesures de commerce intérieur et de politique au dehors d'Alberoni.

Un des principaux moyens que le premier ministre s'en proposoit étoit des manufactures de draps, pour lesquelles il voulut faire venir des ouvriers d'Hollande. Il en parla à Ripperda, qui lui dit en grand secret qu'il falloit que Beretti fît en sorte d'en envoyer un de ceux qui travailloient à Delft[2], en lui faisant envisager une récompense et une fortune considérable en Espagne. Comme il y manquoit plusieurs choses[3], il fit remettre cent cinquante mille livres à Beretti pour un achat de bronzes. Il prétendoit qu'il ne songeoit qu'à mettre le roi d'Espagne en état de se faire respecter, sans causer de préjudice ni de tort à personne, mais de procurer du bien à ses amis et à ses alliés. Les ministres d'Espagne au dehors assuroient aussi que la Triple alliance n'avoit pas fait la moindre peine au roi d'Espagne; qu'il n'avoit aucune vue sur le trône de France, quelque malheur qui pût y arriver, et que, étant naturellement tranquille, il se contentoit de régner en Espagne.

1. Il y a « deux cents pièces de canon » dans le texte de Torcy. On a vu ci-dessus (p. 131) qu'Alberoni faisait aussi fortifier Pampelune.

2. Ville de la province de Hollande, à une lieue seulement de la Haye; ses draps, ses faïences et sa bière étaient renommés et l'avaient fort enrichie.

3. Le texte de Torcy était plus explicite : « Comme on y (en Espagne) manquoit encore de plusieurs choses nécessaires, soit pour la guerre soit pour l'armement des vaisseaux, etc. »

Angoisses du roi de Sicile éconduit par l'Espagne.

Le[1] roi de Sicile ne se lassoit point de presser ce monarque de veiller à la sûreté des traités d'Utrecht. Il craignoit tout de l'Empereur pour l'Italie et pour la Sicile, dès qu'il auroit fait la paix avec la Porte. Il ne comptoit point sur l'Angleterre, dont le roi, par[2] ses ménagements pour l'Empereur, n'osoit envoyer un ministre à Turin, et parce que le gouvernement s'y étoit hautement déclaré contre le traité d'Utrecht ; qu'il n'avoit consenti à la Triple alliance que pour en réparer les défauts ; que, content d'y avoir remédié de la sorte, il s'embarrasseroit peu de ses derniers engagements, à ce que les whigs publioient hautement, et que jamais ils n'entreprendroient une guerre nouvelle pour la garantie de ce qu'il venoit de promettre. Monteleon, qui en étoit bien persuadé, avoit conseillé à ce prince de s'adresser au roi d'Espagne ; mais il trouva dans Alberoni un ministre qui le connoissoit bien, ainsi que toute l'Europe, et qui disoit qu'il vouloit tirer les marrons du feu avec la patte du chat[3], et à qui il ne falloit donner que de belles paroles.

Venise veut se raccommoder avec le roi d'Espagne.

La[4] correspondance avec Venise, interrompue par la nécessité où cette république s'étoit trouvée de reconnoître l'Empereur comme roi d'Espagne, étoit prête à se rétablir par les excuses que le noble Mocenigo[5], envoyé exprès à Madrid, en devoit faire au roi d'Espagne dans une audience publique. Les Vénitiens avoient enfin pris ce parti, par leur frayeur commune avec le Pape de voir les Turcs sur les côtes de l'Italie et l'impatience d'y voir

1. Torcy, p. 202-204.
2. Le mot *par* est en interligne, au-dessus de *portoit*, biffé.
3. « On dit proverbialement *faire comme le singe, tirer les marrons du feu avec la patte du chat*, pour dire se servir adroitement d'un autre pour faire quelque chose dont on espère de l'utilité, mais qu'on n'ose pas faire soi-même » (*Académie*, 1718).
4. Torcy, p. 204.
5. Probablement Antoine Mocenigo : tome XXIX, p. 22 et 551, ou peut-être Sébastien Mocenigo, qui devint doge en 1722 et mourut en 1723.

arriver au plus tôt les secours maritimes promis au Pape par l'Espagne.

Le Régent livré à la Constitution sans contrepoids.

Je[1] ne continuerai à mon ordinaire à ne parler de la Constitution qu'autant que la place où j'étois m'obligeoit rarement de m'en mêler[2]. Je connoissois la foiblesse du Régent[3], et, quoiqu'il crût malgré lui[4], le peu de cas qu'il se piquoit de faire de la religion. Je le voyois livré à ses ennemis sur cette affaire comme sur bien d'autres : aux jésuites, qu'il craignoit; au maréchal de Villeroy, qui lui imposoit dès sa première jeunesse, et qui dans la plus profonde ignorance se piquoit de la Constitution pour faire parade de sa reconnoissance pour le feu Roi et pour Mme de Maintenon; à d'Effiat, livré à M. du Maine et au premier président, qui ne cherchoient qu'à lui susciter toutes espèces d'embarras, pour qu'il eût besoin d'eux et pour leurs vues particulières; à la bêtise de Bezons, gouverné par d'Effiat, qui[5] le lâchoit comme un sanglier au besoin, et qui faisoit impression par l'opinion que le Régent avoit prise de son attachement pour lui ; à l'abbé Dubois, qui dans les ténèbres songeoit déjà au cardinalat[6] et à s'en aplanir le chemin du côté de Rome; enfin aux manéges du cardinal de Rohan, aux fureurs du cardinal de Bissy, et à la scélératesse de force prélats qui se faisoient une douce chimère d'arriver au chapeau, et une réalité, en attendant, de briller, de se faire compter et

1. Saint-Simon quitte ici la paraphrase des Mémoires de Torcy; il la reprendra dans le prochain volume.

2. Nous imiterons notre auteur en réduisant au strict nécessaire le commentaire de cette affaire si compliquée; il y a beaucoup de documents et de nouvelles dans la *Gazette d'Amsterdam*, année 1717.

3. Les mots *du Regent* sont en interligne.

4. C'est-à-dire, quoiqu'il eût malgré lui une certaine foi; voyez ce qu'il a dit à ce sujet dans le portrait du duc d'Orléans (notre tome XXVI, p. 296).

5. Ce premier *qui* se rapporte à Effiat, et celui qui va suivre à Bezons.

6. *Cardinat* corrigé en *Cardinalat*.

craindre, de se mêler, d'obtenir des grâces ; enfin à ce cèdre tombé, à ce malheureux évêque de Troyes que le retour au monde avoit gangrené jusque dans les entrailles[1], sans objet, sans raison, et contre toutes les notions et les lumières qu'il avoit eues et soutenues toute sa vie jusqu'à son entrée dans le conseil de régence. De contre-poids, il n'y en avoit point.

[Add. SᵗS. 1411] Le duc de Noailles avoit vendu son oncle à sa fortune. Le cardinal de Noailles avoit trop de droiture, de piété[2], de simplicité, de vérité ; les évêques qui pensoient comme lui s'éclaircissoient tous les jours à force d'artifices et de menaces. Ils demeuroient concentrés[3] ; ils n'avoient ni accès ni langage ; ils se confioient et s'offroient à Dieu ; ils ne pouvoient comprendre qu'une affaire de doctrine et de religion en devînt une d'artifices, de manèges, de pièges et de fourberies ; aucun n'étoit dressé à rien de tout cela. Le Chancelier, lent, timide, suspect sur la matière, n'avoit pas la première teinture de monde ni de cour, toujours en brassière et en doute, en mesure, en retenue, arrêté par le tintamarre audacieux des uns, et par les doux mais profonds artifices des autres, incapable de se soutenir contre les premiers à la longue, et de jamais subodorer[4] les autres, médiocrement aidé du procureur général, qui ne faisoit bien que quand il le pouvoit sans crainte d'y gâter son manteau[5], tous déconcertés à l'égard du Parlement par les adresses du premier président, et suffoqués de ses grands airs de la cour et du grand monde, par son audace, et par des tours de passe-passe où il étoit

1. Notre tome XXIX, p. 89, et ci-dessus, p. 7-9.

2. Le mot *piété* est en interligne au-dessus de *verité*, biffé.

3. Il écrit *consentrés*, et nous retrouverons la même orthographe ci-après, p. 168.

4. Sentir de loin, flairer, deviner. Ce verbe n'était point admis par le *Dictionnaire de l'Académie;* il n'y entra qu'en 1835. Le *Littré* n'en cite qu'un exemple du milieu du dix-septième siècle.

5. Sans danger de se compromettre ; locution figurée que ne donnent pas les lexiques.

un grand maître. Bentivoglio, depuis les premiers jours de la Régence, ne cessoit de souffler le feu en France, et de faire les derniers efforts à Rome pour porter le Pape aux dernières violences. Il étoit fort pauvre, fort ambitieux, fort ignorant, sans mœurs, comme on a vu qu'il en laissa des marques publiques[1], dont il ne prenoit même pas grand soin de se cacher, et, par ce qu'on vit sans cesse de ce furieux nonce, sans religion que sa fortune. Il croyoit son chapeau et de quoi en soutenir la dignité attaché aux derniers embrasements que la bulle pût susciter en France, et il n'épargnoit rien pour y parvenir, jusque-là que le Pape le trouvoit violent au point d'être[2] importuné de ses exhortations continuelles, et que les prélats les plus attachés à Rome, soit par leur opinion, soit pour leur fortune, s'en trouvoient pour la plupart excédés, même les cardinaux de Rohan et de Bissy, hors un petit nombre de désespérés, qui avec les jésuites ne respiroient que sang, fortune, et subversion de l'Église gallicane. De degré en degré et de violence en violence, qu'ils extorquoient du Régent malgré lui, l'affaire en vint au point de faire de la Constitution une règle de foi[3].

Le Pape, roidi, contre l'usage de ses plus grands et plus saints prédécesseurs, à ne vouloir donner aucune explication de sa bulle, ni à souffrir que les évêques y en donnassent aucune de peur d'attenter à sa prétendue infaillibilité, encore plus dans l'embarras de donner une explication raisonnable, ou d'en admettre une, ne vouloit ouïr parler que d'obéissance aveugle, et son nonce, à la

1. Tomes XXVII, p. 27, et XXX, p. 58.

2. Il avait d'abord écrit *jusqu'à estre;* il a biffé *jusqu'à* pour mettre en interligne *au point d'en* ; puis il a encore biffé *en*.

3. Saint-Simon s'est vanté ci-dessus, p. 6-9, d'avoir prévu cet aboutissement. Depuis le commencement de janvier jusqu'au 26 février, il s'était tenu devant le Régent plusieurs conférences d'évêques et de cardinaux des deux partis, sans qu'on pût arriver à une entente: voyez le *Journal de Dangeau,* p. 2 à 32, *passim.*

tête des jésuites et des sulpiciens, trouvoit l'occasion trop belle d'abroger les libertés de l'Église gallicane, et de la soumettre à l'esclavage de Rome, comme celles d'Italie, de l'Espagne, du Portugal, des Indes, pour en manquer l'occasion. Il se mit donc à bonneter[1] les évêques par lui, et par les jésuites et les sulpiciens, pour faire déclarer la Constitution règle de foi. Les plus attachés à Rome d'entre les évêques se révoltèrent d'abord contre une proposition si absurde, et que Rome même avoit trouvée telle, comme ils s'étoient révoltés d'abord contre la Constitution à son premier aspect. La règle de foi eut le même sort qu'avoit eu l'acceptation de la Constitution, et à force d'intrigues et de manèges quelques évêques y consentirent[2], et le nombre parut s'en grossir.

Le nonce Bentivoglio veut faire signer aux évêques que la Constitution est règle de foi, et y échoue.

Dans cette extrémité d'un nouvel article de foi si destitué de toute autorité légitime, puisqu'elle n'est donnée qu'à l'assemblée libre et générale de l'Église, à qui seule les promesses de Jésus-Christ s'adressent d'être avec elle jusqu'à la consommation des siècles[3], la Sorbonne et quatre évêques[4] crurent qu'il étoit temps d'avoir recours au der-

Appel de la Sorbonne et des quatre évêques.

1. Solliciter en saluant du bonnet, comme dans le tome XVI, p. 311.

2. *Consentit* corrigé en *consen'tirent*.

3. *Et ecce ego vobiscum sum usque ad consummationem sæculi* (dernier verset de l'Évangile selon saint Mathieu).

4. Ce furent les évêques de Mirepoix, de Senez, de Montpellier et de Boulogne. Nous connaissons les deux derniers : Charles-Joachim Colbert de Croissy (tome XXIII, p. 388) et Pierre de Langle (tome XXVI, p 94). L'évêque de Mirepoix était depuis février 1679 Pierre de la Broue, qui mourut le 20 septembre 1720. Celui de Senez était Jean Soanen, si célèbre plus tard par sa résistance absolue à la Constitution. Né à Riom le 6 janvier 1647, il était entré en 1661 dans la congrégation de l'Oratoire. Prédicateur de talent, il prêcha plusieurs fois devant la cour, et fut nommé évêque de Senez, en septembre 1695. Il renouvela plusieurs fois son appel contre la bulle Unigenitus et finit par lancer le 28 août 1726 une instruction pastorale pour laquelle il fut traduit l'année suivante devant le concile d'Embrun. Condamné et suspendu de toute fonction épiscopale et même sacerdotale, il fut relégué à l'abbaye de la Chaise-Dieu, en Auvergne, où il mourut le 25 décembre 1740, à près de quatre-vingt quatorze ans.

nier remède que l'Église a toujours présenté, et approuvé que ses enfants en usassent comme suspensif, en attendant des temps où la vérité pourroit être écoutée, et dont jusqu'au feu Roi inclusivement on s'étoit publiquement servi dans les parlements et parmi les évêques, les docteurs, etc., pour se dérober aux entreprises de Rome. Ce fut l'appel au futur libre concile général[1]. Bentivoglio et toute la Constitution jetèrent les hauts cris. Ils sentoient le poids en soi de cette grande démarche; ils gémissoient sous son poids suspensif. Ils sentoient l'effet terrible pour leur entreprise de la suite qu'ils devoient craindre de cet exemple, et remuèrent l'enfer pour l'arrêter. Le Régent, prompt à s'effrayer, facile à se laisser entraîner par ses confidents perfides, s'abandonna à eux pour sévir contre la Sorbonne et contre les quatre évêques, qu'il exila, puis qu'il renvoya dans leurs diocèses[2].

1. Le 12 janvier, cent cinquante docteurs de la Sorbonne étaient venus chez le cardinal de Noailles pour l'engager à tenir ferme dans son opinion (*Dangeau*, p. 8-9). Celui-ci, hésitant encore à en appeler à Rome, les quatre évêques nommés ci-dessus lancèrent leur appel le 1er mars; la faculté de théologie de Paris y adhéra le 5 et fut suivie par celles de Reims et de Nantes. L'acte d'appel et le compte rendu de la séance de la Sorbonne furent immédiatement publiés (Bibliothèque nationale, Ld[4] 912 et 915). Dangeau en fit mention dans son *Journal*, p. 36-37, ainsi que des mesures prises contre les appelants par le Régent. Le *Journal de Buvat* enregistre soigneusement tous les incidents et raconte l'odyssée de l'huissier au Châtelet envoyé secrètement à Rome par les quatre évêques, qui réussit à mettre un exemplaire de l'appel dans les mains mêmes du Pape et à l'afficher à la porte de Saint-Pierre (tome I, p. 257-258); voyez aussi les *Correspondants de la marquise de Balleroy*, tome I, p. 120-125. Le 3 mars, l'Inquisition romaine avait fait brûler publiquement par la main du bourreau une lettre des curés de Paris (*Gazette d'Amsterdam*, Extraordinaire XXIX).

2. Le syndic de la Sorbonne, Ravechet, fut exilé à Collioure; mais il se cacha et ne put être trouvé. Le notaire Thcuvenot, qui avait reçu l'appel, fut envoyé à la Bastille, et les quatre évêques reçurent l'ordre de sortir de Paris, mais de se tenir à proximité, puis furent renvoyés dans leurs diocèses par lettres de cachet (*Dangeau*, p. 39, 41 et 45).

J'exhorte en vain le cardinal de Noailles à publier son appel, et lui en prédis le succès et celui de son délai.

Ce fut alors que le cardinal de Noailles manqua un grand coup, comme il en avoit déjà manqué plusieurs. Je le voyois souvent chez lui et chez moi. Il y vint dans cette occasion raisonner avec moi. Je l'exhortai à l'appel. Il étoit sûr des chapitres et des curés de Paris, des principaux ecclésiastiques et des plus célèbres et nombreuses congrégations et communautés séculières et régulières[1]. Il l'étoit aussi de plusieurs évêques qui n'attendoient que son exemple, et de tous ceux-là il étoit pressé de le donner[2]. Je lui représentai que, après s'être inutilement prêté à tout, il devoit demeurer convaincu de la perfidie, des artifices, du but du parti, qui, sous l'apparence d'obéissance à Rome, forçoit la main au Pape pour triompher en France, et ne consentiroit jamais à rien qu'à l'obéissance aveugle ; qu'il avoit suffisamment montré raison, patience, douceur, modération, desir de pouvoir sauver l'obéissance avec la vérité et les libertés de l'Église gallicane ; qu'il étoit enfin temps d'ouvrir les yeux, et de mettre des bornes aux fureurs et aux artifices ; et que, appelant à la tête de tous ceux que je viens de désigner, ce groupe deviendroit d'autant plus formidable aux entreprises et aux violences qu'il se trouveroit nombreux, illustre, et à couvert par les règles de l'Église les plus anciennes, les plus certaines, les plus en usage respecté depuis les premiers temps qu'on y avoit eu[3] recours jusqu'aux derniers du règne du feu Roi ; qu'un appel si général et si canonique inspireroit du courage aux abattus, de la crainte et un extrême embarras aux violents, une salutaire neutralité à ceux qui penchoient à la Constitu-

1. Voyez les nombreuses pièces imprimées mentionnées dans le *Catalogue de la Bibliothèque nationale*, tome V, *Histoire religieuse*; année 1717.

2. Il semble en effet d'après ce que dit Dangeau (p. 41) que, même parmi les évêques qui avaient accepté la bulle, un bon nombre regardaient l'appel comme légitime et la décision d'un concile comme pouvant seule trancher ces délicates questions.

3. Le participe *eu* surcharge *reco*[*urs*].

tion dans la simplicité de leur cœur; que cette démarche auroit un grand effet sur les parlements, qui ne demandoient pas mieux que d'appeler, et qui n'en étoient retenus que par l'autorité du gouvernement, et encore par art et par machines ; et que, si ces Compagnies s'unissoient enfin à lui, comme toutes les apparences y étoient, par leur appel, c'en seroit fait de la Constitution, et que Rome ne pourroit plus songer qu'à la retirer, à étouffer doucement cette affaire, et se trouveroit heureuse de donner de bonnes sûretés qu'il n'en seroit plus parlé. J'ébranlai le cardinal de Noailles. Il me confia que son appel étoit tout fait et tout prêt[1], mais qu'il croyoit qu'il en falloit encore suspendre l'éclat, et n'avoir pas à se reprocher de n'avoir pas eu assez de patience. Jamais je ne pus le sortir de là, ni lui m'en alléguer de raisons que ce vague. Au bout d'un long débat, je lui prédis que sa patience seroit funeste, qu'il viendroit à la fin à l'appel, mais trop tard ; qu'il trouveroit tout ce qui étoit prêt actuellement d'appeler avec lui séduit, intimidé, divisé par le temps qu'il en donneroit aux artifices et à l'autorité séduite du Régent, qu'il éprouveroit contraire avec force ; qu'étourdie[2] alors du coup, il n'en auroit rien à craindre, surtout avec les parlements, qu'il auroit avec lui ; au lieu qu'ils seroient gagnés, divisés, intimidés par le loisir qu'il donneroit de le faire, et que, quand il voudroit déclarer son appel, il se trouveroit abandonné. Je ne fus que trop bon prophète[3].

Variations du maréchal d'Huxelles dans les

Le maréchal d'Huxelles, ministre nécessaire dans toute cette affaire[4], y varioit souvent. Tout lui en montroit la friponnerie, et le danger en croupe de l'anéantissement

1. Celui qu'il publia plus tard est en effet daté du 1er avril.

2. Avant *qu'* il a biffé *au lieu*, ce qui faisait mieux comprendre l'opposition des deux cas ; mais il a supprimé ces deux mots parce qu'ils se retrouvent une ligne plus loin.

3. Voyez la suite des *Mémoires*, tome XIV de 1873, p. 198.

4. Comme président du conseil des affaires étrangères.

affaires de la Constitution.

des libertés de l'Église gallicane, qui étoit le but auquel tendoient les véritables abandonnés à Rome, tels que le nonce, les jésuites, les sulpiciens et les évêques de leur faciende[1], et plusieurs autres qui ne le voyoient pas, mais que les autres entraînoient par ignorance et par bêtise. Ainsi le maréchal faisoit souvent des pointes qui déconcertoient les projets ; mais bientôt après le premier président et d'Effiat le prenoient, tantôt par caresses, tantôt sur le haut ton, souvent par des raisons d'intérêts particuliers, qui n'étoient pas ceux de l'Église ni de l'État, moins encore du Régent, et le ramenoient, de sorte que l'irrégularité de cette conduite du maréchal d'Huxelles entravoit souvent les deux partis et le Régent lui-même.

[*Add. St-S.* 1412]

Ce prince, qui, dès les temps du feu Roi, savoit ce que je pensois sur la Constitution, et, comme je l'ai rapporté en son temps, ce[2] que lui-même en pensoit[3], en étoit embarrassé avec moi. Il évitoit d'autant plus aisément de me parler de cette matière que je ne l'y mettois jamais, et que, à l'exception de quelques adoucissements que j'en obtenois quelquefois des violences qu'on extorquoit de lui sur des particuliers, je ne cherchois point à entrer en rien de toute cette affaire avec lui, depuis que j'avois reconnu l'entraînement où il s'étoit laissé aller. Mais, quand il se sentoit embarrassé et pressé à un certain point, il ne pouvoit s'empêcher de revenir à moi avec une entière ouverture, dans les occasions et sur les choses même où ses soupçons ou les influences de gens qui l'approchoient me rendoient le plus suspect à ses yeux. Pressé donc, et embarrassé entre les appels et les fureurs opposées dont je viens de parler, il m'arrêta, une après-dînée, comme je resserrois des papiers, et que je me préparois à le quit-

1. Mot déjà rencontré dans le tome XI, p. 24.
2. Avant *ce*, Saint-Simon a ajouté en interligne dans son manuscrit un *et* inutile.
3. Tome XXVI, p. 252-253.

Entretien entre M. le duc d'Orléans et moi sur les appels de la Constitution tête à tête dans sa petite loge à l'Opéra.

ter après avoir travaillé avec lui tête à tête, comme il m'arrivoit une ou deux fois la semaine. Il me dit qu'il s'en alloit à l'Opéra, et qu'il vouloit m'y mener pour m'y parler de choses importantes. « A l'Opéra, Monsieur! m'écriai-je ; eh! quel lieu pour y [1] parler d'affaires! parlons-en ici tant que vous voudrez, ou si vous aimez mieux aller à l'Opéra, à la bonne heure ; et demain, ou quand il vous plaira, je reviendrai. » Il persista ; il me dit que nous nous enfermerions tous deux dans sa petite loge, où il alloit à couvert et de plain pied [2] tout seul de son appartement, et que nous y serions aussi bien et mieux que dans son cabinet. Je le suppliai de songer qu'il étoit impossible de n'être pas détournés par le spectacle et par la musique ; que tout ce qui voyoit sa loge nous examineroit parlants, raisonnants, n'être point attentifs à l'Opéra, chercheroit à pénétrer jusqu'à nos gestes ; que les gens qui venoient là lui faire leur cour raisonneroient de leur côté de le voir dans sa petite loge enfermé avec moi ; que chacun en compteroit la durée ; qu'en un mot l'Opéra étoit fait pour se délasser, s'amuser, voir, être vu, et point du tout pour y être enfermé à y parler d'affaires et s'y donner en spectacle au spectacle même. J'eus beau dire ; il se mit à la fin à rire, prit d'une main son chapeau et sa canne sur un canapé, moi par le bras de l'autre, et nous voilà allés. En entrant dans sa loge, il défendit que personne y entrât, qu'on l'ouvrît pour quoi que ce pût être, et qu'on laissât approcher personne de la porte. C'étoit bien montrer qu'il ne vouloit pas s'exposer à être écouté, mais bien montrer aussi qu'enfermé là [3] avec moi, qui n'étois pas un homme de spectacles et de musique, il y étoit moins à l'Opéra que dans un cabinet en affaires. Aussi cela réussit-il fort mal à propos à faire une nouvelle, que tout ce qui se trouva à l'Opéra en sortant distribua

1. Cet *y* avait été omis dans les éditions précédentes.
2. On sait que Saint-Simon écrit toujours *plein pied*.
3. Les mots *aussy qu'enfermé là* ont été ajoutés en interligne.

par Paris, comme je l'avois bien prévu et prédit à M. le duc d'Orléans. Il se mit où il me dit qu'il avoit accoutumé de se mettre, regardant le théâtre, auquel il me fit tourner le dos pour être vis-à-vis de lui. Dans cette position nous étions vus en plein, lui de tout le théâtre et des loges voisines, et d'une partie du parterre, moi du théâtre par le dos, et de côté et presque en face de presque tout ce qui étoit à l'Opéra du côté opposé pour les loges, mais de tout le parterre et de tout l'amphithéâtre de côté et presque en face. Ce m'étoit un pays inusité, où on eut peine d'abord à me reconnoître, mais où quelques yeux, le tête-à-tête et l'action de la conversation me décelèrent bientôt. L'Opéra ne faisoit que commencer ; nous ne fîmes que regarder un moment le spectacle en nous plaçant, qui étoit fort plein, après quoi nous n'en vîmes ni n'en ouïmes plus rien jusqu'à sa fin, tant la conversation nous occupa.

D'abord M. le duc d'Orléans m'expliqua avec étendue l'embarras où il se trouvoit entre les appels dont il étoit pressé par le Parlement, qui le vouloit faire[1], plusieurs évêques, et tout le second ordre de Paris, à l'exemple de la Sorbonne et de plusieurs corps réguliers et séculiers entiers. Je l'écoutai sans l'interrompre ; puis je me mis à raisonner. Peu après que j'eus commencé, il m'interrompit pour me faire remarquer que le grand nombre étoit pour la Constitution, et le petit pour les appels ; que la Constitution avoit le Pape, la plupart des évêques, les jésuites, tous les séminaires de Saint-Sulpice et de Saint-Lazare[2], par conséquent une infinité de confesseurs, de curés, de vicaires répandus dans les villes et les campagnes du

1. Qui voulait faire appel.

2. Le séminaire particulier de la congrégation de Saint-Lazare était au couvent de ce nom dans le faubourg Saint-Denis (notre tome I, p. 135) ; mais les Lazaristes comme les Sulpiciens dirigeaient déjà à cette époque un certain nombre de séminaires séculiers dans divers diocèses.

royaume, qui y entraînoient les peuples par conscience, tous les capucins et quelque petit nombre d'autres religieux mendiants, et que telle chose pouvoit arriver en France, où tous ces constitutionnaires[1] se joindroient au roi d'Espagne contre lui, et par le nombre seroient les plus forts, ainsi que par l'intrigue et par Rome, et de là se jeta dans un grand raisonnement. Je l'écoutai encore sans l'interrompre, et je le priai après de m'entendre à son tour. Je commençai par lui dire qu'avec lui il ne falloit pas raisonner par motif de religion ni de bonté de la cause de part ni d'autre; que je ne pouvois pourtant m'empêcher de lui dire combien il étoit étrange de traiter une affaire de doctrine et de religion, poussée jusqu'à vouloir faire passer en article, au moins en règle de foi, qui en expression plus douce n'est que synonyme[2] à l'autre, tant de si étranges points, et trouvés d'abord si étranges en effet par ceux-là mêmes qui en sont devenus les athlètes; de traiter, dis-je, une telle affaire par des vues et des moyens uniquement politiques, qui n'y pouvoient être bons qu'à attirer la malédiction de Dieu sur le succès, sur les personnes qui s'en mêloient de la sorte, et sur tout le royaume; que je ne pouvois aussi me passer de lui rappeler ce qu'il avoit pensé de l'iniquité du fond et de la violence des moyens du temps du feu Roi, et ce que lui et moi nous nous étions confié l'un à l'autre quand on se crut sur le point d'aller au Parlement avec le feu Roi[3], qui n'en fut empêché que par l'augmentation subite du mal qui l'emporta peu de temps après; que, me contentant de lui avoir remis en deux mots devant les yeux des choses si déterminantes pour un autre que lui, par les seuls vrais, grands et solides principes qui devroient uniquement conduire, surtout en matière de re-

1. Ce mot, qui fut très usité pour désigner les partisans de la constitution *Unigenitus*, n'a jamais été admis par l'*Académie*.

2. Il écrit ici *sinonime*, et plus loin, p. 162, *sinonyme*.

3. Tome XXVI, p. 252-253.

ligion, je n'en ferois plus aucune mention, et ne lui parlerois que le langage duquel seulement il étoit susceptible.

Objection du grand nombre.

Je lui montrai qu'il se trompoit sur le grand nombre, et, pour s'en convaincre, je le suppliai de se transporter au temps du feu Roi, où toute sa terreur, ses menaces, les violences qu'on lui avoit fait employer, n'avoient pu attirer le grand nombre qu'avec une répugnance et une variété d'expressions toutes captieuses, qui montroient évidemment qu'on ne cherchoit qu'à se sauver, en abandonnant ses sentiments sous un voile[1], et sauvant la vérité autant que la frayeur le pouvoit permettre à la foiblesse, d'où on pouvoit juger de ce qui seroit arrivé de la Constitution, si un roi aussi redouté qu'il étoit n'y eût déployé toute sa puissance. Je convins ensuite des progrès que la Constitution avoit faits depuis, mais par la crainte, l'industrie, la calomnie, la cabale, les espérances ou de fortune ou de paix ; mais j'ajoutai que, en ôtant tous ces artifices, comme ils le seroient du moment que son autorité ne les soutiendroit plus, tout ce qui avoit tâché de demeurer dans le silence éclateroit, et que les trois quarts de ce qui s'étoit laissé prendre en ces différents filets s'en secoueroit, et chanteroit la palinodie[2], comme l'entrée de sa régence le lui avoit montré en plein, pendant le peu de temps qu'avoit duré l'étourdissement des chefs du parti constitutionnaire, et de la protection qu'il avoit[3] donné au parti opprimé. Je lui fis sentir quelle différence mettoit, pour le nombre entre deux partis, la pesanteur de la puissance temporelle, unie avec l'apparence de la spirituelle, le grand nom de chef de l'Église, d'unité,

1. Il avait d'abord écrit *qu'à un voile*; il a biffé *qu'à* et écrit *sous un* en interligne, de sorte que ce dernier mot se trouve répété deux fois.

2. Tome XXVII, p. 228.

3. Les mots *qu'il avoit* écrits par mégarde deux fois, à la fin d'une ligne et au commencement de la suivante, ont été biffés la première fois.

d'obéissance, de parti le plus sûr à l'égard des simples et des ignorants, qui font le grand nombre des ecclésiastiques comme des laïques, la crainte des peines et l'espérance des récompenses pour beaucoup, et pour tous de ne point trouver d'obstacles dans leur chemin, enfin la licence de tout entreprendre d'une part, avec impunité tout à moins, et très rarement sans succès; de l'autre, trouver tous les tribunaux fermés à leurs[1] plaintes, et impuissants à leurs plus justes défenses; que, outre l'odieux d'un si prodigieux contraste, et qui n'avoit d'exemple que celui des temps de persécution des princes idolâtres ou hérétiques, cette disparité écrasoit les plus sages et les plus religieux, et persuadoit aux courages abattus, qui n'envisageoient aucune étincelle de protection ni d'espérance, de se prêter au temps et de rejeter sur la violence les mensonges auxquels on les forçoit; que c'étoit ainsi qu'Henri VIII s'étoit fait chef de la religion en si peu de mois en Angleterre, avoit chassé Rome, et envahi les biens immenses des ecclésiastiques de son royaume, et que les régents de la minorité de son fils, malgré leurs divisions et leurs troubles domestiques, avoient en si peu de temps achevé le saut, embrassé l'hérésie après le schisme, et s'étoient composé une religion qui avoit chassé la catholique sous les dernières peines; que c'étoit ainsi qu'en si peu de temps les rois du Nord, dont l'autorité chez eux étoit alors si nouvelle et si peu affermie, avoient rendu leurs royaumes protestants, et que presque tous les souverains du nord d'Allemagne en avoient fait autant dans leurs États; que le grand nombre présenté de la sorte par une telle inégalité de balance dans le gouvernement, n'étoit donc qu'un leurre et une tromperie manifeste, dont l'appel se trouveroit le véritable correctif; qu'alors les tribunaux rendus à l'exercice de la justice à cet égard, l'autorité royale à embrasser

1. Ce mot *leurs* et celui qui va suivre sont écrits *leur*.

tous ses sujets avec égalité, le gros du monde en liberté de voir, de parler, de s'instruire et de discerner, les simples et les ignorants, éclairés par les appels des évêques, d'un nombre infini d'ecclésiastiques du second ordre, de religieux, de corps entiers séculiers et réguliers, enfin par celui des parlements, reviendroient de la crainte servile qui les avoit enchaînés, et qu'alors il verroit avec surprise que le grand nombre seroit des appelants, et le très petit, et encore méprisé et honni comme celui des tyrans renversés, se trouveroit celui[1] des constitutionnaires.

Le duc de Noailles vend son oncle à sa fortune.

En cet endroit le Régent m'interrompit, et avec une sorte d'angoisse : « Mais, Monsieur, me dit-il, que voulez-[vous] que je croie, quand le duc de Noailles lui-même m'arrête sur les appels, et me maintient que j'y hasarde tout, parce que le très grand nombre est pour la Constitution, et qu'il n'y a qu'une poignée du parti opposé ; et si[2] vous ne nierez pas combien il y est intéressé pour son oncle? — Monsieur, repris-je, cela est horrible, mais ne me surprend pas. Vous savez que je ne vous parle jamais du duc de Noailles depuis les premiers temps de ce qui s'est passé entre nous ; mais, puisque vous me le mettez en jeu et en opposition si spécieuse, si faut-il aussi que je vous y réponde. M. de Noailles, Monsieur, est un homme qui n'a ni religion ni honneur, et qui jusqu'à toute pudeur l'a perdue, quand il croit y trouver le plus petit avantage. Du temps du feu Roi, rappelé d'Espagne, brouillé avec lui, avec Mme de Maintenon, avec Mme la duchesse de Bourgogne, craint et mal voulu de tout le monde, en un mot perdu en Espagne et ici, il n'avoit d'appui ni d'existence que son oncle, et par lui ce qui s'appeloit son parti ; ainsi il y tenoit. Depuis qu'il vole de ses ailes, ce même oncle et son parti, ne lui servant plus

1. Avant *celuy*, Saint-Simon a biffé *de beaucoup le plus petit*.

2. Au sens de cependant, néanmoins, comme dans le tome XVIII, p. 342, et encore ici cinq lignes plus loin.

à rien, lui pèse[1]. Ainsi il veut en tirer le fruit de se faire considérer de l'autre comme un homme impartial, traitable sur un point qui lui doit être si sensible, éteindre de ce côté-là craintes et soupçons, ranger ainsi les obstacles qu'il en appréhende dans le chemin de la fortune et de la place de premier ministre, qui lui a fait commettre un crime si noir et si pourpensé[2] à mon égard[3], et de laquelle[4] il n'abandonnera jamais le desir et l'espérance, tandis que misérablement adoré par son oncle, qui ne voit pas assez clair pour le connoître, il l'entraîne dans les panneaux pour se faire valoir de l'autre côté, pendant[5] que son oncle le vante dans le sien, que lui de son côté trompe et cajole. Son compte est de faire durer la querelle pour se faire admirer des deux côtés, et vous parler comme il fait pour vous persuader d'un attachement pour vous, et d'une vérité pour la chose à l'épreuve du sang, de l'amitié et de tout intérêt. Voilà, Monsieur, quel est le duc de Noailles, et, puisque vous m'y forcez, jusqu'à quel point vous êtes sa dupe. Mais moi, qui suis plus vrai, plus droit et plus franc, je vous parlerai sur un autre ton : c'est que je ne me cache à vous, à personne ni à lui-même, que le plus beau et le plus délicieux jour de ma vie ne fût celui où il me seroit donné par la justice divine de l'écraser en marmelade[6] et de lui marcher à deux pieds sur le ventre[7], à la satisfaction de quoi il n'est fortune que je ne sacrifiasse. Je ne suis pas encore assez dépourvu de sens et de raisonnement pour ne pas voir que, quelque mobilité, quelque adresse, quelque finesse et quelque art qu'ait le duc de Noailles, il ne peut éviter de

1. Ainsi au singulier dans le manuscrit.
2. Tome III, p. 232. — 3. Tome XXVII, p. 215-228.
4. Les mots *de laquelle* sont en interligne au-dessus de *dont*, biffé.
5. *Pendant* corrige *tandis* en interligne.
6. Le *Dictionnaire de l'Académie* disait : « *Marmelade*, confiture de fruits réduits presque en bouillie » ; mais il ne donne pas d'emploi au figuré.
7. Locution déjà rencontrée dans le tome XXVII, p. 203.

se trouver perdu si son oncle est perdu, et que Rome et les constitutionnaires viennent à bout de le traiter comme ils ont été si près de faire sous le feu Roi, et comme ils travaillent tous les jours à y revenir. Ce que j'avance est manifeste. S'ils vous persuadent par degrés de le leur abandonner, et qu'ils le dépouillent de la pourpre et de son siège, voilà un homme au moins anéanti, si pis ne lui arrive par être confiné quelque part ou envoyé à Rome. Dans cet état, de deux choses l'une nécessairement : ou le duc de Noailles suivra la fortune de son oncle, ou il l'abandonnera pour conserver la sienne. S'il suit la fortune de son oncle, le voilà retiré, hors de place, ne voulant plus se mêler de rien sous un prince qui égorge son oncle, ou qui du moins l'abandonne à la boucherie[1] et à la rage de ses ennemis. Voilà où le sang, l'amitié, l'honneur le conduisent, et moi, par conséquent, nageant dans la joie de le voir entraîné et noyé sans retour par le torrent qui emporte son oncle. Si, au contraire, avec des tours et des distinctions d'esprit, il abandonne son oncle pour se cramponner en place, il devient l'homme le plus publiquement et le plus complétement déshonoré ; il devient, de plus, suspect au parti qu'il ménage au prix du sang de son oncle, à vous-même, qui n'oserez jamais vous fier à lui de quoi que ce soit ; il devient l'horreur du monde, et l'exécration du parti de son oncle, qui tout entier ne sauroit périr avec lui ; il devient enfin l'opprobre et le mépris de toute la terre ; et moi, par conséquent, jouissant d'un état dont l'infamie ne laisse plus rien à faire ni à desirer à ma vengeance. Mon intérêt le plus vif et le plus cher, si j'étois aussi scélérat que le duc de Noailles, auroit donc été, dès les premiers jours de votre régence, de répondre aux empressements des cardinaux de Rohan et de Bissy et de leurs consorts, de m'unir étroitement à eux, de les servir auprès de vous

1. On dit *mener ou envoyer des soldats à la boucherie* pour dire les exposer à une mort presque certaine » (*Académie*, 1718).

de toutes mes forces. La bonté et la confiance dont vous m'honorez m'auroit rendu parmi eux l'homme laïque le plus principal, le conseil et le modérateur du parti, avec une intimité et une considération d'autant plus solide que nous aurions travaillé de toutes nos forces au même but, et que nous y serions peut-être déjà parvenus. Ne croyez pas que cette réflexion me soit nouvelle, ni que ces Messieurs-là soient demeurés jusqu'à présent à me la faire suggérer, jusqu'à me faire dire de leur part, et plus d'une fois, qu'ils ne comprenoient pas comment, avec toute ma haine publique pour le duc de Noailles, que je pouvois perdre sûrement et solidement en perdant son oncle, je demeurois l'ami du cardinal de Noailles, et, pour user de l'abus de leurs termes, son plus puissant protecteur[1]. Mais, si je suis encore incapable de cette vertu qui ne vous coûte rien, et que sans nul mérite vous portez souvent au plus pernicieux abus, qui est le pardon des ennemis, à Dieu ne plaise que je succombe assez au plaisir de la vengeance, et devienne assez scélérat, pour me tourner contre la vérité connue, la droiture et l'innocence manifeste, et le bien de la religion et de l'État, et que je cesse de vous les représenter de toutes mes forces, et tout votre intérêt personnel qui y est attaché, tant que vous voudrez bien m'écouter sur un si grand chapitre ! » Je conclus ce propos péremptoire par lui dire que c'étoit à lui [à] discerner qui, du duc de Noailles ou de moi, lui parloit avec plus de désintéressement et de vérité sur l'appel.

Poids des personnes et des corps.

Revenant tout court au fond de la chose, je lui dis qu'avec le nombre il falloit aussi peser la qualité ; qu'il devoit voir que d'un côté étoient tous les ambitieux, les mercenaires et les ignorants, séduits par quelques savants et quelques simples de bonne foi ; que de l'autre étoient les prélats les plus doctes, les plus vertueux, les plus dés-

1. Il a parlé dans le tome XXX, p. 58-60, de la « tentation horrible » que le duc de la Force lui fit subir à ce sujet.

intéressés, les plus pieux et des meilleures mœurs, enfin de vrais pasteurs résidents[1], travaillants, adorés dans leur diocèse, et en exemple non contredit à toute l'église de France, toutes les écoles et les universités, les collèges, les curés et les chapitres de Paris et de presque toute la France, en un mot, la presque totalité du second ordre, non des abbés aboyants[2], mais de ce second ordre pieux, éclairé, qui ne prétendoit à rien et qui ne vendoit point sa foi et sa doctrine ; enfin les parlements, qui en ce genre formoient[3] un groupe respectable, et que Rome redouteroit toujours ; que le gros de la cour, du monde, du public par tout le royaume étoit encore du même côté, soit lumière, ou prévention, et grand nombre aussi par indignation des violences, et des mœurs, de l'ambition, de la conduite du plus grand nombre des évêques du parti opposé, et d'abominables intrigues dont le temps avoit fait la découverte[4] ; que, avec les lois de l'Église et de l'État pour lui, avec les évêques, les docteurs, le clergé séculier et régulier le plus estimé et le plus distingué, les corps entiers séculiers et réguliers les plus vénérables, et les compagnies supérieures, qui se feroient toutes honneur de suivre les parlements, qui sont en ce genre les gardiens et les protecteurs des lois, il se trouveroit à la tête d'un bien autre parti que ne seroit celui de la Constitution, d'un parti sur qui la religion, la vérité, les canons de l'Église, ses règles immuables, les lois de l'État, les

1. Il y a bien *residens* dans le manuscrit, et plus loin il a écrit *dicèse* par inadvertance.

2. Il a déjà parlé (tome XIX, p. 25) des « aboyants » après les bénéfices ecclésiastiques.

3. Il y a *formoit* dans le manuscrit. Ces exemples d'inadvertances, dont nous venons de relever un autre quelques lignes plus haut, deviennent de plus en plus fréquents dans le manuscrit. Il ne faut pas oublier que Saint-Simon, quand il écrit ceci, a soixante et onze ans et que son attention et sa lucidité peuvent s'affaiblir quelque peu.

4. Comme les lettres suggérées aux évêques par le P. le Tellier contre le cardinal de Noailles : tome XXII, p. 212-214.

libertés de l'Église gallicane, qui ne sont que la conservation de l'ancienne discipline de l'Église envahie ailleurs par l'usurpation des papes et la despotique tyrannie de Rome, sur qui enfin la conscience pouvoit tout, l'ambition, l'intérêt rien, comme tant et de si vives persécutions si grandement souffertes le démontroient avec la dernière évidence, parti, puisqu'il faut [se] servir de ce terme quoiqu'il ne convienne qu'à celui qui lui est opposé, parti qui lui seroit solidement et inviolablement attaché par les liens de la conscience, de la religion, de la vérité, de la reconnoissance, et que nul intérêt temporel n'en pourroit débaucher, qui grossiroit sans cesse de tous les ignorants de l'autre, à qui alors il seroit libre de parler et de les éclairer, à eux d'écouter et d'être instruits, et d'une foule de mercenaires dont il avoit vu les variations à mesure de celles du crédit de leur parti, et qui étoient incapables d'en suivre aucun que pour des vues humaines. Alors que deviendroit le parti opposé, chargé du mépris de ses artifices, de la haine de ses violences, dépouillé du pouvoir d'en commettre, et de l'affranchissement du pouvoir des lois et des tribunaux, et de la censure des doctes, de cette foule de personnages de la plus grande réputation chacun dans leur état? Comment soutenir une cause qui arme la raison et toutes les lois contre elle, qui s'est noircie de tout ce que l'artifice et la persécution ont de plus odieux, et opposer la honte de l'épiscopat et du sacerdoce en tout genre pour la plupart à l'élite qui forme tout[1] l'autre parti, décorée de ses souffrances et purifiée par le feu de la persécution? Que pourroient opposer à tant de savoir et de vertu les grâces alors flétries par faute de pouvoir et les mines de protection du premier de ses chefs, et les repoussantes clameurs de l'autre[2], les ruses si reconnues de leurs principaux ouvriers du premier et du second

1. Les mots *qui forme tout* sont en interligne, au-dessus de *de*, biffé.

2. Il veut sans doute parler des cardinaux de Rohan et de Bissy.

ordre, dont les mœurs de la plupart, la conduite et l'ambition de tous, les ont rendus l'abomination du monde jusque dans l'usage le plus effréné de leur crédit et de leur pouvoir? et Rome qui recule devant un roi de Portugal, et pour une grâce qui ne dépend que d'elle[1], qui ne tient ni à vérité ni à religion, grâce injuste, même scandaleuse[2], sera-t-elle plus audacieuse contre un groupe si vénérable du premier et du second ordre, soutenu de la multitude rendue à la liberté, et des parlements engagés par leur appel dans la même cause, Rome, dis-je, dépouillée de l'autorité royale, qui faisoit tout trembler sous elle, mais qui avec ce terrible avantage n'a pourtant jamais osé que menacer?

Conduite à tenir par le Régent.

J'ajoutai à cette peinture que son personnage, à lui régent[3], étoit bien honnête et bien facile. Il n'avoit qu'à laisser faire et jouir de ce qui se feroit et des appels en foule qu'il verroit éclater. Dire au Pape et aux chefs de la Constitution qu'ils ne devoient pas attendre du pouvoir précaire d'un régent plus qu'ils n'avoient pu obtenir de la redoutable et absolue autorité du feu Roi, qui l'avoit si longtemps déployée en leur faveur toute entière ; qu'il y [avoit], de plus, bien loin de ce dont il s'agissoit alors à ce qui s'entreprenoit aujourd'hui. Alors il ne s'agissoit que de la condamnation d'un livre[4], et de se taire sur la Constitution ; aujourd'hui que, les desseins croissant avec le pouvoir, il ne s'agit de rien moins que d'embraser la France par toutes les intrigues imaginables, jusqu'à y vouloir faire entrer les premières puissances étrangères, et faire recevoir, signer, croire et jurer comme articles définis de foi, au moins en attendant comme règle de foi, qui en est le parfait synonyme, tout ce qui est dans la

1. Les mots *d'elle* surchargent d'autres lettres illisibles.

2. Saint-Simon fait allusion à l'érection de la chapelle du palais royal de Lisbonne en siège patriarcal par Clément XI en novembre 1716.

3. *Regent* ajouté en interligne. — 4. Le livre du P. Quesnel.

Constitution ; ce comble de pouvoir qui n'est promis et donné qu'à l'Église assemblée, appliqué à une bulle qui bien ou mal à propos a soulevé toute la France dès qu'elle a paru, que les uns trouvent inintelligible, les autres non recevable dans ce qui s'en entend, bulle dont le Pape, contre la coutume de ses plus saints et plus illustres prédécesseurs, n'a jamais voulu ni expliquer, ni souffrir que les évêques l'expliquassent, depuis tant d'années qu'il en est supplié et conjuré avec tout le respect et l'humilité possible, il n'est pas étonnant que, poussées[1] enfin à bout, les consciences se révoltent, forcent la main au Régent, et aient enfin recours au dernier remède de tout temps établi dans l'Église, et dont les plus saints et les plus grands papes ne se sont jamais offensés. Ajouter que vous êtes affligé d'un si grand éclat, et impuissant pour l'arrêter, mais que, étant régent du royaume, et n'ayant jusqu'à ce jour omis travail, peine, ni soin pour procurer la satisfaction du Pape, et votre vénération personnelle, jusqu'à y employer l'autorité dont vous êtes dépositaire plus encore que le feu Roi n'avoit fait, et malheureusement vous ne mentirez[2] pas, vous n'êtes pas résolu aussi à ne pas protéger les lois de tout temps en usage, auxquelles le feu Roi lui-même a eu recours en d'autres occasions, ni à laisser mettre le feu et le trouble dans le royaume. Faire en même temps avertir le nonce d'être sage, et de ne vous pas forcer par sa conduite à des démarches qui lui seroient désagréables et dont les suites pourroient arrêter sa fortune ; et prendre des précautions mesurées mais justes pour rendre ses communications difficiles avec les chefs et les enfants perdus du parti. Écrire aussi en même temps au cardinal de la Trémoïlle, d'une façon à faire peur au Pape s'il pensoit aller plus loin, tant sur la chose en général que sur le cardinal de Noailles et aucun autre en particulier, et lui envoyer une

1. Il y a *poussés*, au masculin, dans le manuscrit.
2. Avant *mentirés*, il avait écrit *mentiriés*, qu'il a ensuite biffé.

lettre pour le Pape remplie des plus beaux termes d'attachement, de douleur, de vénération, mais imprimée vaguement d'une teinture de fermeté qui soutînt la lettre au cardinal de la Trémoïlle; surtout n'oublier pas de faire parler françois[1] aux principaux jésuites d'ici, à leur général à Rome[2], et aux supérieurs de Saint-Sulpice et de Saint-Lazare[3]; puis demeurer fermé à quelque proposition que ce pût être, et les plus spécieuses. Ouvrir les prisons, et rappeler et rétablir les exilés et la liberté, mais parler ferme aux principaux, et donner au cardinal de Noailles et aux parlements des ordres sévères, et y être inexorable, pour que la liberté, bien loin de se tourner en licence et en triomphe, se contienne dans les plus étroites bornes de sagesse, de prudence, de modestie, de charité, de respect pour l'épiscopat et pour les évêques, de mesure à l'égard de la personne du nonce, de vénération pour celle du Pape, de soumission pour le saint-siége, et de toutes les précautions nécessaires pour éviter toute occasion[4] de donner prise à l'autre parti, et tout prétexte de crier au schisme ou le faire craindre avec la plus légère apparence.

Raisons personnelles.

Après ce discours, que M. le duc d'Orléans écouta fort attentivement et qu'il me parut goûter, je vins au point sensible. Je lui remis devant les yeux le défaut des Renonciations, où on n'avoit voulu souffrir ni formes ni apparence de liberté, et je lui répétai ce[5] que je lui

1. Tome XV, p. 100.
2. C'était Michel-Ange Tamburini, quatorzième général de l'ordre, né à Modène le 27 septembre 1648, élu le 30 janvier 1706 et qui ne mourut que le 28 février 1730.
3. Le supérieur de la congrégation de Saint-Sulpice était alors François Leschassier, né en 1641, entré au séminaire en 1660, curé de la paroisse en 1681, directeur au séminaire en 1688, élu supérieur en mars 1700, mort le 19 août 1725. Celui de la congrégation de la Mission ou de Saint-Lazare s'appelait Jean Bonnet.
4. *Occasion* a été écrit en interligne, au-dessus d'*apparence*, biffé.
5. *Ce* surcharge *je*.

avois dit souvent, qu'il ne pouvoit tirer aucun fruit de ces actes[1], si le malheur du cas en arrivoit, que de l'estime et de l'affection de la nation par la sagesse, la douceur, l'estime de son gouvernement; que ce que je lui proposois en étoit une des voies la plus assurée en protégeant les lois, la raisonnable et juste liberté, et se rendant le conservateur de ce qui dans l'ecclésiastique et le civil étoit en la plus grande et solide réputation[2] par la doctrine et la vertu, et s'amalgamant les parlements et les autres tribunaux; tandis qu'en prenant l'autre parti c'étoit un chemin de continuelles violences aux consciences, aux lois ecclésiastiques et civiles, une suspension continuelle de l'exercice et des fonctions de la justice, des exils et des prisons sans fin, pour plaire à une cour impuissante, ingrate, qui ne vouloit que soumettre la France comme l'Espagne, le Portugal, l'Italie, avec les inconvénients temporels et si serviles qu'en éprouvent ces souverains rendus si dépendants de Rome en autorité et en finance par les excès de l'immunité ecclésiastique, et pour des mercenaires qui, de concert avec Rome, demanderoient toujours pour régner, et ne sauroient gré d'aucun succès général ou particulier qu'à leur artifice et à leur audace. Je lui dis qu'il ne devoit pas se faire illusion à lui-même, mais qu'il devoit bien comprendre et bien se persuader que les hommes ne se conduisent jamais que par leurs intérêts, excepté quelques rares exemples de gens consommés en vertu; qu'il ne falloit donc pas qu'il s'imaginât que, quoi qu'il pût faire pour Rome, pour les jésuites et pour le parti de la Constitution, il pût jamais les gagner contre le roi d'Espagne; que, pour peu qu'il fît de comparaison entre ce prince et lui, il sentiroit bientôt lequel des deux emporteroit tous leurs vœux et leur choix, par

1. C'est-à-dire des Renonciations.

2. Il avait écrit en premier lieu *estoit la plus grd estime*; il a d'abord ajouté *en* en interligne et mis un *e* après *grd*; puis il a biffé *estime* et écrit en interligne les mots *et solide reputation*.

conséquent tous leurs efforts ; que leur but étoit de régner, de dominer, de subjuguer la France comme sont l'Espagne, le Portugal, l'Italie, à quoi ils n'avoient jamais eu plus beau jeu que par le moyen de l'état où ils avoient su porter l'affaire présente ; qu'il n'y avoit point aussi de prince plus expressément formé à leur gré pour ce dessein qu'un esprit accoutumé à se reposer de tout sur autrui, dans l'habitude de tant d'années de règne sous le joug entier qu'ils vouloient imposer ici, d'une conscience sans lumière, toujours tremblante au nom de Rome et de l'Inquisition, livré entièrement à toutes les prétentions ultramontaines tournées en lois dans ses vastes États, abandonné depuis toute sa vie aux jésuites, et à deux reprises, dont la dernière étoit lors[1] dans sa vigueur, au fabricateur de la Constitution[2], enfermé de plus par habitude et par goût, et inaccessible à tout excepté à une épouse italienne pétrie des mêmes maximes romaines, à son confesseur et à son ministre, et incapable par ses mœurs de laisser aucun lieu de craindre rien qui puisse déranger des préventions si favorables aux projets de Rome et des constitutionnaires et des maximes ultramontaines qu'il tient être des parties intégrantes de la religion. Avec un prince fait de la sorte, il n'y [a] qu'à vouloir et faire, et l'état absolu et sans forme auquel il est accoutumé de régner en Espagne joignant en lui, revenu en France, la jalousie de l'autorité à ce qu'il croiroit de si étroite obligation de sa conscience, jusqu'à quels excès ne pourroit-il pas être mené sans autre peine que de vouloir et de dire ! « Croyez-vous, Monsieur, continuai-je, être en même parallèle avec tout votre esprit, votre savoir, votre discernement, vos lumières[3], le dérèglement affiché de votre vie, votre accès libre à tout le monde, vos connoissances étendues et si extraordinaires à votre nais-

1. *Estoit lors* est en interligne au-dessus d'*est*, biffé.
2. C'est-à-dire, le P. Daubenton.
3. Les deux derniers mots ont été ajoutés en interligne.

sance, enfin avec ce mépris de la religion, et ce libertinage d'esprit dont vous affectez de tout temps une profession si publique ? Pour peu que vous y pensiez un moment, vous serez intimement[1] convaincu que vous ne pouvez jamais devenir l'homme de Rome et des jésuites, et qu'il ne manque au roi d'Espagne aucune des qualités qui le rendent un roi fait et formé tout exprès pour eux. Otez-vous donc bien exactement de la tête que, quoi que vous puissiez faire, vous ayez jamais Rome, jésuites, constitutionnaires, dans votre parti, si le malheureux cas arrive ; persuadez-vous au contraire bien fortement que vous les aurez pour vos plus grands ennemis, et qui n'auront rien de sacré contre vous. Si avec cela vous allez perdre le parti qui leur est opposé, qui est celui des lois et de l'estime publique ; si vous négligez de vous rapprocher les parlements en cessant de les irriter par des violences à cet égard, des défenses de recevoir des plaintes et d'y prononcer, des évocations sans fin dès qu'il y a le moindre trait véritable ou supposé à l'affaire de la Constitution, des cassations d'arrêts au gré des constitutionnaires, qui est la chose qui blesse[2] le plus les parlements[3], la totalité de la magistrature, tout le public même le plus neutre et le plus indifférent, et, ce qui le révolte encore plus sans mesure, si vous continuez et redoublez même, comme l'extrémité où les choses se portent vous y forceront, les exils, les prisons, les saisies de temporel, les inouïs expatriements, les privations d'emplois et de bénéfices ; qui aurez-vous pour vous, si le malheureux cas arrive, de l'un ou de l'autre parti, ou, s'il en reste encore, dans les termes où en viennent les choses, des neutres et des indifférents ?

1. L'adverbe *intimem*[t] est en interligne.
2. *Blesse* remplace en interligne *irrite*, biffé.
3. Avec le mot *Pl*[ts] finit la page 1899 du manuscrit ; Saint-Simon se trompe alors dans son numérotage et inscrit le chiffre *2000* en tête de la page suivante, sautant ainsi cent pages (1900 à 1999).

Je m'arrêtai là et n'en voulus pas dire davantage, pour juger de l'impression que j'avois faite. Elle passa mon espérance, sans toutefois me rassurer : je vis un homme pénétré de l'évidence de mes raisons, il ne fit pas difficulté de me l'avouer, en même temps en brassière et dans l'embarras d'échapper à ceux que j'ai nommés, et qui, dans ces moments critiques de laisser aller le cours aux appels ou de les arrêter, se relayoient pour ne le pas perdre de vue. Il raisonna sur l'état présent de l'affaire et les inconvénients des deux côtés ; il convint de toute la force de ce que je lui avois représenté. Je ne disois alors que quelques mots de traverse pour le laisser parler, et le bien écouter, et je ne vis qu'un homme, convaincu à la vérité, et, de son aveu, sans réponse à pas une des raisons que je lui avois représentées, mais un homme dans les douleurs de l'enfantement. Nous en étions là, quand la toile tomba. Nous fûmes tous deux surpris et fâchés de la fin du spectacle. Malgré le brouhaha qu'il produit par l'empressement de chacun pour sortir, nous demeurâmes encore quelques moments sans pouvoir cesser cette conversation. Je la finis en lui disant que le nonce ne le connoissoit que trop bien quand il disoit que le dernier qui lui parloit avoit raison ; que je l'avertissois qu'il étoit veillé par des gens qu'il se croyoit affidés et qui ne l'étoient qu'à eux-mêmes, à leurs vues, à leurs intrigues, à leurs intérêts, et veillé comme un oiseau de proie ; qu'il seroit la leur s'il ne prenoit bien garde à lui, parce que la vérité n'avoit pas auprès de lui des surveillants si à portée ni si empressés ; qu'il prît donc garde au trop vrai dire du nonce, et qu'il ne se laissât pas misérablement entraîner. Là-dessus il sortit de sa petite loge, et moi avec lui. Tout le dehors étoit rempli de tout ce qui successivement s'y étoit amassé pour entrer dans sa loge ou l'en voir sortir, dont la plupart le regardèrent attentivement, et moi encore plus. Il étoit si concentré[1] de tout ce

1. Encore ici *consentré*, comme ci-dessus, p. 144.

que nous venions de dire, qu'il passa assez sombrement[1]. Il alla[2] dans son appartement avec tout ce monde, dans le fond duquel j'aperçus Effiat et Bezons. Effiat avoit été apparemment averti du tête-à-tête de l'Opéra, et s'étoit fortifié de Bezons pour saisir le court moment de la fin de la journée publique, et du commencement de la soirée des roués, pour explorer ce qui s'étoit passé et le détruire à la chaude. Je ne sais ce qu'ils devinrent; car je m'en allai aussitôt.

Le Régent arrête les appels et se livre à la Constitution.

Mais, pour ne pas revenir aux appels, je ne dis que trop vrai au Régent en sortant de la petite loge. Il fut si bien veillé, relayé, tourmenté qu'ils l'emballèrent[3]. D'Effiat, le premier président et les autres l'emportèrent. Le Régent arrêta les appels, mit toute son autorité à empêcher celui du Parlement, et lui fit suspendre un arrêt contre des procédures monstrueuses de l'archevêque de Reims[4], et contre

1. Adverbe qui n'était pas et n'est pas encore admis par l'Académie.

2. *Alla* corrige en interligne *passa*, à cause de la répétition.

3. *Emballerent* est en interligne au-dessus d'*emporterent*, biffé, qui va se retrouver à la ligne suivante. — Au figuré, *emballer quelqu'un*, c'est le décider, lui faire prendre une détermination par des raisons captieuses. L'*Académie* ne connaissait pas ce sens familier, et le *Littré* n'en cite que le présent exemple.

4. M. de Mailly, archevêque de Reims, avait alors plusieurs affaires soumises au Parlement à propos de la Constitution. C'était d'abord un appel comme d'abus interjeté par le chapitre de sa cathédrale, la faculté de théologie, le chapitre de Saint-Symphorien, plusieurs curés de la ville et plus de soixante du diocèse contre une ordonnance épiscopale du 20 mars, prescrivant l'acceptation de la Constitution sous diverses peines canoniques; le Parlement décida le 10 avril de ne pas donner suite à cette requête, mais défendit d'exécuter l'ordonnance de l'archevêque. — Le 8 mai, la Tournelle condamna le même prélat à cinq cents livres de dommages et intérêts envers un vicaire qu'il avait interdit pour non-acceptation de la bulle, « ce qui a fait grand plaisir à tout l'auditoire » ajoute le greffier Delisle. — Enfin le 28 mai, nouvel arrêt mentionné par Dangeau (p. 97), qui casse les interdictions et excommunications prononcées par l'archevêque pour refus d'acceptation de la bulle contre plusieurs membres du chapitre et plus de quatre cents curés du diocèse et le condamne à des dommages et inté-

d'autres fureurs d'évêques constitutionnaires. Je me contentai d'avoir convaincu, et puis je laissai faire, sans courir ni recommencer à raisonner avec un prince que je savois circonvenu de façon que sa facilité et sa foiblesse seroit incapable de résistance. Il devint enfin tout ce qu'ils voulurent, entraîné par leur torrent, et il en arriva dans les deux partis le fruit que je lui avois prédit par leurs sentiments à son égard. S'il m'avoit cru, ou plutôt s'il en avoit eu la force, la Constitution tomboit avec toutes ses machines et ses troubles, l'église de France seroit demeurée en paix, et Rome de plus eût appris par un si fort exemple à ne la plus troubler de ses artifices et de ses ambitieuses prétentions. Le Pape, si soutenu par tant d'évêques en France, ou ignorants, ou simples, ou ambitieux, et si continuellement pressé et tourmenté par son nonce et par les autres boute-feux de se porter à des démarches violentes, n'avoit jamais osé s'y commettre. Il avoit menacé trop souvent pour qu'on n'y fût pas accoutumé. Il ne s'agissoit pourtant que de sévir contre la personne du cardinal de Noailles en particulier, et en gros contre d'autres de son parti, en dernier lieu contre les appelants. Rien ne fut oublié de la part de Bentivoglio et des furieux pour l'y engager, sans que jamais il ait osé passer les menaces, et encore sans s'en expliquer. Pouvoit-on craindre qu'il se fût porté à des extrémités contre ce nombre immense d'appelants en corps et en particuliers, écoles célèbres et nombreuses, diocèses entiers, congrégations fameuses[1] et étendues, contre les parlements, qu'il a toujours redoutés, en un mot contre le Régent à la tête de tout le royaume, armé de ses lois, des

rêts envers plusieurs d'entre eux. On trouvera le détail de ces affaires dans les papiers du greffier Delisle (Archives nationales, reg. U 360, aux dates des arrêts). Le Régent dut empêcher l'exécution de ces sentences ; mais nous n'avons pas trouvé mention d'une intervention officielle. L'appel de la faculté de Reims est imprimé dans le n° XXIX de la *Gazette d'Amsterdam*.

1. *Fameuses* est en interligne au-dessus de *celebres*, biffé.

canons, de la discipline de l'Église reconnue et pratiquée jusque sous le feu Roi. Rien de schismatique en cette démarche de l'appel, de tout temps, encore une fois, pratiquée et suspensive dans l'Église : on ne le devient point[1] quand on ne veut pas l'être, et le Pape se seroit bien gardé de se risquer la France pour un sujet aussi dépourvu de tout fondement après les pertes que Rome a faites de plus de la moitié de l'Europe. Il se seroit donc réduit à des plaintes, à se contenter des respects, qu'on ne lui auroit pas épargnés, et à se satisfaire[2] comme d'un gain des assurances qu'il auroit exigées que, en ne parlant plus de sa bulle, personne aussi n'auroit la témérité de la combattre en aucune sorte ni occasion, puisqu'il ne s'en agiroit plus, que de part et d'autre on laisseroit tomber tout ce qui s'étoit fait là-dessus, et qu'il seroit même remercié de sa condescendance. Ce qu'on verra bientôt qui arriva sur les bulles[3] est une démonstration que les choses se seroient passées aussi doucement que l'opinion que j'en avois et que je rapporte ici. Je n'ajouterai rien sur la façon dont parut peu après l'appel du cardinal de Noailles[4], ni des divers succès qu'il eut, qu'on a vu que je lui avois prédits pour l'avoir trop différé[5] ; cela appartient à la Constitution sans avoir produit d'occasion qui me regarde.

Mlle de Chartres[6] ayant persévéré longuement à vou- Mlle de Chartres

1. On ne devient point schismatique.
2. *Satisfaire* est en interligne au-dessus de *contenter*, biffé.
3. Suite des *Mémoires*, tome XIV de 1873, p. 393-395.
4. *Ibidem*, p. 198. — 5. Ci-dessus, p. 148-149.
6. Louise-Adélaïde d'Orléans (tome XIV, p. 410, note 6), d'abord appelée Mlle de Chartres, puis en 1716 Mlle d'Orléans ou Mademoiselle tout court, entra en religion en mars 1717, fit profession le 23 août 1718, fut nommée abbesse de Chelles le 14 septembre 1719, donna sa démission le 5 octobre 1734 et mourut retirée au prieuré de la Madeleine du Trainel dans la nuit du 19 au 20 février 1743. Édouard de Barthélemy a longuement parlé d'elle dans *Les Filles du Régent*, tome I. Voyez ci-après, aux Additions et Corrections.

prend l'habit à Chelles.

loir être religieuse contre le goût et les efforts de M. le duc d'Orléans, il consentit enfin qu'elle prît l'habit à Chelles[1], dont une sœur du maréchal de Villars étoit abbesse[2]. M. et Mme la duchesse d'Orléans y allèrent, et n'y voulurent personne. L'action fut ferme et édifiante, et tout s'y passa avec le moins de monde et le plus de simplicité qu'il fut possible[3].

Mort d'Armentières.

Armentières[4] mourut chez lui en Picardie, assez jeune, d'une fort longue maladie[5]. Il étoit premier gentilhomme de la chambre de M. le duc d'Orléans, qui donna cette place à son frère Conflans, qui étoit aussi son beau-frère,

1. Il a été parlé de cette abbaye dans le tome XIX, p. 347. La princesse y avait été élevée ; en octobre 1715, ses parents l'avaient mise à l'abbaye de Montmartre, et on croyait alors qu'elle avait renoncé à se faire religieuse (*Dangeau*, tome XVI, p. 211-212). Madame, sa grand'mère, écrivait le 9 octobre 1718 (*Correspondance*, recueil Brunet, tome II, p. 12) : « Ce qui a porté la pauvre demoiselle d'Orléans à se faire religieuse, c'est tout simplement le peu d'affection qu'elle a trouvée auprès de sa mère et la peur qu'elle a eue qu'on ne la tourmentât afin de la forcer à épouser le fils aîné du duc du Maine ; elle a mieux aimé se retirer du monde que s'exposer à attirer sur elle toute la haine de sa mère. C'est bien une mauvaise mère qu'elle a là. » Les *Mémoires de la baronne d'Oberkirch*, tome II, p. 123-127, parlent d'une romanesque histoire d'amours platoniques avec un jeune page, qui semble controuvée.

2. Agnès de Villars, d'abord religieuse à Saint-André-le-Haut à Vienne, nommée abbesse de Chelles en août 1707, se démit de son abbaye en 1719 et mourut le 17 septembre 1723, à soixante-six ans ; voyez Ch. Giraud, *La maréchale de Villars*, p. 112-117.

3. Dangeau annonce la cérémonie le 26 mars (p. 52) ; elle eut lieu le 30, mardi de Pâques : « Mademoiselle a pris l'habit à Chelles. Cela s'est fait sans aucune cérémonie. M. le duc et Mme la duchesse d'Orléans ont défendu à tout le monde d'y aller. On dit que M. le duc d'Orléans lui donne dix mille francs de pension et quelque argent comptant » (*Dangeau*, p. 55). C'est le cardinal de Noailles qui fit la cérémonie (*Gazette*, p. 179 ; *les Correspondants de la marquise de Balleroy*, tome I, p. 139).

4. Michel III de Conflans : tome III, p. 336.

5. Il mourut le 5 avril en son château du Buisson, dit la *Gazette*, p. 180 ; *Dangeau*, p. 59.

comme on l'a vu ailleurs[1]. Il étoit surprenant de trouver en ce M. d'Armentières un homme aussi parfaitement bouché, avec deux frères qui avoient tant de savoir et d'esprit, d'ailleurs bon et honnête homme[2].

Mort du duc de Béthune.

Le duc de Béthune mourut à soixante-seize ans[3]. C'étoit un bon et vertueux homme. J'ai parlé plus d'une fois de la fortune de son père[4] et de lui[5], qu'il vit refleurir en lui et en son fils et son petit-fils[6] après une légère éclipse, et qui après lui augmenta encore beaucoup[7].

Mort de la marquise d'Estrades. Son beau-fils va en

Mme d'Estrades mourut aussi[8]. Elle étoit sœur de Blouin, premier valet de chambre du Roi, et avoit été fort belle[9]. Le fils aîné du maréchal d'Estrades[10] l'avoit épousée en secondes noces par amour[11]. Elle étoit mère

1. M. d'Armentières et son frère Alexandre-Philippe, marquis de Conflans, avaient épousé les deux filles de Mme de Jussac.

2. « Brave et honnête homme, mais sans la moindre trace d'esprit », a-t-il déjà dit dans notre tome XVI, p. 441. Le second frère est le bailli de Conflans.

3. Armand Ier : tome III, p. 93. Il mourut le 1er avril (*Dangeau*, p. 56 ; *Gazette*, p. 180).

4. Louis de Béthune, comte puis duc de Charost : tome I, p. 212.

5. Notamment dans le tome XXII, p. 105-120.

6. Armand II de Béthune, duc de Charost (tome V, p. 174) et Paul-François de Béthune, titré marquis d'Ancenis (tome XVI, p. 194).

7. Le duc de Charost devint gouverneur de Louis XV en 1722, chevalier du Saint-Esprit en 1724, chef du conseil des finances en 1730 ; à l'époque où Saint-Simon écrit, M. d'Ancenis est duc de Béthune depuis 1724, cordon bleu depuis 1728, lieutenant général, et a succédé à son père en 1745 à la tête du conseil des finances.

8. Marie-Anne Blouin, fille de Jérôme et sœur de Louis Blouin, mariée en 1683. Dangeau annonce sa mort le 1er avril (p. 56) ; elle fut enterrée à Saint-Nicolas du Chardonnet.

9. « Elle avoit été parfaitement belle, s'étoit retirée depuis longtemps et étoit dans une grande dévotion ; elle avoit une petite pension du Roi et peu de bien d'ailleurs » (*Dangeau*). Elle figure en 1694 dans les gravures de mode de Bonnart et Trouvain (Archives nationales, M 815).

10. Louis, marquis d'Estrades, que nous avons vu mourir en 1711 (tome XX, p. 252).

11. Il était veuf en premières noces de Charlotte-Thérèse de Rune de Fouquerolles, morte le 25 novembre 1682.

Hongrie avec le prince de Dombes.

de Mme d'Herbigny[1]. La considération que M. le duc d'Orléans conserva toujours pour la famille du maréchal d'Estrades, qui avoit été son gouverneur et un homme illustre dans les armes et dans les négociations, dont Mme d'Herbigny étoit petite-fille, fit uniquement son mari conseiller d'État[2]. Le comte d'Estrades, lieutenant général, de la belle-mère de qui on vient de dire la mort[3], se laissa engager par M. du Maine à aller en Hongrie avec le prince de Dombes[4]. C'étoit un honnête homme et de distinction à la guerre. Le Régent le lui permit ; mais le Roi ni lui n'y entrèrent pour rien[5].

Indécence du carrosse du Roi expliquée. [*Add. S^tS. 1413*]

Le Roi s'alla promener au Cours[6]. Il étoit au fond de son carrosse, serré entre le duc du Maine et le maréchal de Villeroy avec la dernière indécence[7]. Tant que le feu Roi admit des hommes dans son carrosse, jamais aucun

1. Louise-Françoise-Armande d'Estrades avait épousé le 28 novembre 1703 M. Lambert d'Herbigny (ci-dessous) ; elle mourut à Louveciennes le 10 octobre 1731 à quarante-sept ans. Il est curieux de remarquer que Mlle de Fouquerolles, première femme de son père, était fille elle-même d'une Lambert d'Herbigny.

2. Pierre-Charles Lambert d'Herbigny, d'abord conseiller au parlement de Metz (mars 1683), puis à celui de Paris (mai 1685), nommé maître des requêtes le 25 février 1693, eut des lettres d'expectative de conseiller d'État le 10 février 1723, mais ne fut fait conseiller semestre que le 12 décembre 1725 ; il mourut le 15 mars 1729, dans sa soixante-dixième année.

3. Louis-Godefroy : tome XX, p. 255.

4. *Dangeau*, p. 61 ; il fut tué le 18 août 1717.

5. C'est-à-dire, ne lui donnèrent aucun subside pour cela. Mais, quelques jours auparavant, le Régent lui avait fait remise de la taxe dont il avait été frappé par la chambre de justice à cause du bien de sa femme, fille du fermier général le Normant, et lui avait donné un brevet de retenue de quatre-vingt mille livres sur sa charge de maire perpétuel de Bordeaux (*Dangeau*, p. 54).

6. Le Cours-la-Reine : tome II, p. 279.

7. « Le Roi s'alla promener au Cours ; M. du Maine et le maréchal de Villeroy sont toujours aux promenades dans le fond du carrosse avec lui » (*Dangeau*, 2 avril, p. 57). C'est à ce propos que Saint-Simon a fait l'Addition indiquée ci-contre.

prince du sang n'y a été à côté de lui ; c'étoit un honneur réservé aux seuls fils de France. Monsieur le Prince, le dernier[1], donnant au Roi une fête à Chantilly, où étoit toute la cour, il se trouva pendant le voyage une fête d'Église solennelle, pour laquelle le Roi alla à la paroisse du lieu, seul dans sa calèche, qui n'étoit qu'à deux places sur le derrière, le devant étant accommodé pour y mener des chiens couchants. Jamais personne n'y montoit avec lui, sinon Monseigneur ou Monsieur, encore si rarement qu'il ne se pouvoit davantage. On regarda comme une distinction fort grande due à la magnificence de la fête de Chantilly, et à la nouveauté du mariage de Madame la Duchesse, que le Roi sortant de l'église, et monté dans sa calèche, voyant Monsieur le Prince à la portière, lui ordonna d'y monter et de se mettre auprès de lui[2], parce qu'il n'y avoit point d'autre place[3]. C'est l'unique fois que cela soit arrivé. Le maréchal de Villeroy avoit bien dans le carrosse du Roi, comme son gouverneur, une place de préférence, mais non pas de préséance, sur le grand écuyer, ni sur le grand chambellan, ni même sur le premier gentilhomme de la chambre en année[4]. Mais tout étoit en pillage et en indécence, qui s'augmenta sans cesse en tout de plus en plus.

Maupeou, maître des requêtes[5], fit un marché extraor- Maupeou président à

1. Henri-Jules de Bourbon.

2. C'est pendant le séjour que le Roi et la cour firent à Chantilly en 1693, du 5 au 14 mars, que se produisit cet incident. Voici ce que dit le *Journal de Dangeau* le vendredi 13 mars (tome IV, p. 245), qui n'était rien moins qu'une « fête d'Église solennelle » : « Le Roi alla entendre la messe à la paroisse ; au retour il fit mettre Monsieur le Prince dans sa calèche. Il lui dit qu'en y allant il l'avoit cherché pour l'y mener. »

3. C'est-à-dire, parce que la calèche n'avait que deux places, sur le derrière, comme il l'a remarqué plus haut.

4. Saint-Simon a déjà parlé de ces « usurpations » de places dans le carrosse du jeune Roi dans le tome XXIX, p. 322.

5. Les mots *Me des Requestes* surchargent *Pt aux Enquestes*. — René-Charles de Maupeou, seigneur de Bruyères, né le 2 juin 1688,

mortier, depuis premier président.

dinaire avec Menars, président à mortier[1], pour s'assurer sa charge et lui en laisser la jouissance sa vie durant à certaines conditions. Le prix fut de sept cent cinquante mille livres et vingt mille livres de pot-de-vin[2]. Je ne marque cette bagatelle que parce que le même Maupeou est devenu premier président, et a fait passer à son fils[3] sa charge de président à mortier, tous deux avec réputation. Peu de jours après, Nicolay, premier président de la Chambre des comptes[4], obtint la survivance de cette

Nicolay obtient pour son fils la survivance de

fut conseiller au Parlement en août 1710, et devint maître des requêtes avec dispense d'âge en avril 1712 (Archives nationales, reg. X1A 8709, fol. 431), acquit une charge de président à mortier en août 1717, aussi avec dispense (reg. X1A 8718, fol. 172), et entra en possession en mars 1718, devint premier président en octobre 1743 sur la démission de M. le Peletier et grâce au ministre Maurepas son parent, devint garde des sceaux en 1763, quitta cette place en 1768 lorsque son fils fut nommé chancelier, et mourut le 4 avril 1775. C'est son père qui avait été président aux Enquêtes, et cela explique la correction faite par Saint-Simon.

1. Jean-Jacques Charron, marquis de Menars : tome VI, p. 363.

2. Dangeau explique la combinaison (p. 60, 8 avril) : « M. de Menars vend sa charge de président à mortier à M. de Maupeou, qui lui en donne sept cent cinquante mille francs, dont deux cent cinquante mille présentement et cinq cent mille francs après la mort de M. de Menars, pour ses héritiers ; on dit qu'outre cela il y a un pot-de-vin de vingt mille francs. M. de Menars jouira de sa charge jusqu'à sa mort, à moins qu'il ne veuille la céder plus tôt, en prenant les cinq cent mille francs, ou qu'il ne meure quelqu'un des présidents à mortier ; car, en ce cas, ou en cas qu'aucun d'eux vende, M. de Menars cèdera sa charge, afin que personne ne soit reçu avant M. de Maupeou. » Voyez aussi *Les Correspondants de Balleroy*, p. 149-150, et *Dangeau*, p. 129.

3. René-Nicolas-Charles-Augustin de Maupeou, né le 25 février 1714, conseiller au Parlement en août 1733, obtint la survivance de la charge de président à mortier de son père en 1737 et lui succéda en novembre 1743, le remplaça encore comme premier président en octobre 1763, fut nommé chancelier de France le 16 septembre 1768 et mourut le 29 juillet 1792. C'est le chancelier Maupeou si connu pour sa lutte contre le Parlement.

4. Jean-Aymard Nicolay : tome XXVI, p. 223.

charge pour son fils[1]. Ce fut, comme bien d'autres, une grâce perdue pour M. le duc d'Orléans, qui ne trouva pas ce magistrat par la suite moins singulièrement audacieux à son égard.

sa charge de premier président de la Chambre des comptes.

Ce prince fit plus utilement par la défense sévère qui fut publiée de la bassette et du pharaon[2], sans distinction de personne. Ce débordement de ces sortes de jeux, quoique défendus, étoit devenu à un point, que les maréchaux de France[3] avoient établi à leur tribunal qu'on ne seroit point obligé à payer les dettes qu'on feroit à ces sortes de jeux[4].

Bassette et pharaon défendus.

La duchesse de Duras[5] mourut à Paris à cinquante-huit ans, d'une longue maladie[6]. Elle étoit veuve dès 1697 du duc de Duras, fils et frère aîné des deux maré-

Mort et famille de la duchesse douairière de Duras.

1. Antoine-Nicolas Nicolay, né le 10 octobre 1692, conseiller au Parlement en janvier 1712, pourvu de la survivance de la première présidence de la Chambre des comptes le 4 mai 1717, mort le 15 juin 1731, sans alliance (A. de Boislisle, *Histoire de la maison de Nicolay*, Pièces justificatives, tome I, p. 508). Dangeau donne cette nouvelle le 22 avril (p. 70).

2. Il écrit *pharaon* dans le texte et *faraon* dans la manchette. Il a été parlé de ce jeu dans le tome XXII, p. 242. A la bassette, on tirait les cartes deux à deux, la première pour le banquier, la seconde pour tous les joueurs ; ceux-ci perdaient leurs enjeux si leur carte était inférieure à celle du banquier, et vice versa.

3. Les mots *de Fr.* sont ajoutés en interligne.

4. Notre auteur prend cela à l'article Dangeau du 29 avril, p. 74. Le Roi publia une ordonnance nouvelle le 8 avril, qui ne fut promulguée que le 29, et le Parlement rendit le 30 avril un arrêt, qui fut imprimé, pour renouveler les défenses antérieures ; il y en eut encore un second plus général le 1er juillet (reg. U 360).

5. Louise-Madeleine Eschallart de la Marck, dont il a été parlé dans nos tomes IV, p. 256, note 7, et XIV, p. 203, note 6.

6. Elle mourut le 13 avril (*Gazette*, p. 192). Dangeau annonce sa maladie et sa mort (p. 57 et 64). A ses obsèques, notre auteur eut une querelle de préséance avec le prince de Lambesc, gendre de la défunte. Il avait oublié sans doute cette circonstance ; une lettre de la duchesse de Lorraine qu'on trouvera aux Additions et Corrections permet de suppléer à son silence.

chaux de Duras[1]; il n'avoit que vingt-sept ans, et ne lui avoit laissé que deux filles, dont elle avoit marié l'aînée, comme on l'a vu en son temps, au prince de Lambesc, petit-fils de Monsieur le Grand[2], et avoit, comme on le verra, arrêté le mariage de l'autre lorsqu'elle mourut[3]. Son nom étoit Eschallart[4]; elle étoit fille de la Boulaye, qui fit un moment tant de bruit à Paris dans le parti de Monsieur le Prince, et qui est si connu dans les Histoires et les Mémoires de la minorité de Louis XIV[5]. La Boulaye avoit épousé une fille unique du baron de Saveuse[6], et il fut tué maréchal de camp au malheureux combat du maréchal de Créquy à Consarbrück, en 1675[7]. Son père[8] avoit épousé en 1633 une fille d'Henri-Robert de la Marck, comte de Braisne, capitaine des cent-suisses de la garde du Roi[9], mort en 1652, fils de Charles-Robert, comte de

1. Jacques-Henri II de Durfort, dont on a vu la mort dans le tome IV, p. 55, fils de Jacques-Henri Ier, et frère de Jean-Baptiste, maréchal de France en 1741 (tomes I, p. 115, et IV, p. 58).

2. Jeanne-Henriette-Marguerite de Durfort, dont il a raconté le mariage en 1709 avec Louis de Lorraine-Armagnac, prince de Lambesc (tome XVII, p. 348-349).

3. Henriette-Julie de Durfort (tome XIV, p. 203, note 6) épousa le 23 novembre 1717 (*Dangeau*, tome XVII, p. 201) Procope-Charles-Nicolas Pignatelli, duc de Bisaccia et comte d'Egmont; mais Saint-Simon ne parlera pas de ce mariage.

4. Famille originaire du Poitou, dont la généalogie remonte à la fin du treizième siècle.

5. Saint-Simon confond le père et le fils. Celui qui fit tant de bruit pendant la Fronde est Maximilien Eschallart, marquis de la Boulaye, qui ne mourut qu'en 1688 et dont le procès pour une tentative d'assassinat en 1649 sur le conseiller Guy Joly a été publié pour la Société de l'histoire de France, à la suite des *Mémoires de Beauvais-Nangis*, tandis que le père de Mme de Duras est son fils, Henri-Robert Eschallart de la Boulaye, dit le comte de la Marck, dont il a été parlé dans notre tome XIV, p. 203, note 6, et qui fut tué à Consarbrück, le 11 août 1675, comme notre auteur va le dire.

6. Henri-Robert avait épousé le 24 juin 1657 Jeanne de Saveuse, fille de Henri de Saveuse et de Madeleine Viole.

7. *1575* corrigé en *1675*. — 8. Maximilien Eschallart : ci-dessus.

9. Tome XIV, p. 203.

Maulévrier et chevalier du Saint-Esprit, aussi capitaine des cent-suisses[1], frère puîné du père de l'héritière de Bouillon, Sedan, etc., qu'épousa le vicomte de Turenne, dit depuis le maréchal de Bouillon[2], contre lequel, après la mort sans enfants de l'héritière, il en prétendit la succession, se fit appeler duc de Bouillon, disputa toute sa vie, et précéda partout le maréchal de Bouillon. On a assez parlé ailleurs de cette grande affaire et de toute cette descendance[3]. Le marquis de Mauny[4], frère cadet du beau-père de la Boulaye, qui étoit chevalier du Saint-Esprit, capitaine des gardes, puis premier écuyer de la Reine mère, ni la marquise de Choisy l'Hospital[5], si connue dans le grand monde, sœur[6] de Mme de la Boulaye, n'ayant point eu d'enfants, ni cette dernière de frère, la Boulaye son mari prit hardiment le nom et les armes de la Marck[7], que sa postérité a conservées[8], quoiqu'il restât une branche de la maison de la Marck, comtes de Lumain en Wetteravie[9], dont est demeuré seul de ce grand nom le comte de la Marck, chevalier du Saint-Esprit et de la Toison, grand d'Espagne, connu par ses ambassades[10], dont le fils unique[11] a épousé une fille du duc de Noailles[12].

1. Tome V, p. 267. — 2. Tome XIV, p. 180-181.
3. Tome XIV, p. 180 et suivantes.
4. Louis de la Marck : tome V, p. 267.
5. Marie-Charlotte de la Marck : tome XIV, p. 203.
6. Avant *sœur,* il a biffé *n'ayant point eu d'enfants,* reporté plus loin.
7. D'or à la fasce échiquetée d'argent et de gueules de trois traits, au lion issant de gueules en chef.
8. *Conservés* corrigé en *conservées.*
9. Tome XIV, p. 188 et 205. — La Wetteravie est la contrée de l'Allemagne arrosée par la Wetter ; elle comprend une partie de la Hesse et le territoire de Francfort-sur-le-Mein.
10. Louis-Pierre-Engilbert, comte de la Marck, que nous avons vu ci-dessus, p. 58, nommer à l'ambassade de Suède.
11. Le mot *unique* a été ajouté en interligne.
12. Louis-Engilbert, comte de la Marck (tome XIV, p. 207), veuf depuis 1731 de Marie-Anne-Hyacinthe de Visdelou, se remaria le 7 avril 1744 ave Marie-Anne-Françoise de Noailles, née le 12 janvier

Mort de la duchesse de Melun.

La duchesse de Melun, fille du duc d'Albret[1], mourut dans la première jeunesse, étouffée dans son sang en couche, pour n'avoir point voulu être saignée dans sa grossesse, qui étoit la première[2]. La fille dont elle accoucha ne vécut pas.

Mort de la comtesse d'Egmont. [Add. SᵗS. 1414]

La comtesse d'Egmont[3] mourut aussi à Paris[4]. Elle étoit nièce de l'archevêque d'Aix, si connu par les aventures de sa vie, et commandeur de l'Ordre[5], et parente proche des Chalais[6]. Mme des Ursins, qui aimoit fort tout ce qui appartenoit à son premier mari, étant à Paris avant la mort de son second mari[7], l'avoit fait venir de sa province chez elle, où elle demeura jusqu'à son mariage avec le dernier de la maison d'Egmont[8], dont elle n'eut point d'enfants et dont elle étoit veuve.

Mort de Mme de Chamarande; éclaircissement sur sa naissance.

Chamarande[9] perdit sa femme[10], qui avoit du mérite, et qui étoit fille du comte de Bourlémont, lieutenant général et gouverneur de Stenay, frère de l'archevêque de Bordeaux[11]. J'observerai, pour la curiosité, qu'on disoit[12]

1719. Lorsque notre auteur rédigea la partie des Mémoires où il a été déjà parlé de ce la Marck, ce mariage n'était pas encore fait.

1. Armande de la Tour d'Auvergne, dont nous avons vu le mariage en 1716 : tome XXIX, p. 349.

2. Elle mourut le 13 avril. Dangeau (p. 64) et *Les Correspondants de Mme de Balleroy* (tome I, p. 150-152) donnent des détails sur l'accident qui l'emporta ; elle n'avait pas vingt ans.

3. Marie-Angélique de Cosnac : tome II, p. 260.

4. Le 14 avril, à quarante-trois ans (*Dangeau*, p. 64 ; *Gazette*, p. 192).

5. Daniel de Cosnac : tome IV, p. 59.

6. Elle était arrière-petite-fille d'une Talleyrand-Chalais.

7. Le mot 2ᵈ a été ajouté en interligne avant *mari*.

8. Procope-François, comte d'Egmont, mort en 1707 : tomes IV, p. 59, et XV, p. 272.

9. Louis d'Ornaison, comte de Chamarande : tome I, p. 193.

10. Geneviève-Scholastique d'Anglure de Bourlémont : tome II, p. 213. Elle mourut le 13 mai (*Dangeau*, p. 85).

11. Nicolas d'Anglure, comte de Bourlémont (tome II, p. 213), frère de Louis d'Anglure de Bourlémont, mort archevêque de Bordeaux en 1697 (tome V, p. 36).

12. Les mots *qu'on disoit* ont été ajoutés sur la marge à la fin d'une ligne.

que ces Bourlémont portoient le nom et les armes d'Anglure[1], dont ils n'étoient point[2]; que leur nom est Savigny[3], qui sûrement ne vaut pas l'autre. Chrétien de Savigny[4], seigneur de Rosne[5], s'attacha au duc d'Alençon, dont il fut chambellan[6], et par sa valeur et ses talents s'éleva dans les emplois et se fit un nom. A la mort de son maître, il s'attacha aux Guises, alors tout-puissants, et devint par son esprit un de leurs principaux confidents et un des chefs de la Ligue sous eux. Lorsque, après le meurtre d'Henri III, le duc de Mayenne attenta à tout, jusqu'aux fonctions de la royauté, de Rosne fut un des

1. Saint-Simon écrit tantôt *Anglure* et tantôt *Anglures*.

2. Les armes de l'ancienne famille d'Anglure étaient d'or semé de grelots d'argent soutenus chacun d'un croissant de gueules. Les Bourlémont les écartelaient d'un palé de gueules et d'argent, chaque pal d'argent chargé d'un oiseau de sable ; au chef d'or chargé aussi d'un oiseau de sable tourné à dextre ; sur le tout un écu fascé de gueules et d'argent. — Mais Saint-Simon semble faire erreur en disant que les Bourlémont n'étoient point de cette famille. D'après les généalogies, leur branche s'était détachée à la fin du quinzième siècle de la branche d'Étoges, qui, elle, finit dans les Savigny de Rosne, par le mariage de l'héritière : ci-dessous.

3. On ne sait rien de ces Savigny, qui devaient être des Lorrains, avant le Chrétien de Savigny dont il va être parlé.

4. Chrétien de Savigny, seigneur de Rosne, d'abord chambellan du duc d'Alençon, capitaine de cinquante hommes d'armes, commandant en Champagne pour la Ligue en 1589, fut un des chefs de l'armée ligueuse à la bataille d'Ivry (1590) ; nommé par le duc de Mayenne gouverneur de Paris et de l'Ile-de-France en novembre 1592, maréchal de France en décembre, il prit part aux États généraux de la Ligue en juin 1593 et jura de ne jamais reconnaître Henri IV (*Mémoires-Journaux de Pierre de l'Estoile,* tome VI, p. 294 et 306). Après la victoire de celui-ci, il se retira aux Pays-Bas, où le roi d'Espagne lui donna un commandement ; il combattit à Fontaine-Française en 1595, et fut tué au siège d'Hulst le 2 août 1596 par l'explosion d'une mine. Pierre de l'Estoile (tomes II, p. 226, et III, p. 85 et 212) cite plusieurs pamphlets où son nom paraît ; on l'appelait le Serpent de la Ligue.

5. Rosne ou Rosnes est une terre du Barrois, dans le bailliage de Bar-le-Duc ; aujourd'hui départ. Meuse, cant. Vavincourt.

6. Hercule-François de Valois, duc d'Alençon, mort en 1584 : tome XVII, p. 289.

maréchaux de France qu'il fit, avec MM. de la Chastre et de Brissac et d'autres[1], qui le demeurèrent par leurs traités avec Henri IV; mais de Rosne n'en eut pas le temps. Il étoit lieutenant général de Champagne et commandoit à Reims pour la Ligue ; il étoit devenu fort audacieux, et son attachement pour le duc de Mayenne, dont il tenoit son prétendu bâton de maréchal de France, ne lui avoit [pas] donné d'affection pour le jeune duc de Guise[2], qui, par s'être échappé de la prison où il avoit été mis lorsque son père et le cardinal son oncle furent tués à Blois[3], avoit ôté toute espérance au duc de Mayenne de faire couronner son fils avec l'infante d'Espagne par les prétendus États généraux assemblés à Paris[4]. Le duc de Guise, allant en Champagne, y donna ses ordres, que Rosne ne se crut pas obligé de suivre. Étant l'un et l'autre à Reims, les disputes s'échauffèrent tellement, qu'en pleine place publique le duc de Guise, poussé à bout de son insolence, lui passa son épée à travers du corps, et le tua roide[5]. C'est ce même de Rosne qui avoit épousé la fille unique et héritière de Jacques d'Anglure, seigneur d'Étoges[6], en qui cette branche d'Étoges finit, et qui étoit

1. Il a été parlé de Claude, maréchal de la Chastre, et de Charles de Cossé, maréchal de Brissac, dans nos tomes XVI, p. 208, XI, p. 190, et XVI, p. 26. Les autres maréchaux faits par le duc de Mayenne furent MM. de Boisdauphin et de Saint-Paul.

2. Charles de Lorraine : tome II, p. 95.

3. Henri Ier, duc de Guise, et Louis, cardinal de Guise : tomes II, p. 95, et XV, p. 121.

4. Henri de Lorraine et l'infante Isabelle-Claire-Eugénie : tome XV, p. 2.

5. Nous ne savons où Saint-Simon prend cette histoire, qui n'est rapportée ni par Agrippa d'Aubigné ni par Pierre de l'Estoile ; le premier raconte au contraire la mort de M. de Rosne à Hulst en 1596 (*Histoire universelle*, édition de Ruble, tome IX, p. 249). Henri Forneron (*Les ducs de Guise et leur époque*, tome II, p. 405) a eu tort d'admettre l'histoire comme authentique sur la seule foi de Saint-Simon.

6. Antoinette d'Anglure, mariée en avril 1572, fille de Jacques d'Anglure, seigneur d'Étoges, gouverneur d'Auxerre, capitaine de cin-

frère aîné [de] René d'Anglure, seigneur de Givry en Argonne, qui a fait la branche de Givry[1]. Pour revenir au prétendu maréchal de Rosne, il[2] eut un fils que son grand-père maternel substitua aux nom et armes d'Anglure[3]; mais ces faux Anglures n'ont point prospéré, et sont demeurés obscurs. Le comte de Bourlémont, ami de mon père[4], frère des archevêques de Toulouse et de Bordeaux[5], et père de la femme de Chamarande, étoit fils puîné de Nicolas d'Anglure[6], quatrième descendant d'autre Nicolas d'Anglure, chef de la branche de Bourlémont[7], et d'Isabelle du Châtelet[8], lequel étoit puîné de Simon

quante hommes d'armes, chevalier de l'ordre de Saint-Michel, et de sa première femme Vandeline de Nicey. — Étoges est une seigneurie de Champagne, aujourd'hui arrond. Épernay, cant. Montmort. — Saint-Simon écrit *Estoges*.

1. René d'Anglure, seigneur de Givry et comte de Tancarville en Brie, fut écuyer d'écurie du roi, gentilhomme ordinaire de sa chambre, capitaine de cent chevau-légers et chevalier de Saint-Michel comme son frère; il fut tué en 1562 à la bataille de Dreux. Il avait épousé Jeanne Chabot de Jarnac. — Givry-en-Argonne, baronnie de Champagne, aujourd'hui dép. Marne, arr. Sainte-Menehould, cant. Dommartin-sur-Yèvre.

2. *Il* a été ajouté en interligne.

3. Charles, dit Saladin d'Anglure de Savigny, vicomte d'Étoges et baron de Rosne, fut grand sénéchal de Lorraine et épousa en 1602 Marie Babou de la Bourdaisière.

4. Tome XIII, p. 417.

5. Il n'a été parlé ci-dessus, p. 180, que de l'archevêque de Bordeaux. Nicolas d'Anglure, comte de Bourlémont, avait en effet un autre frère, Charles-François, qui fut doyen du chapitre de Metz, abbé de Beauchamp au diocèse de Verdun, et de la Crête en celui de Langres (1639), fut nommé évêque d'Aire en 1649, passa à Castres en 1657, puis devint archevêque de Toulouse en juillet 1662 et y mourut le 25 novembre 1669, à soixante-quatre ans.

6. Saint-Simon se trompe. Le père du comte de Bourlémont, des archevêques de Toulouse et de Bordeaux, et d'un frère aîné appelé François, marquis de Sy et prince d'Amblise en Hainaut, se nommait Claude, et non Nicolas, et avait épousé une Châteauvillain.

7. Nicolas d'Anglure, baron de Bourlémont, écuyer d'écurie du roi, mort le 25 juillet 1516.

8. Saint-Simon se trompe encore. Cette Isabelle du Châtelet n'était

d'Anglure, vicomte d'Étoges, mort en 1499[1]. En voilà assez pour revendiquer cette vérité.

Mort de l'abbé de Vauban

En même temps mourut l'abbé de Vauban[2], uniquement connu que par avoir été frère du célèbre maréchal de Vauban[3].

Mariage d'une fille de la maréchale de Boufflers avec le fils unique du duc de Popoli. [Add. StS. 1415]

La maréchale de Boufflers, qui n'avoit pas grand'chose à donner à sa seconde fille[4], conclut son mariage avec le fils unique du duc de Popoli, duquel il a été parlé plus d'une fois[5]. Excepté d'aller en Espagne, le nom, les établissements, les biens, tout étoit à souhait. Une place de

point la femme de ce Nicolas, mais sa mère, femme du Simon dont il va parler ; elle mourut en 1485.

1. Nouvelle erreur. Simon d'Anglure, seigneur d'Étoges, mari d'Isabelle du Châtelet et père de Nicolas baron de Bourlémont, ne mourut pas en 1499 ; c'est son fils aîné, appelé aussi Simon comme lui. Notre auteur se trompe en copiant son *Moréri*, nouvelle preuve de l'affaiblissement de son attention, comme nous l'avons déjà remarqué ci-dessus, p. 160.

2. Louis le Prestre, abbé de Vauban, avait eu l'abbaye de Brantôme en 1684, celle de Belleville en Beaujolais en mars 1690 (*Dangeau*, tome III, p. 82 ; *Sourches*, tome III, p. 215), et le prieuré de Saint-André-de-Cusagnes ; il mourut le 13 mai 1717 ; voyez le *Dictionnaire critique* de Jal, p. 1229 et 1232, et C. Rousset, *Histoire de Louvois*, tome III, p. 249, note.

3. Dangeau disait (p. 85) : « L'abbé de Vauban est mort ; il étoit frère de Vauban, gouverneur de Béthune et lieutenant général ; il avoit deux petites abbayes, que le feu maréchal de Vauban, son parent, lui avoit fait avoir. » Il était en réalité neveu du maréchal, comme fils de son frère Paul

4. Catherine-Berthe de Boufflers, née le 21 septembre 1702, était la quatrième fille du maréchal : outre l'aînée, mariée à son cousin le marquis de Boufflers, il y en avait deux autres religieuses. Elle mourut à Madrid le 16 juillet 1738.

5. Nous avons rencontré le duc de Popoli en dernier lieu, ci-dessus, p. 2. Son fils s'appelait Joseph Cantelmi et était titré prince de Pettorano, il prit le nom de duc de Popoli à la mort de son père en 1723, fut commandeur de l'ordre d'Alcantara, gentilhomme de la chambre du roi Louis Ier en 1724, brigadier des armées la même année, puis lieutenant général, et mourut à Madrid le 17 juin 1749, à cinquante-six ans (*Gazette* de 1749, p. 364-365).

dame du palais de la reine d'Espagne attendoit la nouvelle mariée en arrivant. Popoli, toujours épineux, ne voulut pas que le prince de Pettorano vînt jusqu'à Paris, parce que les fils aînés des grands ont en Espagne des distinctions qui sont inconnues en France[1]. Il s'arrêta donc à Blois, et y attendit six semaines la maréchale de Boufflers, qui y mena sa fille. Le mariage s'y fit, et les deux époux partirent deux jours après pour Madrid[2]. Si Dieu me donne le temps d'écrire mon ambassade en Espagne, j'aurai lieu de dire quel fut le triste succès de ce mariage[3].

Le duc de Noailles manque le prince de Turenne pour sa fille aînée et la marie au prince Charles de Lorraine avec un million de brevet de retenue sur sa charge

Il s'en fit un autre en même temps, qui ne réussit pas mieux, mais qui ne fit le malheur de personne. La faveur du duc de Noailles, et beaucoup plus la place et l'autorité entière qu'il avoit dans les finances, tentèrent le duc d'Albret de finir par une alliance les longs et fâcheux démêlés des deux maisons[4]. Le comte d'Évreux, qui en sentit l'importance pour un rang et un échange aussi peu solide que les leurs[5], n'oublia rien pour y réussir. L'affaire fut même si avancée, qu'ils la crurent faite, et que des deux côtés elle fut donnée comme telle[6]. Néanmoins elle

1. C'est à ce propos que Saint-Simon a fait l'Addition indiquée ci-dessus.

2. Le mariage fut célébré à Blois le 22 avril (*Mercure* du mois, p. 214-215; *Dangeau*, p. 68). La lettre de félicitation que le Régent écrivit au duc de Popoli est dans le registre KK 1324, fol 22 v°; on la trouvera à l'Appendice de notre prochain volume.

3. On retrouvera en effet les deux époux dans la suite des *Mémoires*, tome XVIII de 1873, p. 41-43, et Saint-Simon fera alors un portrait déplorable du mari.

4. Il a été souvent mention de l'inimitié des Bouillons contre les Noailles à cause de la vicomté de Turenne : nos tomes IV, p. 77-78, VII, p 85, X, p. 253-254, XV, p. 408, XVI, p. 214, XXII, p. 206.

5. C'est l'échange de Sedan, sur lequel notre auteur est si souvent revenu.

6. Il s'agissait du mariage de la fille aînée du duc de Noailles avec le jeune prince de Bouillon ou de Turenne (ci-dessus, p. 51). Dangeau n'en dit rien; mais la rupture est notée le 13 avril dans une lettre de M. de Caumartin de Saint-Ange, et une autre du 19 fait connaître les motifs qui firent rompre et qui semblent être venus plutôt des pré-

de grand écuyer, et un triste succès de ce mariage. [*Add. St-S. 1416*]

se rompit par tout ce que le duc d'Albret ne cessa de prétendre, dont son frère le blâma au point que, pour ne pas irriter le crédit du duc de Noailles, il demeura toujours de ses amis. Le duc d'Elbeuf, qui n'avoit pas les mêmes raisons, mais qui fut toute sa vie fort avide, avoit envie de marier le prince Charles[1], qu'il regardoit comme son fils, et qui, avec ses grands établissements en survivance, n'avoit point de bien. Il crut trouver dans ce mariage une alliance convenable et tous les avantages d'une affaire purement d'argent pour le prince Charles, et pour soi-même le moyen de puiser dans les finances. Le duc de Noailles, piqué de la rupture du duc d'Albret, se trouva flatté de trouver sur-le-champ un prince véritable, au lieu du faux qui lui manquoit, avec des établissements extérieurs encore plus éblouissants, qui le firent passer par-dessus l'inconvénient des biens, immenses chez les Bouillons, nuls dans le prince Charles. Ainsi le mariage, également desiré, fut bientôt arrêté, moyennant huit cent mille [livres], et ce que l'on ne disoit pas[2], et la patte du duc d'Elbeuf largement graissée[3]. Les deux familles obtinrent pour le prince Charles un million de brevet de retenue sur la charge de grand écuyer[4], publiquement

tentions des Noailles que de celles des Bouillons (*Les Correspondants de la marquise de Balleroy*, tome I, p. 151 et 153-154).

1. Le prince Charles de Lorraine-Armagnac, qui avait depuis 1712 la survivance de la charge de grand écuyer (tome XXIX, p. 47), et celle du gouvernement de Picardie du duc d'Elbeuf depuis la fin de 1715 (*ibidem*, p. 121).

2. « On parle fort du mariage du prince Charles, fils de Monsieur le Grand, avec Mlle de Noailles, qui n'a que douze ans et demi ; on croit l'affaire très avancée » (*Dangeau*, 28 avril, p. 74). Les détails du contrat sont énoncés à l'article du 5 mai (p. 77-78), et c'est alors que Saint-Simon a fait l'Addition indiquée ci-contre. Voyez aussi *Les Correspondants de Balleroy*, p. 163.

3. « On dit figurément *graisser la patte à quelqu'un*, pour dire donner de l'argent à quelqu'un pour le corrompre » (*Académie*, 1718).

4. *Dangeau*, p. 79. Le brevet, du 25 juin, est dans le registre O[1] 61, fol. 101 v°.

volée à mon père, et qui ne leur avoit jamais rien coûté, comme on l'a vu au commencement de ces *Mémoires*[1]. Jamais on n'avoit ouï parler d'un pareil brevet de retenue, qui assuroit à toujours la charge dans la famille, parce que personne ne pouvoit être en état de le payer. Le cardinal de Noailles les maria dans sa chapelle, et donna un grand dîner à l'archevêché, et le soir il y eut une fête à l'hôtel de Noailles, où sur le minuit M. le duc d'Orléans alla donner la chemise au prince Charles, qui voulut continuer d'être nommé ainsi, et sa femme la comtesse d'Armagnac, comme on appeloit la femme de Monsieur le Grand[2]. Celle-ci n'avoit[3] pas encore treize ans[4]; ainsi le mari ne fut au lit avec elle qu'un moment pour la cérémonie, et chacun demeura chez soi jusqu'à un temps fixé, qu'elle alla chez son mari[5], où elle ne demeura pas longtemps. Tant que le duc de Noailles eut les finances, tout alla à merveilles; vers leur déclin, les rats le sentirent[6], et se hâtèrent de dénicher. Une très légère imprudence de Mme d'Armagnac causa un éclat qui dure encore[7]. Elle entra aux Filles de Sainte-Marie du faubourg Saint-Germain[8], où une sœur de son père étoit religieuse[9], et

1. Tome I, p. 188-189.

2. Le mariage fut célébré le 12 mai (*Dangeau*, p. 84-85; *Mercure* de mai, p. 167).

3. Avant *n'avoit*, il y a un *qui*, biffé.

4. Françoise-Adélaïde de Noailles, née le 1er septembre 1704, mariée en mai 1717 et appelée la comtesse d'Armagnac ou la princesse Charles d'Armagnac, fut faite dame de la Croix étoilée d'Autriche le 3 mars 1765 et mourut le 24 janvier 1776.

5. Ces détails sont pris à Dangeau, p. 85.

6. Image déjà employée dans le tome XVII, p. 359.

7. Il racontera cela en 1721 : suite des *Mémoires*, tome XVII de 1873, p. 240.

8. Saint-Simon n'a pas encore parlé de ce couvent, situé rue du Bac, très près de la rue Saint-Dominique où il habitait. C'était une colonie du grand couvent du faubourg Saint-Jacques, qui était venue s'établir là en 1673.

9. Marie-Uranie de Noailles, née le 17 octobre 1691, entrée à la Visitation en 1710.

où elle vécut plusieurs années très régulièrement. Elle y reçut toute la maison de Lorraine, hommes et femmes, qui prirent son parti contre son mari, Mlle d'Armagnac même[1], qui en demeurèrent brouillés avec lui, et des compliments de M. et Mme la duchesse de Lorraine. Il n'y eut que le duc d'Elbeuf qui ne vit plus aucun Noailles, et qui ne les épargna pas. Le prince Charles ne salua même plus son beau-père, et ils en sont demeurés là. Au bout de quelques années, Mme d'Armagnac alla demeurer à l'hôtel de Noailles[2]. Elle arbora la haute dévotion, et à la fin a pris une maison à elle fort éloignée de toutes celles de ses parents[3]. La dévotion n'y nuit point à l'intrigue si naturelle aux Noailles[4]. Mais il n'y a jamais eu moyen d'obtenir du prince Charles[5] qu'elle mît les pieds à la cour.

M. le comte de Charolois part furtivement

M. le comte de Charolois[6], étant à Chantilly, fit semblant le 30 avril d'aller courre le sanglier dans la forêt d'Halatte[7], suivi de Billy tout seul, qui étoit un gentil-

1. Charlotte de Lorraine, sœur du prince Charles : tome II, p. 260.

2. Cet hôtel était situé dans la rue Saint-Honoré presque en face les Jacobins. Il avait d'abord appartenu au conseiller d'État Pussort, puis (1691) à Bertin, receveur des parties casuelles, et c'est à la mort de celui-ci en 1711 que le duc de Noailles l'avait acheté (*Dangeau*, tome XIV, p. 39). Il l'avait beaucoup augmenté et embelli. Cet hôtel a été démoli vers 1830 pour le percement de la rue d'Alger et la continuation de la rue du Mont-Thabor.

3. Le duc d'Orléans lui donna vers 1740, ainsi qu'à sa sœur Mme de Villars, la jouissance d'une maison à Sèvres dépendante du domaine de Saint-Cloud ; ces deux dames y habitèrent depuis lors. Toutes deux étaient dans l'intimité de la reine Marie Leczinska, et elles l'y recevaient sans cérémonie (*Mémoires de Luynes*, tomes III, p. 407, V, p. 21-22, 92, 473-474, IX, p. 83 et 86).

4. Mme d'Armagnac et sa sœur prirent en effet une part assez grande aux intrigues contre le cardinal de Fleury.

5. Après *Ch.* en abrégé, Saint-Simon a biffé un second *d'obtenir*, répété par mégarde.

6. Charles de Bourbon-Condé (tome XVII, p. 277), frère cadet du jeune Monsieur le Duc.

7. Tomes I, p. 137, et XVII, p. 233. Saint-Simon écrit ici *Halatre*.

pour la Hongrie par Munich. Personne ne tâte de cette comédie. Il ne voit point l'Empereur ni l'Impératrice, quoique le prince de Dombes les eût vus, dont Monsieur le Duc se montre fort piqué. [*Add. St-S. 1417*]

homme de Monsieur le Duc qui avoit beaucoup de sens et de mérite[1], et ils ne revinrent plus[2]. Monsieur le Duc, qui étoit à Chantilly, revint à Paris le lendemain essayer de persuader M. le duc d'Orléans et le monde qu'il n'avoit aucune part à cette équipée, dont il n'avoit pas su un mot. Madame la Duchesse tint le même langage. Deux jours après, ils reçurent tous des lettres datées de Mons de M. de Charolois et de Billy, remplies de pardons de son départ sans leur permission, et d'excuses de Billy sur les serments du secret que M. de Charolois lui avoit fait faire avant que de lui déclarer de quoi il s'agissoit. Il ajoutoit que ce prince prendroit incognito, sous le nom de comte de Dammartin[3], la route de Munich, où il attendroit leurs ordres et leurs secours. Personne ne fut un moment la dupe de cette partie de main, dont la maison de Condé ne tira pas le fruit qu'elle s'en étoit promis. Madame la Princesse et la duchesse d'Hanovre, mère[4] de l'Impératrice, étoient sœurs. Madame la Duchesse et Monsieur le Duc espérèrent intimider M. le duc d'Orléans par ce voyage à Vienne et en Hongrie, et par cet air de fuite et de secret n'avoir point à répondre de ce qu'il s'y passeroit. L'artifice étoit trop grossier pour laisser imaginer à qui que ce fût qu'un prince du sang de dix-sept ans fût parti de Chantilly pour la Hongrie sans l'aveu d'une mère et d'un frère aîné tels que Madame la Du-

1. Jean-François de Billy, d'abord page de la petite écurie en 1688, mousquetaire en 1690, cornette du régiment de dragons du roi (1691), puis capitaine (1694), s'attacha à la maison de Condé et était en 1717 capitaine des gardes du corps du comte de Charolais. Il eut un brevet de mestre-de-camp de cavalerie et la croix de Saint-Louis en 1721 et devint en 1723 premier gentilhomme de la chambre du comte de Clermont.

2. Dangeau raconte cette équipée (p. 75, 76 et 77), et c'est là où Saint-Simon prend les détails qui vont suivre ; voyez aussi *Les Correspondants de la marquise de Balleroy*, p. 161, la *Gazette de la Régence*, par Édouard de Barthélemy, p. 169, et la *Gazette d'Amsterdam*, n° XXXIX.

3. Saint-Simon écrit *Dampmartin*. — 4. *Mere* surcharge *sœur*.

chesse et Monsieur le Duc[1]. Le seul accompagnement de Billy, connu pour avoir leur confiance, auroit levé le voile. M. le duc d'Orléans ne prit aucune inquiétude de cette disparade[2], qui en effet n'en pouvoit donner la plus légère. Il se contenta de n'y prendre aucune part, et ne fut pas fâché de plus de se trouver par là hors d'atteinte des attaques de bourse pour fournir aux frais. M. de Charolois fut magnifiquement reçu à Munich par l'électeur de Bavière[3], qui avoit continuellement vécu avec Madame la Duchesse dans tous ses voyages à Paris et à la cour. Il fit présent à ce prince de beaucoup de chevaux tant pour sa
[Add. S^t^S. 1418] personne que pour ses gens. Mais à Vienne, il ne put voir ni l'Empereur ni l'Impératrice. Monsieur le Duc en fut extrêmement piqué et s'en prit vainement à Bonneval, qu'il crut l'avoir empêché[4]. On ne comprit point quelle en fut la difficulté, puisque le prince de Dombes, arrivé auparavant, les avoit vus[5]. Quelque différence réelle qu'il

1. La duchesse de Lorraine, sœur du Régent, écrivait le 6 mai à la marquise d'Aulède : « J'approuve extrêmement ce qu'il vient de faire de s'en aller ainsi en Hongrie sans congé et sans équipage. Je vous assure qu'il sera dans ce pays-là bien plus honoré et respecté que M. de Dombes avec toutes ses magnificences » (*Lettres*, publiées par A. de Bonneval, p. 47-48 ; voyez aussi p. 51).

2. Tomes VI, p. 84, et XX, p. 282.

3. « On eut (le 26 mai) des lettres de M. le comte de Charolois, qui arriva à Munich le 14. Il a été reçu magnifiquement par l'électeur, qui.... [lui] a fait présent de beaucoup de chevaux pour sa personne et pour ses gens » (*Dangeau*, p. 96 ; *Mercure* de mai, p. 159-160).

4. Dangeau disait en effet le 11 juin (p. 104), et c'est à ce propos que Saint-Simon a fait l'Addition n° 1418 : « Monsieur le Duc paroît fort piqué contre M. de Bonneval, qui a, dit-on, empêché que M. le comte de Charolois ne vît l'Empereur en passant à Vienne ; on prétend même que Monsieur le Duc en écrit à l'Empereur. On ne sait pas bien le détail de ce qui s'est passé là-dessus. » Cependant la correspondance de Vienne du 5 juin, insérée dans la *Gazette* p. 303, annonçait que le prince, arrivé incognito depuis quelques jours, avait eu, le 3, une audience particulière de l'Empereur et des impératrices, et la *Gazette d'Amsterdam* confirme le fait (n° XLIX). Voyez ci-après aux Additions et corrections.

5. *Gazette*, p. 280.

y eût entre eux deux, il n'y en avoit alors aucune pour le rang et pour tout l'extérieur. Le prince de Dombes avoit bien sûrement sa leçon très distincte, et M. du Maine étoit trop attentif à la qualité de prince du sang, dont il jouissoit alors en plein et qu'il avoit conquise pour soi et pour ses enfants, pour en avoir commis la moindre chose sur un si grand théâtre. Apparemment que M. le comte de Charolois en voulut plus qu'on n'avoit donné à M. de Dombes; cependant l'incognito couvroit tout. Il est vrai que MM. les princes de Conti n'avoient point vu l'empereur Léopold à leur voyage d'Hongrie, ni en allant ni revenant, qui ne voulut pas leur donner le fauteuil comme aux Électeurs; mais il est vrai aussi qu'ils passèrent à Vienne à visage découvert[1]. *[Add. St-S. 1419]*

L'abbé de la Rochefoucauld va en Hongrie et meurt à Bude. *[Add. St-S. 1420]*

On a vu en son temps[2] tout ce que l'abbé de la Rochefoucauld[3] eut à essuyer de sa famille, à la fin du règne du feu Roi et depuis, qui le vouloit[4] forcer, lorsqu'il fut devenu l'aîné, à céder tous ses droits d'aînesse à son frère, ou à quitter ses riches bénéfices, sans lui en donner de dédommagement[5]. Enfin, ils le résolurent à s'en aller en Hongrie, avec une dispense du Pape de porter l'épée trois ans en gardant ses bénéfices[6]. Le prince Eugène, le chevalier de Lorraine, M. de Forbin, lieutenant général et capitaine des mousquetaires gris[7], et bien d'autres[8], ont toujours

1. Voyez *Dangeau*, tome I, p. 190, et l'Addition faite alors par notre auteur, que nous plaçons en regard du présent passage.
2. Tome XXIII, p. 230-237.
3. Roger de la Rochefoucauld, abbé de la Rocheguyon : tome XV, p. 325. C'est Dangeau qui le nomme à tort l'abbé de la Rochefoucauld.
4. Il y a *vouloient*, au pluriel, dans le manuscrit, et, plus loin, *lorsque* est en interligne au-dessus de *depuis que*, dont notre auteur n'a biffé que le premier mot.
5. *Démagem^t* corrigé en *dédomagem^t* par l'addition de la syllabe *dé* en interligne.
6. *Dangeau*, p. 90.
7. Louis, bailli de Forbin : tome XXIII, p. 236.
8. Ces quatre mots ont été ajoutés en interligne.

servi avec des abbayes sans dispenses, et ont porté[1] l'épée et gardé leurs bénéfices jusqu'à la mort, sans être chevaliers de Malte ni de Saint-Lazare[2]; mais le scrupule convenoit aux desseins de M. et Mme de la Rochefoucauld. Il n'a pas paru que Dieu y ait répandu sa bénédiction ; mais en attendant, ils furent tous bien soulagés. L'abbé de la Rochefoucauld partit mal volontiers peu de jours après M. de Charolois[3] ; il arriva à Bude, où, avant d'avoir joint l'armée impériale, il fut pris de la petite vérole et en mourut[4].

Conduite de M. et de Mme du Maine dans leur affreux projet. Causes et* degrés de confusion et de division dont ils savent profiter pour se former un parti.

On a vu à la mort du Roi le succès de la noire et profonde scélératesse du duc de Noailles à mon égard[5], par une calomnie et une perfidie qui a, je crois, peu d'exemples[6], et combien elle seconda le projet du duc et de Mme la duchesse du Maine, résolue à bien tenir les épouvantables paroles qu'elle avoit dites à Sceaux aux ducs de la Force et d'Aumont. On les a vues p. 1498[7], et à propos de quoi elles furent dites ; mais il est nécessaire ici de les répéter. Les voici : « Qu'elle vouloit bien leur dire, pour qu'ils ne prétendissent pas en douter, que quand on avoit une fois acquis l'habileté de succéder à la couronne, il falloit, plutôt que se la laisser arracher, mettre le feu au milieu et aux quatre coins du royaume. » Ces furieuses paroles furent les dernières de cette belle

1. Il avait d'abord écrit *et les ont portées ;* il a biffé *les* et corrigé *portées* en *porté*.

2. Cela a déjà été dit dans le tome XXIII, p. 236-237; mais il n'avait parlé alors que de MM. de Forbin et de Maupertuis, et encore pour dire qu'ils avaient eu un bref de dispense.

3. *Dangeau*, p. 90. Il prit le nom de prince de Marcillac (*Les Correspondants de Balleroy*. p, 163).

4. Il mourut le 18 juin (*Dangeau*, p. 124 ; *Gazette*, p. 339-340 ; *Gazette d'Amsterdam*, n° LIV ; etc.).

5. Les trois mots *à mon egard* ont été ajoutés en interligne.

6. Tome XXVII, p. 215 et suivantes.

7. Tome XXVI, p. 50.

* Les mots *Causes et* ont été ajoutés après coup, ainsi que, plus loin, les mots *et de division*.

conférence, qui fut unique. Ce[1] fut dans la vue d'une si monstrueuse exécution, si besoin en étoit, qu'ils continuèrent plus que jamais d'échauffer tout ce qu'ils purent contre les ducs; premièrement pour effrayer et se maintenir dans leurs usurpations contre eux, en empêchant par ce bruit tout jugement dans la suite ; secondement pour, sous prétexte de l'objet des ducs, s'attacher et se former un parti, dont ils pussent faire à leur gré toutes sortes d'autres usages, à quoi ils ne cessèrent de travailler tant que le Roi vécut, surtout sur la fin. Une[2] image d'ordre et de distinction s'étoit soutenue jusqu'à la mort du Roi, [Add. St S. 1421] au milieu de toutes les entreprises et de toute décadence. Après lui, le peu de dignité de M. le duc d'Orléans jusque pour lui-même, sa légèreté, sa facilité, sa politique si favorite, *Divide et impera*[3], confondirent tout à son avénement à la régence. Plus de cour, un roi enfant, ni reine ni dauphine, et deux uniques veuves de fils de France : Madame, toujours enfermée, sa toilette et son dîner fort déserts ; Mme la duchesse de Berry, renfermée ou en parties, voulant et ne voulant point de cour, et se trouvant fort abandonnée, imagina d'en réchauffer une, en permettant aux dames d'y venir en robes de chambre, établit des tables de jeu, et en retint plusieurs à souper tous les soirs. Cela éclipsa les tabourets, parce que, y ayant cette heure commode de la voir, on ne tint plus compte d'aller à sa toilette, ni guères plus d'aller aux audiences qu'elle donnoit aux ambassadeurs, ni à celles de Madame, laquelle[4] on avoit négligée assez de tout temps. Dès les dernières années du Roi, les princes et les princesses du sang, dont le

1. Avant ce mot, Saint-Simon a biffé *les P. du S. pressoient le Regent,* qui va se retrouver plus loin, p. 224.
2. Saint-Simon reproduit presque textuellement l'Addition qu'il avait faite à l'article de Dangeau du 17 avril, et qu'on trouvera ci-après sous le n° 1421.
3. Tome XXIX, p. 385.
4. *Laquelle* est en interligne, au-dessus de *que,* biffé.

temps n'avoit pu diminuer le dépit du rang de M. et de Mme la duchesse d'Orléans, qu'en dernier lieu la prétention pour ses filles avoit encore aigri[1], s'étoient établis sur de petites chaises à dos de paille, plus mobiles, disoient-elles, et plus légères et commodes pour travailler et pour jouer. Par ce moyen, plus de distinction de sièges, et ils ne prenoient et ne donnoient des fauteuils à qui ils en devoient que lorsqu'ils ne pouvoient s'en dispenser, en des visites de cérémonie, comme de mort, de mariages, etc. Les gens de qualité, accoutumés ainsi à ne trouver plus de différence d'avec les gens titrés, commencèrent bientôt à ne plus donner puis offrir leurs places, en quoi les gens titrés leur avoient montré un fort sot exemple depuis plus longtemps, qu'ils avoient cessé entre eux le même usage presque tous. Je l'avois trouvé établi en entrant dans le monde ; il ne cessa peu à peu que longtemps depuis. Moi et quelques autres ducs et duchesses l'avions toujours conservé ; la maison de Lorraine l'avoit continué par aînesse, et ses singes de Rohan et de Bouillon n'y manquoient pas non plus chacune entre elle. Mais toutes trois eurent à cet égard la même nouvelle conduite à essuyer que les ducs et les duchesses. Rien ne pouvoit être plus agréable à M. et Mme du Maine. La division étoit leur salut. Ils l'avoient procurée et mise au comble entre les ducs et le Parlement[2] ; ils n'oublièrent rien pour la porter aussi loin qu'elle pût[3] aller entre les ducs et tous ceux qui ne l'étoient pas, en même temps pour profiter de l'une et de l'autre à lier, unir et amalgamer ensemble le Parlement et tout ce qu'ils pouvoient animer de gens contre les ducs. Ils y parvinrent bientôt, et, dès que leurs mesures là-dessus eurent réussi, ils commencèrent à former et à organiser leur parti sans y paroître à découvert.

Formation d'un parti

Ce mélange de gens de qualité, de moindre, et des plus

1. Tome XIX, p. 61 et suivantes.
2. Tome XXVI, p. 1 et suivantes.
3. Ce verbe est bien au subjonctif dans le manuscrit.

petits compagnons, ne blessa point ceux de la plus grande naissance, et pour faire nombre tout leur fut bon. Quelques gens d'esprit de la première qualité passèrent là-dessus pour parvenir à grossir assez, pour, après le prétexte des ducs, venir à des choses plus importantes, à ventiler[1] le gouvernement et parvenir à ce que se proposent ceux qui s'élèvent contre le Roi ou le Régent ou le premier ministre, comme on a vu dans tous les troubles domestiques et les guerres civiles de tous les âges de la monarchie. Le grand nombre de ces gens de toutes qualités étoient menés par le nez, comme il arrive toujours, par le chef ou les chefs, et le petit nombre de leurs confidents, qui détachent des émissaires, et qui tournent les esprits, sous divers prétextes, à faire tout ce qui leur convient, ce qui ne convient qu'à eux; et qui se rient et se moquent de ce grand nombre d'instruments dont ils font la même sorte de cas qu'un artisan et un ouvrier font de leurs outils, dont tout le travail n'est utile qu'à eux, et est inutile aux outils mêmes, qui, après avoir bien servi leur maître, deviennent usés, ébréchés, cassés, et ne sont plus de nul usage, ni ramassés par personne. Tel fut ce groupe, qui depuis les Châtillons, les Rieux[2], etc., jusqu'aux Bonnetots[3] et autres fils de secrétaires du Roi ou de fermiers, osèrent se produire comme un corps sous l'auguste nom du second des trois états du royaume, de leur unique autorité. Ce fut donc ce monstre sans titre légitime, ni même l'ombre illégitime, sans convocation, sans élection, sans pouvoir, ni instruction ni commission, [qui] se donna sous le nom de la noblesse, dont les trois quarts auroient eu grand peine à prouver la leur. Je n'en

aveugle composé de toutes pièces sans aveu de personne, qui ose de soi-même usurper le nom de noblesse. But et adresse des conducteurs; folie et stupidité des conduits.

1. Discuter, comme dans le tome XXX, p. 177.

2. Saint-Simon fait allusion au marquis de Rieux, dont il va être parlé plus loin, p. 199. Cette très ancienne maison de Bretagne, dont la généalogie remontait à la fin du onzième siècle, tirait son nom de la terre de Rieux dans l'élection de Vannes.

3. On a vu dans le tome XXIV, p. 302, l'anoblissement récent des Boyvin de Bonnetot et de Bacqueville.

nomme aucun, parce que je ne prétends pas entrer en des généalogies, qui n'ont d'autre fruit que de désoler ceux qui ne peuvent montrer de vérité, et si j'ai nommé ce Bonnetot, c'est par le contraste d'avoir pour sa richesse épousé une fille de M. de Châtillon[1], et admis[2] par lui, et en sa considération par tous les autres, à être indistinctement regardé comme M. de Châtillon même, et à son exemple tous les gens de peu ou de rien, qui s'empressèrent d'y entrer, pour se faire un titre dans les suites d'avoir été de ces assemblées de la noblesse, qui commencèrent à se tenir tantôt chez l'un, tantôt chez l'autre[3]. Mais dans ces assemblées, où sans savoir pourquoi on rugissoit contre les ducs d'impulsion du duc et de la duchesse du Maine, l'embarras fut longtemps d'un objet particulier. Ils éclatoient en plaintes qu'ils faisoient retentir partout avec une sorte de tumulte, tantôt que les ducs prétendoient faire un corps à part de la noblesse, tantôt que la noblesse ne vouloit plus que les ducs fissent corps avec elle. On débitoit des choses qui ne se pouvoient appeler que de véritables pauvretés, sans nombre, sans vérité, sans la moindre apparence, sans aucune sorte d'existence, de tentatives des ducs, les unes ridicules, les autres parfaitement inutiles ou indifférentes, quand même elles auroient existé, telles qu'on auroit honte de les rapporter et de les réfuter. Elles tomboient aussi d'elles-mêmes à mesure qu'elles étoient alléguées, mais pour faire place à d'autres aussi faussement et misérablement inventées, et qui ne vivoient pas plus longtemps. La fécondité en substituoit d'autres pour entretenir l'effervescence et le bruit, qui ne duroient pas plus longtemps, mais auxquelles on en faisoit succéder d'autres, qui n'avoient pas plus

1. Ce n'est pas M. de Bonnetot qui était gendre du marquis de Châtillon, mais son fils M. de Bacqueville.

2. Et d'avoir été admis.

3. Il a déjà été parlé de ces assemblées de la noblesse dans le tome XXIX, p. 200 et suivantes.

de fondement ni un meilleur sort. Quand des ducs ou gens de qualité, et de différentes qualités, car il s'en falloit bien que tous se fussent laissé ensorceler, demandoient à des parents et à des amis de cette noblesse (car, pour s'entendre il les faut bien désigner par le nom qu'ils avoient usurpé), quand, dis-je, on leur demandoit de quoi ils se plaignoient, ce qu'ils vouloient, et que par amitié, ou par ne pas montrer qu'ils ne le savoient pas eux-mêmes, ils vouloient répondre, ils balbutioient et ne savoient qu'articuler. Quand on leur démontroit combien on se jouoit d'eux par toutes les puérilités sans vérité et sans vraisemblance dont on les abusoit, ils demeuroient muets et honteux. Quand on leur faisoit sentir que les ducs ne pouvoient pas n'être point du corps de la noblesse, et absurde[1] de les accuser de n'en vouloir pas être, et impossible de les en exclure, parce que, n'y ayant que trois ordres dans l'État, il falloit bien qu'ils fussent de l'un des trois par leur naissance et leur dignité françoise, et qu'ils ne pouvoient pas être du premier ni du troisième, quelques-uns sembloient se rendre, mais la plupart, ne sachant[2] que répondre à ce dilemme, se mettoient en fureur. En un mot, ils ne savoient que dire ; ils y suppléoient par crier et parler à tort et à travers[3].

L'affaire n'étoit pas assez mûre ni assez préparée pour aller plus loin. On y travailloit sans relâche ; on cabaloit les provinces pour en attirer des députations en y soufflant le même feu ; et, pour l'entretenir et l'augmenter à Paris, on prépara un mémoire contre le rang et les honneurs des ducs et des duchesses. Ce n'étoit pas que les moteurs de cette requête en imaginassent aucun succès ; mais il falloit tenir cette noblesse ensemble et en mouvement, se l'attacher de plus en plus, l'encourager à des

1. Et qu'il était absurde.
2. *Scachant* corrige *scavoient*, et Saint-Simon écrit *dileme*.
3. Tout cela a déjà été dit à peu près dans les mêmes termes dans le tome XXX, p. 203.

tentatives hardies, la piquer par lui faire recevoir des refus, et pour cela lui donner de la pâture par des prétentions absurdes qui flattassent leur vanité. Quand ce mémoire fut prêt, et qu'il fut question de le présenter, les directeurs jugèrent à propos de se servir de ce qui étoit sous leur main pour augmenter le nom et le nombre.

Menées du Grand Prieur et de l'ambassadeur de Malte pour en exciter tous les chevaliers, qui reçoivent défenses du Régent de s'assembler que pour les affaires uniquement de leur ordre.

Le Grand Prieur étoit intéressé, pour ses propres entreprises, de n'en pas voir tomber les fondements, et les princes du sang pressoient le Régent sans relâche de leur tenir parole et de les juger. Le premier président, le plus envenimé de tous contre les ducs par les perfidies qu'il leur avoit faites dans l'affaire du bonnet, publiquement déshonoré par l'amas de scélératesses qu'il y avoit commises, et que les ducs avoient exposées fidèlement au plus grand jour, esclave d'ailleurs de M. et de Mme du Maine, disposoit de son misérable frère, non moins déshonoré que lui, mais par d'autres endroits, que M. du Maine avoit, par le feu Roi, fait ambassadeur de Malte[1]. Ainsi joints dans cette affaire avec le Grand Prieur, ils soulevèrent tout ce qui étoit à Paris de l'ordre de Malte, qui se joignit à cette noblesse, et ils convoquèrent tout ce qui en portoit la croix pour accompagner la présentation du mémoire. Le Régent, qui en fut averti, sentit l'inconvénient de cet attroupement, et manda l'ambassadeur de Malte la veille de la présentation du mémoire, auquel il dit qu'il défendoit toutes assemblées des chevaliers de Malte, à moins que ce ne fût uniquement pour les affaires de leur ordre[2].

Huit* seigneurs

Le samedi 18 avril, MM. de Châtillon, chevalier de

1. Jean-Jacques, bailli de Mesmes : tomes XXII, p. 228, et XXV, p. 119.

2. Cela est pris au *Journal de Dangeau*, p. 66 ; voyez aussi *Les Correspondants de Balleroy*, p. 157-158.

* Saint-Simon se trompe en mettant *huit* ; il n'y en eut que six, qu'il va nommer.

l'Ordre[1], de Rieux[2], de Laval[3], de Pons[4], de Bauffremont[5] et de Clermont[6] vinrent au Palais-Royal, et entrèrent ensemble pour présenter leur mémoire au Régent, qui ne voulut pas [le] recevoir, leur dit deux mots de mécontentement fort secs, leur tourna le dos, et entra dans une pièce de derrière[7].

veulent présenter au nom de la prétendue noblesse un mémoire contre les ducs. Le Régent ne reçoit

1. Alexis-Henri, marquis de Châtillon : tome II, p. 206.

2. On voit par les signatures de la seconde requête de la noblesse présentée au Parlement le 17 juin (ci-après p. 249) et appendice VI) que ce M. de Rieux était Jean-Sévère, baron de la Hunaudaye, marquis de Rieux, frère aîné de ce Louis-Auguste, comte de Rieux, qui eut une belle carrière militaire et devint lieutenant général en 1744. Celui-ci au contraire ne servit jamais, comme Saint-Simon va le dire plus loin, et ne se maria pas. Il vivait encore en 1749 ; mais on ignore la date de sa mort.

3. Saint-Simon va dire plus loin que ce M. de Laval était surnommé *la Mentonnière* ; c'est donc Guy-André de Montmorency, comte de Laval (tome XV, p. 298) ; mais il est à remarquer que son opposition ne dura pas. Amadoué par une pension que lui donna le Régent (ci-après, p. 230), il ne signa pas la protestation de la noblesse présentée en juin au Parlement (ci-après, appendice VI, article II) ; mais on y trouve à sa place le nom de son cousin Claude-Charles de Laval, dit le marquis de Laval, de la branche de la Faigne. Celui-ci, né le 2 septembre 1672, fut d'abord capitaine au régiment du Roi, eut un petit régiment d'infanterie en 1709, une charge d'exempt des gardes du corps de la duchesse de Berry en mai 1719, et remplaça le marquis de Castries en 1728 comme chevalier d'honneur de la duchesse d'Orléans ; il mourut retiré le 2 avril 1743.

4. Renaud-Constant, marquis de Pons : tome XIX, p. 26.

5. Louis-Bénigne, marquis de Bauffremont : tome XV, p. 280.

6. Pierre-Gaspard de Clermont-Gallerande ou d'Amboise, dit le comte de Clermont : tome XX, p. 213.

7. *Dangeau*, p. 66, 17 avril. M. Caumartin de Boissy écrivait le 22 (*Les Correspondants de Balleroy*, tome I, p. 157) : « La noblesse a présenté une requête au Régent. Je n'ai pu encore la voir ; on dit qu'elle est bien écrite. MM. de Châtillon, de Conflans, et je ne sais plus qui, étoient à leur tête. Le Régent leur a dit qu'il ne la reconnoissoit pas pour faire corps, à moins qu'ils ne fussent convoqués, et a refusé leur requête. » Le texte de ce document, que la *Gazette d'Amsterdam* donna à ses lecteurs (Extraordinaire XL), existe dans le carton K 1720 des Archives nationales, nos 35 et 36, avec une adresse au duc d'Orléans ; on trouvera ces deux pièces plus loin, appendice VI, ar-

point le mémoire et les traite fort sèchement. Courte dissertation de ces huit personnages.

M. de Châtillon avoit fait sa fortune par sa figure chez Monsieur, dont peu à peu il devint premier gentilhomme de la chambre ; il le fut après de Monsieur son fils, qu'il suivit en Italie. A la figure près, qui étoit singulièrement belle, et à la valeur, il n'y avoit rien, et, quoique cette figure l'eût mis longtemps dans un certain grand monde, il n'y avoit été souffert que par ses qualités corporelles, et il y avoit longtemps qu'il menoit une vie fort obscure.

M. de Rieux avoit beaucoup d'esprit, fort avare, fort méchant, fort glorieux, fort pensant en dessous, fort obscur, qui n'avoit jamais vu ni guerre, ni cour, ni monde. Les intendants, les impôts, le pouvoir absolu lui déplaisoit infiniment par gloire et par avarice, et il auroit voulu donner le ton au gouvernement, ou se faire donner et compter avec lui sans se donner la peine de paroître[1]. Il n'étoit pas assez simple pour compter gagner rien sur les ducs ; il ne regardoit cette entreprise que comme le chausse-pied d'autres plus solides et plus importantes, mais par cela même des plus vifs pour animer le gros à poursuivre le fantôme qui les ameutoit.

M. de Laval, fils du frère de la duchesse de Roquelaure[2], étoit sur le même moule que M. de Rieux[3] ; mais il avoit vu la cour et le monde plus que lui, et avoit servi avec assez de distinction. Il avoit tâché de tirer un grand parti d'une blessure qu'il avoit reçue à la mâchoire[4], et, pour

ticle I. Dans le même carton (n° 34) est un pamphlet grotesque sur cet incident, et il y a des couplets dans le *Chansonnier historique du dix-huitième siècle*, par É. Raunié, tome II, p. 221.

1. Ce doit être lui qui, en décembre 1715, avait été député par les États de Bretagne auprès du Régent (*Dangeau*, tome XVI, p. 261).

2. Marie-Louise de Montmorency-Laval : tome II, p. 249. Son frère était Pierre III de Montmorency, marquis de Laval, lieutenant général de la Haute et Basse-Marche en 1681, mort à trente ans en 1687.

3. « On dit figurément *se former au moule* ou *sur le moule de quelqu'un*, pour dire imiter quelqu'un, se former sur son modèle » (*Académie*, 1718).

4. Au siége de Fribourg en 1713 (Marquis de Quincy, *Histoire militaire du règne de Louis le Grand*, tome VII, p. 273).

le distinguer des autres Laval, on l'appeloit la Mentonnière, parce qu'il en conserva une, toute sa vie, de taffetas noir, qui d'ailleurs ne l'incommodoit en rien, mais qu'il crut qui affichoit son mérite militaire. Cette mentonnière ne lui ayant pas valu ce qu'il en avoit espéré, il quitta le service avec hauteur, et retomba dans l'obscurité tant que le Roi vécut, et ne songea qu'à s'enrichir. Il y parvint en épousant la sœur des Turményes, veuve de Bayers[1], qui étoit fort riche, et tous deux fort appliqués le devinrent de plus en plus par quantité d'intrigues et d'affaires d'argent. Celui-là devint le bras droit de Mme du Maine, le confident de tous ses ressorts et le plus ardent de toute cette noblesse. On verra dans la suite[2] que ses vues étoient pernicieusement vastes, et qu'il ne put se rendre capable de ce prélude que pour un chemin à des révolutions d'État après lesquelles il soupiroit sans cesse.

M. de Pons étoit encore de même genre. Comme MM. de Châtillon et de Laval et presque comme M. de Rieux, il étoit né pauvre, mais si pauvre qu'il n'avoit rien; il étoit parent de M. de la Rochefoucauld le père[3], qui

1. Anne de Turményes de Nointel, mariée une première fois le 10 octobre 1704 à Mathieu de la Rochefoucauld, marquis de Bayers, colonel du régiment d'Oléron de 1692 à 1702, mort le 12 juin 1721, se remaria en 1722 avec le comte de Laval et mourut le 17 novembre 1756. Elle avait pour frères : 1° Jean de Turményes, seigneur de Nointel, baptisé le 19 février 1668, conseiller au Parlement en janvier 1690 avec dispense d'âge (reg. X1A 8684, fol. 6), maître des requêtes en juillet 1692, nommé intendant à Moulins en novembre 1699, qui succéda à son père comme garde du Trésor royal en avril 1702 (*Dangeau*, tome VIII, p. 344; *Mercure* du mois, p. 388-391; reg. O1 46, fol. 58) et mourut en 1727 (notre auteur fera son portrait dans la suite des Mémoires, tome XVII de 1873, p. 62); 2° Edme-François de Turményes, seigneur de Montigny, d'abord capitaine de dragons, puis colonel du régiment de Quercy, enfin chambellan et premier maître d'hôtel du duc d'Orléans régent, mort après 1734. — Saint-Simon écrit *Turménies* et *Bayez*.

2. Suite des *Mémoires*, tome XVI, p. 249,293, 426-429.

3. La parenté venait de ce que Gabrielle du Plessis-Liancourt qui avait épousé François V, premier duc de la Rochefoucauld, était fille

logeoit chez lui un cadet de cette maison[1], qui portoit le nom de la Caze[2], et qu'il avoit défrayé longtemps, jusqu'à ce que, devenu par le temps et les grades lieutenant des gardes du corps, il les quitta avec un cordon rouge et le gouvernement de Cognac[3], mais logé toute sa vie et monté aux chasses[4] par M. de la Rochefoucauld. La Caze lui parla du triste état de l'aîné d'une maison si ancienne et si distinguée, et M. de la Rochefoucauld, qui étoit fort noble et très bienfaisant, le fit venir de Saintonge, le mit avec ses petits-fils, et en fit comme de l'un d'eux. Tout contribua à le faire entrer agréablement dans le monde avec un tel appui, un grand nom, un des plus beaux visages et des plus agréables qu'on pût voir dans la fleur de quatorze ou quinze ans, beaucoup[5] d'esprit, d'art et de tour, qui surprennent infiniment à cet âge et à cette arrivée de province, enfin la compassion d'un abandon si total de fortune avec tant de talents naturels. Il fut ainsi à la cour plusieurs années avant la mort du Roi, qui, à la prière de M. de la Rochefoucauld, lui donna enfin pour rien un guidon de gendarmerie[6]. Le fils aîné du maréchal de

d'Antoinette de Pons, la célèbre marquise de Guiercheville ; mais celle-ci était de la branche de Marennes et non de celle de la Caze.

1. La maison de Pons en Saintonge faisait remonter sa généalogie jusqu'au commencement du treizième siècle.

2. Isaac-Renaud de Pons, marquis de la Caze (Saint-Simon écrit *la Case*), ne parvint qu'au grade d'enseigne dans les gardes du corps, quoique notre auteur dise ci-dessous qu'il en fut lieutenant ; il se retira en juin 1689 à cause de sa mauvaise santé, et le duc de la Rochefoucauld lui obtint alors le gouvernement de Cognac ; il eut un grand cordon de Saint-Louis en mai 1693 et mourut le 3 janvier 1702 (*Mémoires de Sourches*, tomes III, p. 106, IV, p. 196, et VII, p. 178-179).

3. Sur ce gouvernement voyez notre tome IV, p. 293. Saint-Simon écrit *Coignac*.

4. C'est-à-dire, ayant un cheval pour les chasses du Roi.

5. Il avait d'abord mis *infinimt*; en relisant, il a corrigé en *beaucoup* en interligne, à cause de la répétition.

6. Si l'on en croit les *Mémoires de Sourches*, tome XI, p. 149, le Roi au contraire aurait refusé de lui donner pour rien en 1708 un gui-

Tallard avoit épousé en 1704 la fille unique de Verdun, aîné de sa maison et cousin germain de son père[1], pour terminer de grands procès. Il mourut sans enfants des blessures qu'il reçut à la bataille d'Hochstedt[2]. Sa veuve étoit également laide et riche[3]. M. de Pons, qui n'avoit rien, se mit en tête de l'épouser. Il y parvint par ses charmes en 1710[4]. Il quitta la cour, MM. de la Rochefoucauld, dont il compta n'avoir plus besoin, et le service, et montra plus de talent à faire valoir des procès que pour la guerre ; il désola le maréchal de Tallard, et il montra souvent aux procureurs les plus lestes qu'il en savoit plus qu'eux. Mme de Montmorency Fosseux[5] s'étant bientôt lassée d'être dame d'honneur de Madame la Duchesse Conti[6], Monsieur le Duc et Madame sa mère se piquèrent de ne pas déchoir, et mirent Mme de Pons en sa place[7]. Rien de si avare, de si glorieux, de si pointilleux, et, si la naissance permettoit de le dire, de si audacieux que M. de Pons avec un air de politesse et un débit sentencieux de

don de gendarmerie ; mais, lors de la catastrophe des Chevignard de Chavigny en 1710, il obligea l'aîné de ceux-ci à céder à M. de Pons pour soixante mille livres son guidon des gendarmes de la garde, qui en valait quatre-vingts (notre tome XIX, p. 26).

1. Nous avons vu ce mariage se faire en 1704 entre François d'Hostun de Tallard, titré marquis de la Baume, et Charlotte-Louise d'Hostun, fille de Gilbert, comte de Verdun (tome XII, p. 34).

2. *Ibidem*, p. 184.

3. Il avait dit en 1704 que, « très riche héritière, elle en avoit aussi l'humeur et la figure. »

4. Le 23 décembre 1709.

5. Marie-Madeleine-Jeanne Poussemotte de Lestoille, fille d'un président aux requêtes du Palais, avait épousé en juin 1697 Léon de Montmorency, baron de Fosseux, aîné de cette maison. Choisie comme dame d'honneur de la jeune Madame la Duchesse en juillet 1713, elle se retira dès le mois d'octobre pour raisons de santé (*Dangeau*, tomes XIV, p. 438, et XV, p. 8), et mourut à Courtalain, en Dunois, en mars 1750, âgée d'environ soixante-douze ans (*Mémoires de Luynes*, tome X, p. 232).

6. Marie-Anne de Bourbon-Conti.

7. En décembre 1713 (*Dangeau*, tome XV, p. 47-48).

maximes, et que Mme de Pons avec l'aigreur et l'emportement d'une femme qui connoissoit peu le monde et les mesures. Leur règne fut donc assez court à l'hôtel de Condé, d'où ils sortirent brouillés avec tout ce qui y alloit, et plus encore avec les maîtres[1]. De ce moment on ne les a plus vus dans le monde, uniquement appliqués à s'enrichir de plus en plus, et M. de Pons raccroché par Mme du Maine à former son parti, avec le même but et le même feu que M. de Laval ; mais, comme ayant bien plus d'esprit et d'instruction, car il s'étoit orné l'esprit de lecture, il garda plus de ménagements pour sa propre sûreté, et en servant Mme du Maine avec autant et plus même d'art que lui, et qu'aucun de ceux qui étoient dans la bouteille[2], il eut celui de se préserver des accidents personnels.

M. de Bauffremont[3], avec bien de[4] l'esprit et beaucoup de bien et de désordre, étoit un fou[5] sérieux, très sottement glorieux, qui se piquoit de tout dire et de tout faire, et qui avoit épousé une Courtenay[6], plus folle que lui encore en ce genre. Les conducteurs en savoient trop pour s'en servir autrement que d'un pion avancé[7]. Il n'en vouloit qu'aux ducs, et disoit tout haut que, ne pouvant pas le devenir, il les vouloit détruire. En cela il faisoit plus de justice à son mérite qu'à sa naissance.

M. de Clermont étoit un bellâtre[8] tout à fait dépourvu de sens et d'esprit, qui, débarqué du Mans par le coche,

1. Mme de Pons ne se retira qu'en 1720, et Saint-Simon racontera son départ alors (suite des *Mémoires,* tome XVI de 1873, p. 429-431), et il refera encore tout cet historique.

2. Locution déjà relevée dans le tome XI, p. 165.

3. Il écrit ici *Bauffrémont.*

4. Ce mot *de,* qui termine la page 2006 du manuscrit, est répété au commencement de la page 2007.

5. On avait imprimé jusqu'à présent *un fort sérieux.*

6. Hélène de Courtenay : tome XXIV, p. 138.

7. Locution figurée qu'il a déjà employée dans le tome VII, p. 154.

8. Tome XXIII, p. 302. Il écrit ici *belastre.*

car il n'avoit rien, se targuoit de son nom et de sa figure avec quoi il prétendoit faire fortune. Il épousa la seconde fille de M. et de Mme d'O[1]. C'étoit la faim et la soif ensemble; mais il espéra tout du crédit de cette alliance, par laquelle il vécut à la cour et y attrapa des emplois à la guerre. D'O, bien plus au duc du Maine et à Mme du Maine qu'au comte de Toulouse, mais à qui la prudence ne permettoit pas de se montrer, paya de ce gendre, que sa gloire et sa sottise enrôlèrent contre les ducs sans rien apercevoir au delà, et qu'on se garda bien aussi de lui découvrir. Il se crut un homme principal de se voir en si belle compagnie, où il aboya des mieux en écho. Tels furent les chiens de confiance de cette meute, auxquels en étoient sourdement joints d'autres, qui ne paroissoient pas à découvert[2], tant du petit nombre du conseil à divers degrés de confiance du secret, que de pions.

Embarras de cette noblesse dans l'impossibilité de répondre sur l'absurdité de son projet.

Cette levée de bouclier[3] ne fit pas grand peur aux ducs; ils virent le mémoire par quelques amis, car on se garda bien de le laisser courir[4], et ils le méprisèrent jusqu'à n'y pas faire la moindre réponse. Quand on demandoit à ces Messieurs en quel pays civilisé des quatre parties du monde il n'y avoit point de grands avec des rangs distinctifs de quiconque ne l'étoit pas, quand on leur demandoit la date de leur commencement partout, sous quelque nom qu'ils fussent connus dans tous les âges, quand on leur proposoit d'expliquer ce que deviendroit en les abolissant l'ambition et l'émulation, le service de l'État, le pouvoir des rois et l'utilité des grandes récompenses, quand on les pressoit sur la possibilité des préférences par naissance parmi la noblesse sans dignités et sans distinctions marquées, quand on les poussoit sur

1. Gabrielle-Françoise de Villers d'O : tome XX, p. 213.
2. *Couvert* corrigé en *découvert* par l'addition de la syllable *dé* en interligne.
3. *Bouclier* est bien au singulier.
4. Voyez ci-dessus, p. 199, note 7, et ci-après, l'appendice VI.

ce qui étoit le plus fâcheux à supporter, d'un rang distinctif par dignité, que tout homme de qualité pouvoit posséder, dont il étoit capable, et qui n'étoit presque composée que de gens de qualité comme eux, et qui n'étoient que tels avant que cette dignité leur eût été donnée, ou d'un rang distinctif par naissance, hors la maison régnante, qui s'étend à toute une maison mâles et femelles à l'infini, et qui dit tacitement sans cesse à tous les gens de qualité, mais très clairement et très palpablement, qu'ils sont et ont ce que les gens de qualité ne peuvent jamais être par la disproportion de naissance qui est entre eux ; à ces courtes et pressantes considérations nulle réponse, les uns muets et honteux, les autres furieux, balbutiant de rage, et ne disant pas quatre mots suivis. Quand on les poussoit sur la comparaison de leurs pères ou prédécesseurs, et qu'on leur demandoit la cause d'un changement du blanc au noir si contradictoire, car ceux-ci ne disoient mot sur le rang de princes étrangers[1], on apprenoit à la plupart ce qu'ils ignoroient, qui en ouvroient la bouche et de grands yeux, et en demeuroient stupéfaits, et les autres ne savoient où se mettre. Ce contraste mérite bien place ici, pour ne[2] le pas laisser périr dans l'oubli, et au moins en rafraîchir la mémoire.

Différence diamétrale du but des assemblées de plusieurs seigneurs et gentilshommes en 1649, de celles de cette année.

On ne répétera pas ce qui se trouve répandu en plusieurs endroits de ces *Mémoires*, à mesure que l'occasion naturelle s'est présentée d'expliquer comment le rang de prince étranger s'est formé à l'appui de la Ligue, puis accordé[3] par degrés à d'autres maisons que les souveraines[4] ; on se contentera de rapporter ici le traité d'union

1. *Prince* est au singulier et *estrangers* au pluriel dans le manuscrit. — C'est une allusion aux assemblées de la noblesse en 1649, dont il va être question un peu plus loin et qui étaient dirigées contre le rang de princes étrangers attribué aux Bouillons et aux Rohans.

2. Avant *ne*, Saint-Simon a biffé *au moins*. — 3. Puis a été accordé.

4. Voyez notamment nos tomes III, p. 81 ; VI, p. 86 ; VII, p. 316 ; IX, p. 224 ; XIV, p. 236 ; XV, p. 53, etc.

de ceux qui, comme cette noblesse dont on parle, en prirent de même le nom sans aveu ni mission, mais pour chose réelle et non imaginaire, et chose si radicalement contraire aux lois et usages de ce royaume, à ce qui est établi dans tous les États, et qui offense si personnellement tout le second ordre du royaume en général et en particulier. Ces assemblées de noblesse, et ce traité entre elle, se firent à Paris en 1649, après le rang accordé à MM. de Bouillon, et le tabouret à la princesse de Guémené[1], qui enfanta depuis par longs degrés le même rang et deux autres tabourets à la marquise de Senecey et à la comtesse de Fleix mère et fille[2], toutes deux veuves, et toutes deux dames d'honneur, l'une en titre, l'autre en survivance, de la Reine mère[3], pour les intérêts de laquelle elles avoient été longtemps exilées à Randan en Auvergne, et Mme de Brassac[4] mise dame d'honneur en la place de Mme de Senecey, qui fut rappelée à la mort de Louis XIII, Mme de Brassac renvoyée, et Mme de Senecey rétablie, avec sa fille en survivance. On verra dans ce traité ce que la noblesse d'alors pensoit si différemment de celle d'aujourd'hui; mais elle étoit encore instruite dans ces temps-là, connoissoit son intérêt et ne se laissoit pas mener par le nez[5] à ce qui y est le plus directement contraire. J'ai eu entre les mains l'original signé de ce traité, et j'en donne ici la copie que j'en ai faite. Il est étonnant en quelles mains tombent par la suite des temps les pièces originales souvent les plus curieuses et les plus importantes, et les titres les plus précieux; il n'est pas

1. Anne de Rohan : tome V, p. 228.
2. Marie-Catherine de la Rochefoucauld, marquise de Senecey (tome I, p. 190), et Marie-Claire de Bauffremont, comtesse de Fleix (*ibidem*, p. 191).
3. Il a raconté tout cela dans le tome V, p. 240 et suivantes.
4. Catherine de Sainte-Maure-Montausier, comtesse de Brassac : tome I, p. 190.
5. Tome XII, page 89.

rare d'en trouver chez les beurrières[1], et entre de pareilles mains. La pièce[2] dont il s'agit, qui n'est pas de cet ordre, mais qui a sa curiosité, étoit tombée entre celles d'un vieux médecin de Chartres, qui étoit excellent médecin, encore plus philosophe, savant en belles-lettres, curieux et très instruit de l'histoire, qui, content de peu, n'avoit jamais voulu quitter sa patrie, ni chercher à paroître et à s'enrichir à Paris. Il s'appeloit Bouvard[3]; il avoit infiniment d'esprit et une mémoire prodigieuse. Le malheureux état de mon fils aîné me fit appeler ce médecin à la Ferté, sur le témoignage de Monsieur de Chartres Mérinville[4] et d'autres encore[5]. Il demeura quelque temps avec nous à plusieurs reprises, et je trouvai fort à m'amuser, et même à m'instruire dans sa conversation, qui d'ailleurs avoit encore l'agrément de la gaieté. Nous tombâmes sur des matières qui l'engagèrent à me parler de ce traité de la noblesse. Il me dit qu'il l'avoit original[6],

1. Saint-Simon a déjà parlé de documents précieux retrouvés chez les beurrières dans le tome XIX, p. 360.

2. Les mots *la piece* surchargent *celuy*.

3. Ce médecin était sans doute de la même famille que Charles Bouvard, qui, né à Montoire, dans le Vendômois, en 1572, devint médecin de Louis XIII, fut anobli en 1639, reçut du Roi en 1634 la terre de Fourqueux (d'où le Bouvard de Fourqueux que nous avons vu en 1715 tenir les fonctions de procureur général de la chambre de justice : tome XXIX, p. 369), et mourut le 25 octobre 1658 à quatre-vingt-six ans (*Lettres de Guy Patin*, édition 1846, tome III, p. 96). Du médecin chartrain que connut notre auteur descendait sans doute Michel-Philippe Bouvard ou Bouvart, né à Chartres en 1717, mort en 1787, dont la valeur médicale lui a valu un article dans la *Nouvelle Biographie générale* (Didot).

4. Charles-François des Monstiers de Mérinville : tome XVIII, p. 238. — Saint-Simon avait d'abord écrit *mérinvilles*; il a mis une *M* en surcharge, puis surchargé aussi l'*s* finale par l'abréviation d'*et* qui suit.

5. Nous ne savons à quelle époque le médecin Bouvard eut occasion de venir à la Ferté ; mais ce fut après mai 1710, époque à laquelle M. de Mérinville succéda à son oncle Godet des Marais comme évêque de Chartres.

6. Écrit *orginal*.

et en effet il me l'apporta quand il revint. Je le copiai avec les signatures dans le même ordre que je les y trouvai, et j'eus toutes les peines du monde à le lui faire reprendre ; il vouloit absolument me le donner. Il me le rapporta même une seconde fois dans le même dessein ; mais je ne crus pas devoir profiter de son honnêteté, et priver un curieux savant et un fort honnête homme d'une pièce originale[1]. La voici :

TRAITÉ D'UNION ET ASSOCIATION FAITE PAR LES SEIGNEURS DE LA PLUS HAUTE NOBLESSE DU ROYAUME, TENUE A PARIS EN L'ANNÉE 1649.

Copie du traité original d'union et d'association de plusieurs de la noblesse en 1649, et des signatures.

« Nous soussignés, pour obvier aux divisions et désordres qui pourroient naître de la marque d'honneur extraordinaire qu'on témoigne vouloir accorder à quelques gentilshommes et maisons particulières au préjudice de toute la noblesse de ce royaume et notamment de plusieurs des plus signalés de cet ordre, lequel, pour être le vrai et plus ferme appui de cette monarchie, doit être par tous moyens conservé dans une parfaite union sans qu'on

1. Nous ignorons ce qu'est devenue la pièce copiée par Saint-Simon, mais nous connaissons aux Archives nationales, carton K 118 A, n° 24[5], un autre original de ce document. Il est intitulé « Traité passé entre les gentilshommes à la dernière assemblée de la noblesse pour s'opposer aux maisons à qui l'on donne rang de princes » ; il n'est signé que des neuf personnages suivants : « Schonberg, *le duc de Retz, le duc de Richelieu, le duc de St Simon*, Montmorancy, Leuville, de Clermont Monglat, Maugiron, *Cœuvres*. » Les noms que nous imprimons en italiques ne se retrouvent pas parmi les signataires de la pièce copiée par notre auteur. Ce texte présente quelques différences de peu d'importance avec celui de nos mémoires ; nous les noterons cependant, parce qu'il semble que parfois Saint-Simon a dû mal copier ou même corriger. On connaît d'autres copies de ce traité, qui fut imprimé à l'époque et qu'Omer Talon a reproduit dans ses *Mémoires*, édition Michaud et Poujoulat, p. 366-367. Pour ne pas allonger cette note outre mesure, nous renvoyons aux Additions et Corrections quelques remarques sur ces divers textes et sur les singularités que présentent les signatures énoncées par Saint-Simon.

laisse établir aucune différence de maisons, avons déclaré par cet écrit, juré et promis unanimement sur notre foi et honneur[1], qu'après avoir fait nos très humbles remontrances à Sa Majesté, à Son Altesse Royale et à Messeigneurs les princes du sang[2], et au cas qu'elles ne soient suivies de l'effet que nous espérons de leur justice, nous tâcherons par toutes sortes de voies et de ressentiments justes, honnêtes et généreux, et qui n'iront point contre le service du Roi et de la Reine[3], que semblables distinctions n'aient lieu, consentants que celui de nous qui s'éloignera de la présente union soit réputé homme sans foi et sans honneur[4], et ne soit point tenu pour gentilhomme parmi nous.

« Seront suppliés de notre part tous les gentilshommes du royaume absents de s'unir avec nous par députés, pour maintenir l'intérêt général de toute la noblesse, et joindre leurs très humbles supplications aux nôtres.

« Le présent écrit a été signé sans distinction ni différences de rang et de maisons, afin que personne n'y puisse trouver à redire.

« De plus, nous promettons que, si quelqu'un des soussignés et intéressés est troublé et attaqué en quelque sorte que ce soit dans la suite de cette affaire, nous prendrons ses intérêts comme communs, et tous en général et en particulier, sans nous en pouvoir séparer par aucune considération ; et sera déclaré infâme et sans honneur celui qui en useroit autrement. En expliquant ce dernier article, s'il arrive sur le sujet de l'affaire dont il s'agit, et pour lequel nous sommes assemblés, qu'aucun de ceux qui se seront unis, soit par mauvais offices ou autrement,

1. Dans le texte de K 118, il y a *notre foi et notre honneur.*

2. *A nos seigneurs les princes du sang* (*ibidem*).

3. *Ni celui de la Reine régente sa mère* (*ibidem*) : dans Omer Talon, pas mention de la Reine.

4. Dans le manuscrit de Saint-Simon, après *honneur* notre auteur a biffé *par tous les gentilshommes du royaume,* écrit par mégarde.

tombe[1] dans le malheur d'être attaqué en sa personne, sa liberté et ses biens, tous les autres s'obligent sous peine d'une honte publique et perte de leur réputation, de faire toutes les choses nécessaires pour le tirer de l'état auquel il se seroit mis pour l'intérêt de leur cause commune, jusqu'à périr plutôt qu'il restât opprimé.

« S'engagent non-seulement, sous les mêmes conditions de leur honneur, de s'opposer dans l'occasion présente pour empêcher que nul obtienne les privilèges des princes qui n'aura pas cet avantage par sa naissance, mais[2] promettent de former pour l'avenir les mêmes oppositions, afin qu'aucun, de quelque qualité et sous quelque prétexte que ce puisse être, n'étant pas né prince, ne parvienne à une semblable prérogative, qui seroit une distinction injurieuse à la noblesse, principalement entre personnes dont les conditions ont toujours été égales, et de qui les prédécesseurs ont tenu le même rang et vécu sans se déférer les uns aux autres, ni dans la cour ni dans les provinces.

« Promettent et s'engagent[3], sur leurs mêmes paroles et sur leur honneur, de ne point se retirer de la foi qu'ils se sont donnée les uns aux autres, de n'alléguer aucunes excuses, prétextes ni raisons qui les puissent directement ni indirectement séparer de l'association générale et particulière que porte cet écrit qu'ils ont signé[4] pour le maintenir inviolablement dans tous les articles qu'il contient, et courir tous la même fortune.

1. Il y a *tombent* dans le manuscrit, et plus bas *les tirer,* parce que, dans le texte de K 118, et probablement aussi dans celui que copiait Saint-Simon, il y a : *qu'aucuns de ceux.... tombent dans le malheur d'estre attaqués en leurs personnes, liberté ou biens, tous les autres s'obligent.... de faire toutes les choses nécessaires pour les tirer de l'estat où ils seroient mis pour l'intérest de leurs causes communes, jusques à périr plustost qu'ils restassent opprimés.*

2. *Mais encore* (K 118).

3. *Promettent aussy et s'engagent* (*ibidem*).

4. *Que par écrit ils ont signé* (*ibidem*).

« Promettent pareillement de ne se point désister de la poursuite qu'ils ont entreprise, qu'ils n'aient reçu la satisfaction qu'ils doivent légitimement espérer de la bonté et de la justice de Leurs Majestés, ou que le Parlement n'y ait apporté les règlements nécessaires suivant les lois, les exemples et les constitutions du royaume[1], ne s'excluant point de se pourvoir où ils jugeront bon être, et par les moyens que l'assemblée trouvera justes et raisonnables.

« Et[2] pour expliquer nettement l'intention de tous, les intéressés en cette affaire sont demeurés d'accord de former leur opposition conformément à ce que porte cet écrit[3] sur ce qui a été concédé et prétendu de cette nature, depuis l'année mil six cent quarante-trois.

« Saint-Symon Vermandois[4], Halluyes[5], Schönberg,

1. *N'y ait apporté le règlement nécessaire suivant les lois, exemples et constitutions du royaume* (*ibidem*).

2. Cette dernière phrase n'est pas dans le texte d'Omer Talon.

3. *Et pour expliquer plus nettement l'intention commune de tous les intéressés en cette affaire, ils sont demeurés d'accord de former leur opposition conjointement à ce que porte cet écrit* (K 118).

4. Nous n'entreprendrons pas d'identifier toutes ces signatures. La difficulté en serait d'ailleurs très grande ; car essayer de retrouver des personnages qui se cachent sous des titres sans prénoms et sans noms patronymiques nous amènerait forcément soit à des impossibilités, soit à de graves erreurs, que ne compenseraient pas les quelques résultats justes auxquels on pourrait arriver, sans compter les mauvaises lectures de signatures difficiles à déchiffrer, comme Saint-Simon le dira tout à l'heure. Les remarques qu'il va faire sur quelques-unes d'entre elles montreront à quels embarras on se heurterait. Nous nous contenterons seulement d'en noter certaines, qui, plus complètes que d'autres, ne laissent pas de doute sur leur auteur.

5. Saint-Simon sépare par un point chaque signature différente. Celle d'*Halluyes* termine une ligne et n'est pas suivie d'un point, ce qui l'a fait joindre à la suivante dans les éditions précédentes ; mais, outre que, si un Schönberg fut duc d'Halluin, Saint-Simon, qui ne pouvait l'ignorer, n'aurait pas écrit *Halluyes*, on retrouve ce nom écrit *Dalluye* ou plutôt *d'Alluye* dans les signatures du texte des *Mémoires d'Omer Talon*. D'ailleurs Saint-Simon va essayer d'expliquer plus loin, p. 217, peut-être à tort, que ce ne doit pas être le duc d'Halluin.

l'Hospital, le commandeur de Rochechouart[1], d'Aumont de Chappes[2], Vassé, Orval[3], Leuville, Frontenac[4], Saujon de Campet, Vardes[5], Brancas, Montrésor, Clermont Tonnerre, comte de Vence, Ch.-Léon de Fiesque[6], Louis de Mornay Villarceaux[7], Sévigné[8], Montesson, Argenteuil, Boubet, Mallet, Moreuil Caumesnil, Mauléon, de Clermont Monglat[9], Congis, Canaples, H. de Béthune[10], Roussillon, Savignac, Fr. Gard, le chevalier de Caderousse, Montmorency, Sigoyer, Leiden, Rouville, Bourdonné, Humières, d'Aydie, Beauxoncles, Ligny, [11], Cormes Spinchal, Houdancourt, Villeroy, l'Hospital Sainte-Mesme[12], Longueval, Hautefort, Gasnières, Chasteauvieux, de Vienne, Montrésor, d'Auteuil, de Crevant, G. Rouxel de Médavy[13], Maugiron, du Hamel, d'Alemonis, le chevalier de la Vieuville, de l'Hospital, Bar, de Lanion, Nantouillet, Froullay, Laigue, Gouffier, Maulévrier, Matha, Saint-Germain, du Perron, Montiniac d'Hautefort[14], le comte de la Chapelle, le comte de Saint-Georges,

1. Sans doute François de Rochechouart, plus connu sous le nom de commandeur de Jars : tome V, p. 245.
2. Peut-être César d'Aumont, marquis de Chappes, mort en 1661.
3. François de Béthune, comte d'Orval : tome XXX, p. 301.
4. Est-ce le Louis de Buade de notre tome VI, p. 166?
5. François-René du Bec-Crespin, marquis de Vardes : tome I, p. 215.
6. Tome XVI, p. 418.
7. C'est le marquis de Villarceaux, si connu par ses prétendues relations avec la veuve de Scarron : tome I, p. 107.
8. Henri, marquis de Sévigné, le mari de la célèbre marquise, tué en duel le 6 février 1651.
9. L'auteur des *Mémoires*, François-de-Paule de Clermont, marquis de Monglat : tome VI, p. 358.
10. Hippolyte, comte de Béthune (tome XI, p. 296), qui était premier gentilhomme de la chambre de Gaston d'Orléans.
11. Nom resté en blanc dans le manuscrit, notre auteur n'ayant pu le déchiffrer.
12. Anne-Alexandre de l'Hospital, comte de Sainte-Mesme, premier écuyer de Gaston d'Orléans, mort en 1701.
13. Sans doute Georges Rouxel, chevalier de Médavy.
14. Dans la liste d'Omer Talon, c'est *Monteval d'Hautefort*.

Thiboust de Boyvy[1], de Castres, Fr. de Montmorency, de Beringhen[2], Bruslart, Guenes, du Rouvray, d'Amigny de Meindrac, Lostellemans, Cl. Mohunt, du Monteil, Cl. Dendre de la Massardière, de Guervon de Dreux, Felleton-Lamechan, Roger de Longueval, Trésiguidy, Arcy, la Bourlie de Guiscard, de Grailly, Carnavalet, Saint-Abre, du Mont, Saint-Hilaire, Pescheray, le chevalier de Carnavalet, Jos. chevalier d'Ornano[3], J. de Lambert, le vicomte de Melun, Beaumont, de Lessins, Valernod, Termes, d'Amboise Aubijoux[4], Lussan, Savignac de Gondrin, la Baulme de Vallon, de Voisins Dusseau, d'Estourmel, Cressay, le Plessis d'Andigny, Chouppes, de Torsou Fors, Chaisenisse, Villiers, Verderonne, Crissé, de la Roque, la Rousselière, Guitaud, Pradel, Lurmont, Bussy Rabutin[5], la Salle, Gramont de Vacher, le chevalier de Gramont, d'O, Crenan, Maseroles, de Besançon, de Rémond, le Plessis Besançon, Boyer, Montégu, le chevalier de Roquelaure, Barthélemy Quelen du Broutay[6], Chollet, Ch. d'Ailly, Saint-Remy, Annery, de Boyer, de Cominges de Guitaud, Thomas de Saint-André, de Melville, Guadagne, la Guerche, Saint-Georges, Pirraud, de Harlay Chanvallon, de Montbas, Sabran, Droüe, Fontaine Martel, Cussant de Veronil, Fr. de Rousselet de Châteaurenault[7], Henescors, Fontenailles, Saint-Étienne, Achy, Mayac, Morainvillier. »

Éclaircissement

De ces cent soixante-sept noms[8], il y en a peu de

1. Omer Talon dit *Thiboust de Boissy.*

2. Probablement Henri Ier de Beringhen : tome I, p. 192.

3. Joseph-Charles d'Ornano, d'abord abbé de Montmajour, puis maître de la garde-robe de Gaston d'Orléans, mort en 1670.

4. François d'Amboise, comte d'Aubijoux : tome XXVI, p. 212.

5. Probablement Roger de Rabutin, le cousin de Mme de Sévigné : tome III, p. 73.

6. Tome I, p. 204.

7. François II Rousselet, marquis de Châteaurenault : tome XII, p. 359.

8. N'en déplaise à notre auteur, nous n'en trouvons que cent soixante-quatre, au meilleur compte.

grands, plusieurs moindres, force petits, assez d'inconnus, beaucoup pour faire nombre, quelques-uns de surprenants, et presque aucun qui joigne à la grandeur ou même à la bonté du nom la distinction personnelle. Cela ne peut être autrement, quand on veut du nombre, et qu'il n'y a point de barrière où s'arrêter. Les deux premières signatures demandent explication. Mon oncle, frère aîné de mon père[1], signoit toujours Saint-Symon, et par un *y*, mon père par un *i*, et n'a jamais signé nulle part que le duc de Saint-Simon, depuis qu'il l'a été[2]. Cette première signature est constamment[3] de mon oncle, peu endurant sur les faux princes, encore moins par son alliance, qui de plus[4] le lioit à la maison de Condé[5], avec qui il étoit fort bien, et laquelle cherchoit à embarrasser la cour. La seconde[6] paroît d'une autre main, et n'est pas en ligne, mais[7] au-dessous de la dernière[8]. Je ne connois personne de ma maison qui ait jamais signé Vermandois seul ou joint au nom de Saint-Simon, et cela me feroit croire que cette signature seroit du héraut d'armes Vermandois au lieu de notaire[9].

sur les signatures.

Il faut remarquer que la plupart de ces signatures sont très difficiles à déchiffrer. J'en ai laissé une en blanc, qui paroît Villeroy. La même se retrouve trois signatures après. Il n'y en pouvoit avoir deux; car il n'y a pas eu

1. Charles de Rouvroy, marquis de Saint-Simon : tome I, p. 25.

2. On trouve en effet *le duc de St Simon* sur la pièce du carton K 118, dont il a été parlé p. 209, note 1.

3. C'est-à-dire, certainement, comme dans le tome XXI, p. 96, et précédemment.

4. Les mots *de plus* sont en interligne.

5. Voyez tome I, p. 138-139.

6. Il veut parler de la signature *Vermandois*.

7. *Mais* a été ajouté en interligne.

8. Au-dessous de la dernière ligne du texte.

9. Il n'y a qu'un malheur, c'est qu'il n'y avait pas alors de héraut d'armes du titre de Vermandois, et que ceux-ci ne pouvaient faire office de notaire. Voyez ci-après aux Additions et Corrections pour la page 209.

deux branches. M. d'Alincourt, qui de plus n'a jamais porté le nom de la terre de Villeroy, est mort en 1634[1]; il étoit fils unique du secrétaire d'État[2], et il n'a eu que quatre fils[3] : le premier maréchal de Villeroy[4], un comte de Bury, mort sans enfants en 1628[5], l'archevêque de Lyon et l'évêque de Chartres[6], ecclésiastiques dès leur première jeunesse, et un chevalier de Malte, mort devant Turin, en 1629[7]. Le premier maréchal de Villeroy fut, en mars 1646, gouverneur de la personne du feu Roi, en octobre même année maréchal de France, duc à brevet en 1651. Il est difficile de croire qu'un gouverneur du Roi, entièrement dévoué à la Reine mère et au cardinal Mazarin, ait signé une pièce aussi contraire à leurs volontés; il ne l'est pas moins de penser qu'ils la lui avoient fait signer pour avoir un homme à eux de ce poids parmi cette noblesse pour déconcerter ses projets et ses démarches et en être instruits à temps. Premièrement le gouverneur du Roi, surtout en ces temps de troubles, ne quittoit point le Roi, ou si peu, que sa présence auroit été trop rare parmi cette noblesse pour en faire l'usage qui vient d'être dit; secondement cette noblesse, qui n'ignoroit ni l'attachement ni les allures du maréchal de Villeroy, ne se seroit pas fiée à lui. Son fils aîné étoit mort jeune dès 1645[8], et le second maréchal de Villeroy, resté

1. Charles de Neufville, marquis d'Alincourt (tome XI, p. 194), mourut en 1642 et non en 1634.
2. Nicolas III de Neufville : tome II, p. 28.
3. Il va en énoncer cinq, ce qui est exact.
4. Nicolas IV de Neufville : tome I, p. 286.
5. Henri de Neufville, comte de Bury, mort des suites de blessures reçues au siège de la Rochelle, sans enfants d'une Phélypeaux d'Herbault.
6. Camille et Ferdinand de Neufville-Villeroy : tomes I, p. 286, et XVIII, p. 233.
7. Lyon-François, bailli de Villeroy, commandeur de Saint-Jean-en-l'Isle et colonel du régiment de Lyonnais, tué à Turin le 3 août 1639 (et non 1629).
8. Autre Charles de Neufville, titré marquis d'Alincourt, mort à dix-neuf ans le 25 janvier 1645.

unique, étoit né en avril 1644. Il y a donc sûrement erreur dans ce nom.

Celui de Schönberg est aisé à expliquer. Ce ne peut être le duc d'Halluin qui étoit aussi le maréchal de Schönberg, fils d'autre maréchal de Schönberg[1] mort en 1632 à Bordeaux. Ce duc d'Halluin Schönberg prit Tortose d'assaut en juillet 1648 ; il étoit vice-roi de Catalogne, et y demeura longtemps depuis de suite. La pierre le contraignit enfin au retour, dont il mourut à Paris en juin 1656. Il n'avoit ni frère ni enfants. Ce ne peut donc être que le comte de Schönberg, Allemand comme les précédents[2], mais sans aucune parenté entre eux, qui lors de cette affaire de la noblesse commençoit à s'avancer, et qui pouvoit déjà être capitaine-lieutenant des gendarmes écossois[3], le même qui après la paix des Pyrénées alla en Portugal commander contre les Espagnols, qui fut maréchal de France en 1675, qui, étant huguenot, se retira en Brandebourg après la révocation de l'édit de Nantes, puis en Hollande, où il entra dans toute la confidence du prince d'Orange pour l'affaire d'Angleterre, y passa avec lui, puis avec lui encore en Irlande, où il fut tué à la bataille de la Boyne, que le prince d'Orange gagna complète contre le roi son beau-père. [Add. StS. 1422]

Il se trouve plusieurs signatures l'Hospital ; elles ne peuvent être d'aucun des deux frères tous deux maréchaux de France. L'aîné des deux[4] mourut en 1634 ;

1. Charles, maréchal de Schönberg et duc d'Halluin, fils de Henri, aussi maréchal de Schönberg : tomes I, p. 165, et XIII, p. 429.

2. Frédéric-Armand, comte et maréchal de Schönberg : tome IV, p. 22. Nous plaçons ici une Addition à Dangeau sur ce personnage, qui ne trouverait pas sa place ailleurs dans nos Mémoires.

3. Il semble cependant que ce Schönberg ne passa au service de France qu'en 1650 et ne fut qu'en 1652 capitaine des gendarmes écossais. La signature *Schonberg* qu'on trouve en tête des ducs dans le document de K 118 (ci-dessus, p. 209, note 1) montre bien que c'était le duc d'Halluin, quoi qu'en dise Saint-Simon.

4. Nicolas de l'Hospital, dit le maréchal de Vitry : tome XII, p. 15.

l'autre[1] étoit, lors de ces assemblées, gouverneur de Paris et ministre d'État. Il est donc sans apparence que, avec ces qualités qui marquoient l'entière confiance en lui de la Reine et du cardinal Mazarin en ces temps de troubles, où même il pensa être assommé à l'hôtel de ville, cette signature puisse être de lui. Il ne laissa point d'enfants. Ce ne peut être aussi le fils aîné du maréchal son frère [2], qui fut duc à brevet de Vitry en
[Add SᵗS 1423] juin 1650, et qui s'appeloit auparavant, et lors de ces assemblées, le marquis de Vitry, et qui auroit signé Vitry, quand ce n'auroit été que pour éviter la confusion des autres signatures l'Hospital, dont il y avoit lors deux autres branches. C'est, pour le dire en passant, ce même duc de Vitry, employé jeune en diverses ambassades, qui fut fait conseiller d'État d'épée, et qui comme duc à brevet, et non vérifié, ne laissa pas de précéder le doyen des conseillers d'État au Conseil, et d'y être salué du chapeau par le chancelier en prenant son avis[3].

Sur les autres signatures, il y a peu de choses à remarquer. On y voit seulement que la Reine et le cardinal Mazarin d'une part, Monsieur et Monsieur le Prince d'autre, qui étoient liés en ce temps-là, avoient eu soin de fourrer dans cette assemblée des personnes entièrement à eux, et quelques noms encore d'entre les Importants de la Fronde. Il s'y trouve entre ces derniers deux signatures Montrésor. Il n'y avoit alors qu'un Bourdeille qui portât ce nom[4], qui fut un des plus avant dans la direction de la Fronde avec le coadjuteur et la duchesse de Chevreuse, et qui est mort très vieux à l'hôtel de

1. François de l'Hospital : tome XII, p. 15.
2. François-Marie de l'Hospital : tome XXVI, p. 64. Nous plaçons encore ici une Addition à Dangeau sur ce duc et sur sa femme ; elle n'a pas été reproduite dans les Mémoires.
3. Déjà dit au même endroit.
4. Claude de Bourdeille, comte de Montrésor : tome V, p. 295.

Guise[1], chez Mlle de Guise, qui l'avoit épousé secrètement[2]. Ainsi il y a faute nécessairement en l'une de ces deux signatures.

Requête des pairs au Roi, à même fin que l'association* de plusieurs de la noblesse en 1649, en même année.

Mon père signa aussi avec plusieurs autres ducs et pairs, sans autres, une requête au Roi tendante à empêcher ces concessions, dont j'ai la copie[3], que je ne donne pas[4], parce qu'il ne s'agit pas ici de dissertation sur les rangs, mais simplement des événements de mon temps, à propos desquels j'ai cru devoir faire mention de ces mouvements de 1649, et de cette association ou traité qui demande quelques réflexions avant que d'achever de raconter en deux mots ce qu'elle devint et quel en fut le succès.

Comparaison de la noblesse de 1649 avec celle de 1717. Succès et fin des assemblées de 1649.

Ces Messieurs de 1649 ne se proposent point d'attaquer ce qui est établi, non-seulement de tous les temps et en tous les pays du monde comme en France, mais ce qui l'est depuis plusieurs règnes, et qui, bien ou mal fondé, l'est sur la naissance à laquelle le nom de prince est affecté, c'est-à-dire des personnes issues, de mâle en mâle, d'un véritable souverain, et dont le chef de la maison l'est actuellement, et reconnu pour tel dans toute l'Europe. On ne voit nulle part dans l'association que ces Messieurs

1. L'hôtel de Guise, puis de Soubise : tome VII, p. 76. Montrésor mourut en 1663 ; il n'avait guère que cinquante-cinq ans.

2. Marie de Lorraine : tome II, p. 96. — Voyez les *Mémoires de Mlle de Montpensier,* tome II, p. 443, et les *Mémoires de Montrésor* lui-même dans la collection Michaud et Poujoulat, p. 178, où l'éditeur a inséré une lettre d'amour de la princesse.

3. Saint-Simon avait mieux que la copie de cette requête. Il y a en effet dans le volume 44 de ses Papiers (aujourd'hui *France* 199) l'original avec signatures autographes de cette pièce, par laquelle les ducs d'Uzès, d'Halluin-Schönberg, de Sully, de Lesdiguières et de Saint-Simon, et dame Marie de la Guiche, duchesse de Lévis-Ventadour, au nom de ses enfants mineurs, protestent contre la qualité de princes attribuée à la maison de Bouillon.

4. Après *pas,* il y a *icy* biffé, et plus loin le même mot *icy* surcharge un *de.*

* Il écrit ici *assossiation.*

approuvent rien de ce qui a été toléré, puis accordé aux véritables princes étrangers. L'écrit se contente de passer à côté, et ne va qu'au but qui l'a fait faire, qui est de s'opposer à des concessions de rangs et d'honneurs à des seigneurs et à des maisons jusqu'alors semblables d'origine à eux, qui n'ont jamais rien eu ni prétendu de différence, et auxquelles aussi nulle autre n'a déféré nulle part : distinction humiliante et outrageante que l'écrit sait expliquer dans toute sa force, mais avec dignité. Il allègue donc les plus pressantes et les plus invincibles raisons, les plus solides et les plus évidentes, qu'a la noblesse à s'y opposer. Rien n'est plus éloigné de battre l'air, et de ne savoir que répondre sur le but qu'on se propose. Cet écrit est respectueux pour le Roi et pour toute la maison régnante, plein de protestation de fidélité, qui est toujours la première exception pour n'y manquer jamais. Il[1] n'est pas moins rempli d'égards et de ménagements sur les personnes qu'il attaque. Pas un mot, pas une expression qui les puisse le plus légèrement blesser, et la discrétion y est portée jusqu'à éviter avec soin d'y nommer aucun nom. En même temps, il s'exprime avec une dignité infinie, et, sans s'échapper[2], il se contente d'employer les armes naturelles de la noblesse, l'honneur et la réputation, et, s'il descend jusqu'à montrer un recours au Parlement, il faut se souvenir que cette compagnie s'étoit alors rendue le fléau et le fouet du cardinal Mazarin, qui en mouroit de peur. Du reste, parmi ces Messieurs point d'aboiement, point de rumeur populaire, rien d'indécent, tout mesuré avec sagesse et dignité, comme personnes qui se sentent, qui se respectent, et qui sont incapables de rien d'approchant du tumulte populaire ni des mouvements des Halles. Enfin, pour dernière différence parfaite, toute contradictoire de

1. *Il* corrige *elle*, et de même avant *attaque* ; de plus *remplie* a été corrigé en *rempli*.

2. Au sens de se dérober, comme dans le tome XIV, p. 432.

ces Messieurs de 1649 d'avec ceux de 1717, c'est qu'ils n'usurpent point un faux titre, et ne donnent point droit sur eux de demander qui ils sont et par quelle autorité ils agissent. Ils ne prétendent point être la noblesse, mais seulement être de ce corps. Ils ne se donnent ni pour le second ordre de l'État, ni pour représenter ce second ordre ; ils se reconnoissent des membres et des particuliers de ce second ordre, qui, pour un intérêt commun, effectif, palpable, pressant, s'associent. On ne peut donc leur demander, comme à ceux de 1717, qui ils sont, ce qu'ils veulent, par quelle autorité ils agissent. On voit clairement quels ils sont, et ils ne se donnent pas pour autres. On sent pleinement ce qu'ils veulent, et ce qu'ils ont raison de vouloir. Enfin l'autorité qui les fait agir n'est ni fausse ni chimérique. C'est le plus évident et le plus commun intérêt qui, sans mission et sans autorité de personne, donne droit d'agir, de se défendre, de demander à quiconque en a raison et nécessité effective, et qui le font entièrement dégagés des misérables inconvénients de la foule aveugle et du tourbillon. Quelle disparité de 1649 à 1717 ! elle va jusqu'au prodige[1].

Néanmoins on ne sauroit nier qu'avec tant de contraste il ne s'y trouve quelques conformités[2] : le mélange des noms, inévitable, comme on l'a dit, quand on a besoin de nombre et qu'il n'y a point de barrière, et le but secret du très petit nombre de conducteurs. En 1649, Monsieur le Prince vouloit embarrasser le cardinal Mazarin pour le rendre souple à ses volontés ; il avoit entraîné la foiblesse de Monsieur, par ceux qui le gouvernoient, à ne se pas opposer à ce dessein, qui n'alloit alors à rien de criminel. C'est ce qui donna lieu à ces assemblées, et ce

1. L'argumentation de notre auteur semble porter à faux ; car les signataires des requêtes de 1717 disent simplement : « Les soussignés, *de l'ordre de la noblesse* », et ne se donnent pas comme mandataires de la noblesse : voyez les textes, ci-après, appendice VI.

2. *Quelque* au singulier et *conformités* au pluriel dans le manuscrit.

qui les fit durer. Mais, dès que la peur qu'en eut le cardinal Mazarin l'eut humilié au gré de Monsieur le Prince, il ne voulut pas aller plus loin, dont Monsieur fut fort aise. Ils agirent donc en conséquence par ceux qu'ils avoient dans leur dépendance en ces assemblées ; mais ils ne voulurent pas tromper l'association dans son but. Toutes les Histoires et les Mémoires de ces temps-là racontent comment elle fut rompue[1]. Tous ceux qui en étoient furent mandés et conduits honorablement chez le Roi, où ils furent reçus avec beaucoup de distinction et d'accueil, la Reine mère, Monsieur, Monsieur le Prince, le Conseil[2], toute la cour présente. Monsieur les présenta ; la Reine leur témoigna satisfaction de les voir, et opinion de leur fidélité. Un secrétaire d'État leur lut tout haut la révocation du rang et des honneurs accordés à MM. de Bouillon, et des tabourets de la princesse de Guémené, et de Mmes de Senecey et de Fleix, et la montrant[3] aux principaux et à qui la voulut voir, pour que leurs yeux les assurassent qu'il ne manquoit rien à la forme de l'expédition[4]. La Reine ensuite leur dit gracieusement que, puisqu'ils obtenoient ce qu'ils demandoient, il n'y avoit plus de lieu à association ni à assemblées, que le Roi déclaroit l'association[5] finie, et défendoit les assemblées à l'avenir. La Reine ensuite leur fit des honnêtetés, et le Mazarin des bassesses, et chacun se retira. Telle fut la fin de cette affaire, bien différente aussi de celle de 1717. Cette révocation subsista tant que les troubles firent

1. *Mémoires de Mme de Motteville*, tome III, p. 76-81 ; *de Nicolas Goulas*, tome III, p. 132-133 ; *du cardinal de Retz*, tome II, p. 541 ; *d'Omer Talon*, édition Michaud et Poujoulat, p. 366 ; etc. Saint-Simon va embellir beaucoup le récit de la réception des délégués de la noblesse par la Reine.

2. Les mots *le Conseil* ont été ajoutés en interligne.

3. *Monstra* corrigé en *monstrant.*

4. Brevet du 10 octobre 1649 : Archives nationales, KK 597, p. 201 et 203 (*copies*), et ms. Franç. 4180, fol. 235.

5. Encore ici *assossiation.*

craindre ; après quoi elle tomba. La Reine remit MM. de Bouillon et les tabourets supprimés[1]. On a vu ailleurs[2] comment celui de la princesse de Guémené enfanta par différents degrés les mêmes avantages à MM. de Rohan que MM. de Bouillon avoient obtenus, et que celui de Mmes de Senecey[3] et de Fleix les fit enfin duchesses, et en même temps M. de Foix, leur fils et petit-fils[4], duc et pair[5]. Après cette disgression nécessaire, revenons en 1717.

Ma conduite avec le Régent sur l'affaire des princes du sang et des bâtards, et sur les mouvements de la prétendue noblesse.

Je me tenois avec M. le duc d'Orléans sur ces mouvements de la prétendue noblesse, et sur l'affaire des bâtards, qui lui étoit si connexe, dans la même conduite que je gardois avec lui sur le Parlement : je m'étois contenté de lui démontrer les intimes rapports de ces deux affaires et leurs communs ressorts ; quel étoit son plus puissant intérêt sur la dernière, et que, à l'égard de l'autre, il éprouveroit bientôt que le prétexte frivole des ducs ne dureroit que jusqu'à ce que le parti de M. et de Mme du Maine fût assez bien formé et fortifié pour aller à lui directement, et à son gouvernement. Après cette remontrance, je laissois aller le cours des choses, persuadé que ce que je lui dirois ne feroit qu'augmenter ses soupçons que je ne lui parlois que par intérêt et par passion, et que le duc de Noailles, Effiat, Bezons, Canillac et d'autres qui l'obsédoient rendroient inutiles les plus évidentes raisons. A la fin pourtant il s'aperçut qu'il avoit laissé aller trop loin ces deux affaires, et du danger qui le menaçoit. Malgré mon silence avec lui là-dessus, il ne put s'empêcher de m'en dire quelque chose. Je répondis avec un air d'indifférence que je lui avois dit ce que je pensois là-dessus, que je n'avois rien à y ajouter, que c'étoit à lui à juger

1. Tout cela a été déjà commenté dans notre tome V, p.251, note 3.
2. *Ibidem*, p. 253. — 3. Avant *Senecey*, il a biffé *Flei*[*x*].
4. Gaston-Jean-Baptiste de Foix-Candalle, duc de Foix : tome I, p. 191.
5. Tomes I, p. 191, et XI, p. 289-290.

de ce qu'il lui convenoit de faire, et je changeai aussitôt de discours. Il me parut qu'il le sentit, et il ne m'en dit pas davantage. Cependant les princes du sang ne cessoient de le presser de juger leur différend avec les bâtards[1], et à la fin il dit à Monsieur le Duc qu'il les jugeroit incessamment, mais qu'il vouloit prendre avis de beaucoup de personnes, dont il choisiroit plusieurs dans les différents conseils[2]. Cela fut su, et la duchesse du Maine alla se plaindre au Régent qu'il vouloit faire juger cette affaire par des gens qui ne savoient point assez les lois du royaume. On ne peut qu'admirer que des doubles adultérins osent invoquer des lois pour se maintenir dans une disposition sans exemple, faite directement contre toutes les lois divines et humaines, contre l'honneur des familles, contre le repos et la sûreté de la maison régnante, et de toute société[3].

Les bâtards ne prétendent reconnoître d'autres juges que le Roi majeur ou les États généraux du royaume, et s'attirent par là un jugement préparatoire.

Cette remontrance ne réussit pas, encore moins la résolution prise par M. et Mme du Maine de ne reconnoître d'autres juges que le Roi majeur, ou les États généraux du royaume. Ils avoient bien leurs raisons pour cela. L'éloignement de la majorité donnoit du temps à leurs complots, et, avec ce parti qui se formoit et s'organisoit de jour en jour, ils espéroient tout d'une assemblée qu'ils comptoient bien[4] parvenir à faire ressembler à celle que la mort du duc et du cardinal de Guise déconcerta et dissipa[5]. Mais M. du Maine n'étoit en rien un Guise, sinon par l'excès de l'ambition. M. le duc d'Orléans, poussé par les princes du sang, sentit enfin quelle atteinte donneroit à son autorité de régent la résolution du duc du Maine,

1. Voyez des couplets dans le *Chansonnier historique du dix-huitième siècle*, par É. Raunié, tome II, p. 230-235.

2. *Dangeau*, p. 82 (8 mai) et 84 (11 mai).

3. Le duc du Maine était fort inquiet de ces attaques des princes du sang: voyez ci-après aux Additions et Corrections.

4. Les mots *comptoient bien* sont en interligne, au-dessus d'*espéroient*, biffé.

5. C'est-à-dire, les États généraux de 1588.

si elle étoit soufferte, et quel exemple ce seroit s'il différoit ce jugement. M. et Mme du Maine, qui, par d'Effiat et par d'autres, savoient jour par jour ce que M. le duc d'Orléans pensoit sur leur affaire, comptèrent tellement sur son irrésolution, sa facilité, sa foiblesse, qu'ils ne doutèrent pas d'hasarder un résolution si hardie, et qui, comme leur affaire même, étoit si opposée à toute règle et à toute loi. Ils s'y méprirent, et ce fut ce qui précipita leur jugement. Deux jours après la visite de Mme la duchesse du Maine au Palais-Royal, il fut rendu un arrêt au conseil de régence, où aucuns princes du sang, bâtards ni ducs ne furent présents, qui ordonna aux princes du sang et aux bâtards de remettre entre les mains des gens du Roi les mémoires respectifs[1] faits et à faire sur leur affaire, et Armenonville, secrétaire d'État, fut chargé de le leur aller communiquer[2] : c'étoit bien s'engager à juger incessamment, et le leur déclarer d'une manière juridique. [Add. S^tS. 1424]

Excès de la prétendue noblesse trompée par confiance en ses appuis. Conduite et parfaite tranquillité des ducs.

Ces deux affaires marchoient ensemble, avec l'embarras pour le Régent du Czar dans Paris[3]. Cette prétendue noblesse faisoit plus de bruit que jamais avant sa députation[4]. Elle comptoit sur toute la protection du Régent, qui la laissoit dire et faire, et qui souffroit que M. de Châtillon et beaucoup d'autres du Palais-Royal fussent à découvert ou secrètement d'avec eux. Ils étoient poussés

1. L'adjectif *respectifs* surcharge *donnés*, à la suite duquel Saint-Simon a biffé *deja et*.

2. Arrêt du 14 mai : ci-après, p. 247, note 1 ; *Dangeau*, p. 85 ; *les Correspondants de Balleroy*, tome I, p. 164. Il est parlé de ces affaires dans les *Mémoires de Mme de Staal* (alors femme de chambre de la duchesse du Maine), édition Lescure, tome I, p. 150-155.

3. Ci-après, p. 356.

4. Aux États de Languedoc, qui se tenaient alors, MM. de Polignac et de Chambonas avaient cherché à rallier les députés des trois ordres aux intérêts des princes légitimés (voyez des lettres du Régent, du 24 janvier à l'archevêque de Narbonne, président des États, et à l'intendant Bâville, dans le registre KK 1324, fol. 42-43).

et soutenus par d'Effiat et Canillac, et le duc de Noailles, qui y avoit à la mort du Roi donné le premier branle, se vouloit faire élever par eux sur les pavois[1]. Avec de tels appuis auprès du Régent, le Parlement en croupe, M. et Mme du Maine à leur tête, elle la[2] leur tourna entièrement jusque-là qu'il y eut de leurs femmes qui se vantèrent qu'elles alloient prendre des housses et des dais; mais il est vrai qu'aucune n'osa le faire[3]. Les ducs les laissoient s'exhaler et tirer leurs estocades en l'air[4] sans rien dire ni faire, et sans inquiétude, parce que de tels glapissements[5] n'en pouvoient donner. Ce fut dans ce tourbillon d'emportement et de confiance que les huit seigneurs dont on a parlé[6] allèrent au Palais-Royal présenter leur mémoire, et qu'ils le rapportèrent de la façon que je l'ai raconté. Le Régent avoit enfin ouvert les yeux, et les ouvrit à plusieurs de ces Messieurs par une récep-

[*Add. SᵗS. 1425*]

1. Expression déjà rencontrée dans le tome XV, p. 284.

2. Ce *la* a été ajouté en interligne et n'avait pas été imprimé jusqu'à présent.

3. « On nomme six dames non titrées qui veulent avoir des dais dans leurs chambres et des housses à leurs carrosses. Je ne crois pourtant pas qu'elles le fassent; mais il paroît que l'aigreur augmente entre beaucoup de gens de condition non titrés contre les ducs, qui, dans les mémoires qu'ils ont donnés, portoient leurs prétentions bien loin au-dessus de la noblesse » (*Dangeau*, p. 94, 23 mai). C'est à propos de ce passage que Saint-Simon a fait l'Addition indiquée ci-contre. La duchesse de Lorraine écrivait à ce propos (*Lettres à la marquise d'Aulède*, p. 54) : « J'oubliois de vous dire que Mme de Châtillon et Mme de Listenois auroient grand tort de s'égaliser aux duchesses pairetées (*sic*); car elles valent bien mieux qu'aucun duc qu'il y ait, et, si j'étois à leur place, je ne voudrois nullement faire de comparaison avec eux, et la noblesse de France est sans contredit bien meilleure que la plupart de Messieurs les ducs et pairs, et surtout ceux qui sont les plus arrogants sont les plus mauvais. »

4. « *Estocade*, un grand coup d'épée allongé, que dans la salle d'armes on appelle *botte* » (*Académie*, 1718).

5. Saint-Simon écrit *clapissem*ᵗˢ.

6. Ci-dessus, p. 198. Il n'y eut que six députés; Saint-Simon renouvelle son erreur de la manchette de la même page.

tion qu'ils en avoient si peu attendue. Le trouble se mit parmi eux, la division, les reproches ; plusieurs se plaignirent qu'on les avoit trompés, et dirent au Régent, et à qui voulut l'entendre, qu'ils ne s'étoient engagés que sur les assurances qui leur avoient été données que tout se faisoit du consentement et même par les ordres secrets du Régent. Un grand nombre se détacha, lui fit des excuses ; beaucoup témoignèrent leur regret aux ducs de leur connoissance. Mais, si les sages prirent ce parti, ils ne furent pas le plus grand nombre. Les conducteurs et le très peu de participants du vrai secret redoublèrent d'efforts et d'artifice pour retenir et rallier leur monde, et pour l'irriter du mauvais succès de leur députation. Les huit députés sur tous s'y signalèrent ; mais ils n'eurent plus le verbe si haut. Ils firent parler au Régent ; mais, comme à la fin il avoit vu clair, il ne les marchanda pas longtemps, avec toutefois ses adoucissements accoutumés, dont nulle expérience ne le pouvoit défaire, et qu'il ne put refuser à ceux qui l'obsédoient, et qui n'oublioient rien pour lui faire peur ; il en eut en effet, et c'est ce qui précipita la fin du bruit de ces belles prétentions.

Arrêt du conseil de régence portant défense à tous nobles de signer, etc. sous peine de désobéissance. Ma conduite dans ce conseil suivie par les ducs, puis par les

Il fut rendu un arrêt l'après-dînée du samedi 14 mai[1], au conseil de régence, qui est en ces termes : « Sa Majesté, étant en son Conseil, de l'avis de M. le duc d'Orléans, régent, a fait très expresses inhibitions et défenses à tous les nobles de son royaume, de quelque naissance, rang et dignité qu'ils soient, de signer la prétendue requête, à peine de désobéissance, jusqu'à ce qu'autrement en ait été ordonné par Sa Majesté, suivant les formes observées dans le royaume, sans néanmoins que le présent arrêt puisse nuire ni préjudicier aux droits, prérogatives et

1. La date *14* a été mise par correction en interligne au-dessus de *15*, biffé. L'arrêt est en effet du vendredi 14 mai ; mais, Dangeau n'en ayant inséré le dispositif que dans son article du 15, où Saint-Simon le copie, cela explique l'erreur, puis la correction ; elle est d'ailleurs incomplète, car il aurait dû mettre *vendredy* au lieu de *samedy*.

princes du sang et bâtards. Succès de l'arrêt.

priviléges légitimes de la noblesse, auxquels Sa Majesté n'entend donner aucune atteinte, et qu'elle maintiendra toujours à l'exemple des rois ses prédécesseurs, suivant les règles de la justice[1]. » Cet arrêt, tout emmiellé qu'il fût, sapoit par le fondement le chimérique objet qui avoit ramassé cette prétendue noblesse. La défense de signer la requête, qui étoit le mémoire porté au Palais-Royal, tourné en requête toute prête, la mention d'observer les formes du royaume, celle de l'exemple des rois prédécesseurs et des règles de la justice, proscrivoit d'une part une assemblée informe, tumultueuse, sans nom qu'usurpé et faux, sans mission, sans autorité, sans pouvoirs, et maintenoit ce qui étoit des formes et de tout temps, sous les rois prédécesseurs, tels que la dignité des ducs, dans toutes leurs distinctions, rangs et prérogatives ; aussi fut-ce un coup de foudre sur cette prétendue noblesse. On parla de quelque autre affaire courte au commencement de ce conseil, après laquelle celle-ci fut mise sur le tapis par M. le duc d'Orléans[2]. A l'instant, je regardai les ducs du Conseil ; puis, me tournant au Régent, je lui dis que, puisqu'il s'alloit traiter de l'affaire de ces Messieurs de la noblesse, je n'oubliois point que nous étions tous du second des trois ordres du royaume, et que je le priois de me permettre de n'être pas juge, et de sortir du Conseil. Je me levai en même temps, et, quoique moi ni les autres ducs n'y eussions été préparés en aucune sorte, regardant la table quand

1. La minute originale de cet arrêt, avec une expédition sur parchemin signée Fleuriau (d'Armenonville), est dans le registre E 1957, fol. 257-259 ; voyez aussi le *Mercure* de mai, p. 150-152.

2. L'arrêt ne fut pas rendu en conseil de régence ; car les divers conseils ayant pris trois semaines de vacances à partir du 11 mai (*Dangeau*, p. 84), il n'y eut pas de séance de la Régence entre le 10 et le 29 mai (*Dangeau*, p. 98), ainsi qu'en font foi les procès-verbaux. Il fut rendu en conseil d'État, comme le dit d'ailleurs Dangeau ; mais nous ignorons quelle était la composition de ce conseil, quand il se tenait en dehors du conseil de régence. Il est donc impossible de contrôler ce que va raconter Saint-Simon.

j'eus fait quelques pas, je vis tous les ducs du Conseil qui me suivirent. Quittant ma place, le comte de Toulouse me dit tout bas : « Et nous, que ferons-nous ? — Tout ce qu'il vous plaira, lui dis-je ; pour nous autres ducs, je crois que nous nous devons de sortir. » Nous nous mîmes ensemble dans la pièce d'avant celle du Conseil pour y rentrer après l'affaire. Presque aussitôt nous vîmes les princes du sang et les bâtards sortir. Cela fit un grand mouvement dans ces dehors, où il y avoit quelques personnes de cette noblesse qui se tenoient éloignés[1] dans des coins, qui avoient eu apparemment quelque vent qu'il seroit question d'eux au Conseil. Les ducs sortis avec moi me remercièrent d'avoir pensé à ce à quoi ils ne songeoient pas, et de leur avoir donné un exemple qu'ils avoient suivi aussitôt, et dont, comme leur ancien à tous, j'étois plus en droit de le faire. L'affaire dura assez, après quoi M. le duc d'Orléans sortit, sans en entamer d'autres, et nous sûmes aussitôt l'arrêt qui venoit d'être rendu[2].

Dans tout le cours de ce long vacarme (car il ne se peut rendre que par ce nom), les ducs, avec raison fort tranquilles sur leur dignité, ne s'assemblèrent pas une seule fois, ni tous, ni quelques-uns, ne firent aucun écrit, et ne députèrent pas une seule fois au Régent[3]. Par même raison ils demeurèrent dans la même inaction sur cet arrêt, qui étourdit étrangement cette prétendue noblesse, à qui le Régent fit en même temps défendre de s'assembler désormais. Tout se débanda, la plupart en effet, et commença à ouvrir les yeux et avouer sa folie,

1. Il y a bien *eloignés*, au masculin, dans le manuscrit, par accord avec l'idée.

2. Saint-Simon parle évidemment d'un conseil de régence ; mais, comme il écrit près de trente ans après les événements et qu'il n'avait pour se guider que sa mémoire, elle lui fait certainement défaut, et son imagination l'induit en erreur.

3. Les documents que nous possédons sur les assemblées des ducs et pairs ne signalent en effet aucune réunion dans le courant de ce mois de mai.

presque tous en apparence. Ce fut à qui courroit au Palais-Royal s'excuser, où tous furent reçus honnêtement, mais sèchement, ce qui diminua encore le nombre, avec l'opinion[1] que ces mouvements fussent du goût du Régent, qui donna place à la crainte de lui déplaire, au désespoir de réussir, et au dépit d'avoir été trompés et menés par le nez. Mais les plus entêtés se laissèrent persuader par les confidents de l'intrigue, à qui il importoit si fort de ne pas laisser démancher le parti, et qui n'oublia rien pour en arrêter la totale dissipation, où pourtant il ne se fit plus rien que dans les ténèbres.

Gouvernement de Saint-Malo à Coëtquen et 6 000# de pension à Laval. Mensonge impudent de ce dernier prouvé, et qui lui demeure utile, quoique sans nulle parenté

M. de Noailles, pour le rassurer un peu[2], profita de la mort de Lannion, lieutenant général[3], pour faire donner le gouvernement de Saint-Malo[4] qu'il avoit à Coetquen, son beau-frère[5], son agent, et des plus avant parmi cette noblesse, dont les fauteurs qui obsédoient le Régent lui persuadèrent dans la même vue d'en retirer M. de Laval par une pension de six mille livres, grâce bien forte à un homme qui avoit quitté le service, et qui ne pouvoit l'avoir méritée que par ses séditieuses clameurs[6]. Aussi verrons-nous combien le Régent y fut trompé. Ce M. de Laval, si totalement enrôlé par M. et Mme du Maine, et

1. Et diminua l'opinion. — 2. Pour rassurer le parti.

3. Pierre, comte de Lannion, commença à servir en Hongrie dès 1663, et eut en 1666 une compagnie de cavalerie au régiment Colonel-général; il devint sous-lieutenant aux gendarmes d'Anjou en 1670, puis en 1677 capitaine-lieutenant des gendarmes de la Reine. Il eut le gouvernement de Vannes et d'Auray en 1684, passa brigadier de cavalerie en 1688, fut nommé maréchal de camp en mars 1693 et lieutenant général en 1702. Le Roi lui donna en 1710 le gouvernement de Saint-Malo, et il mourut à Paris le 26 mai 1717, à soixante-quinze ans.

4. Tome XXIII, p. 202.

5. Malo-Auguste, marquis de Coëtquen : tome III, p. 311. Dangeau annonce cette nomination le 27 mai (p. 96).

6. *Dangeau*, p. 98, 29 mai. C'est peut-être pour cela que M. de Laval ne signa pas la seconde requête de la noblesse, dont il va être parlé ci-après, p. 249.

qui étoit avec M. de Rieux depuis longtemps dans le secret de leurs vues et de leurs complots, étoit un homme à qui il ne coûtoit rien de tout prétendre et de tout hasarder. Dès la mort du Roi, profitant de la débandade de la draperie[1], il avoit demandé et obtenu du Régent la permission de draper, à titre de parenté[2], sur ce que les Laval avoient eu une duchesse d'Anjou, reine de Naples et de Sicile[3], qu'il faisoit extrêmement valoir. Il savoit assez, et de plus il comptoit assez sur l'ignorance publique, pour ne craindre pas d'être démenti. Cette effronterie en effet en avoit besoin. Il est vrai[4] que Jeanne de Laval, fille de Guy XIII, épousa en septembre 1454, le bon René, duc d'Anjou et comte de Provence, roi titulaire de Naples, Sicile, Jérusalem, Aragon, etc., qui mourut à Aix en Provence, en juillet 1474[5], et Jeanne de Laval, sa femme, mourut au château de Beaufort[6], en 1498. Mais, malheureusement pour cette grande alliance, il y a quelques remarques à faire : c'est premièrement qu'il n'y eut point d'enfants de ce mariage ; ainsi nulle parenté entre ces princes[7] et la maison de Jeanne de Laval.

avec la maison royale.

Maison de Laval-Montfort très différente des Laval-Montmorency expliquée.

Le bon roi René avoit épousé en premières noces[8], en

1. Tome XXIX, p. 42.

2. Une décision du conseil de régence lui accorda la qualification de cousin du Roi.

3. Jeanne de Laval : ci-dessous.

4. La première rédaction de la digression qui va suivre se trouve dans le volume 44 des Papiers de Saint-Simon, aujourd'hui *France* 199, fol. 62-63, dans le mémoire intitulé « Alliances directes de seigneurs françois avec des filles du sang de nos rois ».

5. Avant *1474*, Saint-Simon a biffé *174* qu'il avait commencé à corriger en *1474*. — C'est le 10 juillet 1480, et non 1474, que mourut le roi René.

6. Beaufort-en-Vallée, en Anjou.

7. Les princes de la maison d'Anjou, qui se trouvaient alliés à la maison de France par Marie d'Anjou, sœur du roi René et femme de Charles VII.

8. Saint-Simon avait d'abord écrit à la fin d'une ligne de son manuscrit *avoit espousé en p^res nopces*, puis au commencement de la

octobre [1420], Isabelle, héritière de Lorraine, d'où sourdirent[1] les guerres entre lui et le comte de Vaudémont[2], qui se prétendit préférable comme mâle, qui prit et retint longues années René prisonnier, ce qui lui coûta les royaumes de Naples et de Sicile, qu'il ne put aller défendre contre les Aragonnois. Isabelle mourut à Angers en 1452, et laissa Jean d'Anjou, duc de Calabre et de Lorraine, qui[3] fit la guerre en Italie et en Catalogne, et qui mourut en 1471 à Barcelone, avant le roi René son père, laissant de Marie, fille aînée du duc Jean Ier de Bourbon, Nicolas, successeur de ses États et prétentions, qui mourut à Nancy, sans alliance, en 1473, laissant héritier de ses États et prétentions, Charles IV, son cousin germain, fils de Charles d'Anjou, comte du Maine, etc., frère puîné du roi René, lequel fit le même Charles son héritier, qui lui succéda[4], à qui il ne survécut pas six mois ; car il mourut à Marseille l'onze décembre 1480 [5], sans enfants de Jeanne de Lorraine, fille du comte de Vaudémont[6], morte en janvier précédent. Elle l'avoit institué héritier de tous ses biens, et lui institua le roi Louis XI héritier de tous les siens, États et prétentions. Marie d'Anjou, sœur

ligne suivante *en oct. 1420*. Il a ajouté sur la marge, après *nopces*, les mots suivants : *Campbelle Ruffo en 1434 qui mourut sans enfants en* ; il a biffé cet *en*, écrit *puis* au commencement de la ligne suivante, biffé *oct. 1420* et écrit en interligne *janvier 1443*. Il s'est aperçu alors qu'il suivait sur son *Moréri*, non pas l'article du roi René, mais celui de Charles d'Anjou ; il a biffé toute son addition en marge et la dernière date *janvier 1443*, pour remettre en interligne *en oct.*, mais il a oublié de récrire la date d'année *1420*.

1. Le *Dictionnaire de l'Académie* de 1718 disait que le verbe *sourdre* s'employait quelquefois au figuré, mais n'avait guère d'usage qu'à l'infinitif.

2. Antoine de Lorraine : toms XXIV, p. 79.

3. Avant *qui*, Saint-Simon a biffé *Roy titulaire de Naple Sici*[*le*].

4. Il avait d'abord écrit *à qui il succéda* ; il a biffé *à* et *il* et ajouté *luy* en interligne.

5. Voyez aux Additions et Corrections.

6. Elle était fille de Ferry II, comte de Vaudémont, et petite-fille du rival du roi René.

de son père et du bon roi René, étoit mère du roi Louis XI[1]. En ce prince finit la branche II d'Anjou-Sicile. On voit ainsi par toutes [sortes] d'endroits qu'il n'y avoit[2] aucune parenté avec nos rois Bourbons ni même Valois, à titre du mariage du bon roi René, duc d'Anjou, roi de Naples et de Sicile, avec Jeanne de Laval Montfort[3], de laquelle même il n'y a point eu d'enfants. Secondement, et voici où l'effronterie est encore plus étrange, c'est que M. de Laval, bien sûr de l'ignorance publique, n'a pas craint le mensonge le plus net en se jouant du nom et des armes de Laval, dont voici le fait et la preuve[4].

Matthieu II, seigneur de Montmorency, épousa en premières noces Gertrude de Nesle[5], duquel mariage descend toute la maison de Montmorency jusqu'à aujourd'hui. Le même Matthieu, connétable de France, épousa en secondes noces Emme de Laval, héritière de cette ancienne maison, dont les armes sont de gueules à un léopard passant[6] d'or. Il n'en eut qu'un fils et une fille. Ce fils fut Guy de Montmorency qui, succédant aux grands biens de sa mère, quitta le nom de Montmorency, et prit pour soi et pour toute sa postérité le nom seul de Laval; mais il retint les armes de Montmorency[7], qu'il chargea pour bri-

1. Cette Marie d'Anjou, mère de Louis XI et femme de Charles VII, était fille de Louis II, roi de Naples, et sœur du roi René et de Charles, comte du Maine; née le 14 octobre 1404, elle se maria en 1422 et mourut le 29 novembre 1463.

2. *Avoit* est en interligne, ainsi que, à la ligne suivante, les mots *Bourbons ni mesme Valois*.

3. *Montfort* est ajouté en interligne.

4. Saint-Simon a déjà fait une fois la généalogie des trois maisons de Laval : notre tome XV, p. 295 et suivantes. Il va la recommencer plus en détail; nous abrègerons le commentaire. On pourra se référer à l'important ouvrage en cinq volumes du comte Bertrand de Broussillon, *la Maison de Laval*.

5. Il l'a appelée Gertrude de Soissons dans le tome XV, p. 295.

6. Un animal passant, en termes de blason, est celui qui est représenté marchant horizontalement.

7. Tome II, p. 42.

sures de cinq coquilles d'argent sur la croix. De lui est descendue toute la branche de Montmorency qui, depuis lui jusqu'à présent, n'a plus porté que le seul nom de Laval dans toutes ses branches, avec les armes de Montmorency brisées des cinq coquilles, qui font ce qu'on a appelé, depuis qu'elles ont été prises, les armes de Laval. Ce Guy de Montmorency, dernier fils du connétable Matthieu II, et fils unique de sa seconde femme Emme, héritière de Laval, Vitré, etc., prit non-seulement le nom[1] seul de Laval en héritant de sa mère, mais le nom de baptême de Guy, que les pères de sa mère avoient affecté. Ainsi il s'appela Guy VII de Laval[2], et fit passer d'aîné en aîné cette même affectation du nom de Guy. Il eut cinq descendants d'aîné en aîné, qui tous se nommèrent Guy VIII, Guy IX, Guy X, Guy XI et Guy XII, seigneurs de Laval et de Vitré. Tous ceux-là, outre leurs cadets, qui firent des branches dont il y en a qui subsistent aujourd'hui, étoient tous de la maison de Montmorency, mais ne portant tous, aînés et cadets, que le seul nom de Laval, avec les armes de Montmorency brisées des cinq coquilles d'argent sur la croix. Guy XII étoit frère de Guy XI, qui n'eut point d'enfants, et fut[3] ainsi la quatrième génération du dernier fils du connétable Matthieu II de Montmorency, et de sa seconde femme, Emme, héritière de l'ancienne maison de Laval.

Ce Guy XII n'ayant point d'enfants de Louise de Châteaubriant, morte en novembre 1383[4], il se remaria six mois après à la veuve du fameux connétable du Guesclin[5],

1. Les mots *le Nom* (*sic*) corrigent par surcharge *les arm*[*es*].

2. Il est à remarquer que l'*Histoire généalogique* comme le *Moréri* disent *Guy VI*, et par conséquent tous les suivants sont baissés d'un degré ; mais ces deux listes généalogiques ne donnent pas de Guy XII. M. Bertrand de Broussillon est d'accord avec notre auteur pour la numérotation.

3. *Et fut* en interligne. C'est Guy XII qui fut, etc.

4. Mariée en 1348, Louise de Châteaubriant, dite de Dinan, mourut le 27 novembre 1383.

5. Le 28 mai 1384, avec Jeanne de Laval-Châtillon.

qui étoit Laval comme lui, fille de Jean de Laval, seigneur de Châtillon-en-Vendelais[1], fils d'André de Laval, oncle du père de Guy XII[2]. Il n'eut qu'un fils et une fille, Guy et Anne. Guy jouant à la paume tomba dans un puits découvert, et en mourut huit jours après, en mars 1403, tout jeune, et seulement fiancé à Catherine, fille de Pierre, comte d'Alençon[3]. Guy XII, n'espérant plus d'enfants, quoiqu'il ne soit mort qu'en 1412 et sa femme en 1433, choisit pour épouser Anne sa fille et son unique héritière Jean de Montfort, seigneur de Kergorlay[4], fils aîné de Raoul VIII, sire de Montfort en Bretagne, de Gaël, Lohéac, et la Roche-Bernard[5], et de Jeanne, dame de Kergorlay. Cette maison de Montfort a été jusque-là assez peu connue. Le mariage se fit avec les conditions et toutes les sûretés nécessaires[6] que Jean de Montfort quitteroit entièrement son nom, ses armes, etc., lui et toute sa postérité, pour ne plus porter que le nom seul de Laval et les armes seules de sa femme, qui étoient, comme on l'a vu, celles de Montmorency brisées de cinq coquilles sur la croix. Cela a été si religieusement exécuté que ces Montfort devenus Laval ont tous pris, quant aux aînés seulement, le nom de baptême de Guy ; en sorte que Jean de Montfort, mari de l'héritière Anne de Laval, s'appela Guy XIII, seigneur de Laval, Vitré, etc. Leurs enfants fu-

1. Seigneurie de Bretagne, près Vitré.

2. Voyez *la Maison de Laval,* tome II, p. 232.

3. Notre tome XV, p. 296.

4. Cette seigneurie est actuellement un hameau de la commune de Motreff, dép. Finistère, cant. Carhaix. On prépare en ce moment un travail historique et généalogique sur la famille bretonne des Kergorlay.

5. Gaël et Lohéac sont deux localités du département moderne d'Ille-et-Vilaine, la première dans l'arrondissement de Montfort-sur-Meu et le canton de Saint-Méen, la seconde dans le canton de Pipriac, arrondissement de Redon ; quant à la Roche-Bernard, c'est un chef-lieu de canton de l'arrondissement de Vannes dans le Morbihan.

6. Le contrat, du 22 janvier 1405, a été publié par M. Blanchard, *Lettres et mandements de Jean V, duc de Bretagne,* p. 18-30.

rent Guy XIV, André, seigneur de Lohéac, amiral et maréchal de France, et Louis, seigneur de Châtillon, grand maître des eaux et forêts, qui eut de grands gouvernements[1]. Lui et le maréchal son frère moururent sans enfants. Je laisse les sœurs. Guy XIV fit ériger Laval en comté par le roi Charles VII, en juillet 1429[2], et mourut en 1486. D'Isabelle, fille de Jean IV duc de Bretagne, il eut Guy XV, Jean, seigneur de la Roche-Bernard, Pierre, archevêque-duc de Reims[3], cinq filles bien mariées[4], dont Jeanne, la seconde, fut la seconde femme du roi René de Naples et de Sicile, duc d'Anjou, comte de Provence, dont elle n'eut point d'enfants, et qui a donné lieu à cette explication. De Françoise de Dinan, sa seconde femme, Guy XIV[5] eut trois fils, dont l'aîné et le dernier n'eurent point d'enfants. Le second, François, seigneur de Châteaubriant[6], eut de la fille unique de Jean de Rieux, maréchal de Bretagne, deux fils dont le cadet n'eut point d'enfants. Jean, l'aîné, seigneur de Châteaubriant, fut gouverneur de Bretagne après son cousin Guy XVI, comte de Laval[7]. Il épousa Françoise, fille d'Odet de Grailly dit de Foix, vicomte de Lautrec, maréchal de France, sœur de la femme du comte Guy XVII de Laval[8], fils de son cousin

1. Notre tome XV, p. 298-299.

2. Acte daté de Reims le 17 juillet 1429 (*Les La Trémoïlle pendant cinq siècles*, tome IV, p. 112). — *1429* corrige *1426* dans le manuscrit de Saint-Simon, et il a écrit par erreur *Ch. VIII*.

3. Il a été parlé des deux premiers dans le tome XV, p. 301. Pierre de Laval, né le 17 juillet 1442, fut nommé à l'archevêché de Reims en octobre 1473, et mourut le 14 août 1493.

4. Sept filles (*la Maison de Laval*, tome III, p. 212).

5. Saint-Simon a écrit par erreur *Guy XV*. Le mariage de Guy XIV avec Françoise de Dinan eut lieu le 3 octobre 1450.

6. Avant *Fr.* Saint-Simon a biffé *Pierre*, qui est le nom de l'aîné. — Ce François est plutôt connu sous le nom de Laval-Montafilant (*la Maison de Laval*, p. 242). Il épousa en 1482 Françoise de Rieux, fille de Jean de Rieux, maréchal de Bretagne (1447-1518).

7. *Ibidem*, p. 243.

8. Guy XVII épousa Claude de Foix, qui, fille du maréchal de

germain, et qui toutes deux n'eurent point d'enfants. C'est de cette dame de Châteaubriant dont on a fait cette fable touchante[1]. Elle mourut en 1537, et son mari en 1542. Se voyant très riche et sans enfants, il dissipa une partie de son bien et donna l'autre à ses amis. Il fit présent de Châteaubriant, Candé, Chanzeaux, Derval, Vioreau, Nozay, Issé, Rougé[2], et d'autres terres encore, au connétable Anne de Montmorency, qui fut fort accusé de ne les avoir pas eues pour rien.

Revenant maintenant à Guy XV, comte de Laval Montfort, etc., frère de la seconde femme du bon roi René, et d'une autre qui mourut jeune, fiancée au comte de Genève, frère du duc de Savoie[3], Louis XI lui fit épouser à Tours, en 1461, Catherine, fille de Jean II comte d'Alençon, et Charles VIII le fit grand maître de France[4]. Se voyant sans enfants, il fit le fils de[5] Jean, seigneur de la Roche-Bernard, son frère de père et de mère, son héritier, parce que ce frère étoit mort longtemps devant lui. Ce frère avoit eu de Jeanne du Perrier, comtesse de Quintin, un fils unique qui, héritant en 1500 de son oncle Guy XV, quitta son nom de baptême, qui étoit Nicolas, et s'appela Guy XVI[6], comte de Laval Montfort, etc. Il fut fait par François Ier gouverneur et amiral de Bretagne, et mourut en mai 1531. Il avoit épousé : 1° Charlotte, fille de Fré-

Lautrec, n'était pas sœur, mais nièce de Françoise de Foix, femme de Jean de Châteaubriant laquelle était sœur et non fille du maréchal.

1. Notre tome XV, p. 300.

2. Candé et Chanzeaux (Saint-Simon écrit *Condé* et *Chanseaux*) sont des localités du département de Maine-et-Loire ; Derval, Nozay, Issé et Rougé sont situés dans le voisinage de Châteaubriant. Quant à Vioreau ou Viorel, que nous n'avons pu identifier, cette terre venait de Françoise de Dinan.

3. Elle s'appelait Arthuse (*la Maison de Laval*, tome III, p. 236). Ce comte de Genève doit être Pierre, frère d'Amédée IX.

4. Tome XV, p. 301-302.

5. Les mots *le fils de* ont été ajoutés en interligne.

6. Tome XV, p. 294 et 303 ; *la Maison de Laval*, tome IV, p. 5 et suivantes.

déric d'Aragon, roi de Naples[1]; 2° une sœur[2] du connétable Anne de Montmorency; 3° Antoinette, fille de Jean de Daillon, seigneur et baron du Lude, sénéchal de Poitou[3]; de la première, il eut trois fils qu'il perdit jeunes, sans alliances, dont un tué au combat de la Bicoque, et deux filles, Catherine, mariée, en 1518, à Claude, sire de Rieux, comte d'Harcourt, etc., et Anne, qui épousa François, seigneur de la Trémoïlle, vicomte de Thouars[4]. La dame de Rieux, comtesse d'Harcourt, devint héritière de Laval, Vitré, etc. Elle n'eut que deux filles, Renée, qui épousa en 1540 Louis de Précigny, dit de Sainte-Maure[5], maison dont étoit le duc de Montausier. Elle mourut sans enfants. Claude, sa sœur et son héritière, épousa le célèbre François de Coligny, seigneur d'Andelot, colonel général de l'infanterie[6], frère du fameux amiral Gaspard, seigneur de Châtillon-sur-Loing. De ce mariage, vint Paul de Coligny qui, héritant de sa tante, se nomma Guy XVIII comte de Laval[7], etc.; son fils, Guy XIX, fut tué en Hongrie en 1605, à la fleur de son âge, sans postérité[8], par quoi ce grand héritage vint à celle de François de la Trémoïlle et d'Anne de Laval Montfort susdits. Or voici comment cet héritage tomba en ces héritières.

On vient de voir la postérité de Guy XVI et de Charlotte d'Aragon, sa première femme; il n'en eut point de

1. Tome XV, p. 303.

2. Elle s'appelait aussi Anne et fut mariée le 5 mai 1517; elle mourut le 29 juin 1525 (*la Maison de Laval*, tome IV, p. 10).

3. Saint-Simon a écrit *Anne* pour Antoinette. Celle-ci mariée le 24 août 1526, mourut le 19 avril 1538 (*ibidem*, p. 11-12).

4. Tome XV, p. 303-305. — 5. *Ibidem*, p. 304.

6. Claude de Rieux épousa M. d'Andelot en 1547. Son mari, né en 1521, mourut le 28 juin 1569.

7. *La Maison de Laval*, tome IV, p. 268.

8. *Ibidem*, p. 326. Saint-Simon passe un degré: après la mort de Guy XVII en 1547, son héritage passa à l'aînée de ses nièces, Renée de Rieux, mariée à M. de Sainte-Maure. Elle prit le nom de Guyonne et son mari celui de Guy XVIII. Les deux Coligny furent appelés Guy XIX et Guy XX.

la Montmorency sa seconde femme; mais de la troisième, Antoinette de Daillon, il eut trois filles bien mariées, dont la dernière le fut à l'amiral de Coligny ou de Châtillon[1], dont on vient de parler, et un fils, Guy XVII, comte de Laval, etc., mort en 1547, sans enfants de Charlotte, sœur de la dame de Châteaubriant dont il a été parlé ci-dessus[2]. En lui finit cette maison de Montfort qui avoit pris le nom et les armes de Laval en quittant les siennes, et qui laissa cette grande succession aux héritières dont on vient de parler. Il ne faut rien oublier : Jean de Montfort, qui épousa l'héritière de Montmorency Laval, eut aussi[3] deux filles. La cadette épousa Guy de Chauvigny, seigneur de Châteauroux[4], et l'aînée, en 1489, Louis de Bourbon, comte de Vendôme[5], dont le fils, Jean II de Bourbon, comte de Vendôme, épousa l'héritière de Beauvau, de qui sort toute la maison ou branche de Bourbon aujourd'hui régnante[6]. On a vu qu'à la mort de Monseigneur Voysin obtint du feu Roi qu'il fût permis à M. de Châtillon, son gendre, longtemps depuis fait duc et pair, de draper à cause des alliances fréquentes et directes de la maison de Châtillon avec la maison royale, et que, sur cet[7] exemple, Mme la princesse de Conti, qui s'honoroit fort avec raison de l'alliance des la Vallière avec la maison de Beauvau, obtint pour M. de Beauvau la même permission[8], sur ce que toute la famille régnante descend d'Isabeau de Beauvau, et qu'il n'y a plus personne de vivant

1. Gaspard de Coligny (tome XVII, p. 279) épousa Charlotte de Laval en 1547, qui mourut en 1568.

2. Ci-dessus, p. 236. — 3. *Aussy* est en interligne.

4. Cette cadette s'appelait Catherine ; elle mourut le 30 août 1450.

5. Il a été parlé de Jeanne de Laval et de Louis de Bourbon dans le tome XV, p. 299.

6. Déjà dit dans le tome XXI, p. 120. Isabeau de Beauvau, épousa le 9 novembre 1454 Jean II de Bourbon, qui mourut le 6 janvier 1477, veuf depuis 1474.

7. Il écrit *cette exemple*, par inattention.

8. En 1711 : tome XXI, p. 116-120.

de la maison de qui elle descende immédiatement[1]. C'eût bien été le cas où par même raison MM. de Laval n'eussent pu être refusés de la même distinction, si une fille de leur maison eût été la mère de Jean II de Bourbon, comte de Vendôme, qui épousa cette héritière de Beauvau; mais ce n'étoit pas le temps d'hasarder d'en faire accroire au feu Roi et de prendre tout le monde pour dupe; mais, à sa mort, lorsque M. de duc d'Orléans prostitua la draperie jusqu'au premier président, M. de Laval saisit la conjoncture, et donna les Laval Montfort pour les Laval Montmorency avec d'autant plus de facilité qu'on étoit lors occupé de trop de choses pour en éplucher la généalogie C'étoit le même nom et les mêmes armes des Laval Montmorency; les nom et armes des Montfort étoient éclipsés dès le mariage du Montfort avec l'héritière de Laval Montmorency, et le dernier de la maison de Laval Montfort avoit éteint cette race dès 1547[2]. M. de Laval ne balança donc pas depuis la mort du Roi de revêtir sa branche de toutes les grandeurs qui avoient illustré les Laval Montfort.

Depuis que l'héritière de la branche aînée de Laval Montmorency étoit entrée dans les Montfort, et y avoit porté ses grands biens avec son nom et ses armes, les branches cadettes de Laval Montmorency étoient, pour ainsi dire, demeurées à sec[3] jusqu'à nos jours, et, en cent quarante-deux[4] ans qu'a duré la maison de Montfort depuis le mariage de l'héritière de Laval Montmorency, c'est-à-dire depuis 1405 jusqu'en 1547, cette heureuse maison a presque atteint toutes les grandeurs de la maison de Montmorency, en charges, emplois, distinctions,

1. Ce dernier membre de phrase est peu clair; Saint-Simon veut dire probablement qu'il ne restait personne de la maison de Bourbon qui ne descendît pas d'Isabeau de Beauvau.

2. Ci-dessus, p. 235 et 239.

3. « On dit figurément d'un homme qui n'a plus de bien, plus d'argent: *le pauvre homme est à sec* » (*Académie*, 1718).

4. Le nombre *142* est en interligne au-dessus de *82*, biffé.

alliances et grandes terres, sans avoir presque rien eu de médiocre, même dans les cadets et dans les filles. Ce n'est pas qu'on puisse ignorer l'essentielle et foncière différence qui est entre ces deux maisons, dont l'une, peu connue auparavant, ne s'est élevée à ce point que par l'alliance et l'héritage de l'aînée de la dernière branche de l'autre ; mais cette vérité n'empêche pas que ce que j'avance ici ne soit vrai de l'extrême illustration en tous genres de cette maison de Montfort depuis qu'elle est devenue Laval jusqu'à son extinction, et de l'obscurcissement en tous genres aussi où est tombée la branche de Laval Montmorency depuis le mariage de son héritière aînée dans la maison de Montfort jusqu'à aujourd'hui. On n'y trouve que des alliances communes, peu de fort bonnes, quantité de basses, peu de biens, point de terres étendues, point de charges, d'emplois, nulles distinctions, si on en excepte Gilles de Laval, seigneur de Retz, etc., maréchal de France en 1437, pendu et brûlé juridiquement à Nantes pour abominations, 25 décembre 1440[1], et Urbain de Laval, seigneur de Boisdauphin, etc., maréchal de France en 1599[2], dont le fils[3] n'a point laissé d'enfants, et le maréchal de Retz une fille unique, mariée au maréchal de Lohéac Laval Montfort, morts tous deux sans enfants[4]. On voit ainsi que rien n'est si essentiellement différent, ni plus étranger l'une à l'autre, quoique avec

1. Gilles de Laval, seigneur de Retz (Saint-Simon écrit *Raiz*, comme on l'écrivait fréquemment au quinzième siècle), maréchal de France le 17 juillet 1429 (et non en 1437), était né en 1404 et fut exécuté le 26 octobre (et non 25 décembre) 1440. Sa biographie et son procès ont été étudiés par l'abbé Bossard, *Gilles de Rais, maréchal de France*, 1886, et par M. Noël Valois dans l'*Annuaire-Bulletin de la Société de l'histoire de France*, année 1912.

2. Tome I, p. 81.

3. Urbain II de Montmorency-Laval, marquis de Boisdauphin : *ibidem*, p. 83.

4. Marie de Laval, dame de Retz, épousa en premières noces l'amiral Prégent de Coëtivy, et en secondes le maréchal de Lohéac (tome XV, p. 299) ; elle mourut le 1er novembre 1458.

le même nom et les mêmes armes, que ces deux maisons de Laval, l'une cadette de[1] Montmorency, l'autre du nom de Montfort en Bretagne, qui quitta son nom et ses armes pour porter uniquement le nom de Laval et les armes de Montmorency brisées de cinq coquilles[2] d'argent sur la croix, en épousant la riche et unique héritière de la branche aînée de Laval Montmorency, et la facilité qu'a eue la hardiesse de M. de Laval de revêtir les branches de Laval Montmorency des plumes d'autrui, et de s'attribuer toutes les grandeurs, alliances et distinctions des Laval Montfort, éteints depuis si longtemps. Il drapa donc à la mort du Roi, et tous les Laval ont toujours depuis drapé, sur ce fondement si évidemment démontré faux par ce qui vient d'en être mis au net.

Autre imposture du même M. de Laval sur la préséance sur le chancelier.

Mais cette mensongère usurpation n'est pas la seule imposture dont le même M. de Laval ait voulu s'avantager, et que son audace ait alors persuadée à l'ignorance du monde, et à son incurie et à sa paresse d'examiner. Il publia que sa maison avoit eu la préséance sur le chancelier de France, et sur sa périlleuse parole on eut la bonté de n'en pas douter. La vérité est qu'il se contenta d'avancer cette fausseté ainsi en général, et qu'il se garda bien de s'enferrer dans aucune particularité d'occasion ou de date[3]. Le célèbre André du Chesne[4], qui a donné

1. Ce *de* est répété deux fois.
2. Avant *coquilles*, Saint-Simon a biffé *estoilles*.
3. Guy-André de Laval remit au Roi et au Régent à la fin de 1715 une requête, dont un exemplaire imprimé est dans le manuscrit Clairambault 719, p. 601-610, par laquelle il demandait la conservation du rang accordé à sa maison, immédiatement après les princes du sang et avant le chancelier, dans les cérémonies, au Conseil et au Parlement; il donnait comme preuves de son droit des lettres de Louis XI du 19 novembre 1467, confirmées par Charles VIII, et d'autres lettres de Louis XIV d'octobre 1643, enregistrées au Parlement le 16 février 1644, reconnaissant qu'Hilaire de Laval, marquis de Laval, comme chef de leur maison, avait droit au titre de cousin de S. M. Cet Hilaire, mort sans enfants en 1670, était le grand oncle du requérant.
4. André du Chesne, ou plutôt Duchesne, né en mai 1584 et mort

une Histoire fort étendue de la maison de Montmorency[1], où il n'oublie rien pour la relever, et qu'il dédia à Monsieur le Prince, fils d'une fille du dernier connétable de cette maison[2], n'en dit pas un mot, et il n'est pas croyable que ses recherches lui eussent laissé ignorer un fait aussi singulier, ou qu'il eût voulu l'omettre. Ni les Laval Montfort n'ont eu cette préséance dans toute la durée de leur grandeur, ni les cadets Laval Montmorency de cette héritière de leur branche aînée, dont le mariage avec le Montfort lui apporta et à sa postérité tant de splendeur, et à ces mêmes cadets Laval Montmorency un obscurcissement qui, de degré en degré, les a fait tomber dans un état où, même dans les temps les plus voisins du mariage de leur héritière aînée avec le Montfort, ils ne se sont jamais trouvés en situation de rien prétendre au delà de tous les gens de qualité ordinaire. Je n'allongerai point cette disgression, déjà trop longue, d'une dissertation sur le rang, les prétentions, et leurs divers degrés, de l'office de chancelier. Je me contenterai de dire que je ne vois qu'un seul exemple de cette préséance dans la maison de Montmorency, non de Laval Montmorency. Personne n'ignore la violence extrême faite par Henri II et par le connétable Anne de Montmorency au maréchal de Montmorency son fils aîné[3], pour lui faire épouser sa bâtarde

d'accident le 30 mai 1640, fut géographe du Roi, puis historiographe de France et un des plus laborieux érudits de son temps.

1. *Histoire généalogique de la maison de Montmorency et de Laval*, Paris, 1624, un volume in-folio.

2. Charlotte-Marguerite de Montmorency, fille du second connétable, Henri Ier, et mère du Grand Condé.

3. François de Montmorency, né le 17 juillet 1530, capitaine de cent hommes d'armes en 1547, gouverneur de Paris et de l'Ile-de-France en août 1556, grand maître de France en 1558, maréchal en 1559, deux fois ambassadeur en Angleterre, prit part à toutes les guerres de son temps et mourut le 6 mai 1579. Le baron de Ruble lui a consacré une notice dans le tome VI des *Mémoires de la Société de l'histoire de Paris*, p. 200-289.

légitimée, veuve d'Horace Farnèse, duc de Castro[1], sans enfants.

Le maréchal de Montmorency étoit amoureux de Mlle de Piennes, Jeanne d'Halluin, sœur de Charles d'Halluin, seigneur de Piennes[2], marquis de Maignelay[3], gendre de l'amiral Chabot[4], tous deux enfants d'une Gouffier, fille de l'amiral de Bonnivet[5], lequel Charles d'Halluin Henri III fit duc et pair en 1587[6]. Le maréchal de Montmorency avoit donné une promesse de mariage à Mlle de Piennes, qui, comme on voit, étoit de naissance très sortable à l'épouser. Le connétable, très absolu dans sa famille, vouloit disposer de ses enfants, encore plus s'il se peut de cet aîné. Il attendoit l'occasion de quelque grand mariage, et

1. Diane, légitimée de France, était fille du roi Henri II et de Filippa Duc, d'une bonne maison de Piémont; mariée le 13 février 1552 à Horace Farnèse, fils du premier duc de Parme et titré duc de Castro, elle devint veuve le 18 juillet 1553 par la mort de son mari tué au siège d'Hesdin. Elle se remaria le 2 mai 1557 avec François de Montmorency et mourut le 11 janvier 1619, à quatre-vingts ans. — Saint-Simon avait d'abord écrit *Orace*, qu'il a corrigé en *Horace*.

2. Jeanne d'Halluin, demoiselle de Piennes, était fille d'honneur de Catherine de Médicis, lorsqu'elle inspira au jeune Montmorency une violente passion ; après le mariage forcé de celui-ci, elle épousa Florimond Robertet, seigneur d'Alluyes (ci-après), vers 1564, et devint veuve en 1569; on ignore l'époque de sa mort. Son frère Charles d'Halluin, capitaine de cent hommes d'armes des ordonnances, gouverneur de Picardie, puis de Metz et du pays messin, chevalier du Saint-Esprit en 1578, fut fait duc et pair en mai 1587, et mourut vers 1591 : notre tome V, p. 223, note 5.

3. Aujourd'hui, départ. Oise, arr. Clermont-en-Beauvaisis. — Saint-Simon écrit *Maignelets* et *Maigneletz*.

4. Il avait épousé en janvier 1559 Anne Chabot, fille de Philippe Chabot, comte de Charny, amiral de France en 1526, mort le 1er juin 1543.

5. La mère de Charles et de Jeanne d'Halluin s'appelait Louise de Crèvecœur ; elle était non pas fille, mais veuve en premières noces de Claude Gouffier, amiral de Bonnivet (tome XIX, p. 132).

6. Les lettres patentes d'érection de la terre de Maignelay en duché-pairie sous le nom d'Halluin sont dans l'*Histoire généalogique*, tome III, p. 900.

son fils celle de lui parler de celui qu'il vouloit faire, et de l'y faire consentir. Dans l'intervalle, la duchesse de Castro perdit son mari, et Henri II, qui aimoit fort sa fille, et auprès duquel le connétable étoit alors dans la plus grande faveur, lui demanda son fils aîné pour sa fille, et le connétable ébloui, non de l'alliance bâtarde légitimée, mais de la faveur et de la fortune qui en seroit la longue dot, conclut à l'instant avec beaucoup de joie. Elle fut bien troublée quand il parla à son fils. L'histoire des regrets des deux amants et de leur résistance est touchante, et la violence qu'ils éprouvèrent ne fait pas honneur à ceux qui l'employèrent. Je n'ai pas dessein de la copier ici[1]. Je dirai seulement qu'ils n'eurent[2] de défense contre l'autorité royale et paternelle, toute entière déployée contre eux, ni d'autres armes pour se défendre que leur conscience et leur honneur. Mlle de Piennes fut mise et resserrée dans un couvent, et le maréchal de Montmorency forcé d'aller à Rome solliciter en personne la dispense de sa promesse, qu'il y sollicita en homme qui ne la vouloit pas obtenir[3]. En même temps, Henri II fit l'édit célèbre contre les mariages clandestins, avec clause rétroactive expressément mise pour l'affaire du maréchal de Montmorency, lequel fut la seule cause de l'édit[4].

1. Sur cette histoire de François de Montmorency et de Jeanne de Piennes on peut voir la notice du baron de Ruble indiquée ci-dessus, p. 243, note 3, les *Œuvres de Brantôme*, édition Lalanne, tomes III, p. 351-352, et VIII, p. 143-144, les *Écrits inédits de Saint-Simon*, tome V, p. 144-146, le *Cabinet historique*, 1864, première partie, p. 153-155.

2. Les mots *ils n'eurent* sont en interligne, au-dessus de *n'ayant*, biffé, et plus loin *ny d'autres* est aussi en interligne, au-dessus de *ils n'eurent d'autres*, biffé.

3. Voyez la notice du baron de Ruble. François de Montmorency se regarda toujours comme engagé à Mlle de Piennes, et même après son mariage il sollicita à diverses reprises l'absolution papale pour cette violation de promesse.

4. Édit de février 1556 (Isambert, *Recueil des anciennes lois françaises*, tome XIII, p. 469). L'article 4 portait effet rétroactif pour toute

Finalement il fallut obéir. Il épousa la duchesse de Castro. Ce fut pour le consoler, et en considération de ce mariage, qu'Henri II lui donna, dans son Conseil, la préséance sur le chancelier, n'étant encore que maréchal de France, mais avec de grands emplois[1]. On voit combien ce fait personnel et singulier est étranger à la branche de Montmorency Laval, et combien M. de Laval fut prodigue de mensonges pour s'en avantager. J'ajouterai pour la simple curiosité que Mlle de Piennes fut longtemps dans la douleur et dans la solitude. Bien des années après, les Guises, méditant la Ligue et ce qu'ils furent si près d'exécuter, s'attachèrent le marquis de Maignelay ; ce furent eux qui le firent faire duc et pair dans la suite. Ils s'attachèrent tant qu'ils purent les ministres, et Mlle de Piennes se trouvant très difficile à marier après une aventure si éclatante, où son honneur pourtant n'étoit point intéressé, mais par la délicatesse de ces temps-là sur les mariages, les Guises, pour flatter les ministres[2], et qui avoient les Robertets tout à fait à eux, firent le mariage de Mlle de Piennes avec Florimond Robertet, seigneur d'Alluyes, secrétaire d'État[3], et ministre alors important, qui avoit le gouvernement d'Orléans. Mlle de Piennes, devenue Mme d'Alluyes, belle encore et pleine d'esprit et d'intrigues, figura fort dans celles de la cour, et même de l'État[4], depuis ce mariage, qui est le premier exemple d'un pareil avec un secrétaire d'État, qui après assez de lacune n'a que trop été imité.

Premier exemple* de mariage de fille de qualité avec un secrétaire d'État.

promesse de mariage faite avant la promulgation de l'édit, mais non pas pour les unions consommées.

1. Comme il ne fut maréchal de France qu'en 1559, ce ne fut qu'assez longtemps après son mariage qu'il obtint cette préséance.

2. Les mots *pr flatter les Ministres*, ont été ajoutés en interligne.

3. Florimond Robertet, baron d'Alluyes, petit-fils du premier secrétaire d'État de ce nom, eut cette charge en 1559, épousa Mlle de Piennes, dont il était amoureux depuis longtemps (*Brantôme*, tome V, p. 74-75), vers 1564, et mourut à trente-six ans en 1569.

4. *Brantôme*, tomes IX, p. 392-393, et X, p. 501.

* Il avait d'abord écrit *Prs exemples*, au pluriel.

Six conseillers d'État nommés commissaires et l'un deux rapporteur de l'affaire des princes du sang et bâtards au conseil de régence, et temps court fixé aux deux parties pour lui remettre leurs papiers.

Les gens du Roi du Parlement, à qui l'arrêt préparatoire du conseil de régence avoit renvoyé les princes du sang et les bâtards pour leur remettre leurs mémoires et pièces respectives[1], ayant refusé de s'en charger, il fut résolu, au conseil de régence du dimanche 6 juin, d'en charger six commissaires. Les princes du sang et les bâtards sortirent du Conseil lorsque M. le duc d'Orléans mit cette affaire sur le tapis. Je sortis incontinent après eux, et les autres ducs du Conseil me suivirent. Je ne crus pas qu'il nous convînt d'être juges dans cette affaire, où nous devions desirer que justice fût faite aux princes du sang contre les bâtards, après avoir présenté au Roi une requête[2] pour la restitution de notre rang contre ces derniers[3]. Les commissaires nommés furent six conseillers d'État : Peletier de Souzy, Amelot, Nointel, Argenson, la Bourdonnaye et Saint-Contest, nommé rapporteur, à qui tous les mémoires et papiers respectifs durent être remis dans le 20 juin pour tout délai, pour être vus par les six commissaires, puis en leur présence être rapportés au conseil de régence, où le Régent se réserva d'appeler qui il jugeroit à propos pour remplir les places des princes du

1. Saint-Simon a parlé de cet arrêt ci-dessus, p. 225 ; Dangeau l'annonce le 13. Il fut rendu le 14, en conseil d'État, en même temps que l'arrêt relatif à la requête de la noblesse (ci-dessus, p. 227). En voici le dispositif d'après la minute originale (Archives nationales, E 1957, fol. 255) : « Sa Majesté, étant en son Conseil, de l'avis de M. le duc d'Orléans, régent, a ordonné et ordonne que, dans le dernier jour du présent mois de mai pour tout délai, lesdits Louis-Henri de Bourbon prince de Condé, Charles de Bourbon comte de Charolois, et Louis-Armand de Bourbon prince de Conti, et lesdits Louis-Auguste de Bourbon duc du Maine, et Louis-Alexandre de Bourbon comte de Toulouse remettront lesdites requêtes et mémoires, ensemble tels autres mémoires et pièces qu'ils jugeront à propos d'y joindre dans le terme ci-dessus marqué, entre les mains des avocats et procureurs généraux de Sa Majesté au parlement de Paris, pour, après les avoir entendus en son Conseil, être pourvu sur lesdites requêtes et mémoires ainsi et en telle forme et manière qu'il appartiendra. »

2. Après *requeste,* Saint-Simon a biffé un second *au Roy.*

3. Ci-dessus, p. 74.

sang, bâtards et ducs du conseil de régence, qui n'en devoient pas être juges[1].

Extrême embarras* du duc et de la duchesse du Maine; leurs mesures forcées**.

M. et Mme du Maine, pressés de la sorte, se trouvèrent dans le dernier embarras. Leur déclaration de ne reconnoître pour juges que le Roi majeur ou les États généraux avoit mis M. le duc d'Orléans dans la nécessité de les juger, ou de perdre toute l'autorité de la Régence[2]. Ils avoient espéré de si bien étourdir sa foiblesse de cette hardiesse, et des manéges d'Effiat, de Bezons et des autres gens à eux qui obsédoient le Régent, qu'ils avoient compté l'arrêter tout court. Mais, lorsque l'arrêt préparatoire intervenu si peu de jours après leur eut appris qu'ils s'étoient trompés, et que cette audace, qu'ils avoient cru leur salut, étoit une faute capitale qui précipiteroit leur

1. *Dangeau*, p. 102. Voici l'extrait du procès-verbal du conseil de régence du 6 juin qui a trait à cette affaire (Bibliothèque nationale, ms. Franç. 23669, fol. 182 v°) : « Monseigneur le Régent, ayant prié les princes de se retirer, a exposé que, l'arrêt qui ordonnoit qu'ils remettroient entre les mains des gens du Roi les mémoires concernant leurs différends n'ayant pu avoir lieu pour les raisons qu'il a dites, il paroissoit convenable de donner un nouvel arrêt qui nommât six conseillers d'État pour commissaires dans cette affaire, à qui les mémoires seroient remis, pour, après les avoir examinés, en faire rapport au conseil de régence. Cet arrêt, dont M. le Chancelier a fait la lecture, a été approuvé, et S. A. R. a nommé sur le champ pour commissaires M. le Peletier de Souzy, M. Amelot, M. de Nointel, M. d'Argenson, M. de la Bourdonnaye et M. de Saint-Contest. » Voyez aux Additions et Corrections.

2. Le volume 63 des Papiers de Saint Simon, aujourd'hui *France* 218, contient (folios 51 et suivants) un certain nombre de mémoires et documents sur ces affaires des princes ; il faut voir aussi le *Recueil général* signalé dans notre tome XXIX, p. 191, note 3, et le « Détail sommaire de l'affaire des princes légitimés pour la succession à la couronne », rédigé probablement par René Gilbert de Voisins, greffier en chef civil du Parlement comme successeur de son grand-père Dongois, qui est aux Archives nationales, carton K 556, n° 1, et qui vient des Archives de la Pairie.

* Écrit *embras* dans le manuscrit.

** Cette manchette est placée cinq lignes trop haut sur la marge du manuscrit de Saint-Simon.

jugement, ils se trouvèrent dans une angoisse qui fut coup sur coup portée au comble par l'arrêt intervenu sur cette prétendue noblesse dont M. le duc d'Orléans avoit refusé de recevoir le mémoire ou la requête, qu'il n'avoit renvoyée à personne, qui étoit ainsi tombée dans l'eau, et par la défense de l'arrêt du conseil de régence à tous nobles de la signer[1], et celle de M. le duc d'Orléans à tout noble de s'assembler[2], sous peine de désobéissance. La débandade qui avoit suivi de cette prétendue noblesse, l'impossibilité de faire plus subsister à son égard le prétexte des ducs, et de continuer ainsi à l'ameuter et à la grossir, la nécessité de prendre promptement un parti devenoit extrême; il ne leur restoit que celui de [se] servir de l'aveuglement de ce qui étoit resté de cette noblesse fascinée, pour essayer, par un coup de désespoir, d'en faire peur au Régent et aux princes du sang, en flattant le Parlement et en les unissant ensemble. Il fallut[3] pour cela sortir de derrière le rideau à l'ombre duquel ils s'étoient tenus cachés tant qu'avoit pu durer le prétexte des ducs, et se montrer à découvert. Ils persuadèrent donc tumultuairement à ce reste de noblesse enivrée qu'il y alloit de tout pour elle de souffrir que l'affaire entre eux et les princes du sang fût jugée par le Régent et par un conseil qu'il choisiroit sous le nom de conseil extraordinaire de régence, et la firent tumultuairement résoudre à la requête la plus folle, et dont l'audace fut pareille à l'ineptie.

Requête de trente-neuf personnes se disant la

Trente-neuf personnes portant l'épée à titres fort différents[4], sans élection, sans députation, sans mission, sans autorité que d'eux-mêmes, soi-disant l'ordre de la no-

1. Ci-dessus, p. 199 et 227.

2. Cette dernière défense ne fut faite qu'après le dépôt de la requête dont il va être parlé un peu plus loin.

3. Le verbe *fallut* corrige par surcharge *firent*; mais le pronom *ils* est resté au pluriel.

4. *Titre* est au singulier et *différents* au pluriel, dans le manuscrit.

noblesse présentée par six d'entre eux au Parlement pour faire renvoyer l'affaire des princes du sang et des bâtards aux États généraux du royaume. Réflexion sur cette requête. [Add. St-S. 1426]

blesse, signèrent et présentèrent comme telle une requête au Parlement pour demander que l'affaire d'entre les princes du sang et bâtards fût renvoyée aux États généraux du royaume, parce que, s'y agissant du droit d'habileté à la succession à la couronne, il n'y avoit en cette matière de juges compétents que les États généraux du royaume[1], et, entre ces trois états, le seul second ordre qui est celui de la noblesse[2]. L'audace étoit sans exemple. C'étoient des gens ramassés, sans titre et sans pouvoir, qui usurpoient le respectable nom de la noblesse, qui, n'ayant point été convoquée par le Roi, ne pouvoit faire corps, s'assembler, députer, donner des instructions, ni autoriser personne ; ainsi, dès là, très[3] punissables. Usurpation pourquoi faite? Pour attenter à l'autorité du Régent, et sans être, sans existence, sans consistance, lui arracher une cause si majeure pour s'en saisir eux-mêmes, sans autre droit que leur bon plaisir. L'ineptie n'étoit pas moindre. Dans leur folle prétention, ils étoient la noblesse en corps, par conséquent le second ordre de l'État, et ce second ordre de l'État, si auguste et si grand, se prostitue à cette bassesse sans exemple de présenter une requête à autre qu'au Roi, de la présenter à un tribunal de justice qui, si relevé qu'il soit, n'est que membre, et non pas ordre de l'État, et non-seulement membre d'un ordre, mais du troisième, qui est le tiers état, si disproportionné de l'ordre

1. On trouvera le texte de cette requête ou plutôt protestation, avec les trente-neuf signatures, à l'appendice VI, article II. Elle est datée du 11 juin ; mais elle ne fut signifiée par huissier au greffier en chef du Parlement et au procureur général que le 17 ; Dangeau en parle ce jour-là, p. 108 et 109 ; voyez à ce sujet la *Gazette de la Régence*, par Édouard de Barthélemy, p. 178, les *Mémoires de Mathieu Marais*, tome I, p. 206, et *les Correspondants de Mme de Balleroy*, tome I, p. 166-168. Saint-Simon en parle encore dans son grand mémoire de 1720 sur la question des princes légitimés (*Écrits inédits*, tome II, p. 122-123); mais ce qu'il en dit n'est point tout à fait exact.

2. Ceci est du cru de notre auteur.

3. Ce mot *très* a été ajouté après coup en interligne.

de la noblesse, et ce prétendu ordre de la noblesse encore présente à ce simple tribunal de justice, membre du tiers état, une requête intitulée : *A Nosseigneurs de Parlement, supplient*[1], etc. Ce n'est pas la peine d'être si glorieux, si fous, et si enivrés de sa naissance, et de l'état que l'orgueil et la vanité[2] insensée lui veut attribuer, que de la mettre ainsi sous les pieds d'une compagnie de gens de loi, et d'invoquer son autorité pour user, par sa protection et son prétendu pouvoir, de celui qu'on prétend ne tenir que de sa naissance, en chose si capitale que la décision sur la succession à la couronne. Si jamais on voyoit des États généraux assemblés, ces Messieurs de la requête auroient bien à craindre le châtiment du second ordre des trois états du royaume, et qu'il ne voulût plus reconnoître pour siens des nobles qui, en tant qu'il a été en eux, l'ont avili et dégradé jusqu'à les jeter dans la poussière aux pieds de Nosseigneurs membres du tiers état. Ni l'audace ni l'ineptie, quoique l'une et l'autre au plus haut comble, ne se présentèrent point à l'esprit ni au jugement de ces Messieurs. Ils se laissèrent fasciner d'une démarche hardie, qui mettoit au jour une si belle prétention, sans s'apercevoir qu'ils étoient d'une part dépourvus de tout titre, et qu'ils se déshonoroient complétement de l'autre par ce recours au Parlement.

Le premier président avec les gens du Roi porte la requête au Régent et lui demande ses ordres*.

Cette compagnie, plus sage qu'eux, et qui savoit mieux mesurer ses démarches, eut plus d'envie de rire de celle-là que de s'en enorgueillir. Cette rare requête, ou plutôt unique depuis la monarchie, n'eut pas été plus tôt présentée que, quelque abandonné que fût le premier président à M. et à Mme du Maine, sans qui cette folie ne s'étoit pas

1. C'était en effet ainsi que commençaient habituellement les requêtes ; mais on verra par le texte donné à l'appendice VI, que les signataires n'avaient pas adopté cette forme, mais celle d'une protestation.

2. Il écrit *orgueuil* et *vaninté*.

* Cette manchette est placée trois lignes trop haut dans le manuscrit.

tentée dans l'espérance, pour dernière ressource, d'effrayer M. le duc d'Orléans par cet éclat, et l'empêcher de passer outre au jugement, le premier président, dis-je, n'osa branler, et l'alla porter au Régent accompagné des gens du Roi, et lui demander ses ordres[1].

Disgression sur la fausseté d'un endroit, entre autres concernant cette affaire, des Mémoires manuscrits de Dangeau.

Avant d'aller plus loin, la nécessité de constater la vérité des faits m'oblige ici à une disgression nouvelle. Dangeau, dont je me réserve à parler ailleurs[2], écrivoit depuis plus de trente ans[3] tous les soirs jusqu'aux plus fades nouvelles de la journée. Il les dictoit toutes sèches, plus encore qu'on ne les trouve dans la *Gazette de France*. Il ne s'en cachoit point, et le Roi l'en plaisantoit quelquefois. C'étoit un honnête homme et un très bon homme, mais qui ne connoissoit que le feu Roi et Mme de Maintenon, dont il faisoit ses dieux, et s'incrustoit[4] de leurs goûts et de leurs façons de penser quelles qu'elles pussent être. La fadeur et l'adulation de ses *Mémoires* sont encore plus dégoû-

1. Saint-Simon, distrait par la digression qu'il va faire, ne donnera pas la suite de l'affaire. On en trouve les divers incidents dans les registres du Parlement (X^{1A} 8433, fol. 438-439) et dans la collection Delisle, au 18 juin (reg. U 360). Le greffier apporta la protestation au premier président le 17, après la levée de l'audience. M. de Mesmes et les gens du Roi se rendirent dans l'après-midi au Palais-Royal pour prendre les ordres du Régent (*Dangeau*, p. 108). Le lendemain, le premier président exposa l'affaire devant toutes les chambres assemblées et, après avis des gens du Roi et discussion, on rendit un arrêt déclarant la pièce non avenue, interdisant à l'huissier l'exercice de ses fonctions pendant un mois et défendant à toutes personnes de s'assembler sous quelque prétexte que ce fût. On trouvera dans les papiers de Delisle le procès-verbal de la séance, avec le discours de l'avocat général Lamoignon, les conclusions du procureur général, les divers avis émis, le nombre de voix recueillis par chacun, enfin l'arrêt, qui fut aussitôt imprimé, et que la *Gazette d'Amsterdam* reproduisit (Extraordinaire LIII). Voyez aussi les Papiers Gilbert de Voisins, dans le carton K 556, nos 7 à 18.

2. Au moment de sa mort, en 1720 : suite des *Mémoires*, tome XVII de 1873, p. 134-144.

3. Son *Journal* commence au 1er avril 1684.

4. Tome XX, p. 79, note 8, et ci-après, p. 288.

tantes que leur sécheresse, quoiqu'il fût bien à souhaiter que, tels qu'ils sont, on en eût de pareils de tous les règnes[1]. J'en parlerai ailleurs davantage[2]. Il suffit seulement de dire ici que Dangeau étoit très pitoyablement glorieux, et tout à la fois valet, comme ces deux choses se trouvent souvent jointes, quelque contraires qu'elles paroissent être. Ses *Mémoires* sont pleins de cette basse vanité, par conséquent très partiaux, et quelquefois plus que fautifs par cette raison. Il y est très politique autant que la partialité le lui permet, et toujours en adoration du Roi, même depuis sa mort, de ses bâtards, de Mme de Maintenon, et très opposé à M. le duc d'Orléans, au gouvernement nouveau, et singulièrement aux ducs, surtout de l'ignorance la plus crasse, qui se montre en mille endroits de ses *Mémoires*. On a vu en son temps[3] qu'il avoit marié son[4] fils à la fille unique de Pompadour. Pompadour étoit des plus avant dans le secret du parti de M. et de Mme du Maine, comme on verra en son temps[5], et dès lors par là des plus avant avec cette prétendue noblesse. Mme de Pompadour étoit sœur de la duchesse douairière d'Elbeuf mère de la feue duchesse de Mantoue[6]; il vivoit intimement avec eux. Cette alliance de son fils lui avoit tourné la tête, et ces deux sœurs, filles de feu Mme de Navailles, étoient sous la protection déclarée de Mme de Maintenon. C'en est assez pour ce qui va suivre.

1. A cet aveu, Saint-Simon aurait bien dû joindre celui du service immense que le *Journal de Dangeau* lui a rendu pour la rédaction de ses propres Mémoires, qui n'auraient pas existé sans ce guide fidèle et précis.

2. Suite des *Mémoires*, tome XVII de 1873, p. 140-144.

3. Tome XVI, p. 83-89. — 4. Avant *son*, il a biffé *sa fille*.

5. Il sera compromis dans l'affaire de Cellamare et emprisonné à la Bastille : tome XVI de 1873, p. 142-143.

6. Gabrielle de Montault-Navailles, marquise de Pompadour, dont la sœur Françoise avait été la troisième femme de Charles III de Lorraine, duc d'Elbeuf; leur fille Suzanne-Henriette de Lorraine avait épousé le dernier duc de Mantoue : tome XII, p. 228-240.

Tant que le Roi vécut, Dangeau, qui ne bougeoit de la cour, qui étoit son unique élément, y tenoit une maison hono-
[Add. St-S. 1427] rable, et vivoit là[1] et ailleurs avec la bonne compagnie, et avec les gens les plus à la mode. Il avoit grand soin d'être bien informé des choses publiques ; car d'ailleurs il ne fut jamais de rien. Depuis la mort du Roi ses informations n'étoient plus les mêmes; l'ancienne cour se trouvoit éparpillée et ne savoit plus rien ; lui-même, retiré chez lui, touchant à quatre-vingts ans, ne voyoit plus que des restes d'épluchures[2], et il y paroît bien à la suite de ses *Mémoires* depuis la mort du Roi[3]. A propos de cette re-
[Add. St-S. 1428] quête au Parlement de la prétendue noblesse sur l'affaire des princes du sang et des bâtards, il dit sur le samedi 19 juin que *le duc du Maine et le comte de Toulouse allèrent au Parlement, et firent leurs protestations contre tout ce qui seroit réglé dans l'affaire qu'ils ont avec les princes du sang*; et sur le lundi 21 juin, il dit que *Monsieur le Duc et M. le prince de Conti allèrent au Parlement, qu'ils demandèrent que la protestation des princes légitimés ne fût pas reçue* et que *M. le prince de Conti lut un petit mémoire lui-même*[4]. Voilà qui est bien précis sur la date, et bien circonstancié sur les faits.

1. Avant *là*, Saint-Simon a biffé *avec*, ajouté en interligne.

2. Aucun lexique ne donne d'emploi de ce mot au figuré; le *Littré* ne cite que le présent exemple.

3. Saint-Simon, qui ne fait que répéter ce qu'il avait déjà écrit en regard du 1er janvier 1716 dans l'Addition que nous plaçons ici sous le n° 1427, est singulièrement injuste pour Dangeau. Depuis la mort de Louis XIV, son *Journal* est presque identique à ce qu'il était auparavant; s'il vivait retiré, comme le dit notre auteur, il était encore assez bien renseigné. Mais cet éloignement de la cour n'est pas exact ; il y fréquentait tout comme avant, et nous avons vu que le Régent lui donna même en 1716 les honneurs du Louvre (tome XXX, p. 287). Son *Journal* est si peu négligeable pour l'époque de la Régence, que nos Mémoires le suivent pas à pas pour tout ce qui est des événements de l'intérieur, comme on a pu le constater continuellement dans nos notes.

4. C'est la copie exacte des deux articles de Dangeau ; comparez l'Addition indiquée ci-contre, n° 1428.

Je n'eus occasion de voir ces *Mémoires* que depuis la mort de Dangeau[1], et cet endroit me surprit au dernier point. Je n'en avois aucune idée. Je ne pouvois comprendre qu'un fait de cet éclat fût si tôt effacé de ma mémoire, surtout avec la part que j'avois pris à toute cette affaire, par rapport à l'intérêt des ducs. D'un autre côté, je ne pouvois imaginer que Dangeau eût mis dans ses *Mémoires* une fausseté de cette espèce, et tellement datée et circonstanciée[2]. Cela me tourmenta quelques jours ; enfin je pris le parti d'aller trouver le procureur général Joly de Fleury, et de lui demander ce qui en étoit. Il m'assura qu'il n'y en avoit pas un mot, qu'il étoit très certain que jamais le duc du Maine et le comte de Toulouse n'étoient venus faire ces protestations au Parlement, ni Monsieur le Duc et M. le prince de Conti non plus demander qu'elles ne fussent pas reçues, qu'il avoit cela très présent à la mémoire, et qu'un fait de tel éclat ne lui auroit pas échappé de la mémoire dans la place qu'il remplissoit dès lors[3] d'en être bien et promptement informé, s'il y en eût eu seulement la moindre chose, de ce que

1. Dangeau mourut le 9 septembre 1720, et son petit-fils le duc de Luynes hérita de ses papiers. Ce ne fut que quelques années après qu'il communiqua à Saint-Simon le *Journal* de son grand père, et celui-ci en fit prendre, comme on l'a dit maintes fois, une copie qui est aujourd'hui au Dépôt des affaires étrangères, vol. *France* 96 à 130. Cette copie n'est faite que sur le verso de chaque feuillet, Saint-Simon ayant réservé en regard le recto du feuillet suivant pour y porter ces centaines d'Additions si connues, dont presque toutes ont été le canevas de ses Mémoires et même y sont entrées textuellement. On sait pertinemment que ce travail d'Additions fut accompli entre 1729 et 1737. Comme il va redire ici ce qu'il avait déjà écrit dans l'Addition faite à l'article du 19 juin 1717 (n° 1428), cette rectification (erronée, comme on va le voir) du *Journal de Dangeau* date de cette époque.

2. On lit ici sur la marge du manuscrit, d'une écriture étrangère, qui peut remonter au commencement du dix-neuvième siècle ; « Le fait rapporté par Dangeau est vrai ; je viens de lé vérifier sur le journal du Parlement ». Nous allons en effet le constater par preuves.

3. Voyez aux Additions et Corrections.

le Parlement y eût fait ou voulu faire, et des suites que cela y auroit eu et au Palais-Royal. Il est vrai aussi que Dangeau n'en marque aucune, quoi [qu'] il fût impossible que cela n'en eût eu de façon ou d'autre, quoiqu'il soit exact à n'en omettre aucune. Reste à voir si c'est une fausseté qu'il ait faite exprès, et qu'à faute de mieux le duc du Maine ait desirée, pour qu'il restât au moins quelque part, et quelque part qui, bien que sans plus d'autorité que les gazettes, seroit un jour comme elles entre les mains de tout le monde, pour qu'il restât, dis-je, un témoignage qu'il avoit conservé son prétendu droit aussi authentiquement qu'il avoit pu le faire, et qu'il l'avoit mis de la sorte à couvert contre tout jugement selon lui incompétent, par un acte si solennel, et qui n'avoit reçu ni condamnation ni contradiction[1]; en effet elle en étoit bien à couvert, puisque jamais elle n'a été faite ; et après prétendre que, ne se trouvant pas dans les registres du Parlement, elle en aura été ou omise par ordre exprès du Régent, ou tirée par la même autorité de ces registres si elle y avoit été d'abord mise. Peut-être aussi Dangeau l'aura-t-il cru et mis sur la parole de Pompadour, avec la circonstance de Monsieur le Duc et de Monsieur le Prince deux jours après, pour mieux appuyer et assurer le premier mensonge, dont ce vieillard renfermé chez lui aura été la dupe. Quoi qu'il en soit, il est sûr que la chose est fausse, et que le procureur général Joly de Fleury, dont la mémoire ni la personne en cela ne peuvent être suspectes, me l'a très certainement et très nettement assurée telle. De même conséquence et de fausseté, et que le même procureur général m'a certifié être également faux, c'est ce que Dangeau ajoute du même samedi 19 juin, jour[2] qu'il raconte

1. *Contradiction* est en interligne au-dessus de *contraction* biffé et corrigeant *condraction*. Nous ne notons que les principales de ces corrections ou de ces oublis ou inadvertances, qui seront désormais fréquentes dans le manuscrit de Saint-Simon.

2. Le mot *jour* est en interligne.

cette protestation faite dans la grand chambre par les deux bâtards en personne, que *le Parlement résolut de se rassembler le lundi matin pour répondre à la protestation des bâtards, et qu'en attendant, ils envoyèrent recevoir les ordres de M. le duc d'Orléans là-dessus.* Puis de ce lundi 21 juin, jour où il marque l'entrée des deux princes du sang au Parlement pour lui demander de ne pas recevoir la protestation des bâtards, il ajoute que *le Parlement envoie les gens du Roi au Roi pour recevoir*[1] *ses ordres sur ce qu'ils auront à faire sur la protestation des bâtards.* Après quoi il n'en parle plus, non plus que de chose non avenue. Or, de façon ou d'autre, il y auroit eu des ordres au Parlement là-dessus, et le Parlement eût envoyé au Régent pour les avoir, car au Roi, qui n'étoit pas d'âge à en donner, ce n'eût été qu'une forme, et du samedi il n'auroit pas attendu au lundi pour cela[2], ni s'il avoit envoyé dès le samedi au Régent, comme il l'insinue, il auroit encore moins envoyé au Roi deux jours après[3]. Après cet éclaircissement nécessaire, revenons.

1. *Recevoir* corrige *scavoir* effacé du doigt.

2. On va voir à la note suivante la cause de ce retard.

3. Si Saint-Simon s'est réellement adressé à M. Joly de Fleury, la mémoire de celui-ci l'a mal servi; car tout ce que dit Dangeau est rigoureusement exact Si l'on consulte les registres du Parlement (X^{1A} 8433, fol. 433 v°-442) et les minutes (carton X^{1B} 8899) et les papiers Delisle (U 363). on verra que le 19 juin, sur les huit heures et demie du matin, le duc du Maine et le comte de Toulouse vinrent apporter une protestation contre l'arrêt du conseil de régence qui désignait six commissaires pour examiner leur affaire avec les princes du sang, et contre tout jugement qui en résulterait (copie de la protestation est dans le carton K 556, n° 5). A cause de la visite du czar au Parlement, qui allait avoir lieu ce jour même, on renvoya l'examen de l'affaire au lundi 21, sans désigner personne pour aller prendre les ordres du Régent; mais il est certain que les gens du Roi se rendirent au Palais-Royal. Le 21, au moment où les chambres allaient écouter la lecture du document remis par les princes légitimés, le duc de Bourbon et le prince de Conti vinrent déposer sur le bureau un très court mémoire (le texte imprimé est dans les papiers Delisle) pour établir

Courte dissertation sur les porteurs de la requête de la prétendue noblesse au Parlement, et sur cette démarche.

MM. de Châtillon, de Rieux, de Clermont et de Bauffremont, qui, avec les quatre autres[1] qu'on a nommés ci-dessus, avoient été au Palais-Royal présenter au Régent le mémoire ou requête dont on a parlé, qui ne l'avoit pas voulu recevoir, furent aussi ceux qui allèrent présenter au Parlement la requête sur l'affaire des princes du sang et bâtards[2], accompagnés de MM. de Polignac et de Vieuxpont[3]. On a fait connoître les quatre premiers. A l'égard des deux autres, Polignac étoit un petit bilboquet[4] qui n'avoit pas le sens commun, conduit et nourri par son

que la protestation des deux bâtards était irrecevable. Après leur départ, on procéda à la lecture des pièces, on entendit les conclusions des gens du Roi et on délibéra. Par cent vingt-deux voix contre quatre-vingt-cinq, on décida de rendre compte au Roi et au Régent de la protestation et de prendre leurs ordres; on désigna commme députés les présidents à mortier, six conseillers de la grande chambre et un conseiller de chacune des chambres des Enquêtes et Requêtes, avec les gens du Roi. Le Régent, consulté, indiqua le mercredi 30 juin pour recevoir la députation. Nous verrons plus loin, p. 262, que Saint-Simon va parler de cette réception, mais en disant que c'était aussi pour la requête de la noblesse. Les *Mémoires de Mathieu Marais*, p. 207-209, et la *Gazette d'Amsterdam*, n° LIV, confirment ce que dit Dangeau. Ce qui est plus curieux c'est que Saint-Simon avait dans ses Papiers (vol. 63, aujourd'hui *France* 218, fol. 210), une copie de la protestation des légitimés, et que, le 21 à onze heures du soir, il écrivait au duc de la Force la lettre qu'on trouvera plus loin à l'appendice VIII, pour lui apprendre que la démarche des princes du sang avait été concertée avec le Régent. Il faut croire qu'il avait tout oublié.

1. Il aurait dû dire *les deux*; il continue son erreur des « huit seigneurs » (ci-dessus, p. 198). MM. de Laval et de Pons, s'étant retirés, furent remplacés par ceux qu'on va nommer.

2. On a vu ci-dessus, p. 250, note 1, que la protestation fut signifiée par huissier au greffier en chef du Parlement et au procureur général, et non pas déposée par députés; mais les six que nomme Saint-Simon étaient les meneurs de l'affaire, et ce fut eux qui furent arrêtés par ordre du Régent, comme on va le voir, p. 260.

3. Scipion-Sidoine-Apollinaire-Armand-Gaspard, vicomte de Polignac (tome X, p. 301), et Guillaume-Alexandre, marquis de Vieuxpont (tome XXIII, p. 103).

4. Nous avons vu déjà ce qualificatif appliqué à la Vrillière: tome XXVII, p. 61.

frère le cardinal de Polignac, à vendre et à dépendre[1], qui étoit[2] de tout temps de M. et Mme du Maine[3], et leur plus intime confident. Le pauvre petit Polignac obéit et ne sut pas seulement de quoi il s'agissoit ; je dis l'écorce même[4], car il en étoit entièrement incapable : jamais deux frères ne furent si complétement différents en tout. Vieuxpont étoit un assez bon officier général, qui ne connoissoit que cela, et qui logeoit chez son beau-père[5] le premier écuyer, où il vivoit dans la plus aveugle dépendance. On a vu ailleurs ce que c'étoit que Mme de Beringhen et le duc d'Aumont son frère, à quel point ils étoient vendus au premier président, et le premier écuyer d'ailleurs son ami intime, et d'ancienneté tout aux bâtards[6]. Son gendre, sottement glorieux d'ailleurs et fort court d'esprit, goba aisément ce prestige de noblesse, crut figurer, et obéit à beau-père et à belle-mère, et aux jargons du duc d'Aumont. Le crime étoit complet : 1° de se prétendre être la noblesse ne pouvant être que des particuliers, par toutes les raisons palpables qu'on en a vues ci-dessus ; [2°] de s'assembler contre la défense expresse à eux faite par le Régent[7] ; car faire une requête souscrite de trente-neuf signatures, et présentée au Parlement par six seigneurs en personne, n'est pas chose qui se puisse sans s'être concertés, et pour cela nécessairement assemblés ; 3° se mêler de choses supérieures à tous particuliers comme tels ; 4° d'oser im-

1. Locution rencontrée dans le tome XX, p. 335.

2. Les mots *qui estoit* ont été ajoutés en interligne.

3. Ainsi dans le manuscrit.

4. Il ne comprit pas même l'écorce, l'apparence extérieure de ce qu'il faisait.

5. Après avoir écrit *beau* à la fin d'une ligne, il l'a biffé pour remettre *beaupère* au commencement de la ligne suivante.

6. Tomes XXVI, p. 19, 27 et suivantes, et 349, et XXIX, p. 180-182.

7. La défense de s'assembler ne fut portée que par un arrêt du Parlement du 18 juin et un autre du conseil d'État du 21 (reg. U 360, tous deux imprimés), par conséquent postérieurs au dépôt de la protestation.

plorer l'autorité du Parlement pour arrêter le jugement d'une affaire dont le Régent du royaume est saisi, qu'il a déclaré qu'il va juger, qui s'y est engagé par des démarches juridiques et publiques, pour lui en ôter la connoissance, comme si le Parlement pouvoit plus que le Régent, et pour la faire renvoyer à un tribunal qui n'existe point. Le Régent sentit qu'il falloit opter entre lâcher tout à fait les rênes du gouvernement et faire une punition exemplaire. Il porta cette requête au conseil de régence, où elle nous fut lue avec les signatures. On en raisonna sans opiner, et le Régent en parut fort altéré[1]; mais ceux qui l'obsédoient, aidés de sa foiblesse et de sa facilité, de plus contredits de personne, car moi ni pas un autre duc n'en dîmes pas un seul mot[2], trouvèrent moyen de tourner cette punition de la manière la plus singulière.

Les six porteurs de la requête au Parlement arrêtés par des exempts des gardes du corps

On fit l'honneur à ces six Messieurs, qui avoient été au Parlement présenter la requête, de les faire arrêter par des exempts des gardes du corps, le samedi matin 19 juin, qui les conduisirent partie à la Bastille, partie à Vincennes[3], où ils furent comblés de civilités et de toutes sortes de bons traitements, sans pourtant voir personne[4]. Cet em-

1. Tout ce qui précède, depuis *Il porta,* a été ajouté en interligne et sur la marge. Les procès-verbaux du conseil de régence n'en disent rien.

2. Cette phrase incidente, depuis *car,* a été encore ajoutée en interligne après coup.

3. *Dangeau,* p. 112, 19 juin. Les ordres du Roi sont dans le registre O[1] 61, fol. 99 v° à 100 v°. MM. de Bauffremont, de Rieux et de Vieuxpont furent mis à la Bastille, MM. de Châtillon, de Polignac et de Clermont à Vincennes. Selon les *Mémoires de Mathieu Marais,* tome I, p. 207, il y en avait un septième, M. de Mailly, qu'on n'arrêta pas parce qu'il était beau-frère de M. de la Vrillière, secrétaire d'État. Voyez des couplets dans le *Chansonnier historique du dix-huitième siècle,* par E. Raunié, tome II, p. 223.

4. Ces quatre derniers mots ont été ajoutés en interligne. — Les ordres du Roi ne prescrivaient pas la mise au secret, et, suivant la *Gazette d'Amsterdam,* Extraordinaire LIII, on pensait qu'ils auraient la permission de voir leurs amis. Cependant ils ne furent autorisés à

prisonnement fit grand bruit parce qu'on n'en attendoit pas tant de l'infatigable débonnaireté de M. le duc d'Orléans; mais la manière si distinguée en fit encore davantage, et tant de ménagements si fort déplacés firent triompher la prétendue noblesse, et envier publiquement l'honneur d'être des prisonniers.

et conduits à la Bastille et à Vincennes.

Trois jours après, il courut un libelle extrêmement insolent et séditieux, intitulé *Écrit des trois états*, qui ramena le souvenir des écrits les plus emportés de la Ligue. Il ne parut que manuscrit, mais dix mille copies à la fois, qui se multiplièrent bien davantage[1].

Libelle très séditieux répandu sur les trois états.

Parmi tout ce bruit, Saint-Contest travailloit souvent avec M. le duc d'Orléans[2], et il travailloit en même temps avec les six commissaires, qui allèrent aussi deux fois tous six travailler avec M. le duc d'Orléans[3]. Outre ceux du conseil de régence qui n'étoient point parties ni ducs, et qui demeuroient juges de l'affaire des princes du sang et bâtards, le maréchal d'Huxelles[4], MM. de Bordeaux[5], de Biron, et Beringhen, premier écuyer, leur furent joints des conseils de conscience, de guerre, des affaires étrangères et du dedans. Cela ne fut déclaré que le dimanche matin 27 juin, au conseil de régence, c'est-à-dire après qu'il fut levé en sortant[6].

Le Régent travaille avec le rapporteur et avec les commissaires. Formation d'un conseil extraordinaire de régence pour juger. [*Add St-S. 1429*]

recevoir leurs femmes qu'en juillet (*les Correspondants de Balleroy*, p. 184).

1. Saint-Simon prend cette mention à Dangeau, p. 115, 22 juin : « Il court un écrit intitulé *Des trois États*; il n'est point imprimé; mais il est assez public, et on dit qu'il est fort séditieux. » Nous n'en connaissons pas d'exemplaire. La *Gazette d'Amsterdam*, n° LV, parle de plusieurs libelles, mais pas de celui-là.

2. Il avait été désigné comme rapporteur pour l'affaire des princes : ci-dessus, p. 247.

3. *Dangeau*, p. 115 et 116.

4. Les mots *le M^l d'Huxelles*, omis d'abord, ont été écrits en interligne, et en même temps Saint-Simon a ajouté plus loin sur la marge, à la fin d'une ligne, les mots *des aff. estrangeres*.

5. L'archevêque de Bordeaux, frère du maréchal de Bezons.

6. Dangeau ne l'enregistre que le 28 (p. 120).

Lettre sur le dixième et capitation de force gentilshommes de Bretagne au comte de Toulouse. Premier tocsin de ce qui y suivit bientôt. [*Add. StS. 1430*]

Le lendemain lundi, le comte de Toulouse, qui se tenoit fort à part dans tous ces mouvements, qui n'étoient point du tout de son goût, rendit compte à M. le duc d'Orléans qu'il avoit reçu une lettre, souscrite de quantité de gentilshommes de Bretagne, sur l'impossibilité où étoit cette province de payer le dixième, et de la sage réponse qu'il leur avoit faite[1]. Je remarque cette lettre comme le premier coup de tocsin de ce qu'on verra dans la suite en Bretagne[2].

Députation du Parlement au Roi pour lui rendre* compte de ce qui s'y étoit passé sur l'affaire des princes du sang et bâtards, et recevoir ses ordres.

Le mercredi 30 juin, le premier président, tous les présidents à mortier et les gens du Roi allèrent à onze heures aux Tuileries, députés pour venir rendre compte au Roi de ce qui s'étoit passé sur l'affaire des princes du sang et légitimés, lui remettre la requête et protestation de la prétendue noblesse[3], et recevoir ses ordres, M. le duc d'Orléans présent, et le Chancelier, à qui le Roi remit de la main à la main ce que le premier président lui avoit présenté; le Chancelier leur dit que le Roi leur feroit savoir sa volonté[4].

Arrêt en forme d'édit rendu au conseil de régence, enregistré au

L'après-dînée du même jour se tint le conseil de régence extraordinaire pour le jugement, qui fut continué le lendemain matin jeudi 1er juillet. L'arrêt ne fut pas tout d'une voix. Saint-Contest fit un très beau rapport et

1. *Dangeau*, p. 120, et *Gazette d'Amsterdam*, n° LVI.

2. A la fin de 1717 et au commencement de 1718: suite des *Mémoires*, tome XIV de 1873, p. 294, 301-302.

3. Saint-Simon trouvait dans l'article de Dangeau (p. 121) : *la requête et la protestation des princes légitimés* ; mais, persuadé que Dangeau se trompait, comme il l'a dit plus haut, il a écrit simplement *la requeste et protestation* ; puis, craignant qu'il n'y eût confusion, il a ajouté en interligne dans son manuscrit : *de la pretendue noblesse*, ce qui constitue une erreur.

4. *Dangeau*, p. 121 ; *Journal de Buvat*, p. 282 ; *Gazette d'Amsterdam*, n° LV. Le compte-rendu de la visite, fait aux chambres assemblées le 2 juillet, est dans le registre du Parlement X1A 8433, fol. 442-443, et dans le registre Delisle U 360, au 30 juin et au 2 juillet.

* *Rendre* est en surcharge sur *remettre*.

fut en entier pour les princes du sang ainsi que la plupart des juges[1]. La rare bénignité de M. le duc d'Orléans, que tant de criminels et d'audacieux manéges n'avoient pu émousser, sa facilité, sa foiblesse pour ceux qui l'obsédoient et qui étoient aux bâtards, quelque vapeur de crainte, et cette politique favorite *Divide et impera*[2], le mit en mouvement pour faire revenir les juges à quelque chose de plus doux. La succession à la couronne fut totalement condamnée, le rang des enfants supprimé, celui des deux bâtards modéré. L'arrêt, tourné en forme d'édit, fut trouvé trop doux au Parlement, et pour cette raison enregistré avec difficulté le mardi 6 juillet[3]. Et malgré la teneur de l'édit, M. le duc d'Orléans, de pleine autorité, le modéra de fait encore, en sorte que les bâtards n'y per-

Parlement, qui prononce sur l'affaire des princes du sang et des bâtards; adouci par le Régent et aussitôt après adouci de son autorité contre la teneur de l'arrêt. Rage de la duchesse du Maine, douleur de Mme la duchesse

1. *Dangeau*, p. 121-122; *les Correspondants de Balleroy*, p. 173-174; *Gazette d'Amsterdam*, n° LVI. On trouvera à la fin du présent volume, appendice VII, les procès-verbaux des deux conseils de régence.
2. Ci-dessus, p. 193.
3. Le 5 juillet, les députés du Parlement convoqués par les gens du Roi se rendirent aux Tuileries, où le Régent leur remit l'arrêt, rédigé en forme d'édit, avec des lettres de jussion pour l'enregistrement immédiat. Le 6, toutes les chambres assemblées, on procéda à l'examen de l'édit; la discussion dut être difficile; car on ne termina pas ce jour-là, et on renvoya l'affaire au jeudi 8. Mais il semble que, pour donner satisfaction au Régent, on rendit le 6 un arrêt d'enregistrement provisoire, qu'on trouve aussi bien dans les minutes que dans les registres de la cour; ce qui permit de l'annoncer (*Dangeau*, p. 125). La *Gazette* dit (p. 348) qu'il fut enregistré le 6 et publié le 8; la *Gazette d'Amsterdam* (n° LVII) ne place l'enregistrement qu'au 8. En effet, la discussion reprit le 8, et l'enregistrement pur et simple passa par 173 voix, contre 73 qui demandaient que l'affaire fût renvoyée à des commissaires pour nouvel examen (Archives nationales, registres du Parlement, X^1A^ 8433, fol. 443 v° à 445; minutes, X^1B^ 8899; enregistrement, au 8 juillet, registre X^1A^ 8718, fol. 40 v°; papiers Delisle, U 360, où se trouvent les noms des votants pour chaque avis, le discours des gens du Roi et un texte imprimé de l'édit. Saint-Simon en possédait deux exemplaires, vol. *France* 205, fol. 85, et 218, fol. 317; voyez aussi les Papiers Gilbert de Voisins, K 556, n°s 26-40; le *Journal de Buvat*, p. 284-285; la *Gazette d'Amsterdam*, n° LVIII; les *Mémoires de Mathieu Marais*, p. 210-212).

d'Orléans, scandale du monde. [Add. SᵗS 1431]

dirent que l'habileté de succéder à la couronne, et le traversement du parquet au Parlement. Monsieur le Duc défendit aux maîtres d'hôtel du Roi de lui laisser présenter la serviette par les enfants du duc du Maine ; le duc de Mortemart, premier gentilhomme de la chambre d'année, leur refusa le service de princes du sang, et il y eut difficulté dans les salles des gardes de prendre les armes pour eux. M. le duc d'Orléans ordonna sur-le-champ qu'ils fussent traités en princes du sang à l'ordinaire, et comme avant l'arrêt[1] : ce qu'il fit exécuter. Cette très étrange bonté n'empêcha pas Mme du Maine de faire les hauts cris comme une forcenée, ni Mme la duchesse d'Orléans de pleurer jour et nuit, et d'être deux mois sans vouloir voir personne, excepté ses plus familières et en très petit nombre, et encore sur la fin[2]. M. du Maine avoit le don de ne montrer jamais que ce qui lui convenoit, et ses raisons pour en user en cette occasion. Il ne vint pourtant pas au premier conseil de régence ; il fit dire qu'il étoit incommodé ; mais il se trouva au second à son ordinaire. Le comte de Toulouse parut toujours le même, et ne s'absenta de rien. Excepté les enrôlés avec M. du Maine, le reste du monde fut étrangement mécontent[3], et les princes du sang encore davantage, d'une si démesurée mollesse[4] ; mais, n'en

1. Dangeau raconte ces divers incidents, p. 126 et 127-128, ainsi que le *Journal de Buvat*, p. 291-292, les *Mémoires de Mathieu Marais*, p. 212 et 213, et *les Correspondants de Balleroy*, p. 181, 184, 186 et 189.

2. Elle fut très affligée du jugement rendu, dit Dangeau, p. 123 ; pour la duchesse du Maine, voyez les *Mémoires de Mme de Staal*, tome I, p. 155-156.

3. *Mécontents*, au pluriel, par mégarde, dans le manuscrit.

4. La duchesse de Lorraine, sœur du Régent, s'étonnait aussi de cette conduite de son frère ; elle écrivait le 20 juillet 1717 : « Je ne comprends plus rien au jugement des princes, puisque l'on traite toujours les enfants de M. du Maine en princes du sang, quoiqu'il soit déclaré par l'arrêt qu'ils ne le seront plus. J'avoue que je ne comprends rien à tout cela ; mais ce qui me fait encore le plus de peine, c'est que l'on laisse toujours à M. le duc du Maine la surintendance de l'éducation

pouvant plus tirer mieux, ils triomphèrent de ce qu'ils avoient obtenu.

Les six prisonniers très honorablement remis en liberté. Leur hauteur. Misère du Régent. Il ôte néanmoins la pension et le logement qu'il donnoit à M. de Châtillon, qui va s'enterrer pour toujours en Poitou. [Add. St-S. 1432]

Les six prisonniers, bien servis et bien avertis par d'Effiat, écrivirent au bout d'un mois à M. le duc de Chartres[1], qui envoya leur lettre à M. le duc d'Orléans par Cheverny, son gouverneur, de même nom que Clermont-Gallerande, l'un d'eux[2]. M. le duc d'Orléans fit espérer leur prochaine liberté. Le samedi 17 juillet, le premier écuyer alla, par ordre du Régent, prendre les trois qui étoient à Vincennes, et Cheverny les trois qui étoient à la Bastille, et les amenèrent chez M. le duc de Chartres, qui alla les mener à M. le duc d'Orléans. Le Régent leur dit qu'ils connoissoient assez qu'il ne faisoit du mal que lorsqu'il s'y croyoit fortement obligé. Pas un des six ne prit la peine de lui dire une seule parole, et se retirèrent aussitôt[3]. Cette sortie de prison eut tout l'air d'un triomphe, et par les choix des conducteurs, et par la hauteur et le silence des prisonniers rendus libres. Il sembla qu'ils faisoient grâce au Régent de lui épargner les reproches, et que ce prince avoit tâché de mériter cette modération de leur part par une si étonnante façon de les mettre en liberté. Il le sentit après coup, et se repentit de sa mollesse, comme il lui arrivoit souvent après des fautes dont après il ne se corrigeoit pas plus. Il éprouva bientôt après le fruit d'une si foible conduite, et l'effet qu'elle avoit fait sur tous ceux qui, avec dérision et

du Roi ; car il n'y a pas à douter qu'il ne fasse tout ce qu'il pourra pour inspirer à ce jeune prince une haine mortelle pour mon frère et pour toute la maison royale » (*Correspondance*, publiée par A. de Bonneval, p. 62).

1. Est-ce la requête dont Saint-Simon avait une copie dans le registre 49 de ses Papiers, vol. *France* 204, et qui est datée du 11 juillet ?

2. Cheverny était Clermont-Monglat.

3. *Dangeau*, p. 130 ; *les Correspondances de Balleroy* ; p. 187 et 189 ; Édouard de Barthélemy, *Gazette de la Régence*, p. 194. Les ordres d'élargissement sont du 16 juillet : reg. O[1] 61, fol. 113 v°.

mépris, en avoient su profiter. Il eut pourtant le courage d'ôter le même jour à M. de Châtillon la pension de douze mille livres qu'il lui donnoit, et son logement du Palais-Royal[1]. Comme il étoit fort pauvre, et depuis bien des années fort obscur, il alla bientôt après s'enterrer dans une très petite terre qu'il avoit auprès de Thouars, où il est presque toujours demeuré jusqu'à sa mort[2].

Conduite des ducs en ces mouvements, et la mienne particulière.

Les ducs ne prirent aucune part à pas un de tous ces mouvements, et demeurèrent parfaitement tranquilles; ils n'avoient rien à y perdre ni à gagner, et laissèrent bourdonner et aboyer. A l'égard des bâtards, contents des requêtes qu'ils avoient présentées au Roi et portées au Régent sur la restitution de leur rang à cet égard[3], ils n'avoient pas trouvé assez de fermeté, de justice, ni de parole dans le Régent sur le bonnet et les autres choses concernant le Parlement, pour s'en promettre davantage contre des personnes si proches, si grandement établies, et si fortement soutenues d'intrigues et d'obsessions près de lui. Ils estimèrent donc qu'après avoir mis leur droit à couvert par leurs requêtes au Roi, le repos et la tranquillité étoit le seul parti qu'ils eussent à prendre, en attendant des conjonctures plus favorables, si tant étoit qu'il en arrivât, et les surprenants adoucissements que, de pleine autorité, le Régent apporta à l'arrêt en forme d'édit, beaucoup trop doux encore aux yeux des juges et du Par-

1. *Dangeau*, p. 131; le fils d'Argenson, dans une lettre à Mme de Balleroy (p. 189), prétend que M. de Châtillon avait fait, dans la protestation de la noblesse, élection de domicile à Port-Royal; on peut voir dans la signification par huissier donnée à l'appendice VI qu'il y est dit domicilié au Palais-Royal, où, dit Mathieu Marais (*Mémoires*, p. 214-215), il ne craignait pas de réunir les assemblées des meneurs. La duchesse de Lorraine (*Correspondance*, p. 57) blâme vivement son ingratitude à l'égard du Régent.

2. La *Gazette* de 1737, p. 156, dit qu'il mourut au château de la Rambaudière en Poitou. Ce doit être la Rambaudière, sur la commune des Moutiers-sous-Chantemerle, canton Montcoutant, arr. Parthenay.

3. Ci-dessus, p. 74.

lement, qui l'enregistra, témoigna[1] bien la sagesse de cette prévoyance[2]. A mon égard en particulier, je continuai dans mon même silence avec le Régent, par les mêmes raisons que je viens de dire, et pour lui montrer aussi une sorte d'indifférence sur une conduite que je ne pouvois ni approuver ni changer, et je me contentai de lui répondre froidement et laconiquement, lorsque rarement il ne put s'empêcher de me parler de ces deux affaires, qui, n'ayant qu'une même source, marchèrent en même temps. Elles m'ont paru mériter d'être rapportées tout de suite, et sans mélange d'aucune autre. C'est cette raison qui m'a fait remettre ici après coup ce qui en auroit trop longuement interrompu la narration : c'est une pièce que je crois convenir mieux ici, malgré son étendue, que parmi les autres

1. Il faudrait *tesmoignerent*, le sujet étant *adoucissements*.

2. La mémoire de Saint-Simon le sert bien mal ; non seulement il oublie que les pairs protestèrent contre l'édit ainsi qu'on va le voir, mais encore que lui-même, après avoir écrit au duc de la Force la lettre dont il a été parlé ci-dessus, p. 257, note 3 fin, fit convoquer secrètement chez lui pour le 8 juillet une petite réunion des plus entreprenants des pairs pour examiner la question. On y résolut de tenir le lendemain 9 une assemblée générale pour rédiger une protestation contre l'édit, en ce qu'il ne faisait pas droit à la requête présentée par les pairs le 22 février précédent (ci-dessus, p. 74), et qu'il conservait au duc du Maine et au comte de Toulouse leur rang personnel après les princes du sang. De la délibération il résulta deux textes, l'un de protestation « simple », l'autre de protestation « forte », qui ne diffèrent que par le paragraphe final. Quinze pairs étaient présents ; trois d'entre eux, l'archevêque de Reims et les ducs d'Uzès et de la Rochefoucauld, ne signèrent ni l'une ni l'autre ; les douze autres signèrent la protestation « simple », et sur ces douze huit signèrent en outre la protestation « forte ». Tous décidèrent de ne pas rendre ces textes publics, ni même de les présenter au Régent, mais de les déposer chacun chez leur notaire sous pli cacheté, comme étant l'expression de leur dernière volonté. Nous possédons aujourd'hui encore aux Archives nationales, carton K 624, n° 11, deux exemplaires de la protestation « simple » déposés par les ducs de Chaulnes et de Luynes, et deux de la protestation « forte » déposés par les ducs de Saint-Simon et de Chaulnes. A celui de notre auteur est jointe l'enveloppe cachetée qui la renfermait. Voyez ces textes à l'appendice VIII.

Pièces[1], par la connexité qu'elle a avec la matière de ces *Mémoires* et l'éclaircissement naturel qu'elle y pourra donner.

Motifs et mesures des bâtards et du duc de Noailles, peut-être les mêmes, peut-être différents, pour faire convoquer les États généraux.

Dans les commencements que l'affaire s'échauffa entre les princes du sang et les bâtards au point que M. le duc d'Orléans sentit qu'il ne pourroit éviter de la juger, les bâtards qui désespérèrent de le pouvoir échapper[2] et qui n'établissoient leur ressource que dans l'éloignement de ce jugement, le firent sonder par d'Effiat sur le renvoi aux États généraux, pour s'en délivrer. C'étoit toujours plusieurs mois de délai avant qu'ils fussent assemblés, car ils sentoient bien que, en les y renvoyant, les princes du sang ne souffriroient pas que ce fût un renvoi de temps indéfini et sans bout. Les mesures qui leur réussissoient si bien avec cette foule de toute espèce qui se disoit la noblesse, et celles qu'ils prenoient sourdement de loin dans les provinces, leur persuadoient que, jugés pour jugés, il valoit encore mieux pour eux hasarder cette voie où leurs cabales leur donnoient du jeu[3] pour faire mille querelles dans les États, leur faire mettre[4] mille prétentions en avant pour les rompre, si le vent du bureau ne leur étoit pas favorable[5], que de se laisser juger par un conseil formé par M. le duc d'Orléans, que M. du Maine avoit tant et si cruellement et dangereusement et monstrueusement offensé, et dont le fils unique, premier prince du sang, avoit contre eux un intérêt pareil et commun avec Monsieur le Duc et M. le prince de Conti. En

1. Les Pièces justificatives des *Mémoires*, dont il a été parlé déjà si souvent, et pour la première fois dans notre tome IV, p. 104.

2. Le verbe *echaper* a été mis en interligne, au-dessus d'*éviter*, biffé, à cause de la répétition.

3. Emploi au figuré de cette locution des jeux de cartes au sens de donner des moyens, des facilités. — Le verbe *donnoit* est au singulier, par mégarde.

4. Ce verbe a été ajouté en interligne.

5. Le mot *vent* n'est plus ici emprunté au vocabulaire de la vénerie, comme dans le tome XIX, p. 7, 269 et 320, mais à celui de la marine.

cadence de d'Effiat, le duc de Noailles, soit qu'il fût dans la même bouteille, comme les mouvements de la prétendue noblesse à qui il avoit donné l'être et le ton par lui-même, par Coëtquen son beau-frère, et par d'autres émissaires à la mort du Roi[1], comme je l'ai raconté en son lieu[2]; soit qu'en effet, à bout et en crainte sur la gestion des finances dont il avoit embrassé seul toute l'autorité, par conséquent les suites et le poids, et sujet en toutes choses à voler d'idée en idée et de passer subitement aux plus contradictoires sans autre cause que sa singulière mobilité, il se fût avisé de souhaiter à contre temps ce qu'il avoit seul empêché si fort à temps, il se mit à déployer toute son éloquence auprès de M. le duc d'Orléans pour lui persuader qu'il n'y avoit plus de remède à l'état déplorable des finances, que d'assembler les États généraux. Le Régent en fut d'autant plus susceptible que d'Effiat le touchoit par son endroit sensible qui étoit l'incertitude et la timidité. Il commençoit par se donner du temps et se délivrer de poursuites, et se déchargeoit de l'embarras et de l'iniquité d'un jugement qui ne pouvoit qu'exciter violemment la partie condamnée dans une affaire sans milieu, comme étoit le droit maintenu ou supprimé de succéder à la couronne, d'où dépendoient mille suites poignantes, et, du côté des finances, plus il avoit résolu d'assembler pour les régler les États généraux à la mort du Roi, plus le seul duc de Noailles l'en avoit empêché, comme je l'ai raconté en son temps[3], plus l'avis du même Noailles de les assembler maintenant[4], pour trouver ressource aux finances, avoit de poids à ses yeux.

Dans l'irrésolution où il se trouvoit sur une chose de conséquences si importantes, il s'en ouvrit à moi et m'en

Occasion de la pièce suivante,

1. Tel est bien le texte du manuscrit; il semble que Saint-Simon a oublié les mots *le pourroient faire croire*, ou d'autres exprimant la même idée.

2. Tomes XXVII, p. 215 et 219 et suivantes, et XXIX, p. 202.

3. Tome XXVII, p. 172-173. — 4. Ce mot est en interligne.

qui empêche la convocation des États généraux. Raisons de l'insérer ici et après coup.

demanda mon avis, comme il faisoit toujours dans ce qui l'embarrassoit, ou dans ce qui étoit important. Je me récriai d'abord sur un si dangereux parti. Il m'opposa mon propre avis lors de la dernière année et de la mort du Roi. Je répondis que ce qui étoit excellent alors se trouveroit pernicieux aujourd'hui que tout avoit changé de face. Il voulut discuter; je coupai court, et lui dis que la matière valoit bien d'y penser, et de lui mettre devant les yeux beaucoup de choses, qui s'oublient ou se déplacent dans les conversations, au lieu qu'un écrit se fait plus mûrement, se trouve toujours ensuite sous la main sans rien perdre, et se livre plus parfaitement à la balance[1]. Il me dit que je le fisse donc, mais qu'il étoit pressé de prendre son parti, et ce parti je vis qu'on l'entraînoit au précipice. La crainte que j'eus de l'y voir rapidement enlevé m'engagea à lui promettre mon écrit dans deux jours, et en effet je le lui apportai le troisième sans avoir eu presque le temps de relire. Pour le montrer à personne, sa teneur fera comprendre que je ne l'imaginai pas[2]. On y verra la mesure d'un écrit fait pour ce prince, et adressé à lui, fort différente comme de raison de la liberté des conversations autorisée par la familiarité de toute notre vie, et des temps pour lui les plus abandonnés et les plus périlleusement orageux. Le voici.

MÉMOIRE

A SON ALTESSE ROYALE Mgr LE DUC D'ORLÉANS, RÉGENT DU ROYAUME, SUR UNE TENUE D'ÉTATS GÉNÉRAUX[3].

Mai 1717.

« Monseigneur,

« L'honneur que me fait Votre Altesse Royale de

1. « On dit *mettre à la balance* pour dire examiner en comparant » (*Académie*, 1718).

2. C'est-à-dire: sa teneur fera comprendre que je n'imaginai pas qu'il pût être montré à personne.

3. La minute originale autographe du mémoire qui va suivre est

m'ouvrir ses pensées sur l'avantage et les inconvénients d'assembler les États généraux de ce royaume dans les embarras présents du gouvernement de l'État dont vous êtes chargé, et de m'ordonner d'y bien penser pour vous en dire mon avis, m'engage, pour répondre dignement à la grandeur et à l'importance de la matière, d'écrire plutôt que de parler, comme un moyen contre les défauts de mémoire, et ceux de la promptitude du discours et de la confusion de la conversation.

« Avant que d'entrer en matière, Votre Altesse Royale se souviendra, s'il lui plaît, par deux faits trop graves pour lui être échappés, que de tous ceux qui ont eu l'honneur de l'approcher dans tous les temps aucun n'a plus d'estime, ni, pour ainsi parler, de goût naturel pour

conservée aujourd'hui dans le volume *France* 1220 du Dépôt des affaires étrangères, parmi d'autres mémoires, suppliques, bordereaux, etc., relatifs à l'année 1717 et envoyés au Régent. Elle y a sans doute été jointe lorsqu'on a constitué ces volumes au Dépôt des affaires étrangères. Saint-Simon va dire plus loin (p. 335) que, le Régent lisant difficilement son écriture, il en fit faire pour lui une copie unique; nous ne savons pas si elle existe encore. Quant à cette minute, elle est entièrement conforme au texte inséré ci-après par notre auteur dans ses *Mémoires*, sauf quelques différences insignifiantes. Elle porte un certain nombre de corrections et d'additions en interligne, faites sur le moment même de la rédaction, et quelques-unes, trois ou quatre au plus, d'une écriture évidemment assez postérieure et qui est tout à fait identique à celle du manuscrit des *Mémoires* pour l'année 1717. On ne saurait douter que Saint Simon écrivit son mémoire d'un seul jet et conserva par devers lui la minute, après avoir fait exécuter la copie dont il a été parlé. Lorsque, plus tard, en 1746, il voulut intercaler ce texte dans ses *Mémoires*, il reprit sa minute originale, comme il le dira p. 336, et c'est alors qu'il fit les trois ou quatre corrections dont nous avons parlé en dernier lieu. Dans les notes des pages qui vont suivre, nous tiendrons compte des principales corrections et additions portées sur la minute primitive, et aussi de celles qui se trouvent sur le manuscrit même des *Mémoires*, en désignant les premières par la mention *Min.*, les secondes par *Ms.* Remarquons aussi que le texte primitif ne porte pas de sommaires en manchettes, mais seulement la division en trois parties; Saint-Simon n'y mit ces sommaires que lorsqu'il les porta sur l'ensemble du manuscrit de ses *Mémoires*.

Projet d'États généraux fréquents de Monseigneur le Dauphin père du Roi.

les États généraux que j'en ai toujours eu. L'un est que, travaillant sous les yeux de feu Monseigneur le Dauphin père du Roi, aux projets dont vous avez pris quelques parties [1], le principal des miens étoit des États généraux de cinq ans en cinq ans, et de les simplifier de manière qu'ils se pussent assembler sans cette confusion qui les a si souvent rendus inutiles ; que ces États généraux fussent en grand et en corps le surintendant des finances pour les dons, les impôts, leur répartition [2], leur recette et leur dépense ; qu'il fût compté de tout devant eux ; qu'entre chaque tenue il en subsistât une députation d'un personnage de chacun des trois ordres pour faire dans l'intervalle les choses journalières et d'autres pressées, jusqu'à certaines bornes, par une administration dont ils seroient comptables aux États prochains ; qu'ils eussent durant cet exercice un rang et des privilèges, qui vous ont montré jusqu'où va mon respect pour la nation représentée [3] ; et que ce qui seroit mis à part pour les dépenses particulières du Roi, comme une espèce de liste civile [4], fût géré par un trésorier, qui n'en compteroit qu'au Roi par sa Chambre des comptes [5].

Je voulois des États généraux à la mort du Roi.

« L'autre est celui d'assembler les États généraux aussitôt après la mort du feu Roi, dont Votre Altesse Royale se peut souvenir combien j'ai pris la liberté de l'en presser, qu'elle l'avoit résolu, et que, si elle a depuis changé d'avis, ça été constamment contre le mien [6].

« Il n'est pas question ici de s'arrêter à ces deux faits,

1. Voyez notre tome XXIX, p. 32-33. — 2. Ms. : écrit *répartion*.

3. Ms. : avant *représentée*, Saint-Simon a biffé *assemblée*.

4. La liste civile, qui existait en Angleterre, sous le nom de *civil list*, depuis la Révolution de 1688, ne fut mise en usage en France que par les décrets des 26 mai-1er juin 1791. Il est curieux de trouver ce terme sous la plume de Saint-Simon.

5. Voyez les *Projets de gouvernement du duc de Bourgogne*, publiés, par Paul Mesnard, p. 5 et suivantes ; mais il n'y est pas parlé de liste civile.

6. Nos tomes XXVII, p. 63 et suivantes, et 172-173, et XXIX, p. 3.

qu'il suffit de représenter à votre mémoire en deux mots. Le premier ne pouvoit être d'usage que sous un roi majeur et selon le cœur de Dieu, né pour être le père de ses peuples, le restaurateur de l'ordre, et un modérateur incorruptible par un discernement exquis de la justice et de ses intérêts véritables. L'explication de ce projet ne vous apprendroit rien de nouveau, m'écarteroit de mon sujet, renouvelleroit inutilement ma douleur amère de la perte d'un tel prince, et de l'inutilité de ce[1] que j'avois conçu et digéré avec plus de joie encore que de travail, pour l'honneur et l'avantage solide de la France. L'autre a été si fort agité avec Votre Altesse Royale avant et après la mort du Roi, et cette époque est si récente, qu'elle ne peut être échappée de votre mémoire[2].

« Ce qui fait présentement naître la pensée d'une tenue d'États généraux est, par ce que Votre Altesse Royale m'a fait l'honneur de m'en dire, subsidiairement l'état d'engagement et de difficulté où en est l'affaire des princes, mais effectivement le terme d'embarras où se trouvent les finances, et, puisque c'est de ce dernier point qu'il s'agit réellement ici, c'est celui qu'il faut traiter le plus solidement qu'il me sera possible par rapport au remède des États généraux, en y faisant entrer après en son temps celui des princes.

Trait sur le duc de Noailles.

« Beaucoup de raisons m'empêcheront d'entrer en aucun détail sur l'administration des finances. J'évite toujours avec soin de traiter des choses passées, où il n'y a plus de remède à proposer. Je me suis rendu une si exacte justice sur mon incapacité spéciale en ce genre que Votre Altesse Royale sait que je n'ai pu être vaincu ni par son choix, ni par ses bontés, pour m'en charger[3]. J'ai pris la

1. Min. : ici Saint-Simon a biffé *projet*.

2. Min. : il avait d'abord mis *qu'elle ne peut que d'estre encore aussi présente qu'alors*; la nouvelle rédaction a été mise en interligne.

3. Tome XXVII, p. 32-33.

liberté de lui en proposer un autre, comptant sur son esprit, sur son application, sur son désintéressement et naturel et fondé sur les biens et les établissements infins[1] dont il est environné. Si de profonds détours, si des desseins artificieusement[2] amenés à leur période, en ont été pour moi un fruit amer aussi surprenant qu'imprévu et subit, ce m'est un nouveau motif de silence, quelque impartial que je me sente quand il est question du bien de l'État, ou même de traiter d'affaires. J'ose même en attester Votre Altesse Royale, qui a eu souvent occasion d'en être témoin, soit en particulier, soit dans le Conseil. Je n'ai que des grâces infinies à lui rendre de ce que ses bontés ont seules excité tout cet effet d'ambition, et de ce qu'elles sont demeurées invulnérables à toutes les étranges machines conjurées et rassemblées contre moi durant ma plus juste et ma plus profonde confiance.

Introduction à l'égard des finances.

« Quel que soit l'état des finances, que, jusqu'à ce mois-ci, Votre Altesse Royale m'avoit toujours assuré devoir sûrement prendre une bonne consistance, je suis persuadé qu'il y a du remède, si on veut le chercher avec docilité, et se départir de même de ce que[3] l'expérience montre avoir été mal commencé. Encore une fois, je le répète, je ne prétends point blâmer une administration dont je me suis senti incapable, que je ne puis ni ne voudrois examiner, et dans laquelle je me persuade qu'[on] a fait du mieux qu'on a pu. Mais, sans tomber sur une gestion inconnue, et raisonnant seulement sur l'effet de cette gestion dans une matière que le feu Roi a laissée dans un état infiniment difficile et violent, je dis que la bonté des peuples de ce royaume, et l'habitude du gouvernement monarchique, ne doit faire chercher le remède qu'entre les mains de Votre Altesse Royale, et dans les conseils des personnes intelligentes en cette matière

1. Min. : *infinis* est en interligne au-dessus de *sans exemple*, biffé.
2. Min. : *artificieusement* remplace *tortueusement*.
3. Ms. : après *que*, il y a un *ce* inutile.

qu'elle en voudra consulter par elle-même ou par ceux qui, sous elle, conduisent les finances.

« La difficulté consiste en la continuation de deux impôts extraordinaires, que l'autorité du feu Roi et l'extrémité de ses affaires firent établir l'un après l'autre, sous le nom de capitation et de dixième[1], avec les paroles les plus authentiques de les supprimer à la paix, et sans lesquels, nonobstant la paix et toute la diminution de dépense qui résulte de la mort de nos premiers princes et de l'âge du Roi, le courant ne peut se soutenir ; et en ce que ces mêmes impôts sont insupportables par leur nature et par leur poids à la plupart des contribuables, réduits à l'impossibilité de payer.

État de la question.

« Plusieurs questions se présentent à l'esprit tout à la fois sur le genre du remède des États généraux, mais qui se réduisent à deux principales, desquelles naîtront les subdivisions : 1° si on doit espérer le remède par les États généraux ; 2° si les États généraux ne produiront pas de plus fâcheux embarras que ne sont ceux pour l'issue desquels on réfléchit si on les assemblera.

Grande différence d'assembler, d'abord et avant d'avoir touché à rien, les États généraux, ou après tout entamé et tant d'opérations.

« Plût à Dieu, Monseigneur, que vous n'eussiez point été détourné de la sainte et sage résolution que vous aviez si mûrement prise de les indiquer à la mort du Roi, c'est-à-dire dans la séance de la[2] déclaration de votre régence, pour en signer les lettres de convocation le jour même, et les assembler deux mois après. Deux autres mois de prolongation pour donner plus de loisir aux choix et aux délibérations des assemblées particulières pour la députation à la générale, et autres deux mois pour la tenue des États généraux, n'auroient fait que six mois, huit au plus, pendant quoi la finance eût roulé bien ou mal de l'impulsion précédente, mais sans rien du vôtre. De dire, comme on le fit avec trop de succès, qu'il falloit vivre en

1. On a vu l'établissement de la capitation en 1691 (tome II, p. 223) et celui du dixième denier en 1710 (tome XX, p. 159-181).

2. Ms. : avant *la*, il y a *vostre* biffé.

attendant, est-ce en vérité que, si le feu Roi fût encore demeuré huit mois au monde, qu'on n'eût pas vécu ces huit mois? Les États généraux auroient trouvé tout en entier à votre égard, et n'auroient eu ni excuse, ni desir d'excuse de chercher et de proposer des remèdes à l'épuisement, charmés d'une marque si prompte de l'honneur de votre confiance, et par cela même prêts à tout sacrifier pour vous. Pardonnez ce mot à mes regrets; il ne se trouvera pas inutile pour la suite.

Trait sur le duc de Noailles.

« A présent tout est entamé sur la finance : monnoies, taxes, liquidations, suppressions, retranchements, billets de l'État, conversions et décris de papiers, ordres de comptables. Il en est résulté une diminution de dépense par l'extinction d'un grand nombre de capitaux en tout ou en partie, et de beaucoup d'arrérages accumulés, et en outre il en doit être rentré de gros fonds extraordinaires dans les coffres du Roi. Tout cela néanmoins est insuffisant, et il n'est pas malaisé d'en conclure qu'il en faut venir à frapper de plus grands coups, dont la bonté de Votre Altesse Royale ne peut que difficilement se résoudre à donner des ordres, et que ceux qui par leur emploi les lui peuvent suggérer et les doivent exécuter, craignent de prendre l'événement sur eux.

« Ceux-là[1] sentent maintenant la faute qu'ils ont faite de vous avoir détourné de la convocation des États généraux à la mort du Roi[2]. Ils avoient compté sur des arrangements et des ressources qui leur ont manqué, après avoir assuré Votre Altesse Royale que la finance se rétabliroit aisément en suite de certaines opérations nécessaires, et l'en avoir persuadée par leur propre confiance. Mais la principale de ces opérations est celle qui cause le plus de désordre dans les finances. Ce n'est point par l'avoir prévu, et m'y être constamment opposé autant que

1. Min. : après *ceux-là*, il a biffé *p^r m'exprimer doucem^t en pluriel.*
2. Min. : après *Roy*, il a biffé *mais ils se garderont bien de vous l'avouer.*

le respect pour vous me l'a permis, que je fais ici mention de la chambre de justice, mais parce que les suites en sont telles qu'il n'est pas possible de n'en pas dire un mot. Je me garderai bien de retoucher aucune des raisons que j'eus l'honneur de vous représenter contre cet établissement, dès le premier moment que vous me fîtes celui de m'en parler, et que j'ai pris la liberté de vous répéter souvent[1]. Mais, en même temps qu'il étoit juste et nécessaire de punir les excès des gens d'affaires d'une manière qui remplît les coffres du Roi au soulagement du peuple, ce qui est arrivé de l'interruption du commerce étoit infiniment à craindre de la voie qui a été prise, et d'un manque de confiance dont le remède est impossible tant que les suites en seront subsistantes, et que les États généraux ne paroissent pas propres à fournir.

Chambre de justice mauvais moyen.

« En effet, bien que le tribunal de la chambre de justice ait terminé ses séances[2], l'examen de ce qu'elle a laissé imparfait se continue chez M. le duc de la Force. Il a eu peine à s'en charger sans un nombre de personnes suffisantes pour expédier promptement les matières et pour s'entr'éclaircir les uns les autres. Votre Altesse Royale avoit elle-même jugé sa demande si raisonnable qu'elle avoit destiné un bureau à ce travail. Mais d'autres raisons ont fait borner ce bureau à un seul homme avec M. le duc de la Force, qui tous deux y suffiront à peine en un an[3]. Par cette lenteur un grand nombre de fortunes demeurent suspendues ; et tant qu'elles ne seront point

Timidité, artifice et malice du duc de Noailles sur le duc de la Force très nuisible aux affaires.

1. Tomes XXVII, p. 121-122, et XXIX, p. 367-368.

2. Ci-dessus, p. 84.

3. Le duc de la Force avait été chargé en effet de liquider les affaires laissées en suspens par la chambre de justice ; un peu plus tard, on le chargea aussi de reviser les taxes décrétées par la chambre ; mais on lui adjoignit pour ce travail les conseillers d'État Fagon, d'Ormesson, le Peletier des Forts, Baudry et Dodun (*les Correspondants de Balleroy*, p. 149). On le voit le 31 juillet 1717 rapporter au conseil de régence diverses affaires venant de la chambre de justice (ms. Franç. 23673).

assurées de leur état, et par un cercle inévitable, beaucoup d'autres avec elles, il n'y a pas de circulation à espérer. M. le duc de la Force court risque de partager la haine des taxes avec les premiers auteurs par ce genre de travail tête à tête ; mais la confiance en demeure nécessairement arrêtée, et avec elle, tout le mouvement de l'argent, et le salut de l'État pour ce qui concerne les finances.

Banque du sieur Law.

« La seule chose qui les soulage, en remédiant aux désordres du change, et en facilitant les payements, est l'établissement de la banque du sieur Law, à laquelle j'avoue que j'ai été très contraire[1], et dont je vois le succès avec une joie aussi sincère que si j'en avois été d'avis, encore que je n'y aie voulu prendre aucun intérêt. Mais, puisque ce soulagement ne promet pas assez pour se passer d'autres remèdes, voyons enfin, après tout cet exposé, ce qui se peut attendre d'une tenue d'États généraux.

Ire partie. Raisons générales de l'inutilité des États.

« Cette[2] assemblée, infiniment respectable, et qui représente tout le corps de la nation, forme un conseil très nombreux. Chaque député y est chargé des plaintes et des griefs de son pays et de son état[3], dont il est ordinairement plus instruit que des remèdes qu'il vient y demander au Roi. Chacun y sent son mal d'autant plus vivement que c'est de l'effet de ce sentiment qu'il espère le soulagement qu'il est venu demander. Avec les maux généraux il y en a beaucoup de particuliers, qui suivent la nature des productions et du genre de commerce de

1. Voyez dans le tome XXX, p. 88-96, le récit qu'il a fait de son opposition au système de Law et de l'obligation dans laquelle il fut mis par le Régent d'entrer en relations avec le financier.

2. Dans la minute, les divisions *Première partie, Deuxième partie*, etc., sont placées au milieu de la page ; dans le manuscrit des *Mémoires*, elles sont au contraire mises en manchette, et, comme nous reproduisons le manuscrit, nous conservons cette disposition.

3. Min. : *estat* est en interligne au-dessus d'*ordre*, biffé.

chaque province, et encore la nature de chacun des trois ordres qui composent les États généraux, et l'homme est fait de manière qu'il est bien plus touché de son mal particulier que de celui qu'il souffre en commun avec tous les autres, conséquemment porté à se reposer sur qui il appartiendra du remède à ces maux généraux, et à n'agir vivement que sur ce qui en particulier le regarde. C'est ce qu'il est à craindre de voir arriver dans une assemblée tirée de tous les divers pays du royaume et des trois ordres de chaque pays, que chacun n'y pense qu'à sa propre chose, sans se mettre beaucoup en peine de la générale, ni de celle de son voisin, sinon par rapport à la sienne, et que cet intérêt particulier ne remplisse l'assemblée d'une foule de propositions de remèdes différents, contradictoires les uns aux autres, sans qu'il en résulte rien qui ait une application certaine au mal général pour la guérison duquel elle aura été convoquée. En ce cas, quelle confusion ! et quel fruit des États généraux ?

« Mais parmi ceux qui y seront députés, peut-on espérer qu'il s'y en trouve de bien versés dans la science des finances, qui en aient fait une étude suivie et principale, qui s'y soient perfectionnés par l'expérience ? Tous ceux de ce genre sont sûrement connus, et il n'est pas besoin d'une telle assemblée pour les avoir sous sa main et pour les consulter. Il est, au contraire, à présumer que, faisant un nombre, pour ainsi dire, imperceptible parmi la foule des députés, et parlant une langue étrangère à la plupart, ils leur deviendront aisément suspects, qu'ils en seront peut-être[1] méprisés, et que leurs avis y deviendront au moins inutiles. Or ce succès ne vaut pas une tenue d'États généraux.

« Que si l'on objecte que c'est être hardi que de penser qu'une telle assemblée ne soit pas capable des bonnes raisons, et de goûter les bons remèdes que quelques

1. Min. : *peut estre* est en interligne à la place d'*au moins*, biffé.

députés y pourront proposer, et de n'espérer pas de cette foule un bon nombre de bonnes têtes remplies d'expédients, de la discussion desquels il se puisse tirer d'excellents remèdes, il est aisé de répondre que tel est le malheur, non la faute de la nation, gouvernée depuis tant d'années sans avoir presque le temps ni la liberté de penser, que chacun à ses affaires domestiques ; et encore, avec les entraves qui ne sont pas cessées depuis un assez long temps pour qu'on ait pu les oublier, il est difficile d'espérer qu'il se soit formé dans ce long genre de gouvernement un assez grand nombre de gens pour l'administration des affaires publiques, à travers les périls attachés à cette sorte d'application[1], d'où il ne se peut qu'il n'étincelle toujours quelque chose, et dans le dégoût de l'inutilité qui s'y trouvoit jointe. Je dis donc, et à Dieu ne plaise que je pense autrement de ma nation, et d'une nation qui s'est toujours si fort distinguée parmi toutes les autres en tout genre, je dis donc qu'elle abonde en esprit et en talents, mais que, cet esprit et ces talents ayant été si longuement enfouis à l'égard de ce dont il s'agit maintenant, ce seroit comme une création subite, si on voyoit le talent et l'art de l'administration, et en chose si difficile, paroître en un nombre suffisant de députés pour former avec succès des délibérations heureuses, et qui pussent remédier aux maux généraux pour lesquels on les auroit assemblés ; que c'est un malheur qu'on ne peut jamais assez déplorer, et qui ne peut être assez fréquemment et assez fortement inculqué au Roi, que d'avoir rendu inutiles tant d'excellents esprits, qui font maintenant un si grand besoin, par les avoir continuellement gouvernés sans aucune liberté d'application, et d'avoir commis cette faute dans une nation unique peut-être dans le monde, en théorie et en pratique, par sa fidélité, son obéissance, son attachement, son amour pour sa patrie et

Malheur du dernier gouvernement.

1. Min. : la rédaction primitive était : *à travers les périls de s'y appliquer* ; la nouvelle leçon a été portée en interligne.

pour ses rois. Mais le mal est fait par une longue suite d'années écoulées sur le même ton. Il ne se peut réparer que par un autre espace de temps où il soit permis de s'instruire, de penser et de raisonner, et il s'agit, présentement que ce temps ne fait que commencer sous les heureux auspices de toutes les régences la plus douce et la moins contredite, de se servir de ce que la nation peut offrir, et non de ce qu'on a ci-devant comme éteint en elle. Or ce qui y sera toujours subsistant est un fonds d'esprit, de pénétration, d'activité, d'application, qui, ayant la liberté de germer dans les suites, produira les fruits excellents que la conduite passée a rendus si rares, au grand dommage de l'État, du Roi, de Votre Altesse Royale, et, en attendant, cette fidélité, cette obéissance, cet attachement, cet amour du Roi et de la patrie qu'on ne peut suffisamment exalter, et dont Votre Altesse Royale peut faire de sages et d'excellents usages.

Choc certain entre les fonciers et les rentiers.

« Par ces tristes raisons, mais si sensiblement vraies, il me paroît, Monseigneur, qu'il n'y a point de remède à attendre des États généraux pour les finances. Si vous appelez remèdes ces grands coups que vous ne m'avez point encore confiés, mais qu'il est impossible de ne pas entrevoir dans la situation violente qui fait penser aux États généraux, ceux peut-être dont l'emploi les éloigne le plus, il est bien à craindre que cette grande assemblée, essentiellement divisée d'intérêt, ne se divise en troubles à cette occasion. En effet, ce qui tombe le plus aisément dans la pensée dès qu'il est question des grands coups, c'est l'abolition, ou le retranchement peu différent, des rentes de la Ville et, suivant le besoin, des autres pareilles créées sur le Roi. Sans que Votre Altesse Royale sonde là-dessus les États généraux, ce qui seroit d'un danger infini pour elle, on peut se persuader que la proposition y en sera faite par tous les députés de la campagne, et vivement contredite par tous ceux des villes. Je m'exprime ainsi par rapport à l'intérêt contradictoire de ces deux espèces de personnes, et j'entends, sans distinction d'ordres, par députés de la campagne tous ceux des trois ordres qui n'ont rien ou très peu sur le Roi, et de même par ceux des villes ceux dont la principale fortune roule sur ces sortes de rentes. De ce genre sont tous les magistrats de la haute et basse robe, et tout ce qu'on peut nommer suppôts de justice, comme avocats, procureurs, huissiers, payeurs de gages des Compagnies, et avec eux tous les bourgeois et gens dont le patrimoine n'est point en terres. De tous ceux-là, qui sont en grand nombre, et qui par leur profession sont les plus en état de bien parler et de se faire entendre, la ruine est attachée à cette suppression. Les députés de la campagne, avec raison, y croiront trouver leur salut, parce que cette immense diminution de dépense donnant lieu à une grande diminution de charges extraordinaires, les soulagera beaucoup sans rien entamer de leur fonds de bien, qui au contraire profitera d'autant plus qu'ils se trouveront plus en état de faire valoir leurs terres. A ce grand intérêt se joindra la jalousie de ceux-ci contre les autres, qui a déjà sourdement paru en bien des rencontres. Ils regardent comme le malheur et la ruine de l'État ces établissements de biens factices qui, par la facilité de leur perception, donnent occasion à un si grand nombre de personnes d'y placer leur bien pour en vivre à l'ombre et dans le repos, aux dépens des sueurs des gens de la campagne, dont presque tout le travail retourne au Roi par l'excès des impôts dont il a besoin pour suffire aux rentes dont il s'est chargé, et qui par ce moyen met en sa main tout le bien de son royaume : ceux des terriens par ce qui vient d'être dit, ceux des rentiers en ouvrant ou fermant la main comme il lui plaît.

Premier ordre divisé nécessairement entre les rentiers et les fonciers, quoique bien

« D'un intérêt aussi pressant et aussi contradictoire que peut-on se promettre qu'une division, dont le moindre mouvement sera de ne plus trouver assez de tranquillité dans l'assemblée générale pour en espérer les remèdes aux maux pour la cure desquels elle aura été convoquée ?

plus favorable aux derniers.

division d'autant plus grande que les ordres mêmes se trouveront[1] dans un intérêt opposé. Le premier sera le moins désuni des trois sur ce point: excepté un petit nombre d'ecclésiastiques[2] riches de patrimoine, et dont le patrimoine consistera pour la plus grande partie en rentes, tous les autres ou nés pauvres ou cadets de famille, ne vivent que de leurs bénéfices, c'est-à-dire des terres qui en font la consistance, et seront pour la suppression ou le retranchement des rentes.

Second ordre tout entier contraire aux rentiers. Éloge et triste état du second ordre.

« Le second se portera avec rapidité au même avis. C'est de tous les trois le plus opprimé, celui qui a le moins de ressources, le seul néanmoins qui existât dans les temps reculés, celui qui a été constamment la ressource de l'État, le salut de la patrie, la gloire des rois, qui a mis sur le trône la branche régnante, et dont le zèle, l'amour de la vertu, de la patrie, de ses légitimes souverains, n'a point cessé, depuis la fondation de la monarchie jusqu'à maintenant, d'être en exemple illustre à toutes les nations, et de soutenir la sienne par les flots de son sang. J'avoue, Monseigneur, que j'ai besoin de me faire violence pour me retenir sur la situation cruelle où le dernier gouvernement a réduit l'ordre duquel je tire mon être et mon honneur. Votre Altesse Royale a souvent été témoin de l'amour et du respect que je lui porte, et des élans qui m'ont trop souvent échappé aux traitements qui lui ont été faits. Réduit pour vivre à des alliances affligeantes, et à manger bientôt après pour s'avancer ce que ces alliances avoient produit, peu de cet ordre auront intérêt à soutenir les rentes; beaucoup moins le voudront faire, liés par vertu à l'intérêt général; moins encore l'oseront par rapport à tant d'autres qui, n'ayant point de cette sorte de bien, tomberoient rudement sur ce petit nombre. Les terres et l'épée, voilà tout le bien de

1. Ms.: *trouvent* corrigé en *trouveront*.

2. Min.: *d'ecclésiastiques* en interligne; au-dessus de *de bénéficiers*, biffé.

la noblesse. Les rentes sont très opposées au bien foncier ; elles ne le sont pas moins à celui qui se peut acquérir par la récompense des armes. Plus le Roi a de rentes à payer, moins il a de pensions et de grâces pécuniaires à répandre sur la noblesse, qui sert, qui ruine ses terres en servant, et y contracte nécessairement des dettes qui transportent ses terres[1] aux paisibles rentiers, et ces rentiers, qui ne font aucune dépense de cour ni de guerre[2], profitent doublement du sang de la noblesse, et par la conservation de leur patrimoine, et par la ruine de ceux qui suivent les armes. On doit donc compter que tout notre ordre sera contraire aux rentes, avec ce feu françois qui est si utile à la guerre, mais qu'il n'est pas à propos d'allumer au milieu de la paix et de la régence.

Troisième ordre tout entier pour les rentes.

« Le troisième ordre sera d'un avis entièrement et tout aussi vivement différent, si la bonne manière de juger de ce que feront les hommes, et en choses de ce genre, se doit prendre par l'intérêt. Or l'intérêt de cet ordre est double à maintenir les rentes : premièrement elles font presque tout leur bien, en total du plus grand nombre, en la plus grande partie de beaucoup, en quelque partie au moins de tous. D'ailleurs, tout cet ordre est appliqué à des emplois, et tourné à un genre de vie qui ne lui permet guère de changer de goût et de méthode sur la nature de son bien. Ceux qui suivent l'administration de la justice et l'étude des lois n'ont pas le loisir de se détourner[3] à la régie de leurs biens fonciers. La perception de leurs rentes ne les tire ni des tribunaux ni de leur cabinet. Le[4] commerce des charges entre eux en puise

1. Ms. : il y a *leurs terres*, et aussi dans la minute.

2. Min. : les mots *et ces rentiers qui ne font aucune dépense de cour ni de guerre* ont été ajoutés en interligne, au-dessus d'un *qui*, biffé.

3. Ms. : Saint-Simon avait d'abord écrit *tourner* ; il l'a biffé pour mettre *détourner*.

4. Min. : cette petite phrase a été ajoutée en interligne.

toute sa facilité. L'augmentation de leur bien se fait de même d'une manière aisée, et la commodité de le partager dans leur famille s'y trouve toute pareille. Je ne parle point d'un petit nombre de cet ordre, qui, porté aux armes par une élévation de courage, et soutenu de beaucoup d'application et de mérite, sont arrivés à faire honneur à la noblesse, et quelques-uns même à la commander avec réputation et gloire pour eux et pour l'État, ni d'un plus grand nombre de paresseux et de libertins qui se sont comme fondus ou dans les troupes ou dans l'oisiveté. Les premiers, inscrits dans l'ordre de la noblesse par leur vertu, ne se sépareront point de l'intérêt de ceux dont ils tirent tout leur lustre ; mais ce nombre est si petit qu'il n'est pas à compter ; beaucoup moins ces libertins, la plupart ignorés jusque dans leurs familles. Les négociants se trouvent par leur état aussi attachés aux rentes ; et pour ce qui est des bourgeois proprement dits, gens vivants de leur bien, presque tout est en rentes, et[1] de ceux-là il n'y en a presque aucun qui songe à élever sa famille par quelque charge. Voilà pour la première raison.

« La seconde n'est pas moins forte, parce que c'est celle de l'ambition. Nul moyen à cet ordre de se mêler avec le second que l'abondance de l'un et le malaise de l'autre ; et comme de ce mélange résulte un honneur et un avantage dont le troisième ordre est très jaloux, il est à présumer qu'il ne s'en laissera pas aisément fermer la porte, beaucoup moins celle que le dernier gouvernement lui a si largement ouverte[2], cette domination que le riche a toujours sur le pauvre, de quelque extraction qu'ils soient, et qu'il appuie par des emplois d'autorité où on n'arrive que par les charges vénales, dont les prix sont

1. Min. : la rédaction primitive était : *et de ces sortes de bourgeois il n'y en a pas beaucoup. Voilà pour la première raison* ; elle a été remplacée en interligne par la nouvelle leçon.

2. Min. : ces trois mots sont en interligne au-dessus d'*acquise*, biffé.

excessifs par rapport à leur revenu. Ces voies de s'égaler à la noblesse ne s'abandonneront pas aisément, d'autant plus qu'elles se terminent à quelque chose de plus fort, par le besoin continuel où la noblesse se trouve, depuis la plus illustre jusqu'à la moindre, des biens et de la protection, car il en faut dire le mot[1], des particuliers riches et en charge du troisième ordre, dont il est presque tout entier composé. Ce n'est pas que je pense que tout le troisième ordre soit riche; mais je dis que, à la réserve d'un très petit nombre, tous sont considérables à la noblesse ou par les biens ou par les emplois. En effet, pour un créancier du second ordre, on en trouveroit mille du troisième, et au contraire un débiteur du troisième pour mille du second. A l'égard des charges, outre que le nombre de celles de judicature, de plume et de finances, est infini, c'est qu'il n'en est aucune qui n'ait une[2] autorité et un pouvoir direct ou indirect, qui ne souffre aucune comparaison avec quelque[3] charge militaire que ce soit dont la proportion puisse être faite.

Choc entre les deux premiers ordres et le troisième sur les rentes, certain et dangereux.

« Par ce court détail il paroît que presque tout le premier et le second ordre sera très animé contre les rentes, et le troisième, au contraire, très ardent et très attentif à les soutenir. De ce débat, qui est fondé sur la destruction de la fortune des uns et des autres, on ne peut attendre qu'aigreurs, cabales, animosités. Les *mezzo-termine* auront en ce genre, plus qu'en aucun autre, le sort d'amuser le tapis[4], de nourrir les intrigues, d'aiguiser les haines, et de demeurer inutiles. Aucun foncier ne voudra renoncer à une si belle occasion de se

1. Min. : ces sept mots sont en interligne.
2. Ms. : *une* en interligne, au-dessus d'*un pouvoir*, biffé.
3. Ms. : *quelque* surcharge *aucune*.
4. « On dit figurément *amuser le tapis* pour dire, entretenir la compagnie de choses vaines et vagues, soit à dessein ou autrement » (*Académie*, 1718).

délivrer de ce qui l'opprime. Aucun rentier ne donnera son fonds, ni partie de son fonds[1], au bien public ni à l'avantage de la paix et de la tranquillité. Dans ce contraste, que fera Votre Altesse Royale entre le clergé et la noblesse d'une part, et les parlements et autres cours[2], les négociants, tout le tiers état[3] de l'autre? Ce mal sera en sus de tous les autres. N'est-il pas plus sage de le prévoir et de l'avoir de moins, puisque, au lieu d'un remède que vous voulez demander, et que vous voulez espérer des États généraux, non-seulement vous n'en aurez point, mais vous vous procurerez cette division de plus, qui peut devenir très embarrassante?

« Mais après avoir examiné la chose par les ordres, recherchons-la par les provinces. Cela n'apprendra pas beaucoup de choses nouvelles, puisque les députations des provinces ne sauroient être que des trois ordres; mais cette manière achèvera d'approfondir.

Pareil choc entre les provinces sur les rentes, auxquelles le plus grand nombre sera contraire.

« Je pense qu'on n'y trouvera que peu de différence. Les provinces d'États[4] seront partagées. Les unes voudront se continuer la douceur de l'administration, les autres celle de la perception facile de ces rentes créées sur les États; d'autres, qui n'en sentent que le poids, et qui ont jalousie de l'autorité que cette gestion donne à ceux qui l'ont en quelque degré que ce soit, desireront s'en affran-

1. Saint-Simon, qui écrit toujours *fonds*, même quand il faudrait *fond*, a mis ici deux fois *fond*.

2. Min. : *et autres cours* en interligne.

3. Min. : *tout le tiers estat* est en interligne, au-dessus de *les au tres bourgeois*, biffé.

4. Les provinces d'États, ou pays d'États, étaient celles qui jouissaient du privilège d'avoir une assemblée provinciale, qui votait elle-même l'impôt que la province payait à la couronne et qui en faisait la répartition. Ces provinces étaient à la fin du règne de Louis XIV le Languedoc, la Bretagne, la Bourgogne, la Provence, la Flandre, le Béarn et la Bigorre, le comté de Foix, la Bresse, le Bugey et le pays de Gex, puis les petits pays de Guyenne appelés Marsan, Nébouzan, Armagnac, Soulac et terre de Labourd.

chir. Quelques gens voisins de Paris seront aussi pour les rentes; mais toutes les provinces qui n'ont point d'États y seront très contraires, et, comme elles sont en plus grand nombre, le parti des fonciers contre les rentiers en sera d'autant plus fort. Ainsi, de quelque manière que cette affaire puisse être considérée, on ne peut la regarder que comme la pomme de discorde qui rendra la tenue des États généraux longue, difficile, infructueuse pour l'objet qu'on s'en propose, et périlleuse pour la division, qui seule en résultera. En voilà suffisamment pour la première partie, quant aux finances. Voyons si on s'en peut raisonnablement promettre un meilleur succès par rapport à l'affaire des princes.

Ce qu'il paroît de M. le duc d'Orléans sur l'affaire des princes; ses motifs de la renvoyer aux États généraux.

« Avant de mettre une affaire sur le tapis[1], il faudroit être bien d'accord avec soi-même pour savoir précisément quelle issue on lui desire d'une manière diffinitive. Par tout ce qui s'est passé, car je n'en puis juger que par là, et Votre Altesse Royale me pardonnera bien si je le lui dis avec franchise, il me paroît que l'événement lui en importe peu, pourvu qu'il ne roule pas sur elle. Par politique vous voulez une balance ; par nature une indécision entre si proches, et c'est ce qui incruste[2] cette balance à vos yeux ; par sentiment Mme la duchesse d'Orléans d'une part, de l'autre Monsieur votre fils et sa postérité, vous tiennent en suspens; d'où il résulte que de votre choix les choses en demeureroient où elles en sont, sans l'importunité d'une poursuite qui vous paroît ardente et qui se renouvelle trop souvent à votre gré. Je me garderai bien d'entrer dans aucun détail du fond de la question pendante, ni de la manière dont elle a été jusqu'à présent traitée par Votre Altesse Royale ni par les parties : moi-même j'en suis une, et c'est pour moi une surabondance

1. Locution déjà rencontrée dans le tome XIX, p. 271, et qu'on va retrouver plus loin à plusieurs reprises.

2. Au sens figuré de confirmer, d'appuyer sur l'utilité de quelque chose, que ne donne aucun lexique; voyez ci-dessus, p. 252.

de raisons pour m'en taire ; mais il s'agit de savoir ce que vous prétendez en renvoyant la cause aux États généraux, et si ce moyen est bon pour arriver à la fin que vous vous proposez.

« Vous n'en pouvez avoir que deux : 1° d'éviter un jugement, pour conserver cette balance entre les princes ; 2° de vous décharger de la haine de ce qui sera décidé. Mais, si vous vous trompez dans l'une et dans l'autre de ces vues, certainement vous ne devez pas déférer cette affaire aux États généraux.

Certitude du jugement par les États généraux et de l'abus des vues de S. A. R. à cet égard.

« Portez-la-leur pour en attendre le jugement ou l'avis, la chose est égale. Si c'est en apparence[1] pour en avoir le jugement, ne comptez ni sur votre adresse ni sur votre autorité pour l'empêcher. Un tel jugement, proposé à une pareille assemblée, ne lui échappera jamais. C'est un monument trop important aux États généraux pour que rien l'emporte auprès d'eux sur cette sorte de conquête, après une interruption si longue et si irritante, et dans un temps si affranchi. La multitude ne craint point la haine que redoutent les particuliers, et plus cette grande affaire a été présentée à différents juges, moins toutes[2] sortes de jugements ont paru compétents, et plus, encore une fois, il sera du goût des États généraux de la décider d'une manière nette et précise. Si vous vous contentez d'une consultation simple, peut-être ne s'en satisferont-ils pas ; mais à tout le moins ils répondront à votre consultation d'une manière claire et publique. Ainsi, Monseigneur, au lieu d'échapper par cette voie, vous verrez très certainement un jugement rendu, ou un avis si décisif et si public qu'il ne vous restera plus de refuites[3] pour éviter de le tourner en jugement et de le prononcer vous-même. Vous n'éviterez donc point un jugement aux

1. Ms. : *Apparence* corrige *esperance*, et dans la minute *en apparence* a été ajouté en interligne.
2. Ms. : *Touttes* est répété deux fois.
3. Mot noté dans le tome X, p. 214.

États généraux[1], et cette première vue vous la devez réputer fausse.

« A l'égard de vous décharger de la haine du jugement, espérez-le aussi peu que d'éviter le jugement même par le moyen des États généraux. Je ne m'engagerai pas à détailler des personnes respectables ; mais bien dirai-je à Votre Altesse Royale que vous avez affaire à des yeux très perçants, qui voient très bien que rien du dehors ni du dedans ne vous engage à convoquer une pareille assemblée ; conséquemment que, dès que vous la convoquerez pour les juger, ou dès que le jugement s'ensuivra, comme je crois l'avoir démontré, qui ne s'en prendront qu'à votre volonté, laquelle, laissée à elle-même par la situation des choses, se sera librement déterminée de son plein gré à ce parti, conséquemment à vous de ce qui en résultera à l'égard de la question qui y sera décidée. Eh ! que Votre Altesse Royale perde en ceci toute confiance aux adresses, aux négociations, aux interpositions. Tout se mesurera par la décision, et dans cette décision tout n'est qu'accessoire, hors un point unique qui est celui de la question. De la manière dont cette question sera déterminée, tout dépendra donc pour vous, c'est-à-dire la haine certaine des uns, le gré médiocre des autres, qui à travers tout pénétreront, se porteront, ne considéreront que vous comme convocateur[2] et moteur de l'assemblée : convocateur certain et d'autant plus assuré que vous l'aurez fait en toute liberté ; moteur, personne n'en sauroit répondre que le dépit de ceux qui auront perdu leur procès ; mais à l'égard de qui l'aura gagné, peu de gré à vous, un médiocre à l'assemblée, beaucoup à la nature de leur cause ou à celle de leurs établissements, non peut-être sans quelque indignation de tant de circuits et de peines à se voir enfin au bout des leurs. Au contraire, la haine et le dépit de qui l'aura perdu, n'osant

1. C'est-à-dire en vous adressant aux États généraux.

2. Le mot *convocateur* n'est admis par aucun lexique. Avec le présent exemple, le *Littré* en cite cependant un autre de Mirabeau.

et ne pouvant mordre sur une telle assemblée avec laquelle il seroit trop imprudent de rompre toute mesure, tombera à plomb sur vous d'une manière d'autant plus envenimée que la solennité du jugement en aura infiniment augmenté la douleur et la confusion. Ainsi, Monseigneur, comptez d'en recueillir une haine d'autant plus dangereuse que cette voie de finir la question est plus solennelle et[1] publique, conséquemment plus pénétrante; que cette haine sera trop forte pour ne tomber sur personne, que l'assemblée n'en est pas susceptible, que, par les raisons touchées et par mille autres, vous êtes le seul à qui elle puisse s'appliquer.

États généraux parfaitement inutiles pour le point des finances et pour celui de l'affaire des princes.

« La double vue qui vous fait penser à porter l'affaire des princes aux États généraux, ne pouvant que vous faire plus lourdement tomber dans ce que vous voulez éviter et que vous attendiez de cette voie, la conclusion n'est pas difficile que les réflexions de Votre Altesse Royale doivent la porter à l'abandonner sur ce point. Or, celui des finances n'en tirant aucun secours, et Votre Altesse Royale ne pensant à une tenue d'États généraux que pour les finances essentiellement, et subsidiairement pour l'affaire des princes, il me paroît qu'elle ne peut être conseillée de les assembler. Mais ce n'est pas assez de vous les avoir démontrés parfaitement inutiles pour les desseins que vous vous en étiez proposés; il faut encore faire faire à Votre Altesse Royale l'attention nécessaire sur les inconvénients qu'ils pourroient produire à présent.

IIe partie. Inconvénients des États généraux.

« On ne peut les prévoir tous, et il est aisé qu'il en arrive de plus grands que ceux dont on va parler, tant de la combinaison et de l'entrelacement de ceux-là mêmes que des événements fortuits et de la nature des choses.

Rangs et compétences.

« Le premier qui se présente à l'esprit est l'embarras qui naîtra des compétences[2] et des rangs qui seront res-

1. Ms. : les deux mots *solemnelle et* ont été ajoutés après coup sur la marge, à la fin de la ligne.
2. Au sens de compétition, comme on l'a vu plusieurs fois.

pectivement prétendus. On voit maintenant que ceux dont le droit est le plus certain, et [que] l'usage le plus constant et le plus suivi devroit[1] avoir mis hors de toute contestation, deviennent chaque jour l'objet des plus vives disputes ; combien plus dans une assemblée aussi générale, aussi longuement interrompue, dont toutes les relations qui nous restent de celles qui ont été tenues sont laconiques sur cette matière, parce qu'autrefois rien n'étoit mieux établi et observé que les rangs dans ces grandes solennités, et que personne n'osoit ni ne pensoit à outrepasser le sien. Le temps présent semble tout permettre en ce genre, et le pis aller d'une mauvaise cause est un *mezzo termine*, par lequel elle gagne au moins, pour peu que ce soit, ce qu'elle n'avoit pas. Ainsi on doit s'attendre que les députés personnellement entre eux, que les députations au nom de leurs bailliages et de leurs gouvernements, que les ordres mêmes, quelque décidé que soit celui des trois chambres entre elles, tous formeront des contestations qui dureront longtemps, et qui tous y seront si opiniâtres que Votre Altesse Royale en aura pour plusieurs mois avant de pouvoir travailler à aucune autre affaire ; que celle-là deviendra très importante par les haines, la division, l'esprit de contention[2], et que ce qui en résultera portera nécessairement sur toute la tenue des États généraux. J'abrége cet article, qui pourroit être prouvé et étendu à l'infini, mais qu'il suffit de présenter tout nu pour en faire apercevoir, du premier coup d'œil, toute l'importance à Votre Altesse Royale, et lui donner à méditer sur ses dangereuses conséquences.

Autorité et prétentions.

« II. Personne n'a une idée bien juste des États généraux. Le petit nombre de ceux qui se sont appliqués à l'examen de la nature de ces assemblées et de leur autorité, soit par une étude essentielle, soit par une étude

1. Ms. : il y a *devroient*, par mégarde.

2. « *Contention*, débat, dispute ; en ce sens, il vieillit » (*Académie*, 1718) ; nous le retrouverons plus loin, p. 323.

historique par rapport à elles, ne peut être regardé que comme un point en comparaison de ceux qui en sont membres, dont la multitude n'écoutera que l'intérêt général de son autorité [1], et par conséquent portera ses prétentions jusqu'où elles pourront aller. Après ce qui a été touché dans l'article précédent [2] à l'occasion des rangs, il n'est pas aisé de se flatter, pour peu qu'on veuille raisonner sans prévention, que les États généraux s'en tiennent aux simples remontrances, aux demandes, à ne délibérer que sur les matières qui leur seront proposées par Votre Altesse Royale [3]. Le nom d'États généraux est d'autant plus grand qu'il n'a paru qu'en éloignement depuis un grand nombre d'années, qu'il est accru dans l'esprit du public par l'idée mal approfondie que ces assemblées ne se sont tenues que dans les cas les plus importants, qu'elles ont toujours été redoutées par les rois, d'où on infère que rien de grand ne se peut sans elles et que par elles, et que leur autorité borne, balance, ajoute à celle des rois. Le bruit qui se répandit, lors des traités depuis conclus à Utrecht, qu'il s'en alloit tenir, ce qui se dit et s'écrit journellement à l'occasion de l'affaire des princes, grossit infiniment ces idées, qui flatteront trop ceux qui les composeront pour devoir s'attendre de leur part à une grande modestie dans un temps de minorité, sous un prince dont on connoît maintenant avec étendue et par des exemples la bonté, la facilité, le desir de plaire, sa peine de choquer le nombre, et qui, étant le premier sous un roi de huit ans, ne laisse pas de voir en Espagne une branche qui est son aînée et qui se multiplie tous les ans. Les réflexions que cet article présente sont immenses en

1. Min. : Saint-Simon avait écrit *n'écoutera que l'intérest* ; il a ajouté en interligne *g' de son autorité*, et en copiant sur le manuscrit des Mémoires il a omis le mot *g'* (général).

2. Ms. : avant *precedent*, il y a *des rangs*, biffé.

3. Min. : ici il a biffé : *co' des gens qui n'ont que la consultation qu'on leur fait.*

nombre et en poids; c'est à vous, Monseigneur, à les faire, et toutes, et à les pousser dans toute leur étendue. Vous n'êtes que le tuteur et l'administrateur de l'autorité royale; vous aurez un jour à en rendre un compte exact au jeune prince à qui vous la conservez comme dépositaire; vous devez la lui remettre toute entière; les rois en sont infiniment jaloux. Vous savez trop pour ignorer quelle est la différence que mettra entre vous-même et vous-même[1] le jour de la majorité: c'est ce jour qui doit faire sans cesse l'objet de vos méditations; elles sont trop hautes pour qu'il m'appartienne autre chose que de vous les représenter.

Difficulté de conduite et de réputation pour M. le duc d'Orléans.

« III. Mais, outre ce compte exact de l'autorité souveraine dont vous serez comptable au Roi en ce grand jour, vous l'êtes à vous-même au dedans, au dehors, aux siècles futurs. Votre réputation dépendra toute entière de la conduite que vous aurez tenue aux États généraux, et encore plus de leur issue. Sur ce grand théâtre vous paroîtrez tout entier, et sans qu'aucune partie de vous-même puisse être cachée à tant d'yeux perçants, dont vous ferez l'objet et l'étude principale. Là, chacun apprendra à vous craindre ou à ne vous rendre que de vains respects de rang, à vous aimer, à aimer votre administration, ou à se lasser d'elle et de vous, et ce dégoût est un malheur que celui des temps a souvent attiré aux meilleurs princes, à ceux qui étoient le plus expressément nés pour faire l'amour et les délices des hommes, et qui avoient le mieux commencé. C'est donc en vain que de ce côté-là Votre Altesse Royale s'appuieroit sur la pureté de ses intentions, de ses desseins, de son travail, sur son desir et son soin de plaire, ajouterai-je sur son esprit et sur son industrie. Dans une situation aussi forcée qu'est celle du royaume depuis tant d'années, on ne peut plaire qu'à mesure qu'on soulage. Les promesses,

1. C'est-à-dire, entre votre situation comme régent, et celle que vous aurez après la majorité du Roi.

les excuses, les espérances, jusqu'à l'évidence de l'impossibilité, tout est également usé. On en est réduit à ce point de ne vouloir plus se satisfaire que de réalités présentes et effectives, parce qu'on est réduit à toute espèce d'impuissance, qui, par son genre de nécessité, passe par-dessus toute espèce de considération. Les trois états sont presque également sous le pressoir[1], je dis presque, car il est vrai que le second y est bien plus durement et en bien plus de manières que les deux autres, [qui] ne crieront pas moins les hauts cris, et leurs cris ne seront pas moins perçants. La noblesse, accoutumée de tout temps à postposer[2] tout à l'honneur, à tirer tout le sien de son sang, et conséquemment à le verser avec prodigalité pour l'État et pour ses rois, en est moins attachée aux biens, ainsi qu'il n'y paroît que trop. Les deux autres ordres, dont la vertu et les dignités ne s'acquièrent point par les armes, sont plus attentifs : le premier à un bien dont il n'est que dépositaire et qui appartient aux autels ; le troisième[3] à un patrimoine qui fait toute sa fortune, toute son élévation[4], tout son établissement. Persuadez-vous donc, Monseigneur, que vous ne plairez aux États qu'autant que vous leur donnerez un soulagement actuel, présent, effectif, solide et proportionné à leurs besoins et à leur attente[5]. C'est cette juste attente[6] qui a amorti généralement partout la douleur de la perte du Roi. Vous l'avez promis solennellement et à diverses reprises, depuis que vous tenez les rênes du gouvernement, ce soulagement si nécessaire et si desiré. Jusqu'ici, c'est-à-dire depuis vingt

1. Les lexiques du temps ne donnaient pas cette locution au figuré, au sens d'être opprimé.

2. Verbe déjà rencontré dans le tome XV, p. 21.

3. Ms. : écrit *troiême*.

4. Min. : ces trois mots sont ajoutés en interligne.

5. Min. : *ses besoins et son attente,* et le manuscrit des *Mémoires* reproduit cette inadvertance.

6. Min. : les trois mots *cette juste attente* sont en interligne au-dessus de *ce,* biffé.

mois, nul effet ne s'en est suivi, et, il ne faut pas vous le taire, tout a été levé avec plus d'exactitude et de dureté que sous le dernier gouvernement[1], jusque là que chacun s'en plaint, et avec une comparaison amère[2]. Les provinces en retentissent. Le temps des États deviendra-t-il enfin celui du soulagement? Vous qui voyez avec tant de pénétration, espérez-vous le pouvoir donner tel qu'il plaise ? et si la situation des finances ne le permet pas, croyez-vous pouvoir empêcher les États de le prendre aux dépens de ce qui en pourra arriver? et combien la lutte, s'il en naissoit une entre Votre Altesse Royale et eux, seroit-elle pénible et douloureuse, et quelles en pourroient être les suites dedans et dehors !

Danger et dégoût des promesses sans succès effectif.

« IV. Ce seroit vous abuser d'une manière aussi dangereuse que facile d'espérer contenter en donnant peu et promettant davantage. Je le répète, et Votre Altesse Royale ne peut trop se persuader cette vérité, les promesses sont usées, et les vôtres comme toutes[3] les précédentes. Vous en avez fait de publiques, par des lettres rendues telles par votre ordre aux intendants à l'entrée de votre régence[4], et vous n'avez pu les exécuter. Le haussement des monnoies, que je crois avoir été très nécessaire[5], mais dont on devoit avoir prévu la nécessité de plus loin, a, au même temps, suivi de trois semaines une déclaration solennelle

1. Min. : il avait d'abord écrit *que sous le feu Roi*; puis il a mis en interligne *qu'auparavant* ; enfin, en recopiant, il a adopté la leçon *que sous le dr gouvernemt*.

2. Min. : ces cinq mots remplacent en interligne *amèremt*, biffé.

3. Ms. : *Touttes* a aussi été remis après coup en interligne.

4. Saint-Simon veut parler de la lettre circulaire adressée aux intendants par le Régent le 4 octobre 1715 et qui fut imprimée sous le titre *Lettre de S. A. R. Mgr le duc d'Orléans, régent du royaume, à Messieurs les intendants commissaires départis dans les provinces, publiée par ses ordres dans chaque paroisse* (Bibliothèque nationale, Lb[38], n° 67, in-4).

5. En 1715 : tome XXIX, p. 320-321 ; Saint-Simon s'y était alors opposé.

qui assuroit le public[1] qu'elles ne seroient point augmentées. Je passe sous silence d'autres occasions qui, pour n'avoir pas regardé l'administration générale, n'en ont pas été moins publiques. Concluez de toutes que rien ne sera agréable ni admis que des soulagements présents, effectifs, certains, durables par leur nature et leur forme, et que toutes ces différentes qualités, qui n'y seront pas moins requises que les soulagements mêmes, ajouteront des embarras infinis à la nature de la chose, déjà de soi si difficile. De croire, après l'issue des États, sortir comme on pourroit des engagements pris avec eux, c'est-à-dire n'en tenir que le possible, ce seroit se précipiter dans les plus dangereuses confusions, donner lieu aux tumultes, aux refus appuyés du nom des États, à les voir rassembler d'eux-mêmes d'une manière dont l'autorité royale ne pourroit souffrir sans y trop laisser du sien, ni peut-être l'empêcher sans de grands désordres, rompre à jamais toute confiance avec les trois ordres et avec chacun de ce qui les compose, et signaler un manquement de foi qui seroit en exemple à toute l'Europe, à profit certain contre vous et contre la France à tous vos ennemis et à tous les siens, en un mot vous diviser de l'État[2] et de la nation, qui seroit le comble des plus irrémédiables malheurs, dont on ne peut trop méditer et craindre les suites funestes, qui dureroient non seulement autant que votre régence mais que votre vie, par la juste indignation du Roi et de la nation même[3]. Ce seroit encore ici un vaste champ à s'étendre, mais la matière en est trop triste et trop palpable pour s'y arrêter plus longtemps.

Fermeté nécessaire.

« V. Considérez donc bien attentivement, Monseigneur, de ne rien promettre aux États, soit pour la chose, soit

1. Min. : *qui assuroit le public* ajouté en interligne.

2. Ms. : Saint-Simon avait d'abord écrit : *en un mot diviser l'État*; il a mis *vous* et *de* en interligne.

3. La minute autographe porte *du Roy majeur et de la nation mesme*, et les cinq derniers mots ont été ajoutés en interligne.

pour la manière, que ce que vous serez en état et en volonté de tenir avec une fidélité exacte et précise, et considérez avec la même application si vous serez en état et en volonté de leur accorder et tenir ainsi toutes les demandes, même justes, qu'ils vous pourront faire pour leur soulagement. Pour faire cette méditation avec fruit, portez d'abord votre vue sur vous-même, et ensuite sur eux. Sur vous-même, examinez bien si votre bonté naturelle, votre desir d'accorder et de plaire, la facilité qui en résulte, et le sérieux qu'imprime toute la nation assemblée, laissera assez de fermeté en vous pour ne vous point détourner, à leurs demandes, du discernement mûr que vous aurez fait de ce que vous pourrez et de ce que vous ne pourrez pas, et pour vous soutenir dans les pas glissants qui se présenteront souvent. Ne craignez-vous point que, pressé dans ces moments critiques par le poids du nombre, par l'évidence de la justice, par l'adresse, la louange, l'espérance semée dans un beau et solide discours, par la majesté du spectacle, vous ne puissiez résister à tant de forces, et que votre imagination, trouvant alors[1] possible ce que vous aviez bien connu ne l'être pas auparavant, vous ne veniez à accorder ce que vous aviez résolu de refuser; que, si vous ne l'accordez pas tout à la fois, vous ne vous serviez de termes dont la douceur sera tournée après d'une manière équivoque, qui produira des discussions fâcheuses auxquelles vous succomberez par les mêmes voies qui les auront produites; enfin que vous ne fassiez souvent par impulsion subite ce que vous auriez bien résolu de ne faire pas? Alors par où se relever de ces sortes de chutes,

1. Encore un symptôme de la fatigue de notre autour : sur son manuscrit, il avait d'abord écrit : *et que vs imaginatiant alors* ; il a corrigé *vs* en *ve*, *imaginatiant* en *imagination*, et ajouté *trouvant* au-dessus de la ligne. Il y a fréquemment des exemples de cet affaiblissement : quelques lignes plus loin, il écrira *multidude* pour *multitude*, ailleurs *compé* pour *compté*, *feudadaires* pour *feudataires*, *convaicus* pour *convaincus*, etc.

dont le principe est excellent, mais dont les suites peuvent devenir grandes? Et permettez-moi d'aller plus loin : je ne vous rappellerai point les choses, je ne ferai que vous les indiquer. Comparez les États avec l'assemblée du clergé qui étoit lors de la mort du Roi[1], et avec une autre assemblée continuelle[2], qui ne peut avoir de proportion avec celle des États généraux. Souvenez-vous-en vous-même, et de ce qui s'est passé à leur égard, et voyez si vous devez espérer de vous-même que l'assemblée de la nation vous imposera moins que n'ont fait[3] ces deux particulières, toutes deux séparément l'une de l'autre.

Demandes des États.

« Sur les États, examinez-en bien la multitude des membres, et que tout y passe, non au poids des voix, mais à leur pluralité. Or, sans manquer à l'amour, au respect, ni à l'estime que j'ai pour ma nation, je crois qu'il seroit bien téméraire d'avancer que, après une interruption si longue de ces sortes d'assemblées, que[4], à la suite de tant d'années où il étoit si inutile, si difficile, si dangereux même d'être et de paroître instruit, le plus grand nombre sera le plus mesuré en demandes, et bien capable des raisons qui se pourront représenter là-dessus. Non, Monseigneur, le besoin extrême, le desir pareil, la justice du soulagement, le manque absolu de confiance règleront le fond et la forme pour les demandes, et c'est vouloir s'abuser que s'attendre à mieux. Votre Altesse Royale trouvera une foule de gens qui, dans le desir de se distinguer, lui promettront merveilles de leur crédit dans l'assemblée.

1. Commencée en août, elle durait encore en octobre, et le Régent dut lui faire savoir qu'il attendait le vote du don gratuit et qu'il ne voulait pas que l'asssemblée se prolongeât au delà de la fin du mois; les députés se séparèrent enfin le 2 novembre (*Dangeau*, tome XVI, p. 224, 225 et 226).

2. Saint-Simon a écrit ici en regard sur la marge en abrégé (*le P^t*) c'est-à-dire, le Parlement.

3. Ms. : les mots *n'ont fait* ont été ajoutés en interligne.

4. Il faudrait plutôt ici un *et* que ce *que* répété.

Souvent elle les en payera d'avance, qui n'est pas un léger inconvénient en soi, et pour l'exemple et les suites, et ces merveilles s'en iront en fumée, ou parce que ces entremetteurs n'y auront pas le crédit dont ils auront fait parade, ou parce que, contents du fruit personnel qu'ils en auront tiré de vous avant l'effet de leurs promesses, ils ne se voudront pas commettre à l'exécution, ou parce qu'eux-mêmes ne chercheront qu'à embarrasser les affaires pour avoir le brillant des entremises, un éclat de confiance et de crédit, et un moyen de se faire valoir aux États et à vous, comme il n'est pas que Votre Altesse Royale n'ait éprouvé de ces sortes de conduites en d'autres choses. L'issue de ces embarras n'est pas aisée à trouver, et il n'est pas facile de prévoir jusqu'à quel point ils peuvent conduire. C'est néanmoins ce qui mérite la plus sérieuse méditation.

Propositions des États.

« VI. Mais, outre le point capital du soulagement des peuples, qui mettra tout le royaume du côté des États, sans peser ce qui est ou ce qui n'est pas possible, qui peut s'assurer du nombre et de la nature des propositions qui seront mises par eux sur le tapis ? Plus la situation présente est violente, plus les remèdes sont difficiles, plus l'excuse en porte sur le gouvernement passé, plus les États se sentiront pressés de chercher des moyens solides d'en empêcher les retours, et par ce desir si naturel, si juste même s'il étoit de leur ressort, plus ils essayeront de s'en donner l'autorité. Or, qui peut imaginer, d'une manière à peu près précise, quels seront les moyens qui pourront être proposés? Tout ce qu'on en peut prévoir est qu'il n'y en a aucun de possible qui ne porte à plomb sur l'autorité royale, et qui ne soit mis en avant pour lui servir de frein. C'est au prince qui exerce cette autorité d'une manière précaire et comptable, et qui est né moins éloigné de la couronne que son bisaïeul qui y est parvenu[1],

1. Henri IV.

à discuter avec soi-même s'il lui convient de s'embarquer sur une mer si orageuse et si pleine d'écueils de toutes les sortes et à se jeter dans la nécessité d'irriter les États en refusant toutes les propositions de cette nature qui lui seront faites, ou à suer longtemps parmi les angoisses des négociations pour en diminuer le nombre et en rendre la forme plus tolérable, avec la majorité et le compte à rendre de l'autorité royale en perspective, ou, à ce qu'à Dieu ne plaise! la couronne même, que les États se croiront en droit et en force de faire tomber à ses aînés[1] ou à lui, suivant la satisfaction qu'ils en auroient eue en leur assemblée et en ce qui en auroit suivi la tenue. Quelque heureuses que fussent ces négociations, que Votre Altesse Royale se persuade que les propositions les plus tolérables écorneront beaucoup le pouvoir des rois, et que, si par les[2] événements elles cessent d'avoir tout leur effet dans la suite, votre réputation ne laissera pas d'y demeurer toute entière, sans que le gré, partagé dans la multitude, vous soit d'aucune consolation contre le mauvais gré que le Roi aura lieu de vous en savoir, ou, à ce qu'[à] Dieu ne plaise qui arrive! contre le joug d'autant plus pesant et plus embarrassant que vous vous le serez laissé imposer à vous-même. Mais il y a une autre considération à faire, et qui ne peut être assez pesée : c'est qu'en cette sorte d'affaires il n'y auroit pour les États que la première de difficile. Une première proposition, comme que ce soit admise, seroit bientôt suivie d'une seconde, par le refus de laquelle il ne faudroit pas perdre l'amour et la confiance acquise par la première concession ; de là une troisième ; et votre politique et naturelle bonté, et l'ardeur et la fécondité des États s'accroissant mutuellement, les bornes deviendroient bien difficiles.

« Et que Votre Altesse Royale se garde bien de tirer les conseils, et ce qui s'y passe, en exemple pour les États. Nulle proportion ni comparaison

1. Allusion à la branche d'Espagne.

2. Ms. : avant ce *les* Saint-Simon a biffé *l'evenemt*.

de l'assemblée des États généraux à pas une autre.

Nulle proportion, nul raisonnement, nulle conséquence à tirer des premiers pour les seconds. Les conseils, vous les avez établis. Quoique très nombreux, ce n'est qu'un point par rapport à la multitude des députés aux États généraux, qui ne vous auront point une obligation personnelle de leur députation, au moins pour le grand nombre, quoi que vous puissiez faire lors de leurs élections, comme l'ont tous ceux qui de votre seul choix tiennent des places honorables et permanentes, mais seulement honorables autant que vos bontés et votre confiance, en quelque degré que ce soit, y est jointe, et permanente autant qu'il vous plaît; tous gens nés ou venus à la cour, et dont les emplois militaires ou civils ont ployé les manières à un respect et à une crainte de déplaire, qui pourra être aussi dans les États, mais différemment tournée, et qui y aura pour contre-poids l'appui mutuel, le zèle du patrimoine et de la liberté, le motif de se signaler pour son pays et de se faire un nom, celui du bien public, prétexte dans les uns, objet réel dans le plus grand nombre, mais objet d'autant plus dangereux qu'il est à craindre qu'il ne soit pas bien pris dans l'idée même sincère de ce plus grand nombre, et qu'il ne soit bien difficile de vaincre sa défiance sur ce point par des raisons qui le touchent. Alors les plus capables, ceux qui raisonneroient le plus juste, et qui tempéreroient le mieux par leurs sages réflexions l'esprit zélateur[1] de l'assemblée, craindront de se commettre avec elle, et sans réussir, d'y laisser trop du leur. Leurs maux passés et présents sont un aiguillon puissant, qui, se joignant à celui de la liberté maintenant si à la mode, et encore à celui de l'autorité que chacun s'arroge[2], qui n'y devient pas moins, et qui

1. Aucun lexique ne donnait d'emploi de ce mot comme adjectif; le *Littré* n'en cite que le présent exemple.

2. Cet esprit de liberté et de critique de l'autorité commençait en effet à se manifester dans toutes les classes : « La moindre servante, écrivait Madame, se croit très propre à diriger l'État » (*Correspon-*

dans une pareille assemblée sera dans toute sa force, et n'y sera contredit d'aucun ou de bien peu de ses membres; la considération puissante, qu'ils auront toujours devant les yeux, que, l'occasion passée, tout affranchissement est sans retour; toutes ces choses feront parler haut les États, dont aucune ne se trouve dans les conseils, qui se laissent aisément et doucement conduire à ceux qui leur président, et plus encore à Votre Altesse Royale, dans les yeux de laquelle sont souvent leurs avis, par une habitude de dépendance, augmentée par le respect pour sa personne, et par la conviction de la justesse de ses sentiments et de la pureté de ses intentions. Là personne n'a de nom à se faire, de liberté ni d'autorité à acquérir, de foule où se dérober, ni, pour ainsi dire, la nation en croupe pour asile. Il ne s'y agit que de voir les affaires qui y sont portées, point du tout de s'en former, ni de proposer des plans, des réformations, des prétentions. Tous, et chacun de ceux qui les composent, ne peuvent tirer de considération que de la portion de l'autorité royale que l'emploi qu'ils tiennent de vous leur donne à exercer, et Messieurs de la Régence, devant qui les affaires discutées ailleurs se rapportent, et qui en ont la voix diffinitive, n'exercent eux-mêmes aucune portion de l'autorité royale, mais opinent seulement de quelle manière ils croient qu'elle doit être employée[1] sur chaque affaire, sans en avoir l'exécution. Rien n'est donc en tout genre si dissemblable que les conseils et les États, et ce seroit se perdre que de raisonner et de conclure des uns par les autres.

dance, recueil Brunet, tome II, p. 142 ; voyez aussi, p. 256), et ailleurs : «Mme de Maintenon disait parfois : Depuis quelques années il règne un esprit de vertige qui se répand partout, et en cela elle avait bien raison » (*ibidem*, p. 326). Montesquieu, dont les *Lettres persanes* furent écrites sous la Régence, note dans sa lettre XXXIX que « à Paris règnent la liberté et l'égalité ».

1. Ms. : avant *employée*, il y a un premier *employée*, biffé, qui surchargeait *exercée*.

Deux moyens de réfréner les États, mais pernicieux l'un et l'autre.

« VII. Deux moyens sautent aux yeux pour couper la racine à ces propositions fâcheuses : le premier, d'empêcher les États d'en mettre aucune sur le tapis, et de les réduire à la seule délibération de ce qui leur sera donné à discuter par Votre Altesse Royale ; l'autre, de refuser si fermement la première proposition qu'ils oseront vous porter, que cette conduite les empêche de s'y commettre une seconde fois. Rien en effet de si aisé à penser, mais rien aussi de plus difficile dans l'exécution, et de plus pernicieux dans la pratique. Assembler les États généraux après une interruption si longue, dans une minorité, au commencement d'une régence, non d'une mère, mais d'un prince cadet de la branche d'Espagne[1], au milieu d'une profonde paix, pour les consulter sur l'état fâcheux des finances, après y avoir inutilement essayé vingt mois et plus toute espèce de remède, et ne leur permettre pas de rien proposer d'eux-mêmes, c'est une contradiction dont l'évidence frappe, et frapperoit encore plus les États, contre qui elle porteroit toute entière, et avec une indécence qui les blesseroit vivement et justement. Nous ne sommes point en Angleterre, et Dieu garde un tuteur et un conservateur de l'autorité royale en titre aussi éclairé que l'est Votre Altesse Royale, de donner occasion aux usages de ce royaume voisin, dont nos rois se sont affranchis depuis bien des siècles, et dont le nôtre vous redemanderoit un grand compte ! Nulle nécessité des États pour obtenir des secours des peuples de France ; le Roi y pourvoit lui seul par ses édits et déclarations enregistrées. Il ne pourra donc s'y en agir aux États, mais bien et principalement des remèdes pour les finances. Si leur difficulté a mis à bout vos lumières soutenues de tout votre pouvoir, après tant de moyens tentés, il est clair qu'on n'assemble les États que pour consulter un plus grand nombre de personnes éclairées et intéressées

1. Il veut dire que la branche du Régent était cadette de celle des Bourbons d'Espagne.

en cette matière, dont vous n'auriez pas eu besoin si vous aviez pu trouver des solutions par vous-même ; par conséquent qu'il doit être moins question de leur en proposer là-dessus que de leur exposer l'état des affaires pour en recevoir leur avis après qu'ils en auront délibéré. Or, quoi de plus contradictoire à cela que de les empêcher de rien proposer ? Quoi même de plus illusoire ? qualité dans les affaires qui a constamment été l'écueil fatal de presque toutes les tenues d'États généraux. Et quoi encore de plus injurieux que de refuser si fermement la première proposition qui vous sera faite par eux qu'ils n'osent plus se commettre à vous en faire aucune ? Ce moyen est bien plus propre à en faire naître d'étranges, et à roidir les États contre tout ce qui viendroit de Votre Altesse Royale, qu'à les lui soumettre. Ils se lasseront moins des refus que de vous refuser, et si, après un premier refus commencé, vous vous laissiez entamer, où ne pourroit-il pas vous mener ? Ce seroit alors que, irrités du refus, sans être apaisés par ce qui leur auroit été accordé, fiers de la conquête qu'ils croiroient ne devoir qu'à eux-mêmes, ils en essayeroient d'autres avec plus de chaleur, dont le refus et l'acquiescement auroient d'égaux dangers, et qui commenceroient la funeste lutte que j'ai touchée plus haut, sans qu'on en pût prévoir les suites. Concluez donc de cet article, Monseigneur, que vous ne pouvez employer sagement les deux moyens qui le forment pour empêcher les propositions des États, comme vous devez avoir conclu de l'article précédent que les États en feront, sans qu'il soit possible d'en prévoir la nature ni le nombre, mais qu'il n'y en peut avoir aucune qui ne porte coup[1] sur l'autorité royale.

« VIII. J'ai eu l'honneur de vous observer, dès l'entrée de ce mémoire, que, après tout ce qui a été tenté de différents remèdes sur la finance, Votre Altesse Royale, Refus.

1. Locution déjà notée, tome XX, p. 51.

résolue, puis détournée, à mon cuisant regret, de convoquer les États généraux au moment de la déclaration de votre régence, ne peut revenir à cette pensée que par la nécessité de frapper de grands coups, par la peine que sa bonté et son équité en ressentent, et ceux qui sous elle gèrent les finances pour éviter d'en prendre les événements sur eux. Je le répéterai ici sans répugnance : Votre Altesse Royale ne m'a point fait l'honneur de me rien faire entendre sur la nature de ces grands coups ; ainsi je n'en puis raisonner qu'en général, et trois mots suffiront à cet article. Souvenez-vous de ce que je vous ai représenté, dans la première partie de ce mémoire, sur la suppression ou la diminution des rentes sur le Roi. Considérez que la nature des choses est telle que, malgré vous, tous les remèdes que vous avez employés sont très durs, et par conséquent très peu propres à vous avoir bien disposé une assemblée aussi grande, et qui ne souffre pas moins de votre administration, pour ne rien dire de plus, que de celles qui l'ont précédée, malgré toutes les grandes et justes espérances conçues. Pesez avec tout ce que [vous] avez de pénétration s'il n'y a rien à craindre ni apparent, ce dernier terme n'est point trop fort, que la proposition que vous ferez de ces grands coups aux États n'y soit mal prise et refusée [1], ou par des instances et des supplications ardentes, fortes, réitérées, ou d'une manière encore plus fâcheuse ; et en ce cas méditez infiniment quelles en peuvent être les suites au dedans et au dehors : l'affoiblissement de l'autorité royale entre vos mains, l'accroissement de vos embarras sur les finances, des difficultés sur toutes sortes d'affaires et de matières, la manifestation authentique d'impuissance et d'épuisement, sans y faire voir à côté aucun remède. Le nombre des paroles ne feroit qu'énerver cette expression, que Votre Altesse Royale est plus capable d'approfondir que personne. Son intérêt y

1. Le manuscrit porte : *n'y soient mal pris et refusés,* comme si le sujet était *coups.*

est tout entier ; elle ne trouveroit pas les mêmes ressources qui en peuvent attendre d'autres.

Danger de formation de troubles.

« IX. La bonne opinion qu'on doit avoir de tout le monde me persuade aisément que personne ne desire des cabales, ni moins encore des troubles. Ceux néanmoins qui, après de tranquilles commencements, ont agité toutes les régences, et qui ont donné lieu à la fixation de la majorité de nos rois à quatorze ans, puis à quatorze ans commencés [1], loi dont la louange se perpétue par l'expérience constante, ces troubles, dis-je, doivent être prévus. Dans la situation présente du royaume, il seroit assez difficile d'en exciter. Rien n'y est ensemble, rien d'organisé. L'embarras seroit à qui s'adresser dans cette pernicieuse vue. Le dernier règne en a comme arraché toutes les racines, et il est bien important de ne les pas voir renaître. Mais, lorsque toute la nation seroit assemblée en États généraux, on conçoit aisément que les assemblées [2] nécessaires des divers membres dans chaque province pour faire l'instruction et la députation à l'assemblée générale, que la relation indispensable de ces députations à leurs provinces et des provinces à eux, que celle de tous les députés aux États généraux les uns avec les autres durant la tenue, forment des liaisons, découvrent les gens qui, par le crédit qu'ils y acquièrent, peuvent devenir ceux à qui s'adresser, et qui, pour conserver leur considération, peuvent succomber à des tentations qui, dans l'organisement [3] qu'on ne peut éviter qui ne résulte entre les provinces, et dans chacune d'elles, après la tenue des États généraux, peuvent devenir dangereuses au [4] royaume, tristes à Votre Altesse Royale, et fâcheuses à l'autorité royale. Ce dernier article mérite toutes vos réflexions, et a peut-être

1. Tome XXV, p. 251.
2. Min. : *assemblées* remplace en interligne *relations*, biffé.
3. Mot inventé par Saint-Simon.
4. Min. : *dangereuses au* en interligne, au-dessus de *tristes pour le*, biffé.

autant ou plus de poids qu'aucun des autres qui l'ont précédé en ordre.

Autorité royale à l'égard du jugement de l'affaire des princes.

« X. Avant de quitter la considération des États généraux pris en entier pour venir au particulier des ordres qui les composent, il faut dire quelque chose de l'affaire des princes qui en regarde le gros, et qui reviendra après avec le détail.

« Le dernier écrit abrégé, ou par réflexions, signé de Monsieur le Duc et de M. le prince de Conti[1], dit tout à cet égard à Votre Altesse Royale. Encore une fois, je n'entre point par ce mémoire dans la question ; je me souviens trop que j'y suis partie pour n'y faire pas une entière abstraction d'intérêt particulier ; mais ceci regarde la matière du mémoire : c'est à cela seul que j'ose rappeler votre attention. Les princes du sang vous disent qu'il ne faut pas une force différente, pour détruire, de celle dont il a été besoin pour édifier ; que le feu Roi a donné par des édits et des déclarations émanées de lui seul, et ensuite solennellement enregistrées, ce qui est maintenant en contestation ; que c'est au Roi à juger de la justice de ce qui est respectivement prétendu, et d'autant plus au Roi qu'il s'agit de laisser subsister ou de casser un effet de la puissance royale, dont nul autre que le Roi n'est compétent ; que, la minorité empêchant le Roi de décider par lui-même, c'est au dépositaire d'une autorité qui ne connoît en France que la maturité de l'âge, et qui n'est sujette à aucun affoiblissement, à juger pour le Roi, ou à nommer des juges qu'ils offrent de reconnoître[2] ; que ces juges nommés par Votre Altesse Royale, quels qu'ils soient, exerceront en ce point l'autorité royale, et, semblables à la vraie mère du jugement

1. Saint-Simon veut parler de l'écrit intitulé *Réflexions sur la nécessité de juger l'affaire des princes du sang, sur la forme du jugement et sur l'effet des lettres de légitimation*, signé des deux princes et présenté le 16 mai 1717 (Bibliothèque nationale, Lb[38], n° 106).

2. Min. : *reconnoistre* en interligne, remplaçant *recevoir*.

de Salomon, qui aime mieux donner son fils à l'étrangère que d'en souffrir le partage, ces enfants de la couronne insistent à être jugés par l'autorité seule de celui qui la porte.

« C'est à Votre Altesse Royale à peser les grandes suites d'un tel procès déféré par un régent à des États généraux. Est-ce que le roi mineur n'a pas le même pouvoir que le roi majeur? Mais en Angleterre, où les rois ont un pouvoir si limité en comparaison des nôtres, on a vu des échafauds dressés sur cette question[1], et des têtes coupées pour avoir contesté cette maxime d'égalité de pouvoir à tout âge, qui y a passé jusqu'en ce jour en loi, et qui, en France, n'a jamais été disputée. Cette déférence aux États ne peut donc rouler que sur leur supériorité de puissance à celle des rois en ces matières, et alors, Monseigneur, où en êtes-vous et que faites-vous ? Que si c'est seulement une consultation plus étendue que vous desirez, pensez-vous qu'un jugement de cette importance échappe aux États, comme je vous l'ai représenté à la fin de la première partie de ce mémoire, et que cette consultation à tout le moins ne passe pas pour un point de droit en ces matières, qui y met dès lors l'autorité des États au-dessus de celle du roi même. Or, si elle y est reconnue supérieure en quelque point que ce soit, où la bornerez-vous dans le reste, et quel frein lui pourrez-vous donner durant la tenue des États, à l'âge du Roi et dans la situation personnelle où vous êtes? Quelles partialités[2] ne feront point les princes mécontents dans les États ? Quelles autres la Constitution n'y excitera-t-elle pas? Mais ces matières appartiennent à la considération des États prise en particulier. C'est à Votre Altesse Royale à faire à ce X[e]

1. Min. : *contestation* remplacé en interligne par *question*.

2. Ce mot au sens d' « attachement aux intérêts d'un parti » s'employait alors volontiers au pluriel, contrairement à l'usage actuel. Saint-Simon lui donne plutôt ici le sens de « factions ». On le retrouvera plus loin, p. 320.

article toute l'attention qu'il mérite, et à moi à passer au détail de la considération des trois ordres qui composent les États généraux.

IIIe partie. Premier ordre : la constitution *Unigenitus*.

« Le premier des trois est maintenant dans une agitation si grande à l'occasion de la constitution *Unigenitus*, qu'il est bien à craindre que ce mouvement d'ébullition ne s'étende aux matières temporelles dont il sera traité dans l'assemblée des États, et que beaucoup de ceux de cet ordre ne s'y conduisent par rapport aux préjugés et aux intérêts de sentiment où ils sont sur la Bulle. On ne peut jamais s'assurer jusqu'où porte l'esprit de contention[1] lorsqu'il est poussé au point où on le voit sur cette matière, ni si ce grand nombre de prélats et d'autres ecclésiastiques, se trouvant ensemble, ne voudroient pas se tourner en manière de concile national, et commencer par cette affaire avant de traiter d'aucune autre. Vous savez, Monseigneur, à quel point M. le cardinal de Bissy le desire; vous êtes instruit[2] des sentiments de ceux que ces mouvements ont fait connoître sous le nom de Sulpiciens ; vous n'ignorez pas la division qui commence à se glisser entre le premier et le second ordre de ce premier ordre de l'État ; combien l'esprit d'indépendance s'y introduit, et vous en serez encore plus convaincu, si vous vous faites rendre compte de l'écrit qui vient de paroître sous le titre de *Réponse au mémoire* qui vous a été présenté par plusieurs cardinaux, archevêques et évêques[3]. Des prélats touchés par les deux points les plus sensibles à des gens

1. Ci-dessus, p. 292.

2. Min. : les mots *estes instruit* sont en interligne au-dessus de *connoissez parfaitem^t*, biffé.

3. Il avait paru en mars 1717 des *Mémoires présentés par plusieurs cardinaux, archevêques et évêques à S. A. R. Monseigneur le duc d'Orléans régent du royaume*, in-4 ; un peu plus tard on publia une *Réponse à un écrit qui a pour titre* « Mémoire présenté par plusieurs cardinaux, archevêques et évêques à monseigneur le Régent » (Bibliothèque nationale, Ld⁴ 923 et 924).

de leur profession, l'autorité et la doctrine ; liés depuis longtemps par la nécessité de l'affaire, et dont fort peu ont des familles qui les retiennent, d'ailleurs appuyés de Rome et de cette clameur *à l'hérésie,* si bienséante dans la bouche des évêques lorsqu'elle est fondée, et qui devient maintenant si à la mode sur la question présente, ces prélats, dis-je, seront puissamment tentés d'user de l'occasion. Il vient d'échapper à M. le cardinal de Bissy, dans la douleur du dernier arrêt rendu contre Monsieur l'archevêque de Reims[1], qu'il se falloit unir à la noblesse et à Monsieur de Nîmes[2], qu'il n'y a qu'un mot à dire et une chose à faire : *Anathème*[3] *!* et rompre de communion. Dans ces dispositions, qui peut vous assurer que les députés de cet ordre n'auront pas une double procuration dans leur poche, et qu'ils ne commencent par en tirer celle qui les autorise pour le concile national ? Je sais combien elle seroit informe, en ce que votre autorité n'y auroit pas donné lieu. Je suis également instruit de toutes les répugnances de Rome à cet égard ; mais ces répugnances n'ont point jusqu'à présent retenu tous ceux qui lui sont les plus attachés. Eh ! qui sait si ce que le Pape a refusé si opiniâtrément du temps du feu Roi, par l'autorité duquel il espéroit de tout emporter de haute lutte, il ne le desireroit pas maintenant par l'expérience qu'il a acquise depuis sur cette affaire, pourvu qu'il n'y parût pas, et qu'au fond il se pût assurer du succès du concile. Pour le manque de forme et de pouvoir, parce que vous ne l'auriez ni convoqué ni permis, il s'y trouveroit tout entier ; mais votre embarras n'en seroit pas moins grand à ce coup imprévu, entre refuser un si grand nombre, et

1. Ci-dessus, p. 169.
2. L'évêque de Nîmes, Rousseau de la Parisière, était un des plus enragés contre le cardinal de Noailles et les évêques « appelants » ; il était toujours partisan des mesures extrêmes (*Dangeau,* tome XVII, p. 40).
3. C'était la formule employée pour les condamnations portées par les canons des conciles : *Anathema sit.*

en chose si sensible et si prétextée[1] de la couleur de la religion, et par ce refus, d'indisposer de la manière la plus certaine et la plus forte une telle quantité de membres et des plus principaux du premier ordre, avec lesquels vous auriez incontinent à compter, et dans cette première chaleur aux États généraux, ou accorder par une brèche si hors de tout exemple à l'autorité royale un concile ainsi frauduleusement convoqué et assemblé tout à coup, si justement suspect, pour ne pas dire odieux, à tout l'autre parti, d'une si médiocre canonicité[2], et qui, outre la longueur et cependant la suspension des États tous assemblés, pourroit avoir de si grandes suites, dans lesquelles toute cette multitude de membres des deux autres ordres prendroit sûrement plus de part que vous ne voudriez. Il est inutile d'allonger la dissertation sur les inconvénients et très aisément les troubles qu'on en verroit naître. Il suffit d'en avoir montré la possibilité à Votre Altesse Royale, pour que toutes les suites lui en deviennent présentes.

« Mais, sans pousser les choses si loin, sans concile peut-on espérer que le premier ordre, ainsi assemblé, n'en profite pas tout d'abord pour cette matière de la Constitution qui se trouve maintenant de plus en plus[3] échauffée? Chacun y voudra faire un personnage et y être compté dans l'un et dans l'autre parti, les évêques en plus grand nombre pour Rome, les autres députés presque tous contre, aigris de part et d'autre sur le point qui commence à paroître sur la scène, et que les prélats traitent de sentiments pres-

1. Au sens de « caché sous une apparence spécieuse », qui est maintenant peu usité, mais qui, au dix-septième, était donné par les lexiques comme le premier des sens de ce verbe.

2. Ce mot, qui signifie la qualité de ce qui est conforme aux canons de l'Église ou aux règles du droit canonique, ne figure pas dans le *Dictionnaire de l'Académie* de 1718. Le *Littré* en cite un exemple de Bossuet.

3. Il a écrit par mégarde dans son manuscrit : *de plus en plus en plus*.

bytériens. Quelle division dans un corps qui doit l'arrêter dans les autres par son exemple et par ses instructions, et quelle part tout le reste des États n'y prendra-t-il point, puisque déjà, sans être assemblés, il y a si peu de gens neutres ! Combien de médiateurs, dont la sincérité et l'amour de la paix, de l'Église, de la patrie, ne sera point [à] l'épreuve de l'amour-propre, et qui, peut-être sans le vouloir expressément, fomenteront plus qu'ils n'apaiseront ! Et si, à l'exemple du cardinal du Perron[1] aux États de la minorité de Louis XIII, dont Votre Altesse Royale ne peut trop lire la relation, quelque grand prélat s'avise de faire une harangue à la romaine[2], quelles en peuvent être les conséquences si on la laisse passer, ou si on prend[3] le parti d'en réprimer les maximes et les abus ! Rome, en ce temps-là, ne partageoit pas tous les esprits par une bulle adorée des uns, abhorrée des autres, suspecte au moins à nos libertés parmi toutes les personnes neutres sur le fonds des propositions dogmatiques, mais qui sont instruites de nos maximes et de quelle importance en est la conservation ; et cependant ce discours du cardinal du Perron scandalisa, troubla l'assemblée, et, jusqu'à la fin du dernier règne, ceux de son sentiment pour Rome ont su en tirer de grands avantages. Si quelque chose d'approchant arrivoit aux États, comme il est difficile que la nature de l'affaire ne le produise, quel embarras pour Votre Altesse Royale entre les deux partis dont l'un relèveroit vivement l'autre ! Et si les parlements, singulièrement destinés à veiller au maintien des libertés de l'Église gallicane, se portoient à quelque démarche à ces occa-

1. Jacques Davy : tome IX, p. 321.

2. C'est-à-dire, pour soutenir les prétentions de la cour de Rome. Aux États généraux de 1614, le cardinal du Perron avait combattu par une violente harangue le formulaire présenté par le tiers-état, qui disait qu'aucune puissance ni temporelle ni spirituelle n'avait le droit de disposer du royaume et de dispenser les sujets de leur serment de fidélité.

3. Ms. : le verbe *prend* est écrit en surcharge sur *on*, et ce mot a été remis en interligne par Saint-Simon.

sions, et que les États vinssent à prétendre que c'est attenter à la dignité et à la liberté de leur assemblée, quelle division dans le troisième ordre, et quelles nouvelles difficultés pour vous !

Jurisdiction ecclésiastique.

« Si, après ces considérations, on se renferme uniquement dans la matière qui forme celles des délibérations des États, n'est-il pas à craindre qu'il n'y résulte de la division entre un grand nombre de députés du premier et du troisième ordre, de l'aigreur que les procédures de plusieurs prélats et les arrêts de plusieurs parlements ont fait naître, et que des personnes qui se croient avoir été réprimées mal à propos ne soient disposées à soulever[1] dans les délibérations d'autres matières contre les avis de celles des jugements desquelles elles sont encore mécontentes. C'est le moins qui puisse arriver, et une foiblesse de l'humanité qui ne se rencontre que trop partout, et qui néanmoins pourroit apporter une grande longueur et de grands mouvements aux affaires. Il y auroit bien d'autres considérations à représenter sur le[2] premier ordre aux réflexions de Votre Altesse Royale. Celle de la jurisdiction ecclésiastique, trop bornée à son gré par les parlements, pourroit former ici un article long et important. On peut aisément prévoir que le premier ordre en fera un de demande là-dessus, qu'il pressera d'autant plus vivement que l'affaire de la Constitution a donné lieu à renouveler ses desirs d'une autorité plus étendue. Cette même affaire a pu aussi faire sentir à Votre Altesse Royale la nécessité du contre-poids, et les parlements ne seront pas moins ardents à soutenir l'usage présent à cet égard ; s'il vient à être attaqué par des demandes du premier ordre, nouvelles épines pour vous, et nouvelles longueurs pour terminer les affaires pour lesquelles vous auriez convoqué les États généraux. Il seroit donc infini de rapporter

1. Il y a *s'elever* dans le manuscrit ; c'est une inadvertance de Saint-Simon pour *soulever*, qui est dans la minute.

2. Ms. : les mots *sur le* surchargent *à V. A. R.*

tout dans un mémoire. Il suffit d'y toucher les choses principales. C'est à l'excellent esprit de Votre Altesse Royale à suppléer au reste. Examinons maintenant le second ordre, autrefois le seul des États.

Second ordre.

« Oui, Monseigneur, le seul de l'État. Ce n'a été qu'en vertu des grands fiefs et de la qualité de grands feudataires que les prélats ont commencé à être admis avec la noblesse aux délibérations de l'État[1]. Les ecclésiastiques, dépourvus de cette libéralité de la piété[2] de notre ordre, ne s'y mêloient point. Peu à peu la qualité des fiefs, jointe à celle du sacerdoce, sépara les grands feudataires ecclésiastiques d'avec les grands feudataires laïques, et fit des premiers le premier ordre par le respect de leur caractère, qui dans la suite admirent parmi eux d'autres ecclésiastiques moins considérables pour le temporel. Ces deux ordres subsistèrent seuls jusqu'après le malheur de la bataille de Poitiers[3], que les nécessités de l'État épuisé firent recourir à ceux qui le purent secourir et qui, en cette considération, furent consultés et furent admis en troisième ordre avec les deux premiers, ce qui a continué maintenant depuis[4] Charles V[e]. Je ne puis me refuser un souvenir si précieux de notre origine, une avec la monarchie, dans l'état d'abjection, de décadence, d'oppression où notre ordre se voit réduit, tandis que les deux autres, que nous avons vus naître, conservent une dignité que celle de l'autel communique au premier, et une autorité que notre ignorance, notre foiblesse, notre désunion voilée du nom de la gloire et des armes, a laissé usurper au troisième, appuyé de la longueur du dernier règne et de l'esprit qui y a continuellement dominé. Mais, indé-

1. Min. : les cinq derniers mots ont été ajoutés en interligne. — L'opinion de Saint-Simon à cet égard est contestable ; mais nous croyons qu'il n'y a pas lieu d'entrer dans une discussion qui serait sans intérêt pour le commentaire de nos Mémoires.

2. Min. : *de la piété* en interligne. — 3. En 1356.

4. Ms. : *depuis* est en interligne au-dessus de *jusqu'à*, biffé.

pendamment d'un souvenir si cher, il n'est point étranger à la matière présente, et[1] ma déférence pour ce troisième ordre, puisqu'il en fait un des trois qui composent l'État, m'auroit fait supprimer ce que j'ai dit et ce que j'ai encore à dire là-dessus, sans la nécessité qui va en être développée.

Le second ordre voudra seul juger l'affaire des princes.

« Le troisième ordre ne paroît que sous le[2] quatorzième règne de la race capétienne, et il n'existe solidement que depuis ; il est donc clair qu'il n'a eu aucune part à aucun des trois changements des trois maisons qui ont porté l'une après l'autre la couronne de France, encore moins au choix des rois qui s'est fait plus d'une fois dans les deux premières races, ni à la fixation des aînés sur le trône, en vigueur non contredite depuis le roi Robert, fils d'Hugues Capet, en faveur d'Henri Ier. La célèbre querelle pour la couronne, et sur la loi salique, entre Philippe de Valois et le roi d'Angleterre Édouard III[3], lequel Philippe de Valois étoit le grand-père de Charles V, a donc été jugée avant que le troisième ordre eût pris naissance, et il ne s'est point depuis présenté de contestation sur la

1. Min. : tout ce qui suit, depuis cet *et* jusqu'à la fin du paragraphe a été ajouté en interligne.

2. Ms. : les mots *paroist que sous le* sont en interligne au-dessus de *paroist* surchargeant *que sous le* et biffé. A la ligne suivante, *et il n'existe* a été aussi écrit en interligne.

3. La contestation pour la succession à la couronne avait éclaté dès 1316, à la mort de Louis X, qui ne laissait qu'une fille mariée au roi de Navarre. C'est dans l'assemblée des États tenue alors que prévalut l'interprétation par les légistes de la « loi des Francs saliens », excluant les femmes du partage de la terre, qui fit attribuer la couronne au frère du roi défunt, au détriment de l'héritière. Lorsque le même cas se reproduisit à la mort de Philippe le Long en 1321, son frère Charles le Bel lui succéda sans difficulté. Mais celui-ci étant mort aussi sans enfants mâles en 1328, les États décidèrent que la loi salique excluait non seulement les femmes, mais leurs descendants mâles, et attribuèrent la couronne à Philippe de Valois, cousin du roi défunt et petit-fils de Philippe III le Hardi, malgré les prétentions d'Édouard III, roi d'Angleterre, qui était petit-fils de Philippe IV le Bel par sa mère Isabelle de France, et par conséquent plus proche du trône d'un degré.

couronne où il ait eu part. Vous en avez maintenant deux idéales, qui, si plaît à Dieu, ne se réaliseront jamais : l'une regarde Votre Altesse Royale, l'autre MM. du Maine et de Toulouse et leur postérité. Cette dernière est portée en jugement, et les légitimés demandent les États généraux. Je n'entre point en raisonnement du droit. J'ignore ce que vous vous proposez sur cette grande affaire ; mais elle sera jugée ou restera indécise avant la tenue des États. Si vous les assemblez cette cause restant pendante, il n'est pas douteux que les parties ne la portent devant les États, et que tous auront la même ardeur d'être jugés que de juger. Alors qui seront les juges ? Le troisième ordre pourra-t-il souffrir que sa compétence soit agitée si celle des deux autres ordres[1] est reconnue ; et les juges de Philippe de Valois, pour en demeurer au dernier exemple et à celui dont il reste des preuves moins obscures, voudront-ils prendre pour associés les serfs de ce temps-là ? Si les princes du sang disent nettement, dans le dernier mémoire qu'ils viennent de signer et de présenter[2], et de rendre public, qu'ils se croiroient déshonorés de souffrir les légitimés dans le même ordre de succession, conséquemment dans les mêmes rangs et honneurs qu'eux-mêmes ne tiennent que de cette faculté innée en eux de succéder à la couronne, ceux qui en ont jugé de tout temps, ceux qui, non plus que les princes du sang pour la succession à la couronne et ce qui y est attaché, n'ont point de compagnons dans ces sortes de jugements si célèbres et si honorables, et qui tiennent cette faculté de juger ces grandes questions de leur naissance, comme les princes du sang tiennent leur faculté de succéder à la couronne de leur tige et de leur descendance de mâle en mâle en légitime mariage, est-il à présumer que ces juges naturels consentent à partager leur pouvoir en ce genre, si éclatant et si unique, avec

1. Ms. : le mot *ordres* ajouté en interligne.
2. C'est le mémoire dont il a été parlé ci-dessus, p. 308, note 1.

ceux qui n'ont jamais été dans le cas de prétendre à le partager avec eux, et que ces juges originaires[1] ne s'en estimeroient pas déshonorés? Si ce débat s'émeut, quelles en seront les suites, quelle la fin qui le terminera? Vous n'y pourrez prononcer sans vous rendre irréconciliables ceux que vous condamnerez. Point de milieu entre être ou n'être pas juges, entre souffrir une égalité inconnue à nos pères et jusqu'à aujourd'hui[2] et une disparité si humiliante pour le tiers état. Et point de ressource dans l'exemple du lit de justice, car c'est un tribunal tout singulier, animé par la majesté royale, et qui sous sa présidence n'a d'existence que par la présence des pairs, quoi qu'on ait essayé depuis cette régence. Le[3] Roi y mène qui bon lui semble; ceux qu'il y mène y sont sans voix s'ils ne sont pas officiers de la couronne, ou en effet de son conseil d'État. Ainsi rien de plus distinct des États, ni qui y ait moins d'influence et de rapport.

Trait sur les mouvements de la prétendue noblesse et sur le rang de prince étranger.

« Que ce débat s'émeuve très assurément, Votre Altesse Royale n'en peut douter. Elle voit les mouvements de plusieurs de la noblesse sur des prétextes où je suis trop intéressé pour en vouloir parler. Mon tendre amour pour mon ordre, je n'en crains point le terme, mon respect pour lui, me fera regarder sa division avec larmes, et me feroit déplorer en secret, mais sans en venir jusqu'aux plaintes, s'il venoit à être séduit jusqu'au point de renoncer, en faveur du désordre et de la confusion, à la seule récompense solide qu'il puisse prétendre, et à ce qui a toujours existé dans la monarchie, et à ce qui n'est pas moins en usage de tous les temps, dans tous les autres États que le nôtre, de quelque genre de gouvernement qu'ils soient chacun en leur manière, au lieu de

1. Min. : ces trois mots sont en interligne au-dessus d'*ils*, biffé.
2. Min. : *et jusqu'à aujourd'huy* en interligne.
3. Min. : toute la phrase qui va suivre a été ajoutée en interligne après coup.

s'unir tous ensemble comme frères aux pieds du trône, comme en 1649 par un si différent exemple[1], contre les excrescences[2] qui n'ont et ne prétendent que contre notre ordre, et comme n'étant d'aucun des trois ou hors de l'ordre naturel et commun des trois qui composent et forment la nation. Mais ce mouvement même, si peu de la convenance d'un arrêt du Conseil, s'il m'est permis que ce mot m'échappe, doit faire sentir à Votre Altesse Royale que le second ordre, poussé à bout de toutes les manières avant que vous soyez arrivé à la régence, a dessein et une grande volonté de travailler à son[3] rétablissement, et que, d'accord en certaines matières, que quelques-uns d'eux ont avidement saisies, avec quelques notables du tiers état qui les leur ont artificieusement présentées, dans l'appréhension d'une union utile à l'État et à Votre Altesse Royale, mais propres aux vues particulières de ces notables, cette union ne peut durer parmi des intérêts si essentiels et si fort contradictoires, qui se développeront chaque jour dans une tenue d'États, qui causeront un choc entre le droit d'une part et l'autorité accoutumée de l'autre, qui ne peut enfanter que des angoisses[4] pour vous et des malheurs pour l'État.

« Mais je dis plus, et me renfermant dans l'affaire des princes, vous ne pouvez ignorer l'extrême desir de la noblesse d'en être juge, et je m'étendrois inutilement à

1. Ms. : ce qui précède depuis co* (*comme*) a été ajouté en interligne, et n'existait pas primitivement sur la minute, où Saint-Simon l'a porté quand il en a fait la copie dans ses Mémoires ; la comparaison de l'encre et de l'écriture est tout à fait probante.

2. Dans nos tomes X, p. 323, et XIX, p. 83, nous avons rencontré ce mot au sens propre d'excroissance de chair ; il est pris ici au figuré. D'ailleurs le *Dictionnaire de l'Académie* de 1718 ne connaît qu'*excrescence* et point *excroissance*.

3. Ms. : avant *son*, il a biffé *se relever*.

4. Ms. : il avait d'abord écrit *malheurs*, qu'il a biffé pour mettre *angoisses* à la suite.

vous convaincre d'une chose dont vous l'êtes. De là à prétendre juger seule, il n'y a plus qu'un pas, et ce pas est si naturel que tout en persuade, et singulièrement tout ce qui se passe depuis ces mouvements commencés. Que si la tenue des États trouve l'affaire jugée, comptez, Monseigneur, que les mécontents du jugement rendu, et que la noblesse, qui ne le sera pas moins qu'une telle affaire lui ait échappé, voudront également la remettre sur le tapis, et que, quand notre ordre seroit convaincu de l'équité de ce que vous auriez prononcé, et ne pût que prononcer de même, il agira de concert avec ceux qui auront été condamnés pour arriver à revoir l'affaire, dût-il encore une fois[1] y prononcer en mêmes termes qu'il auroit été fait. Nul plus grand intérêt ne se peut présenter à lui. Vous voyez à quel point plusieurs se montrent touchés de ce qu'ils devroient regarder avec d'autres yeux. Concluez du moins que ceux-là mêmes, et tous les autres avec eux, verront clair sur celui-ci qui porte avec soi toute la vérité et la solidité du plus grand et du plus sensible intérêt, et qu'ils ne se détourneront pour quoi que ce soit ni à droit ni à gauche.

Partialités et leurs suites.

« Vous connoissez, Monseigneur, les princes du sang et les légitimés, la naissance des uns, les établissements des autres, le mérite de tous. Quelles partialités[2] ne formeront-ils point parmi le second ordre, et encore parmi les deux autres ! Quels mouvements jusqu'à la décision entre eux ! Quelles suites de cette décision ! Quel ralliement des esprits remuants et mécontents avec ceux de ces célèbres plaidants qui auront perdu leur cause ! En envisagez-vous bien les conséquences et les suites durant et après les États ? Pouvez-vous espérer quelque fruit heureux de leur tenue avec des accompagnements si turbulents ? J'avoue pour moi qu'ils m'effrayent. Je les laisse à toutes les réflexions de Votre Altesse Royale, pour achever de lui

1. Ms. : les trois derniers mots sont en interligne.
2. Ci-dessus, p. 309.

présenter en raccourci quelques autres inconvénients qui peuvent arriver de notre ordre.

Situation du second ordre, d'où naîtront ses représentations.

« Plus vous avez fait de grâces, moins il vous en reste à faire ; par conséquent peu d'espérance d'en obtenir, encore moins de tout ce que l'espérance fait faire. Cette considération, qui tombera dans l'esprit de tout le monde, en est une de plus, et puissante sur notre ordre, pour lui faire sentir plus vivement en particulier ce que tous les trois ordres sentiront en général, qu'il faut user de l'occasion des États, après laquelle plus de ressource, et qui vous privera de la plupart des instruments dont vous auriez pu espérer de vous servir avec succès pour aller au-devant des demandes embarrassantes. Nul des trois ordres plus opprimé que celui de la noblesse. Tous ses priviléges sont non seulement blessés, mais anéantis, et il est exactement vrai de dire qu'elle paye la taille et tous les autres impôts autant et plus réellement que les roturiers : la taille et fort peu d'autres tributs par d'autres mains et sous d'autres noms, mais de sa bourse, tout le reste sans aucune distinction. C'est sur quoi vous devez vous attendre à des représentations aussi fortes que justes, et à des propositions pour les formes aussi embarrassantes à rejeter qu'à accorder.

« L'autorité des gens de plume et de finance ne s'est appesantie sur nul autre ordre à l'égal du nôtre. Le premier est en possession de s'imposer[1] presque pour tout lui-même, et le troisième a tant de rapport et de réciproque avec ces Messieurs d'autorité[2], que l'expérience journalière et actuelle montre quels sont leurs ménagements, et combien à plomb ces ménagements retombent sur la noblesse, parce qu'il ne faut pas que le Roi ni ses bien-tenants[3] y perdent rien. De là, et de ce que la noblesse n'a

1. De répartir les impôts sur soi-même.
2. C'est-à-dire, ceux qui ont l'autorité.
3. « *Bien-tenant,* terme de pratique, celui qui tient, qui possède les biens d'une succession » (*Académie,* 1718). Saint-Simon, qui écrit

nulle autre ressource ni métier en France que les armes, où elle se ruine encore, est arrivé le malaise des seigneurs les plus distingués, la chute des plus grandes maisons, et la pauvreté affreuse d'une infinité de noblesse. Le mépris qui en résulte achève d'accabler les uns et d'outrer les autres, et cette horrible extrémité ne peut manquer de produire des remontrances d'une justice infinie, mais qui, pour le fond et la forme, ne seront pas d'un moindre embarras.

Choc entre le second et le troisième ordre inévitable sur le soulagement du second.

« Outre ceux qui naîtront du fond général d'épuisement en matière de soulagement, c'est qu'il est impossible que le rejet des uns ne retombe en partie sur les autres, et que les formes proposées tant sur le fond du soulagement que sur sa forme, par rapport aux privilèges de la noblesse et de l'autorité qui s'exerce tyranniquement sur elle, ne la commettent avec le tiers état, qui ne voudra point payer le soulagement d'autrui, ni aussi peu perdre les moyens auxquels il se trouve arrivé peu à peu de la tenir dans sa dépendance. Des intérêts si pressants et si contradictoires ne se poursuivent pas longtemps sans aigreur, que le temps et les circonstances présentes ne semblent pas trop en état [de] réprimer suffisamment; nouvelles difficultés pour Votre Altesse Royale, et toutes plus fâcheuses les unes que les autres.

Mécontentement du militaire.

« Le militaire, nerf de l'État, élite de la noblesse, a infiniment souffert dans les dernières années du feu Roi, et non moins depuis votre régence. Vos moyens[1] à cet égard n'ont pu être d'accord avec votre inclination; mais ne comptez pas, Monseigneur, que le mécontentement en soit moindre. Les gens de guerre, remplis d'espérances proportionnées à leurs besoins, ont vu avec une extrême joie passer entre les mains de ceux de leur

biens-tenants, désigne ainsi les gérants des finances de l'État à tous les degrés.

1. Min. : *vos moyens* en interligne, au-dessus de *votre inclination*, biffé. — Ms. : avant *moyens*, Saint-Simon a biffé *projets*.

métier l'administration de tout ce qui le regarde[1] sous un régent qui en a fait sa gloire, mais ce régent guerrier, ni ses ministres pris des armées, n'ont pu répondre à ces justes desirs, et ces desirs déçus causent un chagrin que l'espérance ne soutient plus, et qu'il n'est pas même permis de vous taire. Les conséquences de ce malheur, c'est à votre prudence à les prévenir; mais dans une telle situation je douterois beaucoup si ce ne seroit pas une raison de plus, et bien forte, contre une convocation d'États généraux, qui n'en seroient pas, au moins plus dociles, ni peut-être moins hasardeux.

Troisième ordre et ce qui le compose.

« Le tiers état ne sera pas plus aisé que les deux premiers ordres. Après ce qui a été examiné sur ceux-là la matière de celui-ci est dégrossie. Il ne laisse pas de présenter des réflexions qui lui sont particulières, et qui ne méritent pas moins d'attention que les précédentes.

« Ceux dont il est composé forment une assemblée diverse[2]. La magistrature en est si constamment qu'elle ne le peut nier, et que tous les exemples y sont précis. Quoique les dignités, les offices et les charges excitent plus que jamais de la contention[3] dans les esprits, la règle est si certaine en France en leur faveur, au préjudice de toute autre considération, que, sans nul égard pour l'extraction noble, dès que ceux qui en sont se trouvent revêtus de quelque magistrature que ce soit, et députés aux États généraux, ce n'est jamais que pour le troisième ordre. Je ne parle pas du chancelier, qui y est dans son rang particulier d'officier de la couronne, ni du garde des sceaux qui, bien que commission amovible, a l'honneur d'y participer à cause de celui du dépôt dont il est chargé. Mais nul autre magistrat n'en est excepté, sur quoi il y auroit des remarques à faire dans des usages hors des États, qu'il est inutile d'expliquer ici, parce

1. Min. : les huit derniers mots ont été ajoutés en interligne.
2. Min. : il y a *une assemblée très diverse*, *très* étant en interligne.
3. Ci-dessus, p. 292.

que la vérité qu'on avance n'a pas besoin de preuves.

Troisième ordre en querelle et en division*. Confusion intérieure en laquelle le second ordre prendra parti, et commis d'ailleurs avec les deux premiers ordres.

« Il est pourtant vrai que cette identité d'ordre avec de simples bourgeois a quelquefois déplu à la première magistrature, et qu'elle a quelquefois voulu s'en séparer. Mais, l'État n'étant composé que de trois ordres, et la magistrature ne pouvant entrer dans les deux premiers, il ne lui reste que le troisième. L'autorité qu'elle s'est acquise sous le dernier règne, et ce qui en paroît depuis la Régence, ne laisse pas présumer que sa répugnance ait diminué à figurer dans le tiers état. Quelques assemblées rares et informes lui pourront donner lieu à prétendre diviser ce dernier ordre en deux distincts[1], et à en composer seuls la première partie ; premier sujet de contestation dans tout cet ordre, qui aura droit de s'y opposer, et de soutenir les règles anciennes, et qui ont été suivies dans tous les vrais États. Les deux premiers ordres le voudront-ils souffrir, et n'y va-t-il pas du leur de laisser intervertir l'ordre ancien et ordinaire? La noblesse, qui voit introduire des compétences inouïes jusqu'au milieu du dernier règne entre elle et la première magistrature, et qui les sent maintenant se tourner en des préférences encore plus nouvelles, n'aura-t-elle pas lieu de craindre enfin pour tout son ordre en corps? Si cette prétention a lieu, second sujet de dispute. Enfin, quelle sera la manière d'opiner aux États lorsque ce sera par ordres, comme cela s'y pratique souvent en certaines affaires? troisième difficulté, dont la solution ne paroît pas. Et comme ce que Votre Altesse Royale traite volontiers légèrement l'est d'ordinaire avec ardeur par les parties intéressées, je la supplie de compter pour quatrième, et non moindre embarras, ceux du cérémonial de cette espèce d'ordre

1. Saint-Simon fait allusion à une assemblée des notables tenue sous Henri II en 1558 ; la magistrature y prit séance à part, comme formant un quatrième ordre.

* Le mot *division* a été ajouté après coup, ce qui change la rédaction de la manchette, dont la fin se rapporte à *troisième ordre*.

nouveau, également contestable et sûrement contesté par tous les trois ordres des États généraux ; et pour cinquième, où poser les bornes de ce qui entreroit dans cet être nouveau? Voilà donc le tiers état divisé en lui-même, si cette question est mue, divisé encore si la Constitution donne lieu aux parlements d'agir durant la tenue des États à l'occasion des discours que les prélats attachés à Rome y pourroient faire, divisé de plus, ou commis avec le premier ordre, sur la jurisdiction ecclésiastique, divisé avec le second ordre sur les propositions qu'il pourra faire tant sur le fond que plus encore sur la forme de son juste soulagement, enfin commis avec les deux premiers ordres sur le jugement de l'affaire des princes, comme il a été expliqué plus haut sur tout cet article. Certainement, Monseigneur, en voilà beaucoup pour s'en tirer avec adresse et bonheur.

Grande et totale* différence de la tenue des États généraux à la mort du Roi d'avec leur tenue à présent.

« C'est en traitant ce qui regarde le tiers état qu'il faut particulièrement réfléchir sur ce que j'ai pris la liberté de vous représenter à l'entrée de ce mémoire[1], de la différence d'avoir assemblé les États généraux en prenant les rênes du gouvernement, ou de le faire maintenant que tout est entamé sur la finance. Je n'ai garde d'en vouloir presser le raisonnement en faveur de l'avis persévérant dont j'ai été là-dessus. Mais il est impossible de ne pas effleurer l'un pour venir plus utilement à l'autre. Je prévoyois ce qui arriveroit, et qu'on ne pourroit se tirer d'une matière si épuisée par le dernier gouvernement que par des coups également douloureux au dedans et éclatants au dehors. J'appréhendois que, sans le mériter, Votre Altesse Royale n'en recueillît toute la haine, et, tandis que vous étiez tout neuf encore, je voulois, par une exposition et une consultation toute sincère aux États généraux, leur faire frapper ces grands coups inévitables, dont la promptitude de votre confiance en eux n'eût reçu

1. Ci-dessus, p. 275-276.

* Les mots *et totale* ont été ajoutés après coup en interligne.

que des applaudissements, sans avoir rien à craindre pour la suite des exécutions, dont les résolutions ne seroient point émanées de vous, ni ensuite d'aucune gestion de votre part ; et si, par un triste événement, les remèdes proposés[1] par les États, et fidèlement employés ensuite sans les outrepasser, avoient été insuffisants, rien à craindre d'une nouvelle convocation d'États généraux, qui n'eût été qu'une suite de votre première confiance, un gage réitéré de votre amour pour la nation, et une solide confirmation du lien entre vous et elle, pour prendre ensemble des moyens plus efficaces : grand et rare exemple pour toute l'Europe, qui eût fondé votre sûreté au dehors par le concert du dedans, et qui eût comblé votre gloire jusque par les malheurs du dernier gouvernement. Mais présentement les choses n'en sont plus dans ces termes, et, quoique les bons desseins, la droiture des intentions, l'application et le travail de Votre Altesse Royale méritent toutes sortes de louanges, il n'est pourtant que trop vrai que le peuple, qui sent ses justes espérances tournées en augmentation de douleurs, n'est pas disposé à des jugements favorables, s'irrite de ce qu'il ignore, et peut-être encore de ce qu'il devroit ignorer. Ce n'est plus l'air de confiance ni la confiance même qui conduit aux États, ce sont les mêmes nécessités qui ont donné occasion à d'autres tenues dont le succès n'a pas été heureux. A bout de remèdes, vous y en voulez chercher ; eux-mêmes n'ont plus rien à vous offrir en ce genre qui puisse être à leur goût, après avoir souffert tous ceux que vous avez tentés, mais que, convaincus de la nécessité publique, eux-mêmes, d'abord consultés, vous eussent peut-être proposés plus forts et plus utiles, avec un succès plus heureux, parce que le mal qu'on se fait à soi-même est infiniment moins douloureux et moins sensible.

Tiers état peu docile et dangereux

« Ces remèdes ont tous porté sur le tiers état d'une manière directe, et, si les deux autres en ont souffert, ce

1. Ms. : *proposez* (*sic*) est en interligne, au-dessus d'*employés*, biffé.

n'a été que du rejaillissement de celui-ci. Ensuite ç'a été le militaire sur le prix de son sang et de ses travaux, dans les différentes révolutions des papiers du Roi[1] qu'il a été forcé de recevoir pour sa solde. Après des opérations si sensibles, se doit-on flatter que le tiers état le soit assez d'une consultation qu'il croira forcée par la pure nécessité pour chercher à présenter des remèdes à ses dépens, ou pour consentir sans émotion à ceux qui lui pourroient être proposés ? Tels sont ceux qui portent sur les rentes, que j'ai suffisamment traités plus haut[2], et de même nature, tout ce qui est sur le Roi. N'y a-t-il point plutôt à craindre que, comme la consultation emporte un raisonnement nécessaire, il ne mette sur le tapis des questions embarrassantes, et que, l'humeur s'y joignant, on ne se contente pas aisément des réponses les plus solides ? Je doute, par exemple, que, quelques avantages qu'on puisse montrer de la banque du sieur Law et des arrangements qu'on y a mis[3], tant de membres, alliés de parenté ou de bourse avec tout ce qu'il y a de banquiers et de commerçants d'argent que cet établissement ruine, s'en accommodent, aussi peu d'un étranger de pays et de religion pour un emploi si considérable, et moins encore de ce que tout l'argent du Roi passe par ses mains, sur un simple arrêt du Conseil, au préjudice d'édits enregistrés, non révoqués, qui le défendent sous de si grosses peines. Or, si cette banque générale devient l'aversion des États, c'est-à-dire du tiers ordre, à qui ces discussions seront familières, elle se décréditera. Si elle se décrédite, elle tombe, et sa chute ne peut être que bien importante. Dérobez-la par autorité aux yeux des États ; que ne ferez-vous point dire ? Elle en tombera plus tard ; mais cette chute ne sera que différée. Alors, Monseigneur, tout le fruit que vous en avez déjà recueilli, et que vous en espérez pour

en matière de finance.

Péril de la banque du sieur Law.

1. C'est-à-dire, des billets d'État ou de finance.
2. Ci-dessus, p. 281-288.
3. Tome XXX, p. 88 et suivantes, et ci-dessus, p. 278.

l'avenir, sera perdu sans ressource, et, si cette banque en a fait une des principales[1] depuis son établissement, c'est ici mieux qu'à la mort du Roi, pour le changement de résolution sur l'assemblée des États[2], qu'il faut appliquer le raisonnement qui vous fut suggéré, faux alors, vrai aujourd'hui : *De quoi vivrez-vous en attendant l'effet des remèdes des États*[3]*?* Moins vous aurez de quoi les attendre, plus vous dépendrez d'eux, et, s'ils aperçoivent ce genre de dépendance, pouvez-vous, après ce qui a été dit, croire qu'ils ne voudront pas en profiter, et qui osera en poser les bornes?

Trait sur le duc de Noailles.

Exemples qui doivent dissuader la tenue des États généraux.

« Il n'y a point maintenant le duc de Guise ; mais aussi n'êtes-vous pas roi. Henri IV l'étoit par son droit, par sa vertu, par son épée, lorsqu'il assembla les notables à Rouen[4]. On ne peut lire le discours qu'il leur fit sans sentir tout à la fois une admiration et un amour pour ce grand prince qui émeut jusqu'aux larmes[5]. Rien de si rempli de majesté, en même temps de tendresse pour son peuple, et d'une estime pour la nation, qui faisoit leur gloire réciproque, après leurs travaux communs qui avoient achevé de l'établir sur le trône. Chéri et révéré de tous ses sujets, il crut pouvoir leur faire des consultations et des demandes. Il n'avoit alors à leur montrer que la gestion d'un surintendant dont on admire encore les lumières et la droiture[6]. Qu'en arriva-t-il? Des propositions qu'on eut grand'peine à modérer, et qui, dans toute la considération qu'on put obtenir par adresses[7], touchè-

1. Une des principales ressources.

2. La minute primitive portait *pour le delay des Estats* ; lorsqu'il a recopié en 1746, il a adopté la leçon *pour le changement de résolution sur l'assemblée des Estats*, et il a alors porté cette correction sur la minute.

3. Ci-dessus, p. 275-276. — 4. En novembre 1596.

5. On en trouvera le texte dans la *Chronologie novenaire*, édition 1608, tome III, p. 629, et Sully la résume dans ses *Économies royales*.

6. Le duc de Sully.

7. Ce mot est bien au pluriel dans le manuscrit.

rent sensiblement Henri IV, l'obligèrent à tout éluder et à congédier l'assemblée, dont il ne recueillit que ce seul fruit. C'est à vous, Monseigneur, à en faire l'application, et de cet exemple et de celui des États de la minorité de Louis XIII, sur lesquels vous ne pouvez suffisamment méditer. Craignez de vous voir obligé à supprimer beaucoup d'impôts tout d'un coup, et spécialement ceux de la capitation et du dixième [1], sans avoir en même temps d'autres ressources présentes, et peut-être peu à espérer des États. C'est le moins peut-être qui puisse arriver de leur tenue. Mais, pour dernier inconvénient, que seroit-ce si vous aviez à les vouloir dissoudre, comme Henri IV l'assemblée des notables, et comme il est arrivé à plusieurs tenues d'États? Que diroit le dedans? Que ne feroit point le dehors, avec lequel vous êtes maintenant dans une situation si heureuse, et si différente de votre avénement à la Régence? Profitez-en, Monseigneur, et ne la troublez point par une résolution qui ne vous apportera pour tous remèdes que des embarras et des dangers.

États généraux utiles, mais suivant le temps et les conjonctures.

« Ce n'est pas que je voulusse m'engager à soutenir qu'il ne faut jamais plus d'États généraux. Je les ai ardemment souhaités et conseillés à l'entrée de votre régence, et il se pourra trouver des conjonctures où il sera bon et utile de les assembler; mais ce ne sont pas celles d'aujourd'hui, où tout est enflammé, où tout est entamé sur les finances, où sans États vous avez tous ceux que vous pouvez consulter, et qui seroient peu écoutés dans cette assemblée, laquelle fourniroit autant de remèdes contradictoires qu'il s'y trouveroit d'intérêts d'ordres et de provinces différents, et produiroit une funeste dispute entre les fonciers et les rentiers, où certainement les princes seroient jugés, ou bien Votre Altesse Royale réduite à les juger sur l'avis des États qui n'en auroient rien à craindre, et vous à recueillir seul la haine des perdants, sans gré aucun de ceux qui auroient gagné leur cause [2].

1. Ci-dessus, p. 275. — 2. *Cause* surcharge *procès*, effacé du doigt.

Courte récapitulation des inconvénients d'assembler les États généraux.

« Dans des circonstances, dis-je, où tous les inconvénients ne peuvent être prévus, ni l'effet de la combinaison de ceux qu'on aperçoit, le cérémonial, le danger de l'autorité royale, la nécessité du soulagement effectif, le précipice de promettre sans tenir, le péril d'accorder plus qu'il n'est possible, le hasard des propositions que les États pourroient faire sans moyens de les en empêcher qui ne soient pernicieux, les apparences évidentes d'y trouver des maux et des embarras nouveaux pour tout remède à ceux dont on se trouve déjà chargé, la faculté qui résulteroit de cette assemblée pour qui voudroit cabaler et troubler le royaume, la manifestation, également inutile et dangereuse au dedans et au dehors, d'un état d'impuissance, et par le bruit qui arriveroit nécessairement, de division, qui bien connu des mauvais sujets et des étrangers, pourroit avoir de si grandes suites[1], la volonté sûre et suivie d'effet certain de juger ou rejuger les princes, qui marqueroit la supériorité des États sur les rois, sont des inconvénients si naturels à la situation présente qu'on ne peut leur refuser toute l'attention qu'ils méritent par rapport aux États en général.

« A l'égard des États par parties, le premier ordre présente ceux de sa division sur la Constitution, le péril d'un concile national à souffrir ou à empêcher, celui de l'imitation du cardinal du Perron inévitable, et de ses suites en elles-mêmes et à l'égard du Parlement, enfin ce qui naîtroit par rapport à la jurisdiction ecclésiastique parmi les États et avec les parlements.

« Le second ordre, qui voudra juger ou rejuger les princes, dont rien ne le fera départir, qui se commettra très possiblement avec le troisième ordre en ne voulant pas l'admettre à ce jugement, et très certainement

1. Les cinq lignes qui précèdent, depuis *la manifestation,* ne faisaient pas partie de la rédaction primitive ; Saint-Simon les a ajoutées probablement en recopiant en 1746, et a porté alors cette addition sur la minute originale.

sur le fonds et la forme de son soulagement, et du rétablissement solide de ses privilèges anéantis, sans possibilité de compatir ensemble avec des intérêts si grands et si opposés, malgré l'union qui paroît maintenant entre quelques membres de ces deux ordres, et qui n'embarrassera pas moins à refuser qu'à accorder ce soulagement, avec le mécontentement général de tous les gens de guerre.

« Le troisième ordre en scission en soi-même, et commis avec les deux autres ordres pour de ce dernier ordre en faire comme deux, avec toutes les difficultés et les contentions qui en naîtroient, et séparément sur[1] les points qu'on vient de voir avec chacun des deux autres ordres et avec les parlements, le danger de la banque du sieur Law, enfin les exemples des notables de Rouen sous Henri IV, roi d'effet alors comme de droit, et des États tenus sous la minorité de Louis XIII.

« Voilà, Monseigneur, en peu de lignes une vaste et sérieuse matière à vos réflexions. J'ai essayé de la développer avec le moins de confusion et de choses inutiles ou étrangères que j'ai pu dans le tissu de ce mémoire. Je l'aurois bien desiré plus court, et le dégoût de sa matière ne m'y a que trop[2] convié; mais son étendue, plus propre à un volume qu'à un simple mémoire, ne me l'a pas permis, et je me suis souvenu que Votre Altesse Royale, chargée de tout le poids d'un gouvernement pénible, n'a pas le temps de faire toutes les réflexions nécessaires. J'ai donc cru y devoir suppléer en lui mettant sous les yeux celles qui me sont venues dans l'esprit. L'excellence du vôtre en fera un juste discernement, et la bonté de Votre Altesse Royale excusera la disproportion du mien. Qu'elle me permette de lui protester de nouveau le désintéressement entier, avec lequel je l'ai fait, et la peine que j'ai eue à des remarques que j'aurois omises si elles n'avoient

Conclusion.

1. Ms. : avant ce mot, Saint-Simon a biffé *coe on vient de voir.*
2. Ms. : *que trop* corrige *pas* par surcharge.

pas été essentielles au sujet. Quoiqu'il ne soit que pour vous seul, on ne peut répondre absolument du secret d'un écrit. Celui-ci n'est pas fait de manière à pouvoir blesser personne. J'ai tâché d'y apporter une particulière attention ; mais j'ai si cruellement éprouvé, et dès l'entrée de votre régence, que mes intentions les plus droites, et les plus soutenues par mes discours et par mes actions, n'en avoient pas moins été détournées à des interprétations et à des suppositions entières[1] les plus éloignées de mon cœur et de mon esprit, malgré toute évidence et les preuves publiques, par un art que j'aimerai toujours mieux éprouver qu'employer, que j'avoue ingénuement à Votre Altesse Royale que, ayant affaire aux mêmes personnes, je crains jusqu'aux choses les plus indifférentes et les plus innocentes, et qu'il ne m'a pas fallu des raisons moins fortes que le bien de l'État, l'importance de la matière et mon attachement à Votre Altesse Royale, pour lui obéir en cette occasion. »

Trait sur le duc de Noailles.

FIN DU MÉMOIRE.

Vues personnelles à moi répandues en ce mémoire.

En effet ces États généraux étoient un abîme ouvert sous les pieds du Régent dans les conjonctures où on se trouvoit de toutes parts, et qui par leurs divers rapports auroient jeté l'État dans la dernière confusion, avec la facilité, la mollesse et la timidité de celui qui en tenoit le gouvernail, en prise à tous les gens qui en auroient voulu profiter dans leurs divers intérêts. C'est ce qui me pressa de jeter ce mémoire sur le papier en si peu de temps, et de le porter tout de suite à M. le duc d'Orléans, pour l'arrêter par une première lecture, et barrer à temps les engagements que les propos spécieux du duc de Noailles sur les finances, et d'Effiat sur l'affaire des bâtards, lui pouvoient faire prendre avec eux à tous moments, et

1. Min. : les mots *et à des suppositions* ont été ajoutés en interligne, et le mot *entières* n'est pas sur la minute.

qu'ils auroient sur-le-champ rendus publics, et si[1] subitement enfourné la chose qu'il n'y eût plus eu moyen de s'en dédire. Je compris bien aussi que, si le mémoire réussissoit, comme je l'espérois bien, ces deux hommes en seroient enragés, et les bâtards avec toute leur cabale et leur prétendue noblesse, et qu'ils feroient retomber sur moi l'empêchement de la tenue des États généraux, avec tout le vacarme qu'ils en pourroient exciter, et que la nature de la chose exciteroit d'elle-même. C'est ce qui m'engagea à y faire mention des États généraux proposés par moi à la mort du Roi, résolus sur mes vives raisons, empêchés par le duc de Noailles, et d'appuyer sur la différence de les avoir tenus alors et les tenir aujourd'hui[2]. C'est aussi ce qui m'engagea à faire mention du projet là-dessus auquel j'avois travaillé sous Monseigneur le Dauphin, père du Roi[3], pour bien mettre en évidence que, si j'étois contraire aux États généraux pour aujourd'hui, ce n'étoit qu'à cause des conjonctures, et non par aversion pour l'assemblée nationale, que j'avois voulue et fait résoudre en d'autres, et mettre par là à bout là-dessus la malignité[4] de ceux dont j'en avois éprouvé les plus noires et les plus profondes.

Il est vrai que je n'ai pu m'y refuser quelques traits sur le duc de Noailles, tant pour remettre sous les yeux de M. le duc d'Orléans les horreurs gratuites qu'il me fit à la mort du Roi, que ses opiniâtres méprises dans sa gestion des finances, et l'abus de son crédit pour affubler le duc de la Force d'une besogne odieuse[5], pour s'en ôter la haine à ses dépens et la détourner toute sur lui par la longueur d'une besogne qui tenoit toutes les fortunes des particuliers en l'air, au grand détriment des affaires publi-

1. Avant *si*, il y a *auroient*, biffé, dans le manuscrit.

2. Ci-dessus, p. 275. — 3. Ci-dessus, p. 272.

4. Avant *la malignité*, Saint-Simon avait écrit *de ceux qui*, qu'il a ensuite biffé.

5. Ci-dessus, p. 277.

ques. Je me doutois bien que M. le duc d'Orléans n'auroit pas la force de lui cacher mon mémoire, et je me proposois de lui ôter l'envie de tenir des propos sur moi en cette occasion par la crainte de voir courir ce mémoire, comme je l'avois bien résolu au premier mot qu'il auroit osé lâcher. C'est dans la pensée d'en faire cet usage que j'ai adouci et enveloppé le plus qu'il m'a été possible ce qu'il n'y avoit pas moyen de dissimuler à Monsieur le Régent sur sa foiblesse et sa facilité, parce que ce défaut étoit un inconvénient capital qui eût grossi tous les autres, et donné naissance à quantité ; et c'est aussi, outre ce que je devois à sa personne et à son rang en lui écrivant de choses si principales, ce qui m'a engagé à y employer plus de louanges et de tours pleins de respect.

Cette même foiblesse que les ducs avoient si cruellement éprouvée, les étranges conjonctures, et nos requêtes pour la restitution de notre rang à l'égard des bâtards, ne me permirent pas de faire aucune mention du droit des pairs sur le jugement de l'affaire des princes ; c'est ce qui a fait que je me suis contenté de glisser sur cette matière[1] avec une sage réticence, mais telle qu'elle-même ni rien qui soit dans le mémoire y puisse faire de tort. Du reste, j'ai tâché de ne rien dire qui pût blesser aucun corps ni aucun particulier, et à ne rapporter que des vérités connues et des inconvénients tels, qu'en y réfléchissant on ne puisse disconvenir qu'ils sautent tous aux yeux. D'ailleurs on ne peut trouver mauvais ce que je dis à la louange et de l'oppression de la noblesse, ni de ce peu que j'ai laissé échapper sur le gouvernement du feu Roi à cet égard, que j'ai même exprimé moins que je ne l'ait fait entendre. A l'égard du petit mot qui se trouve glissé[2] sur la conduite de cette prétendue noblesse et sur le rang de prince étranger, par opposition à ce qu'on a vu p. 2007[3] qui se passa en 1649, il me semble qu'on n'en

1. *Mattiere* corrige *maniere*.— 2. Ci-dessus, p. 318-319.
3. Ci-dessus, p. 206-207.

peut blâmer la ténuité, et, si j'ose le dire, la délicatesse, et que c'eût été une affectation de n'en point faire mention du tout, qui auroit été[1] très susceptible[2] d'être mal interprétée. Je m'explique toujours ici dans l'esprit où j'étois en faisant ce mémoire, quoique fort brusquement, de le rendre public, si je m'y trouvois forcé. Heureusement je n'en eus pas besoin ; car je hais les scènes et les plaidoyers publics.

M. le duc d'Orléans, prêt à se rendre sur les États, se trouve convaincu par le mémoire, et on n'entend plus parler d'États généraux.

Je portai mon mémoire dès qu'il fut achevé, et tel de ma main que je l'avois écrit, tant j'étois pressé, par la raison que j'en ai dite, de le montrer à M. le duc d'Orléans. Le volume le surprit par la promptitude. Je le lui lus tout entier, nous arrêtant à chaque point pour en raisonner. Cela prit toute l'après-dînée jusque fort tard. Il convint qu'il s'alloit jeter dans un profond précipice, et me remercia fort de mon travail, et de l'en empêcher. Il lui échappa même dans le raisonnement qu'il étoit si pressé de l'embarras des finances et de celui de l'affaire des princes, et si rebattu par ceux qui vouloient les États, qu'il y étoit intérieurement rendu comme à sa seule ressource et à son repos, d'où je jugeai que de cette résolution intérieure à l'extérieur le pas étoit bien court et bien facile avec les gens à qui il avoit affaire, et qu'il n'y avoit eu en effet rien de si pressé que mon mémoire pour l'en détourner. Ses yeux ne pouvoient lire ma petite écriture courante et pleine d'abréviations[3], quoique fort peu sujette aux ratures et aux renvois[4]. Il me pria de lui faire

1. Le mot *esté* est en interligne au-dessus de *pu estre*, biffé.

2. Écrit *sucseptible*.

3. Il a déjà parlé de cette « petite écriture » dans notre tome XIX, p. 229.

4. Le début de la minute originale du mémoire, dont il a été parlé ci-dessus, p. 270, est écrit d'une assez grosse écriture, appliquée et très lisible ; mais Saint-Simon, emporté par sa rédaction, a peu à peu repris sa petite écriture rapide et plus difficile à lire ; il ne s'y trouve que peu d'abréviations, quoiqu'il en dise, et un petit nombre seulement de corrections et de renvois.

faire une copie du mémoire, et de la lui donner dès qu'elle seroit faite. Il me parut si convaincu, que je lui demandai sa parole que le pied ne lui glisseroit[1] en aucune façon sur les États avant que je lui eusse remis cette copie, et qu'il se fût donné le temps de la lire à reprises et d'y réfléchir à loisir. Je fis donc travailler, dès le lendemain matin, à une copie unique ; car c'est sur mon original que je l'ai copié ici[2]; et dès que cette copie fut faite, je la portai à M. le duc d'Orléans[3]. Nous raisonnâmes encore là-dessus, mais sans détail, parce qu'il me parut que son parti étoit bien pris de ne vouloir point
[Add. St-S. 1433] d'États. Je ne sais quel usage il fit de mon mémoire ; mais, au bout de sept ou huit jours, il ne se parla plus du tout d'États généraux, dont le bruit avoit été fort grand et fort répandu, et, ce qui me fit grand plaisir encore, c'est qu'il ne se dit pas un mot du mémoire ni de moi à cette occasion.

Ce qui m'a le plus convié à ne pas rejeter ce mémoire, malgré sa longueur, parmi les *Pièces*[4], c'est qu'il s'y trouve plusieurs choses sur les finances qui donnent une idée de leur état, de leur gestion et des embarras qui s'y trouvoient, dont il n'est guères parlé ailleurs ici, et de même de quelques choses sur la Constitution qui servent toujours à éclaircir, et qui sont deux matières dont on a vu, il y a longtemps, que je me suis expliqué de n'en point parler ici d'une manière expresse et suivie.

L'espérance des États évanouie, les bâtards ne songèrent plus qu'à retarder, embarrasser et accrocher leur affaire, les princes du sang à presser le Régent de la juger, et ce prince, piqué enfin de voir son autorité si hardiment mise en compromis par la hardie déclaration de M. et de Mme du Maine de ne reconnoître pour juges

1. Locution déjà relevée : tome XIII, p. 7.
2. Voyez ci-dessus, p. 270, note 3.
3. Nous n'avons pas cette copie.
4. Ci-dessus, p. 267-268.

que le Roi majeur ou les États généraux[1], prit le parti de juger : c'est ce qui a été raconté[2].

Mémoire sur les finances, annoncé par le duc de Noailles.

Le duc de Noailles, de son côté, chercha aussi d'autres expédients sur les finances, mais surtout pour mettre sa gestion à couvert. Il fit travailler à un long mémoire, pour être lu par lui au conseil de régence, où il fut longuement annoncé. J'ai déjà fait remarquer, et par des exemples évidents, qu'avec tout son esprit la multitude et la continuelle mobilité[3] de ses idées et de ses vues, qui se succédoient et se chassoient successivement ou en total ou en partie sur toutes sortes de sujets, de choses et de matières, le rendoient incapable d'aucun travail par lui-même, ni d'être jamais content de ceux qu'il faisoit faire et qu'il faisoit refondre (c'étoit son terme) jusqu'à désoler ceux dont il se servoit[4]. C'est ce qui fit attendre si longtemps ce mémoire après l'avoir annoncé et, autant qu'il le put, préparé à l'admirer[5].

M. le duc d'Orléans me parle du mémoire, d'un comité pour les

Huit ou dix jours avant qu'il parût au conseil de régence, M. le duc d'Orléans m'en parla et me le vanta comme en ayant vu des morceaux, puis me dit qu'il formeroit un comité, car on ne parloit plus qu'à l'angloise[6],

1. Ci-dessus, p. 224-225. — 2. Ci-dessus, p. 225 et 262-264.

3. Il y a *movibilité* dans le manuscrit ; mais nous croyons que c'est un lapsus de notre auteur, analogue à ceux que nous avons signalés à plusieurs reprises depuis le commencement du présent volume, et notamment p. 298.

4. Il a dit tout cela en dernier lieu à propos des instructions de Louville allant en Espagne : tome XXX, p. 227.

5. Dangeau en parle dès le 29 mai (p. 98) ; puis le 9 juin, où il ajoute : « On assure que ce sera un fort beau travail » (p. 103). Le 12, il annonce qu'on en commencera la lecture dans huit jours (p. 105) ; il y revient encore le 14 (p. 107). Enfin le 19, il note le commencement de la lecture (p. 112).

6. Le mot *comité,* traduction de l'anglais *committee*, ne fut en effet admis par le *Dictionnaire de l'Académie* qu'en 1740 ; on le trouve cependant mentionné dans le *Dictionnaire de Furetière* (1690), mais comme un mot qui ne s'employait qu'en parlant de l'histoire d'Angleterre. Dangeau (p. 114) dit qu'on appelle « en badinant » cette réunion de commissaires « le comité ».

finances, me propose à deux reprises d'en être, dont je m'excuse fortement. [*Add. St-S. 1434*]

de quelques-uns du conseil de régence, où le duc de Noailles vouloit avec plus de loisir et d'étendue exposer sa gestion et l'état des finances, et consulter ce comité sur les choses qu'il y proposeroit pour en suivre leur avis ; que ce comité s'assembleroit chez le Chancelier, et qu'il vouloit que j'en fusse. Je témoignai au Régent ma surprise et ma répugnance; je le fis souvenir de mon incapacité sur les finances, de mon dégoût pour cette matière[1], de ma situation avec le duc de Noailles. Je l'assurai que je ne pourrois être de ce comité que comme une nulle[2], qui n'entendroit rien, à qui on feroit accroire tout ce qu'on voudroit, que j'y serois parfaitement inutile, que j'y perdrois un temps infini, et que je le suppliois de m'en dispenser. Il insista, et moi aussi, me dit force louanges sur mon esprit et ma capacité quand je voudrois bien prendre la peine de vouloir m'appliquer et entendre, et sur mon impartialité avec le duc de Noailles, quand il s'agissoit de traiter d'affaires avec lui, dont il avoit été souvent témoin et charmé. Je répondis brusquement que ces louanges étoient belles et bonnes[3], mais que je n'étois pas encore assez sot pour m'en laisser engluer[4], et que, en deux mots, il ne me persuaderoit pas d'aller ouvrir la bouche et de grands yeux pour n'entendre rien à ce qui se diroit et proposeroit, et que ce n'étoit pas la peine d'avoir refusé les finances aussi opiniâtrément que j'avois fait, pour m'aller après fourrer dans un comité de finances, où je ne comprendrois rien du tout. Le Régent me vit si résolu qu'il ne répliqua point, et me mit sur d'autres

1. Tome XXVII, p. 32.

2. Les précédents éditeurs avaient cru devoir ajouter avant *nulle* le mot *personne* ; nous avons vu dans nos tomes IV, p. 254, et XXIX, p. 72, ce que ce mot signifiait.

3. « On dit proverbialement et bassement, quand on veut rejeter quelque proposition: *Cela est bel et bon* » (*Académie*, 1718).

4. Le *Dictionnaire de l'Académie* de 1718 ne connaît ce mot qu'au sens propre d'enduire de glu un bâton ou un autre objet, et non au sens figuré de séduire.

affaires. Quatre jours après, travaillant avec[1] lui, il me reparla encore du comité, et qu'il vouloit que j'en fusse. Je répondis que je croyois lui avoir dit de si bonnes raisons, auxquelles même, à la fin, il n'avoit plus répondu, que j'avois compté n'en plus ouïr parler; que je n'avois que les mêmes à lui alléguer, dont je ne me départirois pas. J'ajoutai que, étant avec le duc de Noailles hors de toutes mesures, même de la moindre bienséance, je ne comprenois pas quel plaisir il trouvoit à nous mettre vis-à-vis l'un de l'autre dans un examen de sa conduite et des propositions qui seroit long, et qui nous exposeroit très aisément à des choses qui embarrasseroient la compagnie, et qui peut-être l'embarrasseroient lui-même; et comment il vouloit donner cette contrainte au duc de Noailles, qui sûrement y en auroit plus que moi. « Mais, me dit-il, c'est le duc de Noailles lui-même qui desire que vous en soyez, qui m'en a prié et qui m'en presse. — Monsieur, repris-je, voilà la dernière folie. A-t-il oublié, et vous aussi[2], comme je l'ai mené et traité, je ne sais combien de fois, tant en particulier devant vous qu'en plein conseil de régence[3]? Quel goût peut-il prendre à des scènes où il a toujours ployé le dos et fait un si misérable personnage, et vous de donner lieu à les multiplier? » Je parlai tant et si bien, du moins si fort, que cela finit comme la première fois. Le Régent me parla d'autres choses, et je m'en crus enfin quitte et débarrassé. Mais je fis mes réflexions sur la singularité de ce desir du duc de Noailles que je fusse de ce comité, et tout ce que j'en pus comprendre, c'est que l'ivresse de la beauté de ce qu'il comptoit d'y exposer emporteroit mon suffrage, dont il se pareroit plus que d'aucun autre par la manière dont nous étions ensemble. Il avoit affecté plusieurs fois de se louer de mon impartialité en affaires quand je m'étois trouvé de son avis, et

1. Avant *avec*, il a biffé *encore*.
2. Les trois mots *et vous aussy* ont été ajoutés en interligne.
3. Voyez nos tomes XXVII, p. 237-238, et XXX, p. 61-65.

quand il m'étoit arrivé quelquefois de le soutenir même contre d'autres au conseil de régence, ou en particulier entre quatre ou cinq chez M. le duc d'Orléans. Je crus donc que l'espérance du même succès, et du poids que ce manque total de ménagement que j'avois pour lui, donneroit à sa besogne[1]. Mais, comme une funeste expérience m'avoit appris jusqu'où pouvoit aller la noirceur et la profondeur de cette caverne, je me sus extrêmement bon gré d'avoir su m'en préserver.

Le duc de Noailles lit son mémoire en plusieurs conseils de régence ; quelle cette pièce.

Trois ou quatre jours après cette dernière conversation, le duc de Noailles commença la lecture de son mémoire. Il dura plusieurs conseils de régence ; il y en eut même d'extraordinaires pour l'achever[2]. C'étoit une apologie de toute sa gestion avec beaucoup de tour pour s'avantager de tout, et beaucoup de louanges mal voilées d'une gaze de modestie. Cette première partie étoit prolixe ; l'autre rouloit sur la proposition d'un comité où il pût exposer sa gestion avec plus d'étendue, et ses vues sur ce qu'il seroit à propos de faire ou de rejeter[3]. Ce fut

1. Cette phrase inachevée est bien conforme au texte du manuscrit.

2. Cette lecture se fit les 19, 21, 23 et 26 juin, et chaque séance ne dura pas moins de trois heures (*Dangeau*, p. 112, 115 et 117). Outre les membres ordinaires du conseil de régence, le Régent y appela l'archevêque de Bordeaux, du conseil de conscience, le maréchal d'Huxelles pour celui des affaires étrangères, le duc de la Force, vice-président du conseil des finances, le maréchal de Villars et le duc de Guiche pour celui de la guerre, le maréchal d'Estrées pour le conseil de marine, enfin le duc d'Antin, président du conseil des affaires du dedans du royaume.

3. L'original de ce mémoire doit exister parmi les papiers du duc de Noailles au château de Mouchy ; nous en connaissons une copie à la Bibliothèque nationale, ms. Franç. 11152, folios 1 à 134 ; une autre se trouve à la bibliothèque du ministère de la Guerre, ms. 680. Les mémoires particuliers, états, bordereaux et pièces diverses qui servirent à sa confection sont conservés aux Archives nationales dans le carton K 886, nos 1 à 23. Le n° 24 du même carton est un « Sommaire du rapport », sorte de résumé très complet, qui fut remis par le duc de Noailles à M. de la Vrillière et que celui-ci inséra textuellement dans les registres des procès-verbaux du conseil de régence aux

là où la fausse modestie n'oublia rien pour capter les auditeurs par un air de desir de chercher à exposer ses fautes et ses vues à l'examen et à la correction du comité, et à profiter de ses lumières. Rien de si humble, de si plein de flatterie, de si préparatoire à l'admiration qu'il espéroit donner au comité, ni de plus desireux d'en enlever l'approbation. Cette partie ne fut pas moins diffuse que l'autre; mais le spécieux le plus touchant y brilloit partout.

Quand il eut fini, M. le duc d'Orléans et presque tous les auditeurs, dans le nombre desquels étoient les présidents ou chefs des conseils, lui donnèrent des louanges. Ensuite M. le duc d'Orléans, passant les yeux sur toute la compagnie, dit qu'il ne s'agissoit plus que de nommer le comité. C'étoit un samedi après-midi, 26 juin. Il y avoit un mois que je vivois là-dessus dans une parfaite confiance, lorsque M. le duc d'Orléans déclara le comité tout de suite, qu'il se tiendroit toutes les semaines chez le Chancelier autant de fois qu'à chaque comité il seroit jugé nécessaire, et que tout à coup je m'entendis nommer le premier[1]. Dans ma surprise, j'interrompis, et je suppliai

Je suis bombardé du comité

séances des 19, 21, 23 et 26 juin (ms. Franç. 23672 et 23673). Le mémoire lui-même n'a jamais été imprimé dans son entier. Forbonnais l'a utilisé dans ses *Recherches et considérations sur les finances de France*, mais n'en a reproduit que la sixième et dernière partie (éd. in-4°, tome II, p. 506-527); des fragments s'en trouvent aussi dans les *Mémoires de Noailles*, édition Michaud et Poujoulat, p. 276-279, et dans *Les Secrétaires d'État* par le comte de Luçay, p. 210-215. A cause de son étendue, nous ne pouvons penser à le reproduire malgré son intérêt; remarquons seulement que son examen donne de la valeur et de la capacité du duc de Noailles une idée très différente de l'appréciation défavorable si souvent répétée par Saint-Simon. On trouvera ci-après à l'appendice IX le début du Mémoire et le « Sommaire » dont il a été parlé plus haut.

1. D'après le procès-verbal du Conseil, le Régent nomma en effet Saint-Simon immédiatement après le Chancelier, qui en faisait partie de droit; les noms des autres commissaires vont être donnés un peu plus loin.

au conseil de régence, où, malgré mes excuses, je reçois ordre d'en être.

M. le duc d'Orléans de se souvenir de ce que j'avois eu l'honneur de lui représenter toutes les deux fois qu'il m'avoit fait l'honneur de m'en parler ; il me répondit qu'il ne l'avoit pas oublié, mais que je lui ferois plaisir d'en être. Je répliquai que j'y serois entièrement inutile, parce que je n'entendois rien du tout aux finances, et que je le suppliois très instamment de m'en dispenser. « Monsieur, reprit M. le duc d'Orléans d'un ton honnête, mais de régent, et c'est l'unique fois qu'il l'ait pris avec moi, encore une fois, je vous prie d'en être, et, s'il faut vous le dire, je vous l'ordonne. » Je m'inclinai sur la table, intérieurement fort en colère, et lui repartis : « Monsieur, vous êtes le maître ; il ne me reste qu'à obéir ; mais au moins vous me permettrez d'attester tous ces Messieurs de ma répugnance et de l'aveu public que je fais de mon ignorance et de mon incapacité sur les finances, par conséquent de mon inutilité dans le comité. » Le Régent me laissa achever, puis, sans me rien dire davantage, nomma le duc de la Force, le maréchal de Villeroy, le duc de Noailles, le maréchal de Bezons, Peletier-Souzy, l'archevêque de Bordeaux et le marquis d'Effiat[1], qui tous s'inclinèrent à leurs noms et ne dirent rien. Mon colloque avec le Régent avoit attiré sur moi les yeux de tous[2], et je remarquai de l'étonnement sur leurs visages. M. de Noailles eut l'air fort content, et bavarda un peu sur le bon choix et sur ce qu'il espéroit de ces assemblées, puis se mit à rapporter, car le samedi étoit un jour de finance à la Régence[3]. N'ayant pu éviter cette bombe par tout ce que j'avois fait pour m'en garantir, je ne crus pas devoir

1. C'est en effet dans cet ordre que les noms des commissaires sont inscrits dans le procès-verbal, si ce n'est que l'archevêque de Bordeaux est le dernier.

2. Avant *tous*, Saint-Simon a biffé un premier *tous*, qui surchargeait *tout*.

3. Le procès-verbal montre en effet qu'après l'achèvement du mémoire, le 26 juin, on s'occupa d'autres affaires de finances (ms. Franç. 23673).

en montrer de chagrin et donner ce plaisir au duc de Noailles, ni me faire tirer misérablement l'oreille[1] pour l'assiduité au comité et l'exactitude aux heures. Il s'assembloit trois fois la semaine au moins, entre trois et quatre heures, et duroit rarement moins de trois heures; on se mettoit en rang des deux côtés de la table, ou plutôt du vuide d'une table longue comme au conseil de régence, mais dans des fauteuils, le Chancelier seul au bout, et vis-à-vis de lui une table carrée pour les papiers du duc de Noailles, et lui assis derrière. Comme ce comité dura au moins trois mois, il n'est pas temps d'en dire ici davantage, mais bien de revenir au courant, depuis si longtemps interrompu par des matières qui ne pouvoient comporter de l'être[2].

Monsieur de Fréjus obtient personnellement l'entrée du carrosse du Roi, où jamais évêque non pair, ni précepteur, ni sous-gouverneur, n'étoit entré, lesquels sous-gouverneurs* l'obtiennent aussi. [Add. St-S. 1435]

C'étoit plus que jamais le temps des entreprises les plus étranges et les plus nouvelles. Monsieur de Fréjus et les sous-gouverneurs prétendirent entrer dans le carrosse du Roi, où jamais en aucun temps ils n'avoient mis le pied. Ils se fondèrent sur ce que les sous-gouverneurs, un à la fois, entroient dans le carrosse des princes fils de Monseigneur. Cela étoit vrai. Mais jamais M. de Fénelon[3] ne l'imagina, ni M. de Beauvillier pour lui, quoique tous deux dans l'intimité que l'on a vue. Saumery, insolent, entreprenant, cousin germain du duc de Beauvillier, avoit commencé à y entrer en son absence, et alors le sous-gouverneur y est de telle nécessité que, sans préséance sur aucun, il y monteroit de préférence à qui que ce fût; mais le gouverneur présent, il est effacé, et la nécessité est remplie. Néanmoins Saumery y monta, le duc de Beauvillier présent, mais tellement à la dernière place

1. Locution déjà rencontrée: tome VI, p. 206.

2. Il reviendra sur ce comité et sur ces travaux dans le prochain volume : suite des *Mémoires*, tome XIV de 1873, p. 103 et suivantes.

3. *Fénelon* est en interligne, au-dessus de *Felon*, corrigé en *Fennelon*, puis biffé.

* Les mots *sous-gouvernrs* ont été ajoutés en interligne.

qu'il faisoit à chaque fois des excuses, et souvent le duc de Beauvillier pour lui, de ce qu'il ne pouvoit se mettre à la portière à cause de son ancienne blessure au genou[1], qui ne lui permettoit pas de le ployer. J'ai vu cela maintes fois, moi dans le carrosse. Je n'y ai jamais vu que lui des trois sous-gouverneurs. Le hasard apparemment a fait cela; et toujours avec cette excuse ne montoit que le pénultième pour se mettre au devant, et le dernier remplissoit de son côté la portière, où il ne se pouvoit pas mettre. Entrer dans le carrosse et manger avec le prince est de même droit; mais, comme il n'y avoit point d'occasion où les princes fils de Monseigneur mangeassent avec personne, cela facilita l'effronterie de Saumery. M. de Fénelon étoit bien de qualité à l'un et à l'autre; mais il étoit précepteur, qui portoit exclusion, et comme il n'a rien à faire auprès du prince que pour l'étude, et qu'il n'y en a point en carrosse, point de nécessité pour lui d'y entrer comme pour le sous-gouverneur en absence du gouverneur; de plus il étoit prêtre, puis archevêque, autres exclusions, parce qu'il n'y a que les cardinaux et les évêques pairs, ou ceux qui ont rang de princes étrangers, qui entrent dans les carrosses et qui mangent. Monsieur d'Orléans, depuis cardinal de Coislin, et Monsieur de Reims[2], l'un premier aumônier, l'autre maître de la chapelle, charges bien inférieures, ont fait maintes campagnes avec le Roi, et je les y ai vus au siège de Namur[3]. Jamais Monsieur d'Orléans, bien mieux avec le Roi que Monsieur de Reims, n'a eu l'honneur de manger avec lui, tandis que l'archevêque de Reims, duc et pair, l'avoit souvent, et tant qu'il lui plaisoit. Ainsi, nul exemple pour le précepteur d'entrer dans le carrosse, et un très foible du sous-gouverneur, parce que, quelque grands que soient les fils de

1. Il a été parlé de cette blessure dans nos tomes VI, p. 364, et XVII, p. 355 et 360. — Saint-Simon avait d'abord écrit *genou*, qu'il a corrigé en *gennouil*

2. Charles-Maurice le Tellier. — 3. En 1692 : tome I, p. 35-55.

France, il y a bien loin encore du roi à eux. Néanmoins M. le duc d'Orléans, qui faisoit litière de toutes choses, accorda l'entrée du carrosse à un sous-gouverneur et à Monsieur de Fréjus. Il est vrai qu'il eut le courage de lui dire que ce n'étoit que personnellement et point comme précepteur ni comme évêque[1]. Dieu sait à quels excès et à quelle lie le carrosse et l'honneur de manger avec le Roi ont été depuis étendus.

Dispute sur la place du carrosse entre le précepteur et le sous-gouverneur, qui la perd.

De cette grâce sourdit une dispute de préférence et de préséance dans le carrosse entre le précepteur et le sous-gouverneur. Comme ils n'y étoient jamais entrés en aucun temps, la question étoit toute nouvelle et sans exemples. Il est vrai que le précepteur n'a rien à dire au sous-gouverneur, et que leurs fonctions sont toutes indépendantes et séparées; mais le précepteur au moins est en chef à l'étude, et le sous-gouverneur ne se trouve en chef nulle part. Sa dépendance du gouverneur est totale en tout et partout; celle du précepteur est fort légère, lequel a sous lui des sous-précepteurs, et le sous-gouverneur n'a personne. Aussi Monsieur de Fréjus le gagna-t-il, et en même temps le maréchal de Villeroy cessa pour toujours d'étouffer le Roi en troisième: il se mit à la portière de son côté[2]; mais l'indécence de M. du Maine à côté du Roi demeura toujours, que, tout fils favori du feu Roi qu'il étoit, ce monarque n'eût pas soufferte.

Mariage de Traînel

Traînel[3] épousa la fille de le Blanc[4], lors du conseil de

1. *Dangeau* parle de la contestation le 9 mai (p. 82), et annonce le 14 la décision du Régent (p. 86). Le 23 juin suivant, Monsieur de Fréjus fut reçu à l'Académie française à la place de Callières (*Gazette*, p. 312).

2. Dangeau ne mentionne pas cette dernière décision.

3. Claude-Constant-Esprit Jouvenel de Harville des Ursins, marquis de Traînel, d'abord enseigne des gendarmes, puis lieutenant en 1716, devint colonel des dragons d'Orléans en 1719, et mourut à vingt-sept ans le 11 juillet 1726.

4. Il épousa le 24 mai 1717 Louise-Madeleine le Blanc, fille du futur secrétaire d'État de la guerre (*Dangeau*, p. 91 et 94; *Les Correspondants de Balleroy*, tome I, p. 164); elle mourut le 13 avril 1746 à quarante-neuf ans.

avec Mlle le Blanc, de Flamarens avec Mlle de Beauvau, de la Luzerne avec Mme de la Varenne, du marquis d'Harcourt avec Mlle de Barbezieux, dont le duc

guerre, dont il fut bien parlé dans les suites, et Flamarens[1] épousa une fille de M. de Beauvau, frère de l'évêque de Nantes[2]. La fille aînée du maréchal de Tessé, veuve de la Varenne[3], petit-fils ou arrière-petit-fils du la Varenne d'Henri IV[4], et qui passoit sa vie à la Flèche[5], épousa le jeune la Luzerne, son voisin, dont elle étoit éprise[6]. Elle étoit fort riche; il avoit du bien, et la naissance tout à fait sortable. Le marquis d'Harcourt, fils aîné du maréchal[7], épousa une fille de feu M. de Barbezieux et de la

1. Agésilan-Gaston de Grossolles, marquis de Flamarens, né en 1683, eut en 1702 le guidon des gendarmes anglais qu'avait son frère, acheta en décembre 1710 la compagnie des chevau-légers de Bourgogne, devint brigadier de cavalerie en 1719, eut plus tard la croix de Saint-Louis, acquit la charge de grand louvetier en octobre 1741 et mourut le 13 décembre 1761.

2. Contrat du 17 mai (*Dangeau*, p. 91) avec Anne-Agnès de Beauvau, fille de Gabriel-Henri (tome XXI, p. 136), de la branche de Mont-Gaugé, qui mourut le 3 mars 1742; voyez ci-après aux Additions et Corrections. L'oncle, Gilles-Jean-François de Beauvau, né en 1652, avait été nommé évêque de Nantes à vingt-cinq ans en 1677, sur la démission de son oncle maternel Gilles de la Baume; il reçut l'abbaye du Tréport en juin 1702 et mourut le 7 septembre 1717. Pendant son long épiscopat, il entretint avec les contrôleurs généraux des finances une correspondance très suivie, qui le montre sous un jour assez défavorable (voyez la *Correspondance des contrôleurs généraux avec les intendants*).

3. Marie-Françoise-Philiberte-Damaris de Froullay de Tessé, veuve depuis 1699 de Guillaume Foucquet, marquis de la Varenne (tome IV, p. 326).

4. *Ibidem*, p. 327-330.

5. Nous l'y avons vu recevoir la visite de Chamillart en 1710: tome XVIII, p. 288.

6. *Dangeau*, p. 93-94. Le contrat avait été signé le 5 juin 1715, et il est possible que le mariage remontât à cette époque; ils ne le déclarèrent sans doute qu'en 1717. Ce jeune la Luzerne était Jean-François de Briqueville, titré comte de la Luzerne; son mariage lui procura le gouvernement de la Flèche. Devenu veuf en janvier 1745, il se remaria l'année suivante avec la veuve du comte de Brèves et mourut en 1755.

7. François d'Harcourt (tome XXIX, p. 257); nous l'avons vu épouser Mlle de Villeroy à la fin de 1715 (*ibidem*, p. 310); il l'avait perdue le 4 juin 1716.

fille aînée de M. d'Alègre, qui fit la noce[1], et le duc d'Albret, qui voulut épouser la sœur de cette mariée, trouva des oppositions dans la famille[2], qui durèrent longtemps avec beaucoup de bruit[3].

d'Albret veut épouser la sœur et y trouve des obstacles.

Je ne dirois pas ici qu'Arouet fut mis à la Bastille pour avoir fait des vers très effrontés[4], sans le nom que ses poésies, ses aventures et la fantaisie du monde lui ont fait. Il étoit fils du notaire de mon père, que j'ai vu bien des fois lui apporter des actes à signer. Il n'avoit jamais pu rien faire de ce fils libertin, dont le libertinage a fait enfin la fortune sous le nom de Voltaire, qu'il a pris pour déguiser le sien[5].

Arouet à la Bastille, connu depuis sous le nom de Voltaire.

Le prince palatin de Birkenfeld[6] mourut chez lui en Alsace, à près de quatre-vingts ans, peu riche, et le meilleur

Mort du vieux prince

1. Marie-Madeleine le Tellier de Barbezieux (tome XIV, p. 102), fille du ministre et de Marie-Thérèse-Delphine-Eustachie d'Alègre, était cousine germaine de la première femme du marquis d'Harcourt, et il fallut demander une dispense à Rome. Le mariage eut lieu à Saint-Sulpice le 30 mai à minuit, et la noce se fit chez le grand-père de la mariée, le marquis Yves d'Alègre (*Dangeau*, p. 71, 72, 97 et 99). Le contrat, du même jour, est dans le registre des publications du Châtelet, Y 47, fol. 125.

2. Le mot *famille* est en interligne, au-dessus de *fille*, biffé.

3. Saint-Simon parlera de ce mariage dans la suite des *Mémoires* : notre tome XXXIII, où l'on trouvera le commentaire nécessaire.

4. Il y entra le 16 mai, quoique l'ordre d'incarcération ne soit daté que du 17 (reg. O[1] 61, fol. 82) ; on prétendit qu'il allait être enfermé à Pierre-Encise pour le reste de ses jours (*Buvat*, p. 277 ; *les Correspondants de Balleroy*, p. 165). Il sortit de la Bastille le 11 avril 1718 et fut relégué simplement à Châtenay près Sceaux (reg. O[1] 62, fol. 74 ; *Dangeau*, tome XVII, p. 92 ; Ravaisson, *Archives de la Bastille*, tome XII, p. 88-93, où il y a les vers qui motivèrent l'arrestation, un résumé de l'interrogatoire, etc. ; Funck-Brentano, *Les Lettres de cachet*, p. 185-186). Avant de suivre l'exempt qui venait l'arrêter, il écrivit à son protecteur le duc de Sully un court billet pour l'en avertir (*Œuvres complètes de Voltaire*, édition Garnier, 1880, tome XXXIII, p. 46). Il obtint à diverses reprises des permissions de venir à Paris, et en octobre une autorisation définitive (reg. O[1] 62, fol. 109 v°, 150, 156, 163 et 232 v°).

5. Tout cela a déjà été dit dans notre tome XXX, p. 99.

6. Christian II : tome IV, p. 149. — Saint-Simon écrit tantôt *Birkenfeld*, tantôt *Birckenfeldt*.

palatin de Birkenfeld.

homme du monde. Il avoit fort servi ; il étoit lieutenant général, et avoit des pensions[1]. Il venoit rarement à la cour, où il étoit toujours fort bien reçu du Roi et fort accueilli du monde. Son fils[2] avoit été fort de mes amis[3]. Il avoit eu le Royal-allemand[4] et est mort assez jeune, retiré chez lui[5], laissant deux fils, dont l'aîné par succession est devenu duc des Deux-Ponts depuis quelques années[6]. Il n'y a plus que cette branche des palatins[7] outre les deux électorales.

Mort de la duchesse douairière d'Elbeuf.

En même temps mourut la duchesse douairière d'Elbeuf d'une longue suite de maux qu'elle avoit gagnés de son mari, mort depuis longtemps[8]. J'ai assez souvent parlé d'elle, pour qu'il ne me reste plus rien à en dire[9]. Elle n'étoit pas fort âgée[10].

1. Dangeau annonce sa mort le 18 mai (p. 91), et donne tous les renseignements que notre auteur répète.

2. Christian III : tome II, p. 143.

3. Ils avaient fait ensemble la campagne de 1694 : nos tomes II, p. 143-144 et 171.

4. Tome I, p. 255. — 5. Le 3 février 1735.

6. C'est le père, Christian III, qui était devenu duc de Deux-Ponts en 1731. Son fils aîné, Christian IV, né le 6 septembre 1722, lui succéda comme duc de Deux-Ponts au commencement de 1735, et mourut sans alliance en 1775. Le cadet, Frédéric, appelé le prince palatin de Deux-Ponts, né le 27 février 1724, fut colonel du régiment d'Alsace dès 1734, maréchal de camp en 1743 et lieutenant général en 1746 ; l'impératrice Marie-Thérèse lui donna la Toison d'or et le titre de feld-maréchal ; il mourut le 15 août 1767.

7. Il veut dire : des anciens comtes palatins du Rhin.

8. Françoise de Montault-Navailles (tome V, p. 20), veuve depuis 1692 de Charles III de Lorraine, duc d'Elbeuf, mourut le 10 juin 1717 (*Dangeau*, p. 104 ; *Gazette*, p. 300). Il est parlé de sa dernière maladie et de sa mort dans les *Lettres de Mme de Maintenon* publiées par La Beaumelle, édition 1758, tome VII, p. 112-113 et 127. Dès 1701, le marquis de Sourches la disait malade d'un cancer (*Mémoires*, tome VII, p. 164-165) ; voyez aussi *Villars d'après sa correspondance* par le marquis de Vogüé, tome II, p. 155. Il y a une chanson sur son mariage dans le Chansonnier, ms. Franç. 12695, fol. 285.

9. Dans les *Écrits inédits*, tome VIII, p. 27, il parle de sa vertu, de sa bonne conduite, de son esprit et de ses mots plaisants.

10. Elle avait soixante-quatre ans.

M. de Montbazon, fils aîné de M. de Guémené et gendre sans enfants de M. de Bouillon[1], mourut jeune et brigadier d'infanterie, de la petite vérole[2].

Mort de M. de Montbazon.

Une autre personne, bien plus illustre par les éclats[3] qu'elle avoit faits, quoique d'étoffe bien différente, ne fit pas le bruit qu'elle auroit fait plus tôt. Ce fut la fameuse Mme Guyon. Elle avoit été longtemps exilée en Anjou depuis le fracas et la fin de toutes les affaires du quiétisme. Elle y avoit vécu sagement et obscurément sans plus faire parler d'elle ; depuis huit ou dix ans elle avoit obtenu d'aller demeurer à Blois, où elle s'étoit conduite de même, et où elle mourut sans aucune singularité, comme elle n'en montroit plus depuis ces derniers exils ; fort dévote toujours et fort retirée, et approchant souvent des sacrements[4]. Elle avoit survécu à ses plus illustres protecteurs et à ses plus intimes amis.

Mort de la fameuse Mme Guyon. [*Add. St-S. 1436*]

Le maréchal de Villars, gorgé de toutes espèces de biens, n'eut pas honte de prendre, ni M. le duc d'Orléans de lui donner, six mille livres de pension[5], pour le dédommager de ses prétentions sur la vallée de Barcelonnette,

6 000[#] de pension au maréchal de Villars; 10 000# de pension

1. François-Armand de Rohan, prince de Montbazon, fils de Charles III, que nous avons vu épouser en 1698 Louise-Julie de la Tour d'Auvergne: tome V, p. 292.

2. Il mourut le 26 juin (*Dangeau*, p. 109 et 117 ; *Gazette*, p. 324 ; *Les Correspondants de Balleroy*, p. 169 et 170).

3. *Les éclats* sont en interligne, au-dessus de *le bruit*, biffé.

4. Elle mourut à Blois au commencement de juin dans une maison qu'on appelait l'hôtel de Montmorency. Dangeau (p. 106) annonce sa mort le 13, et c'est à ce propos que Saint-Simon a fait l'Addition indiquée ci-contre. On trouve dans les *Mémoires pour servir à l'histoire de Mme de Maintenon*, par La Beaumelle, édition 1757, tome IV, p. 6-7, que, quand on ouvrit le corps de Mme Guyon après sa mort, « on n'y trouva aucune partie saine, hormis le cœur, qui pourtant étoit flétri, et le cerveau, qui étoit entier, mais comme celui d'un enfant, seulement un peu plus humide ».

5. Dangeau (p. 91) explique que ce ne fut pas une pension, mais une augmentation de deux mille écus sur ses appointements, qui devaient être pris sur la vallée elle-même. M. de Simiane, lieutenant général de Provence, réclama le tiers de cette augmentation.

au duc de Brissac; 6 000# de pension à Blancmesnil, avocat général; Canillac lieutenant général de Languedoc.

disputée au gouvernement de Provence par la Feuillade, comme gouverneur de Dauphiné, qui fut jugée devoir être de ce dernier gouvernement[1]. Le maréchal de Villeroy obtint en même temps pour le duc de Brissac, qui étoit fort mal à son aise, dix mille francs de pension[2]. Quelque temps après, Blancmesnil, avocat général, frère du président Lamoignon[3], eut aussi une pension de six mille livres[4], et Canillac eut pour rien la lieutenance générale de Languedoc[5], de vingt mille livres de rente, vacante par la mort de Peyre[6], qui n'avoit point de brevet de retenue[7].

1. La ville de Barcelonnette, chef-lieu de la vallée du même nom, avait été bâtie en 1230 par Raymond-Bérenger V, comte de Provence, en souvenir de Barcelone, ville originaire de sa maison. En 1388, ce petit pays passa aux comtes de Savoie; le traité d'Utrecht le rendit à la France, et c'est alors que les gouverneurs de Dauphiné et de Provence se le disputèrent. Un arrêt du Conseil du 23 décembre 1714 l'attribua à ce dernier gouvernement. Mais Barcelonnette et sa vallée ne firent jamais partie intégrante de la Provence; elles étaient « terre adjacente » et n'envoyaient pas de députés aux assemblées des communautés de la province. Saint-Simon se trompe en disant qu'elle fut jointe au Dauphiné. L'augmentation d'appointements s'expliquait par l'accroissement du territoire du gouvernement de Provence; ce n'était pas un dédommagement.

2. Dangeau inscrivait dans son *Journal* le 20 mai (p. 92): « Le duc de Brissac a eu une gratification de dix-mille francs qu'on croit qu'il aura tous les ans, et on ne veut pas que cela ait le nom de pension ».

3. Guillaume de Lamoignon de Blancmesnil, avocat général au Parlement (tome XIV, p. 384), frère du président Chrétien de Lamoignon (tome XI, p. 207).

4. *Dangeau*, p. 121, 30 juin. Ces deux grâces ne sont pas insérées dans les registres du Secrétariat de la Maison du Roi.

5. *Dangeau*, 29 juin, p. 121.

6. César de Grolée, chevalier de Bruzet, puis comte de Peyre, avait acheté en décembre 1687 une lieutenance générale de Languedoc (*Dangeau*, tome II, p. 82; *Mercure* de janvier 1688, p. 75-82), et était aussi grand bailli de Gévaudan; il mourut en avril 1720, veuf d'une Sennecterre-Châteauneuf. Saint-Simon en parlera plus longuement à l'occasion de sa mort (suite des *Mémoires*, tome XVII de 1873, p. 69-70).

7. Le Régent avait donné cette charge à Canillac sur l'avis de la

Duel à Paris de Contades et de Brilhac, dont il n'est autre chose. [Add. SᵗS. 1437]

Contades et Brilhac, l'un major, l'autre capitaine aux gardes[1], avoient passé leur vie dans ce corps, sans avoir pu se souffrir l'un l'autre : Contades bien plus brillant; l'autre ne laissoit pas d'avoir des amis[2]. Son frère étoit premier président du parlement de Bretagne[3], mais fort peu estimé[4]. Je ne sais ce qui arriva de nouveau entre deux officiers généraux de cet âge[5]; mais, le samedi 12 juin, Brilhac vint, sur les quatre heures du matin, chez Contades, dans la rue Saint-Honoré, l'éveilla, le fit habiller et sortit avec lui. Ils entrèrent tout auprès dans une petite rue inhabitée, qui va de la rue Saint-Honoré vers le bout des jardins des Tuileries près de l'Orangerie[6], et là se battirent bel et bien. Brilhac fut légèrement blessé, et disparut aisément. Contades le fut dangereusement, et il fallut le reporter chez lui. Ce fut un grand vacarme. Un cordier et sa femme, qui profitoient de la commodité de cette rue pour leur métier, étoient déjà levés pour leur travail, et furent témoins du combat. Ils babillèrent; cela embarrassa beaucoup; on les enleva; on cacha Contades dans le fond de l'hôtel de Noailles, là tout auprès[7], et,

mort du titulaire ; mais, cette nouvelle s'étant trouvée fausse, le cadeau n'eut pas de suite immédiate ; M. de Canillac en fut gratifié à nouveau en 1720, lorsque M. de Peyre mourut : *Dangeau*, tome XVIII, p. 282.

1. Georges-Gaspard de Contades (tome XIII, p. 413); quant à François de Brilhac, entré au régiment des gardes françaises en 1689, il acheta une compagnie en janvier 1696. Il fut nommé brigadier en juin 1708 et reçut une blessure à Malplaquet; il parvint en mars 1719 au grade de maréchal de camp, devint en 1724 gouverneur de Thionville, et mourut le 14 septembre 1731. Six semaines avant le duel, le Régent lui avait donné le cordon rouge de l'ordre de Saint-Louis (*Dangeau*, p. 76). On a vu dans notre tome XVI, p. 90, note 3, qu'il épousa en 1725 la veuve de Lanjamet.

2. Il avait été incarcéré pour dettes en mai 1700 (reg. O[1] 44, fol. 229).

3. Pierre de Brilhac : tome X, p. 401.

4. Nous le verrons exilé à cause des affaires de Bretagne en 1718.

5. Ils avaient eu une dispute à souper chez le duc de Guiche (*Journal de Buvat*, tome I, p. 274).

6. Le cul-de-sac de l'Orangerie ou des Feuillants.

7. Ci-dessus, p. 188.

comme il avoit beaucoup d'amis considérables, tout se mit en campagne pour lui[1]. Les Gramonts, les Noailles, les Villars, le premier président et bien d'autres en firent leur propre affaire, et le Régent n'avoit pas moins d'envie qu'eux de l'en tirer. Il en coûta du temps, des peines et de l'argent, et l'affaire s'en alla en fumée[2]. Pendant tout cela, Contades guérit. A la fin de tout, Contades et Brilhac parurent une fois au Parlement pour la forme, et il ne s'en parla plus[3]. Néanmoins on voulut séparer deux hommes si peu compatibles, et qui se rencontroient si souvent par la nécessité de leurs emplois. Le gouvernement de

1. Sur ce duel, voyez *Dangeau*, p. 105 et 107, la *Gazette de la Régence* par Édouard de Barthélemy, p. 188-189, le *Journal de Buvat*, tome I, p. 273-275, et les *Mémoires de Louville*, tome II, p. 242.

2. Dès l'avis du duel, le lieutenant criminel du Châtelet était venu pour informer; mais il s'était heurté au mutisme des domestiques et des voisins. Il en avait aussitôt prévenu le procureur général du Parlement, et le 14 juin les grand chambre et tournelle assemblées avaient rendu un arrêt ordonnant l'arrestation des deux combattants et la continuation de l'information. Devant le silence des témoins, le Parlement avait même demandé l'appui de l'autorité ecclésiastique, et on afficha dans Paris un monitoire de l'official du diocèse daté du 17 mai. Mais tout fut sans résultat. Il y a sur cette affaire diverses pièces aux Archives nationales, dans le registre U 360, et à la Bibliothèque nationale, ms. Joly de Fleury 2040.

3. Le 25 mars 1718, tous deux vinrent se constituer prisonniers à la Conciergerie. Le 2 avril, la grand chambre et la tournelle s'assemblèrent; « M Ferrand, conseiller rapporteur, ayant fait rapport du procès, ils ont été fait monter des prisons de la Conciergerie,.... et ils ont été interrogés en la manière ordinaire. Après qu'ils se sont retirés, M. Ferrand a fait le récit du procès et lecture des conclusions du procureur général du Roi, qui alloient à un plus amplement informer pendant trois mois et ce pendant tiendroient prison. M. le premier président a pris les avis, ainsi qu'il est accoutumé, et ils ont été renvoyés de l'accusation dudit crime de duel, ne s'étant trouvé aucune preuve contre eux » (Papiers du greffier Delisle, reg. U 361). L'arrêt est dans les registres criminels du Parlement, X^{2A} 610; voyez aussi le *Journal de Dangeau*, tome XVII, p. 274, 279 et 281, et *Les Correspondants de Balleroy*, tome I, p. 293 et 298.

l'île l'Oleron vaqua ; il est bon ; mais il demande résidence : cela le fit donner à Brilhac[1].

Je fais acheter ce diamant unique en tout, qui fut nommé le Régent.

Par un événement extrêmement rare, un employé aux mines de diamants du Grand Mogol[2] trouva le moyen de s'en fourrer un dans le fondement[3], d'une grosseur prodigieuse, et, ce qui est le plus merveilleux, de gagner le bord de la mer, et de s'embarquer sans la précaution qu'on ne manque jamais d'employer à l'égard de presque tous les passagers dont le nom ou l'emploi ne les en garantit pas, qui est de les purger et de leur donner un lavement, pour leur faire rendre ce qu'ils auroient pu avaler ou se cacher dans le fondement. Il fit apparemment si bien qu'on ne le soupçonna pas d'avoir approché des mines ni d'aucun commerce de pierreries. Pour comble de fortune, il arriva en Europe avec son diamant. Il le fit voir à plusieurs princes, dont il passoit les forces, et le porta enfin en Angleterre, où le roi l'admira sans pouvoir se résoudre à l'acheter[4]. On en fit un modèle de cristal en

1. Ce gouvernement valait de douze à treize mille livres à son titulaire ; mais la résidence n'en étoit obligatoire qu'en temps de guerre. Saint-Simon se trompe en disant qu'il fut donné à Brilhac ; il ne fut vacant qu'en avril 1720 par la mort de M. de Pionsac, qui l'avait depuis 1709, et il fut alors donné à M. de Montgon (*Dangeau*, tomes XII, p. 314 et 315, et XVIII, p. 271 et 272 ; *Mémoires de Sourches*, tome XI, p. 256).

2. On appelait Grand Mogol le souverain mahométan de toute l'Inde du nord, qui se disait descendant de Tamerlan et dont les richesses étaient proverbiales. Les capitales de son empire étaient Agra, Delhi et Lahore.

3. « *Fondement* signifie aussi l'anus, l'endroit par où sortent les gros excréments » (*Académie*, 1718). Ce mot était employé avec ce sens dès le haut moyen âge.

4. Saint-Simon, qui va se donner comme la cheville ouvrière de l'acquisition de cette célèbre pierre, est vraiment mal renseigné sur son origine. Voici les renseignements, appuyés de documents contemporains, que H. Yule a pu réunir dans *History of the Pitt diamond* (publiée à Londres en 1888 par la Hakluyt Society) et que M. G. Bapst a reproduits ou utilisés dans son *Histoire des joyaux de la couronne*, p. 427-431. Le diamant fut acquis en 1701 par Thomas Pitt, gouver-

Angleterre, d'où on adressa l'homme, le diamant et le modèle parfaitement semblable à Law, qui le proposa au Régent pour le Roi. Le prix en effraya le Régent, qui refusa de le prendre. Law, qui pensoit grandement en beaucoup de choses, me vint trouver consterné, et m'apporta le modèle. Je trouvai comme lui qu'il ne convenoit pas à la grandeur du roi de France de se laisser rebuter par le prix d'une pièce unique dans le monde et inestimable, et que plus de potentats n'avoient osé y penser, plus on devoit se garder de le laisser échapper. Law, ravi de me voir penser de la sorte, me pria d'en parler à M. le duc d'Orléans. L'état des finances fut un obstacle sur lequel le Régent insista beaucoup. Il craignoit d'être blâmé de faire un achat si considérable, tandis qu'[on] avoit tant de peine à subvenir aux nécessités les plus pressantes et qu'il falloit laisser tant de gens dans la souffrance. Je louai ce

neur du fort Saint-Georges à Madras, d'un gros marchand de diamants de l'Indoustan, qui, après en avoir demandé deux cent mille pagodes (2.500.000 fr.), le céda pour six cent quinze mille francs. Il était alors seulement dégrossi et pesait environ quatre cent quatre-vingts carats. Pitt l'envoya en 1702 en Europe par son fils Robert, dont la sœur Lucie épousa en 1713 le secrétaire d'État Jacques Stanhope. On l'appela dès lors *Pitt diamond*, et des légendes circulèrent sur la manière dont il était venu entre les mains du marchand : pour les uns, c'était un des yeux de la fameuse idole de Jaggernat à Chandernagor, qui aurait été volé par un Français ; d'autres racontaient qu'un esclave des mines l'ayant trouvé l'avait caché dans une plaie qu'il s'était faite à la jambe ; il l'aurait cédé à un marin, qui le vendit au marchand pour mille livres sterling. Le jeune Pitt le fit tailler par le joaillier anglais Harris ; la taille dura deux ans et coûta six mille livres sterling ; les débris qu'on en retira furent évalués dix mille livres. Pitt chercha à le vendre, mais sans succès à cause de son prix énorme ; il en demandait cent mille livres sterling. En 1711, il en est parlé comme de la plus belle pierre connue, dans les *Lettres historiques* publiées à la Haye par Jean du Mont, tome XXXIX, p. 322. En octobre 1714, Pitt l'apporta à Fontainebleau pour l'offrir à Louis XIV, qui refusa de l'acheter (*Gazette d'Amsterdam*, 1714, n° LXXXVIII). Il avait figuré sur la couronne du roi Georges à son couronnement (*ibidem*, n° XC). On le connaissait donc en France avant la Régence.

sentiment; mais je lui dis qu'il n'en devoit pas user pour le plus grand roi de l'Europe comme pour un simple particulier, qui seroit très répréhensible de jeter cent mille francs pour se parer d'un beau diamant, tandis qu'il devroit beaucoup et ne se trouvoit pas en état de satisfaire; qu'il falloit considérer l'honneur de la couronne et ne lui pas laisser manquer l'occasion unique d'un diamant sans prix, qui effaçoit ceux de toute l'Europe; que c'étoit une gloire pour sa régence, qui dureroit à jamais, que, en tel état que fussent les finances, l'épargne de ce refus ne les soulageroit pas beaucoup, et que la surcharge en seroit très peu perceptible. Enfin je ne quittai point M. le duc d'Orléans, que je n'eusse obtenu que le diamant seroit acheté [1]. Law, avant de me parler, avoit tant représenté au marchand l'impossibilité de vendre son diamant au prix qu'il l'avoit espéré, le dommage et la perte qu'il souffriroit en le coupant en divers morceaux, qu'il le fit venir enfin à deux millions avec les rognures en outre [2] qui sortiroient nécessairement de la taille [3]. Le marché fut conclu de la sorte. On lui paya l'intérêt des deux millions jusqu'à ce qu'on lui pût donner le principal, et en attendant pour deux millions de pierreries en gage qu'il garderoit jusqu'à entier payement des deux millions [4]. M. le duc d'Orléans fut agréablement trompé

1. Sur cette acquisition, voyez le *Journal de Dangeau*, p. 103, celui *de Buvat*, tome I, p. 281-282, celui de *Barbier*, édition Jannet, tome I, p. 242, la *Gazette d'Amsterdam*, nos L et LIII, les *Mémoires secrets de Duclos*, édition Michaud et Poujoulat, p. 527, etc. Aucun de ces Mémoires ne parlent de Law ni de Saint-Simon. C'est le 6 juin que le Régent fit part au conseil de régence de son intention d'acquérir le diamant au prix de deux millions (ci-après, appendice I).

2. Les mots *en outre* ont été ajoutés à la fin d'une ligne.

3. Ceci est une erreur, puisque le diamant était taillé depuis longtemps.

4. Nous n'avons pu trouver aucune pièce comptable ni aucune convention qui puisse établir quels furent les termes du marché. Le prix de deux millions est indubitable; il semble qu'avant la remise de la pierre quarante mille livres sterling furent envoyées à Londres comme

par les applaudissements que le public donna à une acquisition si belle et si unique. Ce diamant fut appelé *le Régent*. Il est de la grosseur d'une prune de la reine Claude[1], d'une forme presque ronde, d'une épaisseur qui répond à son volume, parfaitement blanc, exempt de toute tache, nuage et paillette, d'une eau admirable, et pèse plus de cinq cents grains[2]. Je m'applaudis beaucoup d'avoir résolu le Régent à une emplette si illustre[3].

Le Czar vient en France, et ce voyage importune.

Pierre Ier, czar de Moscovie, s'est fait avec justice un si grand nom chez lui et par toute l'Europe et l'Asie, que je n'entreprendrai pas de faire connoître un prince si

caution, et un dédit de cinq mille livres prévu. Pitt l'apporta à Calais, où il se rencontra avec le joaillier du Roi Rondet, escorté de grenadiers armés, qui remit un fort acompte et qui déposa entre les mains du vendeur plusieurs boîtes contenant divers joyaux de la couronne comme garantie du payement du surplus, qui devait se faire en trois échéances. La famille Stanhope croit que le payement ne fut jamais acquitté complètement; mais alors certaines des pierreries remises en gage seraient restées entre ses mains, ce qui n'est pas établi (Voyez G. Bapst, *Histoire des joyaux de la couronne*, p. 430 et 431).

1. Voyez aux Additions et Corrections.

2. C'est Dangeau qui dit cinq cents; la *Gazette d'Amsterdam* l'évalue à neuf cent quarante grains. Le poids actuel est cent trente-huit carats trois quarts, et sa valeur fut estimée dès le dix-huitième siècle à douze millions. G. Bapst en a donné la description et les dimensions.

3. Ch. Aubertin, *l'Esprit public au dix-huitième siècle*, p. 112, et Lémontey, *Histoire de la Régence*, tome I, p. 107-108, ont raconté que l'acquisition du célèbre diamant aurait été surtout une opération politique. Le traité signé à la Haye rencontrait une grande opposition dans la Chambre des communes, et Pitt en était un des chefs. L'abbé Dubois pensa que le moyen de l'amadouer était de lui acheter sa pierre et il décida le Régent à faire ce sacrifice. La ratification du traité de la Triple alliance fut assurée dès que le marché eût été conclu. L. Wiesener, *Le Régent, l'abbé Dubois et les Anglais*, tome II, p. 35-36, regarde ces faits comme établis; il y a cependant des divergences de dates qu'on n'explique pas aisément: c'est en mai 1717 que l'acquisition eut lieu; or Dubois n'alla en Angleterre qu'en septembre, et, d'après M. Aubertin, le secrétaire Chavigny n'aurait apporté le diamant en France avec la quittance du vendeur qu'en mars 1718. C'est là une question qui ne semble pas définitivement élucidée.

grand, si illustre, comparable aux plus grands hommes de l'antiquité, qui a fait l'admiration de son siècle, qui sera celle des siècles suivants, et que toute l'Europe s'est si fort appliquée à connoître. La singularité du voyage en France d'un prince si extraordinaire m'a paru mériter de n'en rien oublier, et la narration de n'être point interrompue. C'est par cette raison que je la place ici un peu plus tard qu'elle ne devroit l'être dans l'ordre du temps, mais dont les dates rectifieront le défaut[1]. On a vu en son temps diverses choses de ce monarque; ses différents

1. La bibliographie du séjour de Pierre-le-Grand à Paris est extrêmement considérable et nous n'avons pas la prétention de la donner complètement. On pourra consulter à cet égard, comme documents contemporains, le *Journal de Dangeau*, tome XVII, p. 77 et 80-114; la *Gazette*, p. 239-240, 252, 264, 276, 288, 300 et 312; le *Mercure* d'avril, mai et juin; la *Gazette d'Amsterdam*, nos XXXIX à LII; le *Journal de Buvat*, tome I, p. 263-277; la *Gazette de la Régence* par Édouard de Barthélemy, p. 166 et 170-188; les *Mémoires de Louville*, tome II, p. 239 et suivantes; *Les Correspondants de Balleroy*, tome I, p. 162-166 et 171; les *Mémoires de Duclos*, édition Michaud et Poujoulat, p. 517-522; le court journal du P. Furcy, des Capucins du Marais, publié par le vicomte de Grouchy dans le *Bulletin de la Société de l'histoire de Paris*, 1891; les lettres adressées par Sergent, secrétaire de la princesse de Lillebonne, au prince de Vaudémont (Biblioth. nationale, ms. Lorraine 574, fol. 800); l'*Histoire journalière de Paris* (par Dubois de Saint-Gelais), 1717, tome II, pour quelques épisodes; *le Pot pourri de Menin*, publié dans la revue *Souvenirs et mémoires*, 1900, p. 448; la relation envoyée à son maître par l'ambassadeur de Savoie, dans *Relazione diplomatiche della monarchia di Savoia*, par Ferrero et Vayra, 3e période, tome II, p. 296-324; etc. De nos jours, les voyages de l'empereur Nicolas II en France en 1896 et en 1901 ont fait éclore plusieurs articles sur ce sujet : de K. Waliszewski dans la *Revue de Paris* du 1er octobre 1896, de F. Mazerolle dans la *Gazette des Beaux Arts*, 1896, p. 353 et suivantes, de Léon Le Grand dans le *Mois littéraire et pittoresque*, 1902; etc. Enfin M. le comte d'Haussonville offrit en 1896 au souverain un récit de la visite de son aïeul d'après des documents nouveaux, qui ne semble pas avoir été mis dans le commerce. En septembre 1863, le comte Édouard de Barthélemy avait déjà fait paraître une relation de ce voyage dans la *Revue contemporaine*.

voyages en Hollande, Allemagne, Vienne, Angleterre et dans plusieurs parties du Nord; l'objet de ces voyages et quelques choses de ses actions militaires, de sa politique, de sa famille[1]. On a vu aussi qu'il avoit voulu venir en France dans les dernières années du feu Roi, qui l'en fit honnêtement détourner[2]. N'ayant plus cet obstacle, il voulut contenter sa curiosité, et il fit dire au Régent par le prince Kourakine, son ambassadeur ici[3], qu'il alloit partir des Pays-Bas où il étoit[4] pour venir voir le Roi. Il n'y eut pas moyen de n'en pas paroître fort aise, quoique le Régent s'en fût bien volontiers passé. La dépense étoit grande à le défrayer; l'embarras pas moins grand avec un si puissant prince et si clairvoyant, mais plein de fantaisies, avec un reste de mœurs barbares et une grande suite de gens d'une conduite fort différente de la commune de ces pays-ci, pleins de caprices et de façons étranges, et leur maître et eux très délicats et très entiers sur ce qu'ils prétendoient leur être dû ou permis.

Origine de la haine personnelle du

Le Czar de plus étoit avec le roi d'Angleterre en inimitié ouverte, qui alloit entre eux jusqu'à l'indécence, et d'au-

1. Voyez nos tomes V, p. 50-54, VI, p. 140, X, p. 144, XIV, p. 108 et 111, XVI, p. 401, XVII, p. 18 et 306, XVIII, p. 219-220, XXII, p. 134-137 et 160, XXIV, p. 365, et XXIX, p. 307-308.

2. Il n'en a pas parlé.

3. Le prince Boris Kourakine (Saint-Simon écrit *Kurakin*), né le 20 juillet 1671, conseiller privé, général major, lieutenant-colonel des gardes et chevalier de Saint-André, avait été envoyé extraordinaire à Rome en 1707, puis à Lünebourg et en Hanovre; de là il était passé à Londres comme ministre plénipotentiaire en 1709 et avait représenté la Russie au congrès d'Utrecht; il était resté à la Haye jusqu'en 1716, d'où son maître l'envoya à Paris; il retourna bientôt en Hollande, mais revint en France comme ambassadeur en 1724, et mourut à Paris le 29 septembre 1727, dans sa cinquante-deuxième année, dit la *Gazette*, p. 492, ce qui le ferait naître seulement en 1676. M. Semenski a publié en 1890 une notice sur la famille Kourakine.

4. Sur le séjour du Czar et de la Czarine aux Pays-Bas, en 1717, on peut voir *Études et notices historiques concernant l'histoire des Pays-Bas*, par Gachard, tome I, p. 488-524, et la *Gazette* de 1717, p. 11, 23, 107, 178, 191 et 204.

tant plus vive qu'elle étoit personnelle, ce qui ne gênoit pas peu le Régent dont l'intimité avec le roi d'Angleterre étoit publique, et que l'intérêt personnel de l'abbé Dubois portoit fort[1] indécemment aussi jusqu'à la dépendance. La passion dominante du Czar étoit de rendre ses États florissants par le commerce. Il y avoit fait faire quantité de canaux pour le faciliter. Il y en eut un pour lequel il eut besoin du concours du roi d'Angleterre, parce qu'il traversoit un petit coin de ses États d'Allemagne. La jalousie du commerce empêcha Georges d'y consentir. Pierre, engagé dans la guerre de Pologne, puis dans celle du Nord, dans laquelle Georges l'étoit aussi, négocia vainement. Il en fut d'autant plus irrité, qu'il ne se trouvoit pas en situation d'agir par la force, et que ce canal, extrêmement avancé, ne put être continué. Telle fut la source de cette haine, qui a duré toute leur vie et dans la plus vive aigreur[2].

Czar pour le roi d'Angleterre.

Kourakine étoit d'une branche de cette ancienne maison des Jagellons, qui avoit longtemps porté les couronnes de Pologne, de Danemark, de Norvège et de Suède[3]. C'étoit un grand homme bien fait, qui sentoit fort la grandeur de son origine, avec beaucoup d'esprit, de tour et d'instruction. Il parloit assez bien françois et plusieurs langues; il avoit fort voyagé, servi à la guerre, puis été employé en différentes cours. Il ne laissoit pas de sentir encore le Russe, et l'extrême avarice gâtoit fort ses talents.

Kourakine ambassadeur de Russie en France; quel.

1. Le mot *fort* a été ajouté en interligne.

2. Tout ceci ne semble pas exact. Les états du Czar ne furent jamais limitrophes de ceux de Hanovre, et, si les troupes russes occupèrent quelque temps le Mecklembourg, Pierre n'eut certainement pas le temps ni l'occasion d'y faire creuser des canaux. L'inimitié entre les deux souverains devait avoir une cause plus générale.

3. On sait peu de chose sur cette famille des Jagellons, qui était celle des premiers grands-ducs connus de Lithuanie. L'un d'eux épousa en 1386 Hedwige, fille de Louis, roi de Hongrie, qui avait été élue reine de Pologne, et il prit le nom de Ladislas IV. Mais aucun Jagellon ne fut roi de Suède, de Norvège ni de Danemark.

Le Czar et lui avoient épousé les deux sœurs, et en avoient chacun un fils[1]. La Czarine avoit été répudiée et mise dans un couvent près de Moscou[2], sans que Kourakine se fût senti de cette disgrâce. Il connoissoit parfaitement son maître, avec qui il avoit conservé de la liberté, de la confiance et beaucoup de considération : en dernier lieu, il avoit été trois ans à Rome, d'où il étoit venu à Paris ambassadeur[3]. A Rome, il étoit sans caractère et sans affaires que la secrète pour laquelle le Czar l'y avoit envoyé comme un homme sûr et éclairé[4].

Motifs et mesures du Czar, qui veut, puis ne veut plus, être catholique.

Ce monarque, qui se vouloit tirer, lui et son pays, de leur barbarie et s'étendre par des conquêtes et des traités, avoit compris la nécessité des mariages pour s'allier avec les premiers potentats de l'Europe. Cette grande raison lui rendoit nécessaire la religion catholique, dont les Grecs se trouvoient séparés de si peu qu'il ne jugea pas son projet difficile à faire recevoir chez lui, en y laissant d'ailleurs la liberté de conscience. Mais ce prince instruit l'étoit assez pour vouloir être auparavant éclairci sur les prétentions romaines. Il avoit envoyé pour cela à Rome un homme obscur, mais capable de se bien informer, qui y passa cinq ou six mois, et qui ne lui rapporta rien de satisfaisant. Il s'en ouvrit, en Hollande, au roi Guillaume[5], qui le dissuada de son dessein, et qui lui conseilla même d'imiter l'Angleterre, et de se faire lui-même chef de la religion chez lui, sans quoi il n'y seroit jamais bien le

1. On a vu dans le tome XXII, p. 135, note 1, que Pierre-le-Grand avait épousé Eudoxie Lapoukhine ; nous ignorons le nom de sa sœur. Le fils du Czar est cet Alexis Petrowitch dont il a été parlé à propos de son mariage et de la mort de sa femme : tomes XXII, p. 169, et XXIX, p. 307-308. Quant à celui de l'ambassadeur, il mourut le 12 octobre 1749 à cinquante-deux ans (*Gazette*, p. 577), et semble n'avoir rempli aucune fonction publique.

2. Au monastère de Susdahl, en 1698.

3. On a vu ci-dessus, p. 358, note 3, que dans l'intervalle il avait été à Londres et à la Haye.

4. Ci-après, p. 362. — 5. Lors de son premier voyage, en 1697-98.

maître. Ce conseil plut d'autant plus au Czar que c'étoit par les biens et par l'autorité des patriarches de Moscou, ses grand-père et bisaïeul[1], que son père étoit parvenu à la couronne[2], quoique d'une condition ordinaire parmi la noblesse russienne[3]. Ces patriarches dépendoient pourtant de ceux du rite grec de Constantinople, mais fort légèrement[4]. Ils s'étoient saisis d'un grand pouvoir et d'un rang prodigieux, jusque-là que, à leur entrée à Moscou, le Czar leur tenoit l'étrier et conduisoit à pied leur cheval par la bride. Depuis le grand-père de Pierre[5] il n'y avoit point eu de patriarche à Moscou. Pierre Ier, qui avoit régné quelque temps avec son frère aîné, qui n'en étoit pas capable et qui étoit mort sans laisser de fils, il y avoit longtemps[6], n'avoit jamais voulu de patriarche non plus que son père. Les archevêques de Nowogorod[7] y sup-

1. *Grd* a été ajouté en interligne. — Le bisaïeul de Pierre le Grand était Fedor ou Théodore Romanoff, qui avait le titre d'archimandrite et qui, persécuté par le faux Dmitri, fut interné à Marienbourg en 1610. Les Moscovites, ayant chassé le faux Dmitri, proclamèrent czar ou grand-duc, le 21 février 1613, le fils de Fedor, Michel, qui n'avait pas encore seize ans. Fedor d'abord archevêque de Rostoff, puis de Jaroslaw, ne fut élevé au patriarcat qu'en 1619 et mourut en 1633; quant au czar Michel il mourut le 12 juillet 1645 à quarante-neuf ans.

2. Alexis Romanoff, fils de Michel, né le 17 mars 1630, succéda à son père en 1645 et mourut le 8 février 1676. Son fils aîné Fédor le remplaça; mais il mourut sans postérité le 27 avril 1682, laissant le trône à ses deux cadets Jean ou Ivan et Pierre. Ceux-ci régnèrent conjointement jusqu'en janvier 1696, où, le premier étant mort, Pierre-le-Grand resta seul czar.

3. La famille Romanoff, dont on connaît la généalogie depuis la fin du treizième siècle, ne prit ce nom qu'au quinzième de celui d'un de ses chefs, appelé Roman ou Romain.

4. La dépendance, au moins théorique, du patriarche de Moscou de celui de Constantinople existait encore nominalement à la fin du dix-neuvième siècle.

5. Saint-Simon veut dire le bisaïeul; on a vu ci-dessus note 1 que le grand-père de Pierre Ier fut czar et non pas patriarche.

6. C'est ce Jean ou Ivan dont il a été parlé plus haut, note 2.

7. Nowogorod ou Novgorod, au sud de Saint-Pétersbourg, sur une rivière qui se jette dans le lac Ladoga, est une des plus anciennes villes

pléoient en certaines choses comme occupant le premier siège après celui de Moscou, mais sans presque d'autorité, que le Czar usurpa toute entière, et plus soigneusement encore depuis le conseil que le roi Guillaume lui avoit donné, en sorte que peu à peu il s'étoit fait le véritable chef de la religion dans ses vastes États. Néanmoins la passion de pouvoir ouvrir à sa postérité la facilité de faire des mariages avec des princes catholiques, l'honneur surtout de les allier à la maison de France et à celle d'Autriche, le fit revenir à son premier projet. Il se voulut flatter que celui qu'il avoit envoyé secrètement à Rome n'avoit pas été bien informé, ou qu'il avoit mal compris; il résolut donc d'approfondir ses doutes, de manière qu'il ne lui en restât plus sur le parti qu'il auroit à prendre. Ce fut dans ce dessein qu'il choisit le prince Kourakine, dont les lumières et l'intelligence lui étoient connues, pour aller à Rome sous prétexte de curiosité, dans la vue qu'un seigneur de cette qualité s'ouvriroit l'entrée chez ce qu'il y avoit de meilleur, de plus important et de plus distingué à Rome, et qu'en y demeurant, sous prétexte d'en aimer la vie et de vouloir tout voir à son aise et admirer à son gré toutes les merveilles qui y sont rassemblées en tant de genres, il auroit loisir et moyen de revenir parfaitement instruit de tout ce qu'il vouloit savoir. Kourakine demeura, en effet, trois ans mêlé avec les savants d'une part, et avec la meilleure compagnie de l'autre[1], d'où peu à peu il tira ce qu'il voulut apprendre avec d'autant plus de facilité que cette cour triomphe de ses prétentions temporelles, de ses conquêtes en ce genre, au lieu de les tenir dans le secret. Sur le rapport long et fidèle que Kourakine en fit au Czar, ce prince poussa un soupir en disant qu'il vouloit être maître chez lui, et

de la Russie du Nord ; au neuvième siècle, elle avait été la résidence de Rurik, et ses archevêques étaient les premiers après le patriarche.

1. C'est en 1707 que Kourakine arriva à Rome (*Gazette*, p. 222) ; mais il n'y resta pas trois ans.

n'y en pas mettre un plus grand que soi, et oncques depuis ne songea à se faire catholique.

Courte réflexion sur Rome.

Tels sont les biens que les papes et leur cour font à l'Église et qu'ils procurent aux âmes dont ce vicaire de Jésus-Christ, qui les a rachetées, est le grand pasteur, et dont sur la sienne il répondra au souverain Pasteur, qui a déclaré à saint Pierre comme aux autres apôtres que son royaume n'est pas de ce monde, et qui demanda à ces deux frères, qui le voulurent prendre pour juge de leur différend sur leur héritage, qui l'avoit établi sur eux en cette qualité et qui ne s'en voulut point mêler[1], quoique ce fût une bonne œuvre que d'accorder deux frères, pour enseigner aux pasteurs et aux prêtres par un si grand exemple et si précis, qu'ils n'ont aucun pouvoir ni aucun droit sur le temporel par quelque raison que ce puisse être, et qu'ils sont essentiellement exclus de s'en mêler. Ce fait du Czar sur Rome, le prince Kourakine ne s'en est pas caché. Tout ce qui l'a connu le lui a ouï conter; j'ai mangé chez lui et lui chez moi, et je l'ai fort entretenu[2] et ouï discourir avec plaisir sur beaucoup de choses.

Il est reçu à Dunkerque par les équipages du Roi et à Calais par le marquis de Nesle. Il est en tout défrayé avec toute sa

Le Régent, averti par lui de la prochaine arrivée du Czar en France par le côté maritime, envoya les équipages du Roi, chevaux, carrosses, voitures[3], fourgons, tables et chambres, avec du Liboy, un des gentilshommes ordinaires du Roi, dont j'ai quelquefois parlé[4], pour aller attendre le Czar à Dunkerque, le défrayer jusqu'à Paris de tout et toute sa suite, et lui faire rendre partout les mêmes honneurs qu'au Roi même[5]. Ce monarque se pro-

1. Allusion à ce qui est rapporté dans l'Évangile selon saint Luc, chapitre XII, versets 13 et 14.

2. Avant ce mot, Saint-Simon a biffé un premier *entretenu*, mal écrit.

3. Le mot *voitures* a été ajouté en interligne.

4. Étienne Rossius de Liboy : tome XI, p. 277.

5. Saint-Simon prend cela à Dangeau (p. 58), comme tout le récit du séjour du czar ; dans les pages qui vont suivre, il y a bien peu de détails qu'on ne retrouverait pas dans le *Journal*.

suite. On lui rend partout les mêmes honneurs qu'au Roi. On lui prépare des logements au Louvre et à l'hôtel de Lesdiguières, qu'il choisit. Je propose au Régent le maréchal de Tessé pour le mettre auprès du Czar pendant son séjour, qui l'attend à Beaumont. Vie que menoit le maréchal de Tessé.

posoit de donner cent jours à son voyage. On meubla pour lui l'appartement de la Reine mère au Louvre[1], où il se tenoit divers conseils, qui s'assemblèrent chez les chefs depuis cet ordre. M. le duc d'Orléans raisonnant avec moi sur le seigneur titré qu'il pourroit choisir pour mettre auprès du Czar pendant son séjour, je lui conseillai le maréchal de Tessé, comme un homme qui n'avoit rien à faire[2], qui avoit fort l'usage et le langage du monde, fort accoutumé aux étrangers par ses voyages de guerre et de négociations en Espagne, à Turin, à Rome, en d'autres cours d'Italie, qui avoit de la douceur et de la politesse, et qui sûrement y feroit fort bien. M le duc d'Orléans trouva que j'avois raison, et dès le lendemain l'envoya chercher et lui donna ses ordres. C'étoit un homme qui avoit toujours été dans des liaisons fort contraires à M. le duc d'Orléans, et qui étoit demeuré avec lui fort sur le pied gauche[3]. Embarrassé de sa personne, il avoit pris un air de retraite. Il s'étoit mis dans un bel appartement aux Incurables[4]. Il en avoit pris un autre aux Camaldules, près de Grosbois[5]. Il avoit dans ces deux endroits de quoi loger toute sa maison. Il partageoit sa semaine entre cette maison de ville et cette maison de campagne. Il donnoit dans l'une et dans l'autre à manger tant qu'il pouvoit, et avec cela se prétendoit dans la retraite. Il fut donc fort aise d'être choisi pour faire les honneurs au Czar, se tenir près de lui, l'accompagner partout, lui présenter tout le monde. C'étoit aussi son vrai ballot[6], et il s'en acquitta très bien[7].

1. Le mot *mere* est en interligne. — L'appartement d'Anne d'Autriche se trouvait au premier étage du palais, dans le côté qui regardait la Seine, entre le pavillon central et la galerie d'Apollon (Albert Babeau, *Le Louvre et son histoire*, p. 147-150).

2. Il était membre du conseil de marine.

3. Locution notée dans le tome VIII, p. 333.

4. Tome III, p. 32. — 5. Tomes XI, p. 351-352, et XIV, p. 376.

6. On a rencontré déjà cette locution : tome I, p. 106.

7. Sa désignation est notée par Dangeau dès le 23 avril : p. 70 et 71.

Quand on sut le Czar proche de Dunkerque, le Régent envoya le marquis de Nesle[1] le recevoir à Calais et l'accompagner jusqu'à l'arrivée du maréchal de Tessé, qui ne devoit aller que jusqu'à Beaumont[2] au-devant de lui. En même temps on fit préparer l'hôtel de Lesdiguières[3] pour le Czar et sa suite, dans le doute qu'il n'aimât mieux une maison particulière, avec tous ses gens autour de lui, que le Louvre. L'hôtel de Lesdiguières étoit grand et beau, touchant à l'Arsenal, et appartenoit au maréchal de Villeroy[4], qui logeoit aux Tuileries. Ainsi la maison étoit vuide, parce que le duc de Villeroy, qui n'étoit pas homme à grand train, l'avoit trouvée trop éloignée pour y loger. On le meubla entièrement et très magnifiquement des meubles du Roi. [Add. SᵗS. 1438]

Journal du séjour du Czar à Paris.

Le maréchal de Tessé attendit un jour le Czar à Beaumont à tout hasard pour ne le pas manquer[5]. Il y arriva le vendredi 7 mai sur le midi. Tessé lui fit la révérence à la descente de son carrosse, eut l'honneur de dîner avec lui, et de l'amener le jour même à Paris. Il voulut entrer dans Paris dans un carrosse du maréchal, mais sans lui, avec trois de ceux de sa suite. Le maréchal le suivoit dans un autre. Il descendit à neuf heures du soir au Louvre, entra partout dans l'appartement de la Reine mère. Il le

1. Louis III de Mailly : tome XV, p. 135. Il partit le 27 avril.
2. Beaumont-sur-Oise, sur la route de Beauvais.
3. Tome XXIX, p. 337.
4. Il en avait hérité, l'année précédente, à la mort de la duchesse : *ibidem*, p. 339.
5. Pierre-le-Grand quitta Bruxelles le 18 avril et alla s'embarquer à Gand sur un yacht qui le conduisit à Ostende ; de là il gagna par mer Dunkerque, où il arriva le 21. Il y séjourna jusqu'au 25 et vint coucher à Calais. Il en partit le 4 mai, passa par Boulogne, Abbeville, Breteuil et arriva le 7 à Beaumont-sur-Oise, après avoir dîné à Nointel (*Gazette*, p. 216 et 239 ; *Journal de Buvat*, p. 265). Sur son séjour dans le nord et son passage par la Picardie, on peut voir les lettres de l'intendant Bernage, dans *le Cabinet historique*, tome IV, première partie, p. 177-183, et Albert Babeau, *La Province*, tome II, p. 347-352.

trouva trop magnifiquement tendu et éclairé, remonta tout de suite en carrosse et s'en alla à l'hôtel de Lesdiguières, où il voulut loger[1]. Il en trouva aussi l'appartement qui lui étoit destiné trop beau, et tout aussitôt fit tendre son lit de camp dans une garde-robe. Le maréchal de Tessé, qui devoit faire les honneurs de sa maison et de sa table, l'accompagner partout et ne point quitter le lieu où il seroit, logea dans un appartement de l'hôtel de Lesdiguières[2], et eut beaucoup à faire à le suivre et souvent à courir après lui. Verton, un des maîtres d'hôtel du Roi[3], fut chargé de le servir, et de toutes les tables tant du Czar que de sa suite. Elle étoit d'une quarantaine de personnes de toutes les sortes, dont il y en avoit douze ou quinze de gens considérables par eux-mêmes ou par leurs emplois[4], qui mangeoient avec lui. Verton étoit un garçon d'esprit, fort d'un certain monde, homme de bonne chère et de grand jeu, qui fit servir le Czar avec tant d'ordre, et sut si bien se conduire, que le Czar le prit en singulière amitié, ainsi que toute sa suite[5].

Verton, maître d'hôtel du Roi, chargé des tables du Czar et de sa suite, gagne les bonnes grâces du Czar. [*Add. StS. 1439*]

Ce monarque se fit admirer par son extrême curiosité, toujours tendante à ses vues de gouvernement, de commerce, d'instruction, de police, et cette curiosité atteignit à tout et ne dédaigna rien, dont les moindres traits avoient une utilité suivie, marquée, savante, qui n'estima que ce qui méritoit l'être, en qui brilla l'intelligence, la justesse,

Grandes qualités du Czar, sa conduite à Paris, sa figure, son vêtement, sa nourriture. [*Add. StS. 1440*]

1. *Gazette de la Régence*, par Édouard de Barthélemy. p. 166 et 171.

2. La suite du Czar se logea dans les maisons de la rue de la Cerisaie réquisitionnées à cet effet (*Journal de Buvat*, p. 265).

3. Louis-François de Verton, ancien maître d'hôtel ordinaire de la duchesse de Bourgogne, avait en 1717 la même charge auprès du jeune Roi ; il avait exercé de 1704 à 1707 les fonctions de grand maître des eaux et forêts au département de Blois et Berry ; plus tard, en 1720, il était intéressé dans les fournitures pour l'armée.

4. Les relations du temps nomment parmi la suite du czar le prince Dolgorouki, le baron de Scafiroff, vice-chancelier, le comte Tolstoï, secrétaire d'État, le général Bouterline, deux chambellans, et le médecin Erskine ou Areskine.

5. Voyez plus loin, p. 385.

la vive appréhension de son esprit. Tout montroit en lui la vaste étendue de ses lumières et quelque chose de continuellement conséquent. Il allia d'une manière tout à fait surprenante la majesté la plus haute, la plus fière, la plus délicate, la plus soutenue, en même temps la moins embarrassante quand il l'avoit établie dans toute sa sûreté, avec une politesse qui la sentoit, et toujours, et avec tous, et en maître partout, mais qui avoit ses degrés suivant les personnes. Il avoit une sorte de familiarité qui venoit de liberté ; mais il n'étoit pas exempt d'une forte empreinte de cette ancienne barbarie de son pays qui rendoit toutes ses manières promptes, même précipitées, ses volontés incertaines, sans vouloir être contraint ni contredit sur pas une ; sa table, souvent peu décente, beaucoup moins ce qui la suivoit[1], souvent aussi avec un découvert d'audace et d'un roi partout chez soi ; ce qu'il se proposoit de voir ou de faire toujours dans l'entière indépendance des moyens, qu'il falloit forcer à son plaisir et à son mot. Le desir de voir à son aise, l'importunité d'être en spectacle, l'habitude d'une liberté au-dessus de tout lui faisoit souvent préférer les carrosses de louage, les fiacres même, le premier carrosse qu'il trouvoit sous sa main de gens qui étoient chez lui et qu'il ne connoissoit pas. Il sautoit dedans et se faisoit mener par la ville ou dehors. Cette aventure arriva à Mme de Matignon[2], qui étoit allée là bayer[3], dont il mena le carrosse à Boulogne et dans d'autres lieux de campagne, qui fut bien étonnée de se trouver à pied. Alors c'étoit au maréchal de Tessé et à sa suite, dont il s'échappoit ainsi, à courir après, quelquefois sans le pouvoir trouver.

1. Buvat a noté dans son *Journal* (p. 268, 272 et 275-276) plusieurs sales histoires sur les suites de son intempérance et sur ses débauches.

2. Charlotte Goyon de Matignon, comtesse de Matignon ; tome VI, p. 425.

3. Tome XXIV, p. 13, et les observations à ce sujet placées au tome XXVI, p. 130, note 3.

C'étoit un fort grand homme [1], très bien fait, assez maigre, le visage assez de forme ronde, un grand front, de beaux sourcils; le nez assez court sans rien de trop, gros par le bout; les lèvres assez grosses; le teint rougeâtre et brun; de beaux yeux noirs, grands, vifs, perçants, bien fendus; le regard majestueux et gracieux quand il y prenoit garde, sinon sévère et farouche, avec un tic qui ne revenoit pas souvent, mais qui lui démontoit les yeux et toute la physionomie, et qui donnoit de la frayeur. Cela duroit un moment, avec un regard égaré et terrible, et se remettoit aussitôt [2]. Tout son air marquoit son esprit, sa réflexion et sa grandeur, et ne manquoit pas d'une certaine grâce. Il ne portoit qu'un col de toile [3], une perruque ronde, brune, comme sans poudre, qui ne touchoit pas ses épaules, un habit brun justaucorps [4], uni à boutons d'or [5], veste, culotte, bas, point de gants ni de

1. Louville écrivait au duc de Saint-Aignan le 17 juin (*Mémoires de Louville*, tome II, p. 239) : « Je vous dirai que c'est un prince qui a beaucoup plus de grandes qualités qu'il n'en a de mauvaises; car je trouve tous ses défauts médiocres et superficiels. Son extérieur n'est pas trop poli, mais son intérieur l'est infiniment. Il est peu galant; ce qui ne met pas les femmes dans ses intérêts; car il ne veut que des esclaves pour maîtresses. Il sait beaucoup, et nous n'avons en France aucun homme aussi habile que lui, ni dans la marine ni dans les fortifications. Il est très vrai; sa parole et ses traités sont inviolables. Il estime ses ennemis et a une vénération singulière pour le roi de Suède, aussi bien que pour le feu Roi. Il est avare pour toutes les choses inutiles; il aime tous les arts et hait le luxe.... Il est bien fait de sa personne, un peu courbé. Il a le teint extrêmement brun, comme s'il était né en Afrique. Sa taille est fort grande, sa santé robuste ». Comparez ce qu'en dit Buvat dans son *Journal*, p. 270.

2. Buvat (*Journal*, p. 270) ne parle que d'un clignement d'yeux fréquent.

3. Et non de dentelle, comme on les portait en France.

4. C'est-à-dire serré à la taille et devant se porter boutonné.

5. Les mots *uni à boutons d'or* ont été ajoutés en interligne. Quand il vint au Parlement (ci-après, p. 386, note 3). il étoit habillé à la françoise, d'un habit fort simple, une veste brodée et point de manchettes (reg. U 361, au 19 juin).

manchettes, l'étoile de son ordre sur son habit et le cordon par dessous[1], son habit souvent déboutonné tout à fait, son chapeau sur une table, et jamais sur sa tête, même dehors. Dans cette simplicité, quelque mal voituré et accompagné qu'il pût être, on ne s'y pouvoit méprendre à l'air de grandeur qui lui étoit naturel. Ce qu'il buvoit et mangeoit en deux repas réglés est inconcevable, sans compter ce qu'il avaloit de bière, de limonade et d'autres sortes de boissons entre les repas, toute sa suite encore davantage; une bouteille ou deux de bière, autant et quelquefois davantage de vin, des vins de liqueurs après, à la fin du repas des eaux-de-vie préparées[2], chopine et quelquefois pinte[3] : c'étoit à peu près l'ordinaire de chaque repas[4]. Sa suite à sa table en avaloit davantage, et mangeoient tous à l'avenant à onze heures du matin et à huit heures du soir. Quand la mesure n'étoit pas plus forte, il n'y paroissoit pas. Il y avoit un prêtre aumônier qui mangeoit à la table [du] Czar[5], plus fort de moitié que pas un, dont le Czar, qui l'aimoit, s'amusoit beaucoup[6]. Le prince Kourakine alloit tous les jours à l'hôtel

1. L'ordre de Saint-André, qu'il avait fondé en 1698 ; le cordon en était bleu et se portait en sautoir ; l'insigne était en forme de croix de saint André de couleur azurée, posée sur un aigle à deux têtes surmonté de la couronne impériale.

2. Voyez aux Additions et Corrections.

3. La pinte valait un peu plus d'un litre, et la chopine en était la moitié. « On dit proverbialement *mettre pinte sur chopine* pour dire faire débauche de vin » (*Académie*, 1718).

4. Dans les *Lettres du maréchal de Tessé* publiées par le comte de Rambuteau, Introduction, p. xxiv, il y a une note extraite des papiers des Affaires étrangères et relative à la nourriture du Czar.

5. *Du* oublié en passant de la page 2045 à 2046 du manuscrit.

6. D'après les listes des personnages de la suite du czar, cet aumônier devait s'appeler Nareskins, ou plutôt Narischkine, et était peut-être un parent du czar par la mère de celui-ci, Natalie Narischkine. Louville écrivait (*Mémoires*, p. 240) : « Pour les gens de sa suite, on ne sauroit comprendre tout ce qu'ils boivent de vin. Son aumônier, entre autres, en boit à son ordinaire seize pintes, mais par extraordinaire il en boit le double ; je dis par jour. »

de Lesdiguières; mais il demeura logé chez lui. Le Czar entendoit bien le françois, et, je crois, l'auroit parlé s'il eût voulu ; mais, par grandeur, il avoit toujours un interprète. Pour le latin et bien d'autres langues, il les parloit très bien. Il eut chez lui une salle des gardes du Roi, dont il ne voulut presque jamais être suivi dehors. Il ne voulut point sortir de l'hôtel de Lesdiguières, quelque curiosité qu'il eût, ni donner aucun signe de vie, qu'il n'y eût reçu la visite du Roi.

Le Régent visite le Czar.

Le samedi matin, lendemain de son arrivée, le Régent alla voir le Czar. Ce monarque sortit de son cabinet, fit quelques pas au-devant de lui, l'embrassa avec un grand air de supériorité, lui montra la porte de son cabinet, et, se tournant à l'instant sans nulle civilité, y entra. Le Régent le suivit, et le prince Kourakine après lui, pour leur servir d'interprète. Ils trouvèrent deux fauteuils vis-à-vis l'un de l'autre ; le Czar s'assit en celui du haut bout, le Régent dans l'autre. La conversation dura près d'une heure, sans parler d'affaires, après quoi le Czar sortit de son cabinet, le Régent après lui, qui, avec une profonde révérence médiocrement rendue, le quitta au même endroit où il l'avoit trouvé en entrant.

Le Roi visite le Czar en cérémonie.

Le lundi suivant 10 mai, le Roi alla voir le Czar, qui le reçut à sa portière, le vit descendre de carrosse, et marcha de front à la gauche du Roi jusque dans sa chambre, où ils trouvèrent deux fauteuils égaux. Le Roi s'assit dans celui de la droite, le Czar dans celui de la gauche ; le prince Kourakine servit d'interprète. On fut étonné de voir le Czar prendre le Roi sous les deux bras, le hausser à son niveau, l'embrasser ainsi en l'air, et le Roi à son âge, et qui n'y pouvoit pas être préparé, n'en avoir aucune frayeur. On fut frappé de toutes les grâces qu'il montra devant le Roi, de l'air de tendresse qu'il prit pour lui, de cette politesse qui couloit de source, et toutefois mêlée de grandeur, d'égalité de rang, et légèrement de supériorité d'âge ; car tout cela se fit très distinctement sentir. Il loua fort le Roi ; il en parut charmé, et il en persuada tout le monde. Il l'embrassa à plusieurs reprises. Le Roi lui fit très joliment son petit et court compliment, et M. du Maine, le maréchal de Villeroy, et ce qui se trouva là de distingué fournirent à la conversation. La séance dura un petit quart d'heure. Le Czar accompagna le Roi comme il l'avoit reçu, et le vit monter en carrosse[1].

Le Czar visite le Roi en toute pareille cérémonie.

Le mardi 11 mai, le Czar alla voir le Roi entre quatre et cinq heures. Il fut reçu du Roi à la portière de son carrosse, et conduit de même, eut la droite sur le Roi partout. On étoit convenu de tout le cérémonial avant que le Roi l'allât voir. Le Czar montra les mêmes grâces et la même affection pour le Roi, et sa visite ne fut pas plus longue que celle qu'il en avoit reçue ; mais la foule le surprit fort. Il étoit allé dès huit heures du matin voir les places Royale, des Victoires et de Vendôme, et le lendemain il fut voir l'Observatoire, les manufactures des Gobelins[2] et le Jardin du Roi des simples[3]. Partout là il s'amusa

1. *Dangeau*, p. 83-84 ; *Journal de Buvat*, p. 265-266, et le *Mercure* de mai, relation du voyage, p. 185-189.

2. C'est Henri IV qui, en 1603, avait installé une petite manufacture de tapisseries dans un enclos situé au faubourg Saint-Marcel sur les bords de la Bièvre et où la famille Gobelin avait eu pendant un siècle et demi des teintureries florissantes ; mais ce premier établissement tomba en 1629. En 1662, Colbert reprit l'idée de Henri IV et un édit royal de 1667 organisa définitivement la manufacture royale des tapisseries de haute et basse lisse, dont la réputation dure jusqu'à nos jours. Voyez Gerspach, *La manufacture royale des Gobelins*, 1892, et J. Guiffrey, *Histoire de la tapisserie en France*. — La visite qu'y fit le Czar est longuement racontée dans le tome II de l'*Histoire journalière de Paris*, 1717, et l'auteur énumère les tapisseries qui lui furent offertes à cette occasion (voyez plus loin, p. 384). Le *Journal de Buvat* (p. 266) prétend que le souverain moscovite admira beaucoup, mais se montra peu généreux et ne donna en tout aux ouvriers qu'un écu de cent sous pour boire à sa santé.

3. Le Jardin du Roi des simples ou Jardin royal des plantes médicinales avait été établi au bout de la rue Saint-Victor par lettres patentes de février 1626, à la prière de Guy de la Brosse, médecin ordinaire du Roi, pour y cultiver les plantes employées en médecine, et

beaucoup à tout examiner et à faire beaucoup de questions.

Le Czar voit les places du Roi en relief.

Le jeudi 13 mai, il se purgea, et ne laissa pas l'après-dînée d'aller chez plusieurs ouvriers de réputation[1]. Le vendredi 14, il alla dès six heures du matin dans la Grande Galerie du Louvre[2] voir les plans en relief de toutes les places du Roi[3], dont Asfeld[4] avec ses ingénieurs lui fit les honneurs. Le maréchal de Villars s'y trouva aussi pour la même raison avec quelques lieutenants généraux. Il examina fort longtemps tous ces plans[5]. Il

aussi les plantes exotiques que rapportaient les voyageurs. La surintendance de ce jardin fut d'abord attribuée à la charge de premier médecin du Roi; mais Colbert la fit unir à la surintendance des bâtiments. En 1699, le premier médecin Fagon obtint qu'elle lui fût rendue, et la garda jusqu'à sa mort, en mars 1718. Depuis lors, cette fonction, qu'on n'appela plus qu'Intendance, fut donnée au gré du Roi soit à un médecin, soit à un membre de l'Académie des sciences. Outre la culture des plantes par des jardiniers spéciaux, il y avait au Jardin Royal un enseignement de botanique, de pharmacologie et même de chirurgie.

1. Notamment à la manufacture de glaces du faubourg Saint-Antoine (*Buvat*, p. 266).

2. La Grande Galerie du Louvre était au premier étage du long bâtiment qui reliait le Louvre aux Tuileries le long du quai. Elle avait été élevée en partie sous Henri IV et le reste sous Louis XIII; Poussin avait travaillé à sa décoration. En dessous, au rez-de-chaussée se trouvaient les logements que le Roi attribuait à divers artistes.

3. Ces plans en relief, très soigneusement établis par divers ingénieurs et surtout par Jean Berthier, étaient en 1715 au nombre de cent vingt-sept. Ils représentaient presque toutes les places fortes de France et les principales des pays étrangers. La collection fut continuée, et, vers 1760, il y en avait cent soixante-dix. Le premier fait fut celui d'Ath, puis celui de la citadelle de Lille, commandé en 1668 (C. Rousset, *Histoire de Louvois*, tome I, p. 291-292). C'est en 1699 qu'ils furent installés dans la Grande Galerie (reg. O[1] 43, fol. 327 v°), dans la partie la plus rapprochée du Louvre. En 1777, lorsqu'on organisa un musée de peinture dans la Galerie, on les transporta dans les combles de l'hôtel des Invalides, où ils sont encore.

4. M. d'Asfeld était membre du conseil de la guerre et chargé spécialement des fortifications (notre tome XXIX, p. 70-71).

5. *Gazette de la Régence*, par Édouard de Barthélemy, p. 176. Il s'intéressa surtout aux places maritimes (*Dangeau*, p. 86).

visita ensuite beaucoup d'endroits du Louvre, et descendit après dans le jardin des Tuileries, dont on avoit fait sortir tout le monde. On travailloit alors au Pont-Tournant[1]. Il examina fort cet ouvrage, et y demeura longtemps.

Le Czar visite Madame, qui l'avoit envoyé complimenter, puis à l'Opéra avec M. le duc d'Orléans, qui là lui sert à boire.

L'après-dînée, il alla voir Madame au Palais-Royal, qui l'avoit envoyé complimenter par son chevalier d'honneur[2]. Excepté le fauteuil, elle le reçut comme elle auroit fait le Roi[3]. M. le duc d'Orléans l'y vint prendre pour le mener à l'Opéra dans sa grande loge, tous deux seuls sur le banc de devant avec un grand tapis. Quelque temps après, le Czar demanda s'il n'y auroit point de la bière. Tout aussitôt on en apporta un grand gobelet sur une soucoupe. Le Régent se leva, la prit, et la présenta au Czar, qui, avec un sourire et une inclination de politesse, prit le gobelet sans aucune autre façon[4], but et le remit sur la soucoupe, que le Régent tint toujours. En la rendant, il prit une assiette qui portoit une serviette,

1. Ce pont, construit en 1716-1718 sur les fossés qui bordaient les terrasses du jardin du côté de la future place Louis XV, afin de faciliter la communication avec le Cours et les Champs-Élysées, était l'œuvre du frère augustin Nicolas Bourgeois. On employa dans les soubassements des pierres très dures qui avaient servi à l'arc-de-triomphe commencé en 1661 à l'entrée du faubourg Saint-Antoine, qui n'avait jamais été continué et qu'on venait de démolir.

2. C'était depuis 1715 le comte de Mortagne (tome XXIV, p. 61-62), que nous avons vu ci-dessus, p. 69, épouser Mlle de Guémené.

3. La princesse écrivait le jour même à la raugrave Louise (*Correspondance*, recueil Jæglé, tome II, p. 218) : « J'ai eu aujourd'hui la visite de quelqu'un de grand, savoir de mon héros, le Czar. Je le trouve bien, ce que jadis nous appelions « bien », c'est-à-dire quand on est sans façon et sans aucune affectation. Il a bien de l'esprit ; il parle à la vérité un fort mauvais allemand ; mais il est très intelligent et se fait fort bien comprendre. Il est poli avec tout le monde et très aimé. Je l'ai reçu dans un singulier accoutrement : je ne peux pas encore mettre de corset et je me présente telle que je sors du lit, en chemise de nuit, en camisole et robe de chambre avec une ceinture ».

4. Dangeau (p. 86-87) dit au contraire qu' « il fit quelques difficultés pour les prendre de sa main ».

qu'il présenta au Czar, qui, sans se lever, en usa comme il avoit fait pour la bière, dont le spectacle parut assez étonné. Au quatrième acte il s'en alla souper, et ne voulut pas que le Régent quittât la loge. Le lendemain samedi, il se jeta dans un carrosse de louage, et alla voir quantité de curiosités chez les ouvriers[1].

Le Czar aux Invalides.

Le 16 mai, jour de la Pentecôte, il alla aux Invalides, où il voulut tout voir et tout examiner partout. Au réfectoire, il goûta de la soupe des soldats et de leur vin, but à leur santé, leur frappant sur l'épaule et les appelant camarades. Il admira beaucoup l'église, l'apothicairerie et l'infirmerie, et parut charmé de l'ordre de cette maison. Le maréchal de Villars lui en fit les honneurs. La maréchale de Villars y alla pour le voir comme bayeuse[2]; il sut que c'étoit elle, et lui fit beaucoup d'honnêtetés[3].

Lundi 17 mai, il dîna de bonne heure avec le prince Ragotzi, qu'il en avoit prié, et alla après voir Meudon, où il trouva des chevaux du Roi pour voir les jardins et le parc à son aise. Le prince Ragotzi l'y accompagna[4].

Mardi 18, le maréchal d'Estrées le vint prendre à huit heures du matin et le mena dans son carrosse à sa maison d'Issy[5], où il lui donna à dîner, et l'amusa fort le reste

1. De nombreux marchands se rendaient d'ailleurs chaque jour à l'hôtel de Lesdiguières pour offrir au Czar leurs marchandises; celui-ci achetait parfois, mais discutait toujours sur le prix (*Journal de Buvat*, p. 266-267).

2. Notre tome XXVI, p. 130.

3. Cet article est la reproduction presque exacte de celui de Dangeau, p. 90.

4. *Dangeau*, p. 91 ; Buvat raconte à propos de cette visite une histoire assez grasse (p. 268).

5. Cette maison doit être celle que le financier Van Holt avait possédée dans ce village (notre tome XXV, p. 161) et que le maréchal avait achetée après sa mort, en 1715. L'abbé Lebeuf (*Histoire du diocèse de Paris*, tome III, p. 12) se trompe en disant que ce fut celle où mourut plus tard le cardinal de Fleury ; car le cardinal habitait dans la maison de campagne du séminaire de Saint-Sulpice. Le jeune roi alla chez le maréchal le 27 mai 1720 (*Dangeau*, tome XVIII, p. 295).

de la journée avec beaucoup de choses qu'il lui fit voir touchant la marine[1].

Mme la duchesse de Berry et Mme la duchesse d'Orléans, perdant espérance d'ouïr parler du Czar, envoient enfin le complimenter. Il ne distingue les princes du sang en rien et trouve mauvais que les princesses du sang prétendissent qu'il les visitât. [Add. St-S. 1441]

Mercredi 19, il s'occupa de plusieurs ouvrages et ouvriers[2]. Mme la duchesse de Berry et Mme la duchesse d'Orléans, à l'exemple de Madame, envoyèrent le matin complimenter le Czar par leurs premiers écuyers. Elles en avoient toutes trois espéré un compliment, ou même une visite. Elles se lassèrent de n'en point entendre parler, et à la fin se ravisèrent. Le Czar répondit qu'il iroit les remercier[3]. Des princes et princesses du sang[4], il ne s'en embarrassa pas plus que des premiers seigneurs de la cour, et ne les distingua pas davantage. Il avoit trouvé mauvais que les princes du sang eussent fait difficulté de l'aller voir, s'ils n'étoient assurés qu'il rendroit une visite aux princesses du sang, ce qu'il rejeta avec grande hauteur, tellement qu'aucune d'elles ne le virent que par curiosités, en voyeuses[5], excepté Mme la princesse de Conti par hasard[6]. Tout cela s'expliquera dans la suite.

Jeudi 20 mai, il devoit aller dîner à Saint-Cloud, où M. le duc d'Orléans l'attendoit avec cinq ou six courtisans seulement, mais un peu de fièvre qu'il eut la nuit l'obligea le matin de s'envoyer excuser[7].

Il visite Mme la duchesse de Berry.

Vendredi 21, il alla voir Mme la duchesse de Berry au Luxembourg, où il fut reçu comme le Roi. Après sa visite il se promena dans les jardins. Mme la duchesse de Berry s'en alla ce pendant à la Meute, pour lui laisser la liberté

1. Le souvenir de cette visite et de l'estime que le Czar conçut pour les capacités maritimes du maréchal est consigné dans l'éloge funèbre de celui-ci (*Histoire de l'Académie des Inscriptions*, tome XIV, p. 304-305).

2. Il retourna aussi une seconde fois à l'Observatoire (*Gazette*, p. 252), qui l'intéressait particulièrement.

3. *Dangeau*, p. 92.

4. Tout ce qui va suivre sur les princes du sang n'est pas pris à Dangeau.

5. Tomes VI, p. 228, et XXIII, p. 344.

6. Ci-après, p. 381. — 7. *Dangeau*, p. 92.

de voir toute sa maison, qu'il visita fort curieusement[1]. Comptant partir vers le 16 juin, il demanda des bateaux pour ce temps-là à Charleville, dans le dessein de descendre la Meuse[2].

Samedi 22, il fut à Bercy chez Pajot d'Ons-en-Bray[3], principal directeur de la poste, dont la maison est pleine de toutes sortes de raretés et de curiosités, tant naturelles que mécaniques[4]. Le célèbre P. Sébastien, carme, y étoit[5].

1. *Gazette*, p. 264 Selon Buvat (p. 267), il serait allé, le matin du même jour, à Sceaux et au Bois de Boulogne ; d'après la *Gazette d'Amsterdam*, n° XLIV, la visite au Luxembourg n'aurait eu lieu qu'à six heures du soir.

2. *Dangeau*, p. 93.

3. Louis-Léon Pajot, comte d'Ons-en-Bray, né le 25 mars 1679, avait été mis par son père dans la ferme des postes dès 1698 ; il lui succéda comme intendant général en novembre 1708. En mai 1738, il fut, ainsi que son collègue Rouillé, dépouillé de la ferme. Il se retira alors complètement à Bercy et y mourut le 22 février 1754. La terre d'Ons-en-Bray, en Beauvaisis, avait été érigée en comté en faveur de son père en juillet 1702.

4. Il s'occupait beaucoup de sciences physiques et l'Académie des sciences l'avait admis comme honoraire en 1716 ; Fontenelle fit son éloge à sa mort. Sa maison de Bercy était située entre la rue de Bercy et la rivière et entre le grand parc des Malon et la Rapée, et on l'appelait auparavant « la vigne de Chaulnes », parce qu'elle avait été bâtie par l'ancien ambassadeur de France à Rome. Pajot d'Ons-en-Bray y avait réuni une collection considérable d'instruments et de machines qu'il légua à l'Académie, et que le jeune roi vint voir avec son précepteur le 25 juillet 1717 (*Gazette*, p. 372). Sur son séjour à Bercy et ses relations scientifiques et littéraires, on peut consulter l'ouvrage du prince Emmanuel de Broglie sur *Bernard de Montfaucon*, tome I, p. 127-130.

5. Le vrai nom de ce religieux était Jean Truchet, et il a un long article dans le *Dictionnaire de Moréri*. Né à Lyon en 1657, il entra très jeune dans l'ordre des Carmes et se consacra entièrement à des travaux d'hydraulique et à des inventions de machines de toute espèce ; c'est à lui qu'on doit le fardier à grandes roues qui sert à transporter les troncs d'arbres ; il inventa aussi un bras artificiel dont il est parlé dans les *Notes tirées du cours d'opérations du chirurgien Dionis*, édition 1757, p. 761. Il mourut à Paris le 5 février 1729. *Le Mercure galant* lui consacra deux notices, une en avril 1704, p. 234-238,

Il s'y amusa tout le jour, et y admira plusieurs belles machines.

Dîne avec M. le duc d'Orléans à Saint-Cloud, et visite Mme la duchesse d'Orléans au Palais-Royal.

Le dimanche 23 mai, il fut dîner à Saint-Cloud, où M. le duc d'Orléans l'attendoit ; il vit la maison et les jardins, qui lui plurent fort ; passa, en s'en retournant, au château de Madrid[1], qu'il visita, et alla de là voir Mme la duchesse d'Orléans au Palais-Royal, où, parmi beaucoup de politesses, il ne laissa pas de montrer un grand air de supériorité, ce qu'il avoit bien moins marqué chez Madame et chez Mme la duchesse de Berry[2].

Voit le Roi comme par hasard aux Tuileries.

Lundi 24, il alla aux Tuileries de bonne heure, avant que le Roi fût levé. Il entra chez le maréchal de Villeroy, qui lui fit voir les pierreries de la couronne[3]. Il les trouva plus belles et en plus grand nombre qu'il ne pensoit ; mais il dit qu'il ne s'y connoissoit guères. Il témoignoit faire peu de cas des beautés purement de richesses et d'imagination, de celles surtout auxquelles il ne pouvoit atteindre. De là, il voulut aller voir le Roi, qui de son côté venoit le trouver chez le maréchal de Villeroy. Cela fut compassé exprès pour que ce ne fût point une visite marquée, mais comme de hasard. Ils se rencontrèrent dans un cabinet, où ils demeurèrent. Le Roi, qui tenoit un rouleau de papier à la main, le lui donna, et lui dit que c'étoit la carte de ses États. Cette galanterie plut fort au Czar, dont la politesse et l'air d'amitié et d'affection

l'autre lors de sa mort, avril 1729, p. 688-704. Une petite partie de la correspondance qu'il recevait est aujourd'hui aux Archives nationales, carton M 845. Voyez aux Additions et Corrections.

1. Tome XVIII, p. 378.

2. Saint-Simon avait d'abord écrit : « et alla voir de là Me (Madame) au Palais-Royal. Cette visite fut une distinction qu'il voulut donner à l'age et à la mere du Regent, plus encore à la premiere des Princesses qui l'eust envoyé complimenter ». Il a biffé tout cela depuis *au Palais Royal* et ajouté en interligne après *Me, la Duchesse d'Orléans* et tout ce qui suit jusqu'à la fin du paragraphe.

3. Il y a un inventaire des pierreries de la couronne en 1691 dans le registre O[1] 3360 aux Archives nationales.

furent les mêmes, avec beaucoup de grâces, mais de majesté et d'égalité[1].

Le Czar à Versailles.

L'après-dînée, il alla à Versailles, où le maréchal de Tessé le laissa au duc d'Antin, chargé de lui en faire les honneurs[2]. L'appartement de Madame la Dauphine étoit préparé pour lui[3], et il coucha dans la communication de Monseigneur le Dauphin, père du Roi, qui fait à cette heure des cabinets pour la Reine[4].

Mardi 25, il avoit parcouru les jardins, et s'étoit[5] embarqué sur le canal dès le grand matin, avant l'heure qu'il avoit donnée à d'Antin pour se rendre chez lui. Il vit tout Versailles, Trianon et la Ménagerie[6]. Sa principale suite fut logée au château. Ils menèrent avec eux des demoiselles, qu'ils firent coucher dans l'appartement qu'avoit Mme de Maintenon[7], tout proche de celui où le Czar couchoit. Blouin, gouverneur de Versailles, fut extrêmement scandalisé de voir profaner ainsi ce temple de la pruderie, dont la déesse et lui, qui étoient vieux, l'auroient été moins autrefois. Ce n'étoit pas la manière du Czar ni de ses gens de se contraindre[8].

1. Ceci n'est que le développement de l'article de Dangeau du 24 mai (p. 95).

2. Comme surintendant des bâtiments.

3. C'est-à-dire, l'ancien appartement de la reine Marie-Thérèse, que la Dauphine de Bavière avait occupé ensuite. Ce sont les pièces marquées 6 sur le plan que nous avons donné dans notre tome XXVII, p. 254.

4. Dangeau disait : « dans la communication que M. le duc de Bourgogne avait faite de l'antichambre du roi à cet appartement » ; ce sont les petites pièces marquées 6 dans le plan ci-dessus, le long de la cour intérieure.

5. *S'estoit*, oublié, a été ajouté en interligne.

6. Il a été parlé de la Ménagerie de Versailles dans le tome XII, p. 104. Le *Journal de Buvat* raconte (p. 267-268) qu'« il donna une pièce de vingt-cinq sols au fontainier, qui, confus de cette largesse, se repentit de ne l'avoir pas bien fait mouiller en faisant jouer les eaux souterraines avec son robequin ».

7. Tomes IV, p. 187, et XVI, p. 469-473, et le plan indiqué ci-dessus.

8. Voyez les anecdotes rapportées par Buvat, p. 275-276, et par Louville, *Mémoires*, tome II, p. 241.

Mercredi 26, le Czar, qui s'amusa fort tout le jour à Marly et à la Machine[1], manda au maréchal de Tessé à Paris qu'il y arriveroit le lendemain matin à huit heures à l'hôtel de Lesdiguières, où il comptoit le trouver, et qu'il le mèneroit en lieu de voir la procession de la Fête-Dieu. Le maréchal lui fit voir celle de Notre-Dame[2].

Dépense pour le Czar.

Le défrai[3] de ce prince coûtoit six cents écus par jour, quoiqu'il eût beaucoup fait diminuer sa table dès les premiers jours[4]. Il eut un moment envie de faire venir à Paris la Czarine, qu'il aimoit beaucoup[5] ; mais il changea bientôt d'avis. Il la fit aller à Aix-la-Chapelle ou à Spa[6], à son choix, pour y prendre des eaux en l'attendant.

1. Les mots *à Marly et à la machine* ont été écrits en interligne au-dessus de *à Versailles*, biffé. En effet Dangeau n'en disait rien. A la suite, Saint-Simon avait mis un *il* inutile. — Il a été question de la Machine de Marly dans le tome XXVIII, p. 172. Elle intéressa fort le Czar, et « à son retour à Paris, étant à table, on le vit faire des mouvements de corps et figurer cette machine avec une cuiller et une fourchette » (*Buvat*, p. 271).

2. *Gazette*, p. 276 ; il n'en est pas mention dans les registres capitulaires de Notre-Dame.

3. Action de défrayer. Ce mot n'est admis ni par l'*Académie* ni par aucun autre lexique, sauf le *Dictionnaire de Furetière*. Le *Littré* n'en cite que le présent exemple de notre auteur.

4. Saint-Simon prend cela dans le *Journal de Dangeau*, au 29 mai (p. 98). Selon Buvat (p. 263-264 et 265) un marché avait été conclu par avance à quinze cents livres par jour pour la table du Czar et de sa suite ; mais le Régent jugea cette somme insuffisante et la fixa à trois mille livres.

5. Catherine Ire : tome XXII, p. 134-136.

6. Saint-Simon a déjà mentionné les eaux d'Aix-la-Chapelle : tome XIII, p. 83-84. Celles de Spa, dans le pays de Liège, qu'on regardait comme souveraines pour les affections des reins et de la vessie (*Mémoires de Sourches*, tome I, p. 257), étaient peut-être connues dès l'époque romaine. Elles furent très fréquentées à partir du quatorzième siècle ; Pierre de l'Estoile (*Mémoires-Journaux*, tome II, p. 126) en parle à la fin du seizième. En 1685, il parut à Liège un petit volume in-12 intitulé *Spadacrene H. ab Heers, hoc est fons Spadanus, accuratissime descriptus*, etc. Dès cette époque, on y jouait beaucoup, et en 1735, Pœlnitz publia *les Amusements des eaux de Spa*. On trouvera à

Il va à Petit-Bourg et à Fontainebleau, voit en revenant Choisy, et par hasard Mme la princesse de Conti un moment, qui y étoit demeurante. [*Add S*t*S. 1442*]

Dimanche 30 mai[1], il partit avec Bellegarde, fils et survivancier de d'Antin pour les bâtiments[2], et beaucoup de relais, pour aller dîner[3] chez d'Antin à Petit-Bourg, qui l'y reçut et le mena l'après-dînée voir Fontainebleau, où il coucha, et le lendemain une chasse du cerf, de laquelle le comte de Toulouse lui fit les honneurs. Le lieu lui plut médiocrement, et point du tout la chasse, où il pensa tomber de cheval ; il trouva cet exercice trop violent, qu'il ne connoissoit point[4]. Il voulut manger seul avec ses gens au retour, dans l'île de l'étang de la cour des Fontaines[5]. Ils s'y dédommagèrent de leurs fatigues. Il revint à Petit-Bourg seul dans un carrosse avec trois de ses gens. Il parut dans ce carrosse qu'ils avoient largement bu et mangé[6].

Mardi 1er juin, il s'embarqua au bas de la terrasse de Petit-Bourg pour revenir par eau à Paris. Passant devant Choisy, il se fit arrêter, et voulut voir la maison et les

leur sujet de curieuses annonces dans la *Gazette d'Amsterdam*, 1700, n° XLI, lettre de Liège, 1705, n° LXV, et 1707, n° XXXIII.

1. Dangeau ne parlant pas de ce que fit le Czar le 28 et le 29 mai, Saint-Simon le passe aussi sous silence. Le vendredi 28, il alla d'abord à la Monnaie voir fabriquer des espèces d'or et d'argent, et il se rendit ensuite à la Bibliothèque du Roi, où l'abbé de Louvois lui fit voir des manuscrits grecs et les objets récemment découverts dans le tombeau de Childéric à Tournay (*Gazette*, p. 276 ; *Gazette d'Amsterdam*, n° XLVI, et surtout le récit du *Journal de Buvat*, p. 267-269, qui place la visite au 29 mai).

2. Gabriel-François-Balthazar de Pardaillan, marquis de Bellegarde : tome XXIX, p. 347.

3. *Disner* est en interligne au-dessus de *coucher*, biffé, et comme conséquence, à la ligne suivante, *l'apres disnée* est aussi en interligne au-dessus de *le lendemain de grd matin*, aussi biffé ; puis, comme dernière suite de la première correction, il a ajouté en interligne, plus loin, les mots *où il coucha et le lendemain*.

4. Tout cela vient de Dangeau, p. 99, mais pas le détail qui va suivre du dîner dans l'île de la pièce d'eau, qui est dans la *Gazette*, p. 276.

5. Tome XXIII, p. 134.

6. Le *Journal de Buvat* est plus explicite (p. 271-272).

jardins. Cette curiosité l'obligea d'entrer un moment chez Mme la princesse de Conti, qui y étoit[1]. Après s'être promené il se rembarqua, et il voulut passer sous tous les ponts de Paris[2].

Le Czar va passer plusieurs jours à Versailles, Trianon et Marly, voit Saint-Cyr, fait à Mme de Maintenon une visite insultante.

Jeudi 3 juin[3], octave de la Fête-Dieu, il vit de l'hôtel de Lesdiguières la procession de la paroisse de Saint-Paul. Le même jour il alla coucher encore à Versailles, qu'il voulut revoir avec plus de loisir; il s'y plut fort et voulut aussi coucher à Trianon, puis trois ou quatre nuits à Marly dans les pavillons les plus près du château qu'on lui prépara[4].

Vendredi 11 juin, il fut de Versailles à Saint-Cyr, où il vit toute la maison et les demoiselles dans leurs classes[5]. Il y fut reçu comme le Roi. Il voulut aussi voir Mme de Maintenon[6], qui dans l'apparence de cette curiosité s'étoit mise au lit, ses rideaux fermés, hors un, qui ne l'étoit qu'à demi. Le Czar entra dans sa chambre, alla ouvrir les rideaux des fenêtres en arrivant, puis tout de suite tous ceux du lit, regarda bien Mme de Maintenon tout à son

1. *Dangeau*, p. 99. On a vu dans le précédent volume, p. 80, que la princesse de Conti avait acheté récemment cette résidence de la succession de Mme de Louvois.

2. Il poussa même la promenade jusqu'au pont de Sèvres (*Buvat*, p. 272).

3. La journée du 2 avait été employée à la visite de l'abbaye de Saint-Denis, des tombeaux et du trésor; retour par la maison du duc de Tresmes à Saint-Ouen (*Gazette*, p. 276; Journal du P. Furcy).

4. *Dangeau*, p. 100, 101 et 102; *Buvat*, p. 272 et 275. Il profita de ce séjour pour faire prendre des dessins des divers bosquets de Versailles et de Marly; le 10 juin, il y eut fête sur le canal et feu d'artifices (*Gazette d'Amsterdam*, n° L; *Gazette*, p. 300).

5. Il était d'abord allé à Saint-Germain, et c'est en revenant qu'il s'arrêta à Saint-Cyr (*Gazette*, p. 300).

6. Il avait manifesté ce désir à plusieurs reprises (*Dangeau*, p. 101 et 104), et, quoique Mme de Maintenon ne s'en souciât guère, il fallut bien en passer par là. Il avait d'ailleurs fait demander de ses nouvelles et depuis « il me paroît un très grand homme », écrivait-elle en badinant à Mme de Caylus (Comte d'Haussonville, *Souvenirs sur Mme de Maintenon*, tome III, p. 206).

aise, ne lui dit pas un mot, ni elle à lui, et, sans lui faire aucune sorte de révérence, s'en alla. Je sus qu'elle en avoit été fort étonnée et encore plus mortifiée[1]; mais le feu Roi n'étoit plus. Il revint le samedi 12 juin à Paris[2].

1. Saint-Simon, par antipathie pour Mme de Maintenon, dénature complètement le récit de cette visite. Voici d'abord la relation qu'en donna Mme de Louvigny, religieuse de Saint-Cyr (Taphanel, *La Beaumelle et Saint-Cyr*, p. 226): « Le Czar arriva sur les neuf heures du soir. Mme de Maintenon lui fit demander la permission de rester sur son lit, où elle étoit, et de ne point l'aller recevoir à cause de sa vieillesse... Il fut tout de suite à l'appartement de Mme de Maintenon... Il lui adressa la parole. L'interprète en dit moins qu'on n'en devinoit sur le visage du prince, qui demandoit d'un air obligeant à Mme de Maintenon si elle étoit malade. Elle répondit que sa maladie étoit la vieillesse. Sur ce mot, le Czar tira lui-même le rideau de son lit, et fit signe qu'on l'ouvrît au pied. Il la considéra attentivement; elle rougit, et les dames de Saint-Louis qui la virent dans ce moment, dirent qu'elle dut lui paroître belle; car elle avoit encore un air de beauté. Le Czar dit quelque chose avec une action qui en renfermoit davantage que l'expression de l'interprète, qui dit cependant des choses obligeantes à Mme de Maintenon. La visite fut courte ;.... mais, dans une maison où il fut à Paris, il y vit Mme de Caylus et, ayant su qu'elle étoit nièce de Mme de Maintenon, il fendit la presse, l'aborda, la prit par la main, la regarda beaucoup et lui fit à sa mode toutes les politesses imaginables. » Mme de Maintenon écrivait à Mme de Caylus le jour même de la visite : « Le Czar est arrivé à sept heures ; il s'est assis au chevet de mon lit ; il m'a fait demander si j'étois malade ; j'ai répondu que oui Il m'a fait demander ce que c'étoit que mon mal ; j'ai répondu: une grande vieillesse avec un tempérament assez foible. Il ne savoit que me dire et son truchement ne me paroissoit pas m'entendre. Sa visite a été fort courte.... J'oubliois de vous dire que le Czar a fait ouvrir un peu le pied de mon lit pour me voir ; vous croyez bien qu'il en aura été satisfait. » (Comte d'Haussonville, *Souvenirs sur Mme de Maintenon*, tome III, p. 210). Tout cela est conforme à ce que raconte Golikoff, l'historien russe de Pierre le Grand, qui écrivait d'après le journal même du Czar : voyez la *Revue bleue* du 14 octobre 1893. Une relation de la visite existe au British Museum, ms. Additionnel 15904, fol. 149.

2. Saint-Simon a écrit par erreur *11 juin*. — En revenant il s'arrêta à Chaillot, chez la reine douairière d'Angleterre, puis alla à la monnaie des médailles, où l'on frappa en sa présence une médaille d'or à son effigie, avec une devise élogieuse, qu'on lui offrit, et il en fut fort

Le mardi 15 juin, il alla de bonne heure chez d'Antin à Paris[1]. Travaillant ce jour-là avec M. le duc d'Orléans, je finis en une demi-heure ; il en fut surpris et voulut me retenir. Je lui dis que j'aurois toujours l'honneur de le trouver, mais non le Czar, qui s'en alloit, que je ne l'avois point vu, et que je m'en allois chez d'Antin bayer tout à mon aise. Personne n'y entroit que les conviés et quelques dames avec Madame la Duchesse et les princesses ses filles qui vouloient bayer aussi. J'entrai dans le jardin, où le Czar se promenoit. Le maréchal de Tessé, qui me vit de loin, vint à moi, comptant me présenter au Czar. Je le priai de s'en bien garder, et de ne point[2] s'apercevoir de moi en sa présence, parce que je voulois le regarder tout à mon aise, le devancer et l'attendre tant que je voudrois pour le bien contempler, ce que je ne pourrois plus faire si j'en étois connu. Je le priai d'en avertir d'Antin, et avec cette précaution je satisfis ma curiosité tout à mon aise. Je le trouvai assez parlant, mais toujours comme étant partout le maître. Il rentra dans un cabinet, où d'Antin lui montra divers plans et

Je vais voir le Czar chez d'Antin tout à mon aise sans en être connu Madame la Duchesse l'y va voir par curiosité. Il en est averti ; il passe devant elle, la regarde et ne fait ni la moindre civilité ni semblant de rien.

surpris et flatté (*Histoire journalière de Paris*, tome II, p. 171-174 ; *Gazette*, p. 300 ; *Gazette d'Amsterdam*, n° LI : *Mémoires de Duclos*, édition Michaud et Poujoulat, p. 521 ; *Gazette des Beaux-arts*, 1896, p. 363-369).

1. Saint-Simon, n'étant plus guidé par Dangeau, se trompe. C'est le dimanche 13 juin que le Czar passa une partie de la journée chez d'Antin et y soupa (*Gazette*, p. 300 ; *Gazette d'Amsterdam*, n° LI). Le lendemain 14, visite à l'imprimerie royale, au collège des Quatre nations et à la Sorbonne, et l'après-midi il monta sur les tours de Notre-Dame (*ibidem*). Le 15, il retourna aux Gobelins et se promena au Cours (*ibidem*). Selon Duclos (*Mémoires*, p. 521), « le jour qu'il alla voir la Sorbonne, il témoigna plus de considération à la statue du cardinal de Richelieu qu'il n'en avoit marqué à la personne de Mme de Maintenon. Aussitôt qu'il aperçut le tombeau du cardinal, il courut embrasser la figure de ce ministre, en lui adressant ces paroles : « Je « donnerois la moitié de mon empire à un homme tel que toi, pour « qu'il m'aidât à gouverner l'autre. » Voir aussi les *Mémoires de la baronne d'Oberkirck*, édition 1853, tome I, p. 251-252.

2. Les mots *ne point* sont en interligne.

quelques curiosités, sur quoi il fit plusieurs questions. Ce fut là où je vis ce tic dont j'ai parlé[1]. Je demandai à Tessé si cela lui araivoit souvent ; il me dit plusieurs fois par jour, surtout quand il ne prend pas garde à s'en contraindre. Rentrant après dans le jardin, d'Antin lui fit raser l'appartement bas, et l'avertit que Madame la Duchesse y étoit avec des dames, qui avoient grande envie de le voir. Il ne répondit rien et se laissa conduire. Il marcha plus doucement, tourna la tête vers l'appartement, où tout étoit debout et sous les armes, mais en voyeuses. Il les regarda bien toutes, et ne fit qu'une très légère inclination de la tête à toutes à la fois, sans la tourner le long d'elles, et passa fièrement[2]. Je pense, à la façon dont il avoit reçu d'autres dames, qu'il auroit montré plus de politesse à celles-ci si Madame la Duchesse n'y eût pas été, à cause de la prétention de la visite. Il affecta même de ne s'informer pas laquelle c'étoit, ni du nom de pas une des autres. Je fus là près d'une heure à ne le point quitter et à le regarder sans cesse. Sur la fin je vis qu'il le remarquoit : cela me rendit plus retenu, dans la crainte qu'il ne demandât qui j'étois. Comme il alloit rentrer, je passai en m'en allant dans la salle où le couvert étoit mis. D'Antin, toujours le même, avoit trouvé moyen d'avoir un portrait très ressemblant de la Czarine, qu'il avoit mis sur la cheminée de cette salle, avec des vers à sa louange, ce qui plut fort au Czar dans sa surprise. Lui et sa suite trouvèrent le portrait fort ressemblant[3].

Présents. Le Roi lui donna deux magnifiques tentures de tapisserie des Gobelins[4]. Il lui voulut donner aussi une belle

1. Ci-dessus, p. 368.

2. Saint-Simon est seul à donner ces détails, dont il fut témoin oculaire.

3. Aucune autre relation ne fait mention de cette attention galante du duc d'Antin.

4. Les relations ne sont point d'accord sur les tapisseries offertes au czar. L'*Histoire journalière de Paris*, tome II, p. 156-157, énu-

épée de diamants, laquelle il s'excusa d'accepter ; lui, de son côté, fit distribuer environ soixante mille livres aux domestiques du Roi qui l'avoient servi[1], donna à d'Antin et aux maréchaux d'Estrées et de Tessé à chacun son portrait enrichi de diamants, cinq médailles d'or et onze d'argent des principales actions de sa vie. Il fit un présent d'amitié à Verton[2], et pria instamment le Régent de l'envoyer auprès de lui chargé des affaires du Roi, qui le lui promit.

Mercredi 16 juin, il fut à cheval à la revue des deux régiments des gardes, des gendarmes, chevau-légers et mousquetaires. Il n'y avoit que M. le duc d'Orléans ; le Czar ne regarda presque pas ces troupes, qui s'en aperçurent. Il fut de là dîner-souper[3] à Saint-Ouen[4], chez le duc de Tresmes, où il dit que l'excès de la chaleur, de la poussière et de la foule de gens à pied et à cheval lui avoit[5] fait quitter la revue plus tôt qu'il n'auroit voulu. Le repas fut magnifique ; il sut que la marquise de Béthune, qui y étoit en voyeuse, étoit fille du duc de Tresmes[6] ; il la pria de se mettre à table : ce fut la seule dame qui y mangea, avec beaucoup de seigneurs. Il y vint plusieurs

mère : quatre reproductions des tableaux du Nouveau Testament de Jouvenet qui sont à Saint-Martin-des-Champs, huit pièces représentant les produits des Indes, une reproduction du Christ de Lebrun et une autre d'un tableau de Jean-Baptiste Santerre. Le *Journal de Buvat* (p. 269) ne parle que de l'Histoire de Don Quichotte en six pièces. Saint-Simon copie Dangeau (p. 107-108), ainsi que pour ce qui va suivre.

1. La relation du P. Furcy dit seulement « dix mille francs », et Buvat a noté en divers endroits qu'il fut fort peu généreux.

2. Ci-dessus, p. 366.

3. Aucun lexique n'explique cette locution ; c'était un repas, qui, pris dans le milieu de l'après-midi, remplaçait à la fois le dîner et le souper.

4. Tome XXIX, p. 116.

5. Il y a *avoient*, par mégarde, dans le manuscrit.

6. Marie-Françoise Potier de Gesvres (tome XV, p. 155), mariée depuis septembre 1715.

dames, aussi en voyeuses, à qui il fit beaucoup d'honnêtetés quand il sut qui elles étoient[1].

Jeudi 17, il alla pour la seconde fois à l'Observatoire, et de là souper chez le maréchal de Villars[2].

Le Régent va dire adieu au Czar, lequel va dire adieu au Roi sans cérémonie, et reçoit chez lui celui du Roi de même.

Vendredi 18 juin, le Régent fut de bonne heure à l'hôtel de Lesdiguières dire adieu au Czar. Il fut quelque temps avec lui, le prince Kourakine en tiers. Après cette visite, le Czar alla dire adieu au Roi aux Tuileries. Il avoit été convenu qu'il n'y auroit plus entre eux de cérémonies. On ne peut montrer plus d'esprit, de grâces ni de tendresses pour le Roi que le Czar en fit paroître en toutes ces occasions, et le lendemain encore, que le Roi alla lui souhaiter à l'hôtel de Lesdiguières un bon voyage, où tout se passa aussi sans cérémonies[3].

1. Saint-Simon copie Dangeau, p. 108. Sur la revue, voyez *Buvat*, p. 276-277, et la *Gazette*, p 300.

2. *Dangeau*, p. 108. — L'hôtel de Villars, rue de Grenelle-Saint-Germain, était l'ancien hôtel de Navailles (notre tome VII, p. 37, note 7), bâti sous Louis XIII par le président le Coigneux. La duchesse d'Elbeuf, fille du maréchal de Navailles, le vendit en février 1710 au maréchal de Villars, qui l'habitait depuis novembre 1708 comme locataire; on verra les conditions du marché dans une note que nous rejetons aux Additions et Corrections. Après 1713, Villars fit bâtir à la suite sur la rue de Grenelle par l'architecte Germain Boffrand une très jolie construction, qui existe encore, et qu'on appela « le petit hôtel »; il est décrit dans le *Livre d'architecture* de Boffrand, 1745. Le grand hôtel est aujourd'hui la mairie du VIIe arrondissement.

3. *Dangeau*, p. 111 et 112. — Saint-Simon ne mentionne pas (peut-être volontairement, car Dangeau l'a noté) que, le 19 juin, veille de son départ, le Czar vint dans la matinée au Parlement, où il entendit plaider une affaire; reçu chez le premier président, il s'amusa à rectifier de sa main sur un globe terrestre la position de la mer Caspienne (registres du Parlement, X^1A^ 8433, fol. 440, et minutes X^1B^ 8899; papiers du greffier Gilbert de Voisins, K 703, n° 76, et du greffier Delisle, U 361). On trouvera la relation de cette visite aux Additions et Corrections. Dans l'après-midi, il assista à la séance de l'académie des sciences, puis à celle de l'académie des inscriptions, et s'arrêta quelques instants à l'académie française et à celle de peinture (*Gazette*, p. 312; *Mémoires de Duclos*, p. 521; *Les Registres de l'Académie française*, tome II, p. 29).

Dimanche 20 juin, le Czar partit et coucha à Livry, allant droit à Spa, où il étoit attendu par la Czarine, et ne voulut être accompagné de personne, pas même en sortant[1] de Paris[2]. Le luxe qu'il remarqua le surprit beaucoup; il s'attendrit en partant sur le Roi et sur la France, et dit qu'il voyoit avec douleur que ce luxe la perdroit bientôt[3]. Il s'en alla charmé de la manière dont il avoit été reçu, de tout ce qu'il avoit vu, de la liberté qu'on lui avoit laissée, et dans un grand desir de s'unir étroitement avec le Roi, à quoi l'intérêt de l'abbé Dubois et de l'Angleterre fut un funeste obstacle, dont on a souvent eu et on a encore grand sujet de repentir.

Départ du Czar, qui ne veut être accompagné de personne. Il va trouver la Czarine à Spa.

On ne finiroit point sur ce czar si intimement et si véritablement grand, dont la singularité et la rare variété de tant de grands talents et de grandeurs diverses en feront toujours un monarque digne de la plus grande admiration jusque dans la postérité la plus reculée, malgré les grands défauts de la barbarie de son origine, de son pays et de son éducation. C'est la réputation qu'il laissa unanimement établie en France, qui le regarda comme un prodige dont elle demeura charmée[4].

1. Avant *sortant*, Saint-Simon a biffé un premier *sortant*, qui surchargeait *partant*.

2. *Dangeau*, p. 114; *Gazette*, p. 312. Il passa par Soissons, Reims et Charleville (J. Bourguignon, *Un empereur de Russie dans les Ardennes: le passage de Pierre-le-Grand à son départ de France en 1717*, dans la *Revue d'Ardenne et d'Argonne*, 1901-1902).

3. Louville disait de même (*Mémoires*, tome II, p. 240): « Il a dit mille fois, depuis qu'il est ici, qu'il pleuroit quand il regardoit la France, et qu'il voyoit que notre petit roi perdroit son royaume par le luxe et les superfluités qui s'y trouvent. »

4. Le lendemain de son départ, le 21 juin, Amelot écrivait au cardinal Gualterio (British Museum, ms. Addit. 20365, fol. 217; communiqué par M. Gaucheron): « On a eu tout le temps de vous mander du bien et du mal du Czar, ce prince ayant donné le loisir de reconnoître ses bonnes qualités et d'observer ses défauts. Les gens qui l'ont le plus fréquenté conviennent qu'il a de l'esprit, de la connoissance des arts et des mécaniques, des vues, et un grand desir de policer ses États et

Le Czar visite le Régent. Personnes présentées au Czar. Maréchal de Tessé commande tous les officiers du Roi servant le Czar. Le Czar en partant s'attendrit sur la France et sur son luxe. Il refuse tacitement le Régent, qui, à la prière du roi d'Angleterre, desiroit qu'il retirât ses troupes du Mecklembourg. Il desire ardemment de s'unir avec

Je suis certain que le Czar alla voir M. le duc d'Orléans dès les premiers jours, qu'il ne lui rendit que cette unique visite au Palais-Royal, que M. le duc d'Orléans le reçut et le conduisit à son carrosse, que leur conversation s'y passa dans un cabinet, seuls avec le prince Kourakine en tiers, et qu'elle dura assez longtemps. J'en ai oublié le jour[1]. Ce monarque fut très content du maréchal de Tessé et de tout le service. Ce maréchal commandoit à tous les officiers de la maison du Roi de tout genre qui servirent le Czar. Beaucoup de gens se firent présenter à lui, mais de considération. Beaucoup aussi ne se soucièrent pas de l'être. Aucune dame ne le fut, et les princes du sang ne le virent point, dont il ne témoigna rien que par sa conduite avec eux quand il en vit chez le Roi. En partant il s'attendrit sur la France, et dit qu'il voyoit avec douleur que son grand luxe la perdroit bientôt[2]. Il avoit des troupes en Pologne, et beaucoup dans le Meckembourg[3]; ces dernières inquiétoient fort le roi d'Angleterre, qui avoit eu recours aux offices de l'Empereur et à tous les moyens qu'il avoit pu pour engager le Czar à les en retirer. Il pria instamment M. le duc d'Orléans de tâcher de l'obtenir de ce prince tandis qu'il étoit en France. M. le duc d'Orléans n'y oublia rien, mais sans succès[4].

ses sujets, et d'y établir un gouvernement utile, mais tout cela mêlé de sauvage, d'irrégulier et de manières inégales et bizarres par tout pays, sans vouloir exiger de lui la politesse de nos mœurs. Voilà tout ce que j'en sais, et qu'il partit hier après-midi... M. le maréchal de Tessé, qui a toujours accompagné le Czar, paroit fort content que cet honneur n'ait pas duré plus longtemps. »

1. Pierre-le-Grand fit une première visite au Régent le 14 mai, avant d'aller chez Madame (*Gazette*, p. 252), et il lui en fit une seconde avant de partir, le 18 juin (*ibidem*, p. 312). C'est sans doute dans la première qu'il eut la conversation particulière dont notre auteur est seul à parler.

2. Déjà dit, ci-dessus, p. 387.

3. Saint-Simon écrit *Mecklbourg*, suivant son habitude.

4. Dangeau dit au contraire qu'il avait promis au Régent de les retirer (p. 114).

Néanmoins le Czar avoit une passion extrême de s'unir avec la France. Rien ne convenoit mieux à notre commerce, à notre considération dans le Nord, en Allemagne et par toute l'Europe. Ce prince tenoit l'Angleterre en brassière par le commerce, et le roi Georges en crainte pour ses États d'Allemagne. Il tenoit la Hollande en grand respect et l'Empereur en grande mesure. On ne peut nier qu'il ne fît une grande figure en Europe et en Asie, et que la France n'eût infiniment profité d'une union étroite avec lui. Il n'aimoit point l'Empereur; il desiroit de nous déprendre peu à peu de notre abandon à l'Angleterre, et ce fut l'Angleterre qui nous rendit sourds à ses invitations jusqu'à la messéance[1], lesquelles durèrent encore longtemps après son départ. En vain je pressai souvent le Régent sur cet article, et lui disois des raisons dont il sentoit toute la force, et auxquelles il ne pouvoit répondre. Mais son ensorcellement pour l'abbé Dubois, aidé encore alors d'Effiat, de Canillac, du duc de Noailles, étoit encore plus fort[2]. Dubois songeoit au cardinalat, et n'osoit encore le dire à son maître. L'Angleterre, sur laquelle il avoit fondé toutes ses espérances de fortune, lui avoit servi d'abord à être de quelque chose par le leurre de son ancienne connoissance avec Stanhope. De là il s'étoit fait envoyer en Hollande le voir à son passage, puis à Hanovre; enfin il avoit fait les traités qu'on a vus[3], et s'en étoit fait conseiller d'État, puis fourré dans le conseil des affaires étrangères[4]. Il avoit été, puis retourné[5] en Angleterre. Les Anglois, qui voyoient son ambition et son crédit, le

la France, sans y pouvoir réussir, à notre grand et long dommage, par l'intérêt de l'abbé Dubois et l'infatuation de l'Angleterre funestement transmise à ses successeurs.

1. Mot déjà rencontré dans nos tomes V, p. 96, et XIX, p. 185. Le *Dictionnaire de l'Académie* de 1718 en donnait cette définition insuffisante : « manque de bienséance, le contraire de la bienséance ».

2. *Mémoires du maréchal de Tessé,* tome II, p. 313 et suivantes; L. Wiesener, *Le Régent, l'abbé Dubois et les Anglais,* tome II, p. 19 et suivantes.

3. Tout cela a été dit dans nos tomes XXIX, p. 329, et XXX, p. 4, 248-250, et ci-dessus, p. 36-37.

4. Ci-dessus, p. 56-68. — 5. Puis était retourné.

servoient à son gré pour en tirer au leur. Son but étoit de se servir du crédit du roi d'Angleterre sur l'Empereur, qui étoit grand, et de sa liaison alors intime et personnelle, pour se faire cardinal par l'autorité de l'Empereur, qui pouvoit tout à Rome et qui faisoit trembler le Pape. Cette riante perspective nous tint enchaînés à l'Angleterre avec la dernière servitude, qui ne permit rien au Régent qu'avec sa permission, que Georges étoit bien éloigné d'accorder à la liaison avec le Czar, tant à cause de leurs haines[1] et de leurs intérêts, que par ménagement pour l'Empereur: deux points si capitaux pour l'abbé Dubois, que le Czar se dégoûta enfin de notre surdité pour lui, et de notre indifférence qui alla jusqu'à ne lui envoyer ni Verton[2], ni personne de la part du Roi. On a eu lieu depuis d'un long repentir des funestes charmes de l'Angleterre, et du fol mépris que nous avons fait de la Russie. Les malheurs n'en ont pas cessé, par un aveugle enchaînement, et on n'a enfin ouvert les yeux que pour en sentir mieux l'irréparable ruine, scellée par le ministère de Monsieur le Duc, et par celui du cardinal Fleury ensuite, également empoisonnés de l'Angleterre, l'un par l'énorme argent qu'en tira sa maîtresse[3] après le cardinal Dubois, l'autre par l'infatuation la plus imbécile[4].

Mort du palatin de Livonie.

On apprit en même temps la mort du palatin de Livonie[5], qui avoit accompagné le prince électoral de Saxe dans tous ses voyages[6], qui avoit toute la confiance du père et du fils, et qui acquit par son esprit, par ses lumières et par

1. Manuscrit : *leur haines*.
2. Ci-dessus, p. 385. Pendant l'année 1718, les Gazettes annoncèrent à diverses reprises son départ; mais il resta en France.
3. Mme de Prye.
4. Voyez ce qui a été raconté dans le tome XV, p. 200-203.
5. Dangeau annonce le 25 juin (p. 117) cette mort du palatin, arrivée à Venise le 17 juin (*Gazette*, p. 332-333), et il ajoute: « Il étoit mon ami particulier, et je le regrette fort ».
6. Nos tomes XXV, p. 112 et 115, et XXVI, p. 220.

sa conduite et celle de ce prince en France tant de réputation. Il étoit catholique. Il eût été ravi de voir ce prince sur le trône de Pologne, et bien étonné s'il eût pu deviner que la fille de Stanislas seroit reine de France[1], et celle de son jeune prince dauphine[2], par le contraste le plus étrangement singulier.

1. Marie Lesczinska.

2. Marie-Josèphe de Saxe, fille de Frédéric-Auguste III, roi de Pologne, née à Dresde le 24 novembre 1731, mariée au Dauphin Louis le 9 février 1747, morte le 13 mars 1767 à Versailles, mère des rois Louis XVI, Louis XVIII et Charles X.

APPENDICE

PREMIÈRE PARTIE

ADDITIONS DE SAINT-SIMON

AU *JOURNAL DE DANGEAU*

1386. *Le prince des Asturies reçoit l'ordre du Saint-Esprit.*

(Page 1.)

1er janvier 1717. — Le Régent ne voulut pas tenir un premier chapitre sans le Roi, quoiqu'il ne fût pas chevalier, bien que régulièrement il eût pu le faire, puisqu'il ne s'agissoit que de bagatelles de manutention et de rien de nouveau à décider ni à statuer, et de l'admission du prince des Asturies, qui ne se pouvoit remettre par sa qualité. Il fut tenu debout, découvert, sans ordre, et le Régent comme les autres chevaliers, à la manière du feu Roi, et, si le Roi seul y fut assis, ce fut par rapport à son âge, et il demeura découvert; non que le Roi ne soit le maître et sans proportion avec ses sujets, mais jamais, depuis l'institution de l'Ordre, nul roi tenant chapitre n'y a laissé les chevaliers debout et découverts quand lui-même y a été assis et couvert. Ce premier chapitre passé, le Roi n'assista point au suivant, n'étant pas chevalier ni par conséquent grand maître de l'Ordre, parce qu'il ne s'y agissoit que de l'exécution de celui-ci pour le prince des Asturies, et de faire donner le collier du Saint-Esprit au duc de Popoli, admis par le feu Roi dans l'Ordre, et qui dès lors le portoit, et par le roi d'Espagne, chevalier de l'Ordre, en même temps qu'au prince des Asturies. Ce fut ainsi que par commission d'Henri IV, non encore catholique ni sacré, le maréchal de Biron reçut son fils, que le même Henri IV venoit d'y nommer.

1387. *L'abbé de Castries entre au conseil des affaires ecclésiastiques.*

(Page 11.)

5 février 1717. — L'abbé de Castries étoit l'homme qu'il falloit au

Régent pour remplir une place de prélat au conseil ecclésiastique, qui ne l'avoit pas encore été à force d'avoir été destinée. C'étoit un homme d'honneur, très bien avec le cardinal de Noailles, dont la douceur et la politique rassuroient sur la couleur qu'il n'avoit pas encore prise, et tout en brassière par son union étroite et intime avec son frère et sa belle-sœur, chevalier d'honneur et dame d'atour de Mme la duchesse d'Orléans. On le verra bientôt passer à Alby, et dix-huit ans après il fut commandeur de l'Ordre.

1388. *M. Boucher nommé intendant.*

(Page 13.)

4 janvier 1717. — Boucher étoit fils d'un secrétaire du chancelier Boucherat, qui y avoit bien fait ses affaires. Celui dont il s'agit avoit épousé une sœur de la femme de M. le Blanc, depuis secrétaire d'État, et si connu par sa disgrâce et son triomphant retour, et ce fut cette protection dès lors qui fit Boucher intendant, qui le fut ensuite de Guyenne, où il l'est encore. Rien de plus plaisant que le scandale que les maîtres des requêtes en osèrent prendre jusqu'aux plaintes qu'on voit ici. On ne sait écrit nulle part ce droit exclusif aux intendances, et, quoique depuis longtemps l'usage les leur donne presque toutes, ce n'a jamais été que par convenance et par faveur des sujets nommés, ni sans interruption d'en donner à d'autres qu'eux, même des plus considérables : mais tout fait droit à qui n'en a point et à qui a l'audace de s'en faire.

1389. *L'abbé de Saillans.*

(Page 14.)

14 janvier 1717. — Cet abbé de Saillans, frère de Saillans, lieutenant général, lieutenant-colonel du régiment des gardes et commandant à Metz et dans les Évêchés, où il est mort, eût été un honnête homme s'il avoit eu des mœurs. La débauche, la sûreté du commerce et de l'agrément dans l'esprit, lui avoient donné des amis considérables ; dans ses dernières années il s'étoit converti et s'étoit lié avec beaucoup de gens de bien.

1390. *La comtesse d'Arco.*

(Page 16.)

9 mai 1701. — Cette comtesse d'Arco est une fille de Flandre, ancienne maîtresse de l'Électeur, dont il a eu le chevalier, puis comte de Bavière, et qu'il maria au frère du général de ses troupes, que chez lui on appeloit le maréchal d'Arco et qui dans cette guerre-ci commanda nos lieu-

tenants généraux, qui fut une complaisance du Roi très singulière. Mme d'Arco est morte à Paris, où elle faisoit une grande dépense. Son fils a été avancé dans le service et à la fin a été fait grand d'Espagne.

1391. *Paris égoût des voluptés de l'Europe.*

(Page 16.)

4 février 1717. — Le goût, l'exemple, la faveur du Roi et la misère des François, avoit fait de Paris l'égoût des voluptés de toute l'Europe, et le continua longtemps après lui. Ainsi, outre les maîtresses des rois et leurs nombreux bâtards, ceux de M. le duc d'Orléans, à qui la Régence fit une fortune immense, les Longueville, les deux sortes de bâtards de Bourbon, de Busset et de Malauze, et jusqu'aux Rothelins, bâtards de bâtards, c'est-à-dire de Longueville, qui en ces derniers temps ont osé se croire quelque chose et l'ont presque persuadé avec une couronne de prince du sang, dequis qu'elles ont toutes été au plus surprenant pillage, Paris a ramassé les maîtresses en nombre, et les bâtards d'Angleterre, de Bavière, de Saxe, de Sardaigne, qui s'y sont établis, et qui tous y ont fait de grandes, de riches, de rapides fortunes, et y ont entassé des ordres, des grades plus que prématurés, et quelques-uns des rangs les plus distingués avec beaucoup de grâces, enfin jusqu'à ceux des monstrueux incestes d'un petit duc de Montbéliard qui y ont tranché de princes. Ils ont raison : quel autre pays de l'Europe les ont seulement soufferts ?

1392. *Mort du chancelier Voysin ; Daguesseau nommé à sa place.*

(Page 19.)

2 février 1717. — Dangeau, toujours flatteur, aime à rendre les choses plus touchantes. Nous étions à table en bonne compagnie, lorsque tout à la fin du repas, chez Louville, on vint appeler Saint-Contest, conseiller d'État. Il sortit, revint l'air obscurci et occupé, ce qui nous hâta de sortir de table. On lui avoit mandé l'apoplexie du chancelier Voysin, et qu'il n'en avoit pas pour deux heures. La femme de Saint-Contest étoit sœur de la défunte mère de d'Ormesson et de la femme de Daguesseau, procureur général, sur lequel Saint-Contest fut aussitôt en éveil, et l'alla tirer le lendemain matin de son lit, où il étoit déjà alors[1], pour lui apprendre cette subite et grande vacance, sur laquelle il est vrai que le procureur général ne fit aucun mouvement, et s'en alla à sa grand messe de paroisse. C'étoit le jour de la Chandeleur. Le duc de Noailles, fort son ami, et qui, comme il n'arriva que trop pour tous les deux, comptoit bien de le gouverner en plein, averti dès le soir, puis dans la nuit, s'en alla de bonne heure au Palais-Royal,

1. C'est-à-dire à l'heure où l'on apprit cette nouvelle, le soir.

trouva M. le duc d'Orléans sur sa chaise percée, qui sortoit de son lit, et dont la digestion n'étoit pas encore parfaite. Il en profita et tira si bien sur le temps, que, sur cette chaise percée, le procureur général fut bombardé chancelier, mandé, trouvé à sa paroisse, et reçut les sceaux à l'instant que la famille de Voysin venoit de les rapporter. Et voilà les jeux de la fortune, qui d'un magistrat qui avoit primé au parquet et qui auroit été un premier président sublime, en fit un chancelier au-dessous des Aligre et des Boucherat.

A ce propos je pense que Dangeau se seroit trouvé bien empêché de dire dans quel répertoire il a trouvé que le dernier prince du sang mène le deuil du chancelier. La robe, toujours grave, toujours orgueilleuse, toujours organisée, et la seule dans l'État qui le soit, s'est surpassée à illustrer les obsèques des chanceliers et des premiers présidents, quelquefois même des présidents à mortier, dans des temps plus reculés et où les cérémonies étoient plus à la mode. Les obsèques des officiers de la couronne étoient pompeuses, jusque-là qu'on y portoit leurs effigies, ce qui n'étoit permis en nulles autres et qui ne s'est pas vu depuis le règne des Bourbons. Alors les princes du sang, qui étoient dits seigneurs du sang, et qui ne précédoient aucun officier de la couronne s'ils ne l'étoient eux-mêmes ou pairs de France encore mieux, et alors seulement dans l'ancienneté de leur dignité ou office, se pouvoient mettre à tous les rangs par amitié[1]; mais par droit qu'un deuil fût mené par le dernier seigneur du sang ni depuis qu'ils furent dits princes du sang, depuis la juste et sage déclaration d'Henri III, pour leur préséance comme pairs nés, c'est ce que toute la robe ni tous les Dangeau du monde ne montreront jamais, ni de fait par hasard d'amitié depuis des siècles.

1393. *Le duc de Noailles est chargé des affaires de Saint-Cyr.*

(Page 25.)

6 février 1717. — Le duc de Noailles, qui vouloit tout, qui étoit mari de la nièce et de l'héritière de Mme de Maintenon, laquelle, ne pouvant plus régner en France, régnoit au moins en plein dans son Saint-Cyr, où elle s'étoit sagement enterrée, n'avoit garde de manquer cette administration.

1394. *Le maréchal d'Huxelles et le traité de la Quadruple alliance.*

(Page 36.)

6 juillet 1718. — Le maréchal d'Huxelles, qui toujours nagea entre deux eaux, et qui, avec toute la bassesse du courtisan le plus avide et le plus corrompu, vouloit passer pour une tête et pour un citoyen,

1. C'est-à-dire, par condescendance de la part des autres seigneurs.

résista tant qu'il put à un traité odieux en soi, qui montroit toute notre servitude pour l'Angleterre et notre aveuglement sur nos intérêts les plus évidents; qui conservoit et augmentoit la puissance de l'Empereur, le commerce et les richesses des Anglois, resserroit l'union de ces deux monarques en leur en faisant sentir toute l'utilité; ne nous étoit d'ailleurs d'aucun profit, bien loin de compenser en rien aucun des avantages que ces deux puissances en retiroient; dépouilloit sans droit ni le moindre prétexte un prince tel que M. de Savoie, dont l'augmentation nous étoit importante contre l'Empereur en Italie; accabloit l'Espagne, et la brouilloit irréconciliablement avec nous, qui étoit le plus grand et le plus fort préjudice que nous nous pouvions faire à nous-mêmes, et l'avantage le plus inespérable et de l'usage le plus continuel et le plus grand que nous puissions procurer aux ennemis naturels, et continuellement éprouvés tels, de la couronne; asservir de plus la Hollande à ces puissances, et autant que nous le pouvions, à notre très grand préjudice; ruiner son commerce pour en augmenter celui des Anglois, en perdant avec l'Espagne tout ce qui nous restoit du nôtre.

Mais toutes ces raisons si évidentes et si fortes cédoient à une autre bien supérieure. L'abbé Dubois dès lors songeoit au cardinalat. Il ne pouvoit se dissimuler ses mœurs ni sa bassesse; il sentoit bien tout son crédit sur son maître; mais il le connoissoit trop pour ne pas sentir en même temps que ce crédit le seroit toujours de moyens et jamais de but; je veux dire qu'il le mèneroit peu à peu et par degrés, mais que de se flatter de le porter directement et en plein à lui procurer la grandeur qu'il se proposoit, c'étoit une vaine espérance. Il ne songea donc qu'à se faire le ministre intime du roi d'Angleterre auprès du Régent, pour obtenir de ses services et du besoin la puissante recommandation auprès de l'Empereur, lequel pouvoit tout à Rome, et qui partageoit pour lui-même tout l'utile des services de cet abbé au roi Georges. C'est ce qui dépouilla la Savoie de la Sicile pour la donner à l'Empereur, malgré la force des traités, auxquels elle n'avoit ni contrevenu en rien ni eu le temps de le pouvoir faire. C'est ce qui ruina la marine et le commerce de l'Espagne par l'incendie de ses navires et de tous ses magasins du port du Passage. C'est ce qui fit faire le blocus des galions d'Espagne dans leurs ports du Nouveau Monde, par une escadre angloise que nous payâmes toujours, ainsi que le roi et son parti dans son parlement, tandis que, deux ans durant, les Anglois gagnèrent des trésors immenses, et par la fraude et la contrebande. Enfin c'est tout cela ensemble qui fit l'abbé Dubois cardinal, et de cardinal premier ministre.

Revenons à M. d'Huxelles. Entre lui et l'abbé Dubois, la partie n'étoit pas égale. L'un n'étoit que souffert pour la bienséance du monde, l'autre avoit la confiance et un intérêt personnel très présent contre un intérêt mou, vague, général, conforme au caractère du maréchal, qui tâchoit bien de ménager sa réputation, mais qui ne l'estima jamais en comparaison de ce que son insatiable ambition lui faisoit appeler disgrâce, place, fortune. Il tint bon jusqu'au moment critique, et il déclara tout haut que rien ne lui feroit signer un traité si préjudiciable. Il étoit déjà outré contre Dubois de ce que ses lettres, qui passoient par Nancré et ensuite par Nocé[1], lui ôtoient la connoissance de tout ce qui se traitoit en Angleterre, et peut-être encore plus de ce que le monde voyoit ce déchet de considération et de confiance. Il alla sur cette signature plus loin que son naturel, dans l'espérance qu'une lutte si publique et qui mettoit de son côté toute la France sensée, et toute celle encore qui ne se décidoit que sur la disproportion des deux personnages, et dans la confiance aussi qu'en portant publiquement les choses à cette extrémité, l'abbé, de Londres où il étoit, n'oseroit à la fin se commettre à le pousser à bout, ou que le Régent lui-même, timide comme il étoit et loin de l'abbé, entendroit enfin raison ou feroit semblant de l'entendre, et ne passeroit jamais outre de volonté absolue en chose si odieuse et si mauvaise pour l'État, et que lui, maréchal, recueilleroit toute la gloire de l'avoir empêchée par sa fermeté et par s'être exposé à tout, d'où il deviendroit bien plus considéré, et dès là bien plus considérable au Régent et redoutable à l'abbé, peut-être même en état de le culbuter, et de se saisir tout d'un temps du timon des affaires et d'en recueillir encore le double gré public. L'abbé, de son côté, sentant de Londres, où il pétilloit, que maintenant ce traité étoit pour lui quitte ou double, y mit tout l'art, tout l'esprit, toute la vigilance qui étoit en lui et en ses émissaires auprès du Régent Il avoit encore d'autres gens à combattre. Personne du conseil de régence ne savoit un mot de ce traité, sinon qu'il y en avoit un, et que le maréchal d'Huxelles ne vouloit pas le signer. L'expliquer à ces Messieurs c'eût été former une troupe au maréchal; le leur taire jusqu'en leur demandant une approbation au Conseil, étoit un parti absurde et dangereux. Il commença donc avant tout par faire donner l'extrême-onction au maréchal d'Huxelles. M. le duc d'Orléans, à bout par lui-même et par ceux qu'il employa, lui envoya d'Antin, chargé de lui dire qu'en deux mots il falloit opter entre signer tout à l'heure, sans plus alléguer un seul mot, ou quitter sa place, toute affaire, et demeurer particulier disgracié. Personne au monde, par sa nature et par son genre d'esprit, n'étoit plus propre que d'Antin pour cette commission; aussi réussit-il et du premier mot. Le maréchal vouloit bien tout, hors la retraite et la disgrâce. Ce fer chaud l'étourdit à un point (parce qu'il ne s'y étoit jamais attendu), qu'il ne songea point qu'en cédant après tout ce qu'il avoit dit et publié, il se déshonoroit, et par cela même il tomberoit dans le mépris du monde et du Régent même, et deviendroit le jouet de l'abbé Dubois. Il promit tout court de signer et de se taire. Assuré de ce côté, l'abbé ne songea qu'à brusquer la besogne, et les

1. Les quatre derniers mots ont été ajoutés en interligne par un correcteur postérieur.

leçons par lettres furent suivies. Le matin même du conseil de régence de l'après-dînée, auquel le Régent projetoit de faire passer ce traité, ce prince envoya chercher les principaux de ceux qui entroient et dont il craignoit le plus les avis. Il ne les manda que sur-le-champ chacun et à temps différents, et, sans expliquer rien au net à pas un, il tâcha de les capter les uns par autorité, les autres par amitié, quelques-uns par confiance, se tirant mal avec tous d'une confidence si tardive, et pirement encore de ce qu'il ne leur disoit rien qu'en gros de ce qu'il leur demandoit si effectivement d'approuver. Saint-Simon, dont ils s'étoient cachés plus soigneusement que de personne, parce qu'ils n'avoient jamais pu dans aucun temps le gagner pour l'Angleterre ni contre l'Espagne, et dont la liberté d'opiner les intriguoit fort en cette occasion, fut aussi mandé. Le Régent lui parla avec grand embarras, et ne fit point de façon de le prier, et de le conjurer même, de ne raisonner ni s'opposer au traité dont on devoit parler l'après-dînée, et que le maréchal d'Huxelles rapporteroit sommairement. Ce qui put être dit de spécieux ne fut pas oublié par le prince. Mais le duc, peu accoutumé à ces manèges, quoiqu'il en vît souvent, lui parla fortement sur un mystère si peu à propos, et le pria de trouver bon qu'il ne se trouvât point au Conseil; mais le Régent n'y voulut jamais entendre. Ils se séparèrent donc, lui sans rien promettre, le Régent le conjurant toujours, et l'assurant qu'il comptoit bien qu'il ne voudroit pas s'opposer à un traité qu'il estimoit si nécessaire : tout cela ne fut pas long, car il avoit encore des mesures à prendre, mais ne finit pas sans que le Régent ne se fût bien moqué avec le duc de l'ostentation du maréchal terminée par tant de bassesse, et que Saint-Simon ne l'eût bien aigrement déplorée. Aussi le fit-il bien sentir quatre heures après au maréchal pour se tirer lui-même d'affaires. Le Conseil assis, M. le duc d'Orléans dit deux mots de la nécessité de convenance d'être bien avec les puissances contractantes et d'un traité dont le maréchal d'Huxelles alloit rendre compte. Le maréchal, plus mort que vif et la voix entrecoupée, lut à l'instant le traité sans aucune préface, et après l'avoir lu dit en un seul mot qu'il le croyoit utile et avantageux, et qu'il en étoit d'avis. Aussitôt après, les voix furent recueillies; quelques-uns, en petit nombre, ne dirent mot et s'inclinèrent comme en étant d'avis; la plupart parlèrent beaucoup, s'embrouillèrent; tous approuvèrent, mais plusieurs montrèrent que c'étoit malgré eux. Saint-Simon, qui parloit toujours immédiatement avant le Chancelier, dit que pour lui il se garderoit bien d'opiner pour ou contre un traité des conditions duquel et des occasions prochaines de ces conditions il n'avoit jamais ouï parler, et sur l'unique, simple et courante lecture qu'il en entendoit faire pour la première fois; que, pour pouvoir raisonner pertinemment sur des traités de cette conséquence, il falloit avoir le temps, non-seulement de le bien examiner chez soi, mais de se bien remettre tous les traités antérieurs qui pouvoient avoir trait pour ou contre à toutes les conditions de celui-ci; qu'étant donc question d'opiner pour ainsi dire à cru, il croyoit, dans l'impuissance de l'instruction et de l'examen nécessaire, ne pouvoir manquer de s'en rapporter à l'avis de S. A. R. et à celui de M. le maréchal d'Huxelles, qui sans doute dans la place où il étoit l'avoit très suffisamment travaillé et pesé, et qui venoit d'assurer qu'il en étoit d'avis; que c'étoit donc sur le sien et celui de S. A. R., sans aucune autre connoissance, qu'il en étoit d'avis, et que dans la nécessité de donner le sien à l'instant, il croyoit ne pouvoir manquer en se rangeant aux leurs. Plusieurs sourirent, surtout les princes, qui ne dirent aucun presque rien, et M. du Maine pas un mot. Le garde des sceaux, qui tenoit la place de chancelier, marmotta je ne sais quoi en approuvant, et le maréchal d'Huxelles, qui rageoit de colère, de dépit et d'embarras, eut toujours les yeux baissés. Trop de gens étoient dans ce Conseil pour qu'on ignorât ce qui s'y passoit aux occasions curieuses et importantes. M. le duc d'Orléans racontoit fort aisément aussi la plupart des choses qui se disoient avec lui; ainsi ce n'est pas merveille si ces détails ont été sus. Cette note servira aussi pour la page 415[1].

1395. *Convention faite par Saint-Simon avec le Régent.* (Page 40).

6 décembre 1717. — ... Sur[2] une affaire étrangère[3] qui se traita au conseil de régence, il [Saint-Simon] fut d'un avis dont M. le duc d'Orléans n'étoit pas, et, quand tous eurent opiné, les uns pour, les autres contre, sans savoir ce qu'il pensoit parce qu'il ne parloit que le dernier, il s'étendit pour mieux remettre l'affaire et la faire passer à l'avis qu'il avoit pris. Elle avoit son importance. Les raisons du Régent ne touchèrent point M. de Saint-Simon. Ils disputèrent fortement l'un contre l'autre sans sortir du respect ni de la bienséance, mais disputa tant qu'il l'emporta. Le même jour il fut au Palais-Royal, où, dès que M. le duc d'Orléans le vit entrer dans son cabinet, il lui demanda s'il étoit enragé d'avoir disputé contre lui comme il avoit fait, et tout de suite lui expliqua la raison secrète de l'avis qu'il avoit pris. Saint-Simon à son tour lui fit des reproches de l'avoir engagé à une chose qui avoit toujours quelque indécence, mais qu'il n'avoit pu éviter, et le fit convenir que les raisons dont il avoit appuyé son avis ne valoient rien et ne pouvoient jamais passer pour bonnes, au lieu que, s'il eût dit celles qu'il venoit de lui expliquer, il se seroit rendu tout court. « Mais ne voyez-vous pas, répliqua le Régent, que je n'ai pas voulu les dire devant tous ces gens-là, et que plus mes raisons étoient mauvaises, dès que je m'y obstinois autant que je l'ai fait, plus vous deviez comprendre

1. C'est-à-dire pour l'article de Dangeau du 17 juillet 1718.
2. Le commencement et la fin de cette Addition trouveront place dans la suite des *Mémoires*, en regard de la page 335 du tome XIV de 1873.
3. C'est-à-dire sur une question d'affaires étrangères.

que j'en avois d'autres que je ne voulois pas expliquer, et vous rendre. » Saint-Simon convint qu'il n'auroit pas été si loin, et, fâché véritablement de s'être opposé avec succès à ce qui étoit le meilleur, faute d'avoir su deviner, il dit au Régent que, avec tout le respect possible pour son rang et pour sa place, et tout son attachement pour sa personne, il ne pouvoit en affaires avoir des avis de complaisance; que, dès qu'il étoit assis à la table du Conseil, il se croyoit engagé de conscience et d'honneur à opiner uniquement suivant ce qu'il croyoit pour le meilleur en affaires et le plus juste en procès, sans se détourner pour aucune sorte de considération, ni à droit, ni à gauche, et qu'il s'en croyoit comptable et responsable à Dieu, aux hommes et à soi-même; qu'ainsi il le supplioit de ne le jamais commettre à lui résister jusqu'à un certain point, comme il venoit d'arriver, mais de prendre un moyen qui concilieroit tout, qui étoit de lui dire ses véritables raisons en particulier quand il ne les voudroit pas montrer au Conseil, et de le convaincre ou de ne le convaincre pas; au premier, il opineroit comme il voudroit, quelques mauvaises raisons qu'il entendît, parce qu'il sauroit les véritables et qu'il l'en auroit persuadé; au second, qu'il avoit droit, et comme régent et par l'arrêt même de sa régence où ce pouvoir étoit expliqué, d'ôter qui il voudroit du conseil de régence, qu'à plus forte raison, pouvoit-il en exclure pour une et pour plusieurs fois; qu'ainsi, quand il auroit bien envie d'y faire passer chose que lui croiroit ou mauvaise ou injuste, et qu'il n'auroit pu le persuader, lui dire franchement de s'abstenir du Conseil ce jour-là, et que non-seulement il s'en abstiendroit, mais qu'il s'enverroit excuser comme incommodé, et n'iroit pas encore le lendemain, comme il y en avoit d'ordinaire deux de suite, pour ne pas laisser soupçonner autre chose que son incommodité. Cet expédient plut fort au Régent, et il s'en est servi quelquefois avec le duc de Saint-Simon.....

1396. *Grâces inouïes faites au prince de Rohan par le Régent.*
(Pages 47-48.)

5 février 1717. — Cette grâce fut en tout le second tome de celle de la Feuillade, mais en cela bien plus étrange que MM. de Rohan, hors de portée comme lui de les espérer, comme lui au moins ne se rabaissèrent point à les demander par l'entremise de personne, et que, surpris au dernier point d'une prodigalité si fort inattendue, ils en célébrèrent moins la magnificence que le déplacement[1], et l'entière gratuité dont ils la tenoient, peu digne de leur gratitude jusque par sa profusion[2].

1. L'attribution étrange, déplacée, à des gens hostiles au Régent.
2. Il veut dire que ces grâces mal placées méritaient peu, par leur profusion même, la gratitude des bénéficiaires, qui ne les avaient pas demandées.

1397. *Présent fait à la duchesse de Ventadour.*

(Pages 48-49.)

15 février 1717. — Le Régent étoit prodigue et malheureux en présents. La dame d'honneur de sa mère, qui, après s'être prostituée à cette place, avoit enfin fait fortune, étoit trop livrée aux Rohans et trop anciennement abandonnée au maréchal de Villeroy pour se démentir d'eux jamais, pas même en la moindre pensée.

1398. *Grâce faite au grand fauconnier.*

(Page 49.)

5 février 1717. — Il en fut en son genre de même[1] de celle de grand fauconnier, qui ouvrit la porte à tous les enfants de prétendre. La mère de ce des Marets-ci, qui est différent du ci-devant contrôleur général et dont le nom est Dauvet, qui vient de la robe, sa mère, dis-je, étoit fille d'un défunt frère de l'abbé Robert, conseiller-clerc de la grand chambre et un des plus estimés. Le Régent, dont les mœurs douces avoient enfilé[2] par la servitude au Parlement, comptant par là en avoir meilleur marché, crut par cette grâce avoir fait un tour raffiné de politique qui lui dévoueroit l'abbé Robert et tout le Parlement avec lui, à qui il le fit bien valoir et dont Canillac et son valet le duc de Noailles s'applaudirent bien pour leur particulier. On ne tardera pas à voir dans ces Mémoires comme on se trouve de jeter les marguerites devant les pourceaux.

1399. *Lettres antidatées de conseillers d'État données à des membres du conseil des affaires étrangères.*

(Page 56.)

27 mars 1717. — Ces lettres antidatées de conseiller d'État ne furent guère goûtées par les conseillers d'État, qui vouloient nettement précéder, et beaucoup moins par ceux pour qui elles le furent, qui sans cela vouloient précéder aussi. Il est pourtant vrai que les gens de qualité à qui on avoit eu soin, avec art toujours entretenu, de faire prendre les ducs en grippe, se montrèrent en cette occasion, qui les touchoit si directement, très doux et très humbles serviteurs de la robe. La jalousie du grand nombre qui ne pouvoit pas trouver place dans les conseils se reput avec plaisir de la mortification qui tomboit sur ceux qui y étoient sans retour sur eux-mêmes, et Canillac, sur lequel elle

1. Comme de la grâce faite au prince de Rohan.
2. Au sens de prendre son chemin.

tomba à plomb et qui en fut le plus outré, méritoit bien cette aventure pour avoir soutenu cette même prétention des conseillers d'État à la formation des conseils. Il eut quelque temps après une place effective de conseiller d'État d'épée et Cheverny aussi, pour les consoler de leur mésaventure.

1400, 1401 et 1402. *Les entrées chez le Roi; la naissance ni les charges ne les donnent pas.*

(Page 63.)

27 novembre 1685. — Les princes du sang n'ont aucune entrée par leur rang. MM. les princes de Condé père et fils derniers morts n'en ont jamais eu, sinon le fils au mariage de Madame la Duchesse, comme le fils de celui-là n'en eut qu'en épousant la bâtarde du Roi, ainsi que M. le prince de Conti, à qui le Roi les ôta à son retour d'Hongrie, et, pour M. le prince de Conti frère de celui-là, il a vécu et est mort sans en avoir aucune. Voilà pour la naissance, et à l'égard des dignités et des offices de la couronne, les ducs n'en ont point, le grand maître, le grand aumônier, le grand écuyer n'en ont point, le chancelier non plus, les maréchaux de France, ni l'amiral. Pourquoi le grand maître de l'artillerie, qui est le dernier de tous, en auroit-il pu prétendre à ce titre? Car, pour le grand chambellan, avoir toutes les entrées c'est de sa charge et de ses fonctions.

15 juin 1686. — Les princes du sang n'ont jamais eu que les entrées de la chambre qui sont les moindres de toutes, et que toutes les charges chez le Roi donnent. Monsieur le Prince le héros, et M. le prince de Conti, mari de sa petite-fille, n'en ont jamais eu d'autres. M. le prince de Conti, son frère aîné, et M. le duc de Bourbon eurent les grandes ou des premiers gentilshommes de la chambre, en épousant des filles bâtardes du Roi; et cependant Monsieur le Prince et Monsieur le Duc, père et grand-père de M. le duc de Bourbon, n'en eurent point. Enfin Monsieur le Duc les obtint alors; mais il n'eut jamais celles du cabinet entre le souper et le coucher du Roi, et dormoit souvent à la porte en dehors, à la vue de tous les courtisans qui attendoient le coucher du Roi dans la même pièce, tandis que Monsieur son fils étoit dans le cabinet. Chez Monseigneur, c'étoit de même pour les princes du sang. Pendant la Régence, le cardinal Dubois, voulant s'insinuer auprès du Roi et avoir des privances au-dessus des premiers gentilshommes de la chambre, inventa les entrées familières, qu'il mit avant que nul sans exception entrât. Monsieur le Duc, alors surintendant de l'éducation du Roi, voulut ces mêmes entrées pour tous les princes du sang, à quoi le cardinal n'osa résister par rapport à M. de Chartres, quoique M. le duc d'Orléans y fût assez indifférent; et de cette manière, ils sont tous montés, des simples entrées de la chambre, à de plus grandes entrées que celles du grand chambellan et des premiers gentilshommes

de la chambre, jusqu'alors inconnues. Le seul gouverneur du Roi les eut aussi et aussitôt après Monsieur de Fréjus, comme précepteur. M. le comte de Toulouse, qui avoit conservé l'extérieur de prince du sang dans la disgrâce de son frère, les eut par cette raison ; et de là M. du Maine et ses enfants les ont eues aussi à leur tour. Outre les entrées de premier gentilhomme de la chambre, qu'on nomme les grandes, parce qu'il n'y en avoit pas de plus grandes jusqu'à l'invention du cardinal Dubois, il y avoit quelques entretemps coupés dans le cabinet du feu Roi, où, privativement à quiconque, MM. du Maine et de Toulouse étoient admis ; et le soir, entre le souper et le coucher du Roi, il n'entroit avec lui dans son cabinet que Monseigneur, Monsieur, M. et Mme de Chartres, M. et Mme de Bourbon, depuis Duc et Duchesse, M. et Mme du Maine, M. le comte de Toulouse et Mme de Thiange, sœur de Mme de Montespan, même après la disgrâce de sa sœur, et tant que Mme de Thiange a vécu ; dans la suite, M. et Mme la duchesse de Bourgogne, M. et Mme la duchesse de Berry, et à la fin, Madame, à la mort de Madame la Dauphine-Savoie ; toutes les femmes sur les tabourets, Monseigneur et tous les hommes debout, hors Monsieur, qui, dans ce particulier, se mettoit dans un fauteuil. Ainsi, c'étoit une partie de la famille royale, et les bâtards et bâtardes du Roi, leurs maris et leurs femmes. Les dames d'honneur se tenoient dans un autre cabinet, et d'Antin et M. d'O y entroient par derrière, mais d'Antin seulement lorsqu'il eut les bâtiments, d'O comme gouverneur du comte de Toulouse ci-devant, et privativement à M. de Beauvillier, premier gentilhomme de la chambre du Roi, ministre et gouverneur des enfants de France, à plus forte raison de tous autres. A Fontainebleau, les dames d'honneur étoient dans le même cabinet que le Roi, et alors les dames d'honneur duchesses, la duchesse du Lude, dame d'honneur de Madame la Dauphine, la duchesse de Saint-Simon, dame d'honneur de Mme la duchesse de Berry, et ensuite, quand Madame y entra, la duchesse de Brancas, sa dame d'honneur, fermoient le cercle de chaque côté, joignant de front les dernières princesses du sang, et les autres dames d'honneur et la maréchale de Rochefort comme les autres, debout ou par terre, sans carreaux, hors de rang, et les princes pirouettant derrière les tabourets des princesses.

11 février 1688. — Par cette permission demandée par Monseigneur pour Monsieur le Duc et M. le prince de Conti, on voit qu'outre que les princes du sang n'avoient point d'entrées par droit de leur naissance, ils n'étoient de Marly, Trianon, etc., que lorsqu'ils y étoient nommés, comme tout le monde et à chaque fois.

1403. *Le cardinal Dubois supprime les grandes entrées.*

(Page 69.)

24 février 1717. — Bientôt après, ces grandes entrées, si rares, si utiles, si chères du temps du feu Roi, furent aussi prodiguées que les

justaucorps à brevet, faveur caponne dont on a parlé en son lieu. L'abbé Dubois devenu cardinal et premier ministre ôta toutes ces grandes entrées, dont il fit rapporter les brevets, et ne conserva qu'au duc de Berwick les grandes, qui ne les avoit eues que depuis, et à Belle-Isle les premières, qui ne les avoit eues aussi que depuis et qui les a encore, malgré toutes les étranges aventures dont il a si glorieusement échappé.

1404. *Les pairs s'assemblent au sujet des princes légitimés.*

(Page 74.)

20 février 1717. — Les pairs, tout déplorables qu'ils étoient par leur conduite, palpitoient encore assez dans le plus grand nombre pour se souvenir qu'ils s'étoient bien promis de ne pas manquer les bâtards, si les princes du sang les rejetoient, et de signaler au moins leurs derniers soupirs contre le rang intermédiaire. Ils l'avoient promis et à eux et aux bâtards mêmes, dès le temps du feu Roi ; le duc de Saint-Simon l'avoit dit et pis encore à M. du Maine, lorsqu'il fit casser sur eux la corde du bonnet ; il l'avoit dit au comte de Toulouse et à Mme la duchesse d'Orléans elle-même. Ils trouvèrent leur temps et le saisirent, au mépris du petit nombre de leurs faux frères. Les ducs d'Estrées et Mazarin étoient des excréments, à qui le reste des hommes ne daignoit pas parler. Le premier ne parut en aucun temps aux assemblées des pairs, et Mazarin en fut mis dehors par les épaules chez l'évêque-duc de Laon, où elle se tenoit ce jour-là, et depuis cette ignominie sans exemple n'osa jamais plus se présenter parmi eux. Rohan, toujours dyscole[1], n'étoit jamais d'accord avec personne, pas même avec soi. D'Antin se trouvoit dans une situation unique, et qui mérita la considération qu'on ne voulût pas seulement lui en parler. Le prince de Rohan devoit trop aux amours de Louis XIV et avoit trop d'intérêt aux désordres, à l'usurpation, à l'interversion de tout ordre et de toute règle, pour se pouvoir mêler de faire rendre justice au droit et à la vertu. Dangeau n'en nomme point d'autres, et se jette dans de faciles généralités. On oublioit M. d'Aumont, à qui presque aucun d'eux ne parloit, pour s'être déshonoré parmi eux par ses perfidies, découvertes enfin et mises au net dans l'affaire du bonnet dès le temps du feu Roi, après qu'elle y fut manquée, et même un peu auparavant.

1405. *Le Grand Prieur usurpe le rang de prince du sang.*

(Page 77.)

25 mars 1717. — Quelque audacieux que fût le Grand Prieur, on peut bien croire qu'il n'eût jamais osé s'emparer de fait et de surprise

1. On a vu ce que signifiait ce mot dans notre tome XX, p. 281.

d'une égalité si publique et si entière avec les princes du sang, que son frère ni lui n'avoient ni eue ni prétendue du temps du feu Roi, s'il ne s'étoit assuré tout bas de M. le duc d'Orléans. Au terme où en étoient lors les princes du sang avec les légitimés, et ceux-ci avec les ducs, c'étoit jeter de l'huile sur ce feu, et mortifier encore cruellement les légitimés, dont la considération avoit bien porté le feu Roi à donner à MM. de Vendôme des rangs fort étranges et des distinctions fort nouvelles, mais en même temps fort différentes de celles de ses bâtards, qui se seroient tenus très offensés et maltraités de leur égalité avec les petits-fils du bâtard de Henri IV, et le feu Roi n'en auroit pas été moins indigné qu'eux. Cette entreprise fit en effet un furieux bruit, et finit en même temps qu'exécutée, malgré son inscription ordonnée dans les registres du grand maître des cérémonies pour attiser ce feu. C'étoit tellement la grande maxime du Régent que le *Divide et regna*, qu'il lui échappoit souvent de dire ces deux mots latins, et puis de rire en s'applaudissant de les savoir si bien mettre en pratique, en commettant tant qu'il pouvoit et tout ce qu'il pouvoit de gens les uns contre les autres, et les y laissant demeurer et en général et en particulier.

1406 et 1407. *Le Peletier de Souzy entre au conseil de régence.*

(Pages 80-81.)

5 avril 1717. — Malgré les modernes prétentions des conseillers d'État si bien soutenues, le conseil de régence sembla si bon à M. Peletier, conseiller d'État très ancien, qu'y entrant tout à fait tous les jours, il n'y disputa la préséance ni à l'ancien évêque de Troyes, qui y étoit dès le commencement, ni au marquis d'Effiat, qui venoit d'y entrer, et y conserva la place qu'il y prenoit auparavant les jours de finances, auxquels il y entroit comme conseiller du conseil royal de finances.

30 juillet 1718. — Prétentions et mescolences. Peletier, presque doyen, se contente de sa place première, et d'autres conseillers d'État qui viennent une seule fois pour une affaire dont ils sont commissaires et qu'on juge au conseil de régence, prétendent y précéder ce qui n'est pas titré.

1408. *Albergotti et son oncle Magalotti.*

(Page 81.)

23 mars 1717. — Albergotti étoit gentilhomme florentin, neveu de Magalotti, qui l'étoit aussi, que le cardinal Mazarin avoit à son service, et qui est mort considéré, avec beaucoup d'amis; débauché, avec de l'esprit et de la grâce; bon officier, qui tiroit gros du Roi et le dépensoit fort honorablement; lieutenant général et gouverneur de Valenciennes, et ami très intime du maréchal de Luxembourg, qui prit

Albergotti en la même amitié et l'initia de fort bonne heure avec tous ses amis et dans le grand monde. C'étoit un homme digne de figurer auprès de Catherine de Médicis et d'être du même pays qu'elle; c'est, en deux mots, beaucoup louer son esprit et ses talents et en exprimer en même temps toutes les qualités aussi bien que celles de son cœur. Du reste avare à l'excès, particulier, débauché obscur et secret; excellent officier général, mais dangereux selon ses vues personnelles; de la valeur la plus éprouvée, la plus froide, la plus reconnue et à qui avec cela les affronts publics les plus assénés ne coûtoient rien à rembourser et à laisser pleinement tomber en faveur de sa fortune, comme il en essuya un terrible de la Feuillade dans la chambre de M. le duc d'Orléans, blessé après la bataille de Turin, en septembre 1706, et comme il lui est arrivé avec d'autres, sans que personne s'en soit entremis, ni qu'il en ait fait jamais aucun semblant même avec eux. Sans jamais rien mettre au jeu ni presque sortir de son silence, et jamais de son froid indifférent, il sut se mettre dans des liaisons étroites avec tous ceux qui étoient en puissance ou en honneur, et de qui il pouvoit attendre; dans l'intime intérieur de Meudon, sur un pied agréable avec le Roi, et honnêtement avec ceux avec qui il servoit, quoique la plupart le haïssent et que très peu ne s'en défiassent pas beaucoup. Il amassa beaucoup, devint lieutenant général et chevalier de l'Ordre, eut un gouvernement, et mourut d'un accès de haut-mal, auquel il étoit sujet, et faute d'être secouru parce qu'il s'en cachoit infiniment, et qu'on n'en fut plus à temps quand on osa le vouloir faire. Il ne fut regretté de personne, et ne fut point marié.

1409. *Suppression de la chambre de justice; idées de Saint-Simon à ce sujet.*

(Page 84.)

22 mars 1717. — Cette chambre fit beaucoup de mal et ne produisit presque aucun bien. Le mal fut les friponneries insignes, les recélés, les fuites et le discrédit total des gens d'affaires à quoi elle donna lieu, et le peu de bien, par la prodigalité des remises qui furent faites sur les taxes et les pécunieux manéges pour les obtenir. Le duc de Saint-Simon vouloit qu'on fît en secret ces taxes par estime et fort au-dessous de ce à quoi elles pouvoient monter, les signifier en secret aux taxés les uns après les autres, les leur faire payer aussi en secret et à l'insu les uns des autres, mais en tenir des registres bien sûrs et bien exacts, et leur faire croire que par considération pour eux on ne vouloit pas les peiner, encore moins les décrier en leur faisant des taxes publiques; par là on auroit conservé leur crédit, puni leurs rapines, perçu pour le Roi tout ce qu'ils auroient payé, et ôté toute occasion de modérer leurs taxes; par où il se seroit trouvé qu'en taxant sans proportion moins qu'on ne fit et sans frais, le Roi en eût touché effectivement plus sans proportion qu'il n'en entra dans ses coffres. Ce duc vouloit aussi que

de ces taxes, le Roi payât tous les brevets de retenue existants, quels qu'ils fussent, avec ferme résolution de n'en accorder jamais et demeurer le maître de ces charges lorsqu'elles vaqueroient ; payer tous les régiments et toutes les charges militaires et en abolir la vénalité, et payer encore les principales charges de la cour pour les rendre libres et ne les plus laisser vendre. Comme il n'avoit ni charge, ni régiment, ni brevet de retenue, ni lui ni les siens, et que ses gouvernements n'avoient rien coûté à son père ni à lui, il n'y avoit point d'intérêt ; aussi M. le duc d'Orléans goûta-t-il fort la proposition de son emploi. Mais le duc de Noailles, qui voulut être la terreur et l'amour de la gent financière, qui a des branches fort étendues dans tous les trois États du royaume, voulut une chambre de justice, et l'obtint ; après quoi il fut d'autant moins question d'un si utile emploi, que le Régent avoit déjà donné à pleines mains à qui en vouloit les survivances et les brevets de retenue, et qu'il vouloit continuer comme il fit, croyant ne donner rien, et cependant s'attacher le monde par ces grâces. Il se trouva enfin qu'il en donna tant que personne ne lui en sut gré parmi cette multitude, et que honteux lui-même de n'avoir rien laissé au Roi à disposer, il dit qu'il seroit le premier à lui conseiller de n'en laisser subsister aucune. On le craignit un temps ; mais la rumeur fut si grande par la multitude des intéressés qu'on n'osa plus y toucher.

1410. *Burlet, premier médecin du roi d'Espagne, chassé par Alberoni.*

(Page 123.)

28 mars 1717. — Alberoni continua à se faire place nette. La privance que donnoit la place de premier médecin à un François lui étoit suspecte pour le moins autant que le lui avoit été le grand état du cardinal del Giudice ; il ne tarda donc pas à s'en débarrasser après s'être délivré de l'autre.

1411. *L'affaire de la Constitution ; vues différentes des deux partis.*

(Page 144.)

9 août 1716. — On se tait dans ces Notes de toute cette matière de Constitution, dont l'histoire funeste compose de gros volumes. Sans répéter le peu qui y en a été dit et sans prendre parti, il suffit de remarquer que le cardinal de Noailles et les siens, arrêtés par la vérité qu'ils croyoient évidente et par leur conscience, dont personne n'a pu rendre la pureté suspecte, étoient incapables d'accommoder des points de doctrine comme on fait des points d'intérêts, et que les chefs du parti contraire qui y avoient fait et y entretenoient leur fortune, leur considération, leur crédit, ne voulurent jamais que donner de trom-

peuses apparences, et en effet perpétuer les contestations, et que M. le duc d'Orléans, peu touché de la religion, ne manioit et ne conduisoit cette affaire qu'en politique, qui n'attire ni le Saint-Esprit ni la bénédiction de Dieu.

1412. *Conversation de Saint-Simon avec le Régent à l'Opéra sur la Constitution.*

(Page 150.)

23 septembre 1718. — Quoiqu'on n'ait pas jugé que ces courtes Notes dussent être chargées des événements qui regardent la Constitution, par les raisons qui y en ont été dites, celui-ci toutefois fournit une anecdote si instructive et si peu connue qu'elle mérite de trouver place ici. Le cardinal de Noailles avoit fait une faute capitale de n'avoir pas déclaré son appel lorsque les évêques avoient fait le leur avec la Sorbonne, en même temps que tant d'autres universités et de corps religieux firent le leur. Dans ce même temps, M. le duc d'Orléans, qui malheureusement ne se gouvernoit en cette affaire qu'en politique, et que l'intérêt de l'abbé Dubois pour son chapeau avoit changé, se trouva ébranlé, et dans l'incertitude où ce grand nombre d'appels si applaudi le jeta, il manda le duc de Saint-Simon pour en raisonner avec lui. Saint-Simon arrivé, des contre-temps d'affaires pressées occupèrent M. le duc d'Orléans jusque vers cinq heures qu'il voulut aller à l'Opéra et y mener Saint-Simon. Celui-ci, à qui le prince avoit dit pourquoi il l'avoit mandé, témoigna sa surprise ; le Régent lui dit qu'ils s'enfermeroient tous deux seuls dans sa petite loge, et que, là comme dans son cabinet, ils auroient tout le temps de raisonner sans être interrompus. Le duc eut beau résister, il fallut obéir. Entrés dans la petite loge, la porte fut fermée sur eux deux seuls, et gardée au dehors avec défense de l'ouvrir pour qui que ce fût, et ce ne fut pas la seule fois que cela arriva à Saint-Simon, qui eut dans cette même petite loge des conférences tête à tête avec le Régent sur des matières les plus importantes, quoique rares en ce lieu, et sans s'y apercevoir ni l'un ni l'autre ni de la musique ni du spectacle, et où en effet ils étoient, par la disposition du lieu, cachés à la plupart de ce qui étoit à l'Opéra. On ne rapportera ici que le plus court précis d'une conversation de deux heures, qui s'est sue à la fin parce qu'il vient des temps où presque tout se sait, au moins de quelque très petit nombre de personnes. Après une longue discussion du pour et du contre, et discussion purement politique, parce que le prince n'y étoit pas susceptible d'une autre, et où tout roula sur l'intérêt et la situation de M. le duc d'Orléans si l'on avoit le malheur de perdre le Roi, Saint-Simon lui représenta toutes les dangereuses suites de se gouverner par rapport à des événements possibles, au lieu de se conduire par rapport à ce qui est, et qui l'est dans l'ordre accoutumé de la nature qui soit, et à ce qui est encore dans

celui de toutes les apparences, l'âge et la santé du Roi devant faire juger avec toute la certitude qui peut appuyer le raisonnement humain, et de la vie du Roi en âge ordinaire au commun des hommes, et de sa future postérité. Venant après au malheur qui à la vérité étoit dans la possibilité des événements humains, il devoit comprendre par tout ce qui s'étoit passé sous ses yeux, et du vivant du feu Roi et depuis sa mort, quelle étoit la nature de l'affaire de la Constitution et quels les personnages qui luttoient sur cette affaire ; qu'il ne pouvoit ne pas voir clairement que les jésuites, que Rome, que les ambitieux du clergé, que l'ancienne cour, étoient tous d'un côté ; comment, pourquoi, par où et de quelle façon ils s'y conduisoient; que ce qu'il y avoit de plus estimé, de plus savant, de plus irréprochable, de plus saint dans l'ordre épiscopal et dans tout le second ordre séculier et régulier, toutes les universités, tous les parlements, le gros et la plus considérable partie du public, et les personnes des deux sexes, de tout état, les plus estimées et les plus considérées étoient de l'autre côté, et que ce parti étoit celui qui soutenoit les droits de la couronne et de l'épiscopat, l'ordre et la police du royaume, les libertés de l'Église gallicane, dont il auroit à rendre compte, et sans de très notables préjudices desquels, et d'infiniment plus grands et plus dangereux dans les suites, la Constitution ne pouvoit rien gagner ; que le malheur voulant que la couronne tombât en dispute entre le roi d'Espagne au droit de sa naissance, et lui au droit des Renonciations et des traités, il devoit comprendre toute la force au dedans que lui donneroit ce parti, qui étoit celui de l'État, des rois, des lois, de l'église de France, des plus savants, des plus gens de bien, des plus accrédités, estimés, considérés, et bien certainement des plus fidèles et des plus désintéressés, puisque les miches[1], qui en tout genre étoient toutes pour l'autre parti, et les châtiments de toutes les sortes pour le leur sans relâche, depuis la naissance de cette affaire, n'avoient pu les amortir ; que d'autre part, il devoit sentir que ses mœurs, ses talents, son esprit supérieur ne seroient jamais le fait de Rome, des jésuites, des prélats, qui vouloient gouverner et qui trouveroient mieux leur compte avec le genre d'esprit, la dévotion si connue et à eux si peu suspecte du roi d'Espagne, gouverné toujours par un jésuite naturalisé, avec toutes les maximes des pays d'Inquisition, peu accoutumé à rien faire par lui-même ; que de là il devoit conclure que tout ce qu'il feroit pour le parti de la Constitution, c'étoit travailler contre soi pour le roi d'Espagne, et que lâchant la main aux appels et y laissant joindre les parlements en corps, qui étoit la matière de la conférence, il agissoit directement contre le roi d'Espagne et pour soi, en donnant force, étendue, liberté et pouvoir au parti unique sur lequel il pût et dût compter d'une manière juste, sûre et solide, et qui n'avoit besoin que de cette protection pour devenir le dominant, à tel point que l'autre n'oseroit plus paroître, puisque battu

1. Au sens de grâces, comme dans le tome XX, p. 77.

et persécuté sans relâche et sans mesure depuis une si longue suite de temps, il résistoit à l'autre avec encore tant d'avantage et de réputation et de nombre. Quelque démontrée que fût cette supériorité de nombre, c'étoit la seule chose dont le doute arrêtât M. le duc d'Orléans et qui le mettoit en peine. Il n'y put toutefois répondre que par le doute même qu'il allégua du duc de Noailles, à qui il en avoit parlé le matin, qui lui avoit grossi ce doute et qui lui avoit dit, que tout neveu qu'il étoit du cardinal de Noailles, son attachement au prince, supérieur à tout autre intérêt, l'engageoit à le conjurer d'attendre, et là-dessus appuya fort sur l'avis d'un homme aussi au fait, et qui lui parloit contre son propre intérêt, si lié à celui de son oncle comme sur une chose qui devoit faire la plus grande impression. Saint-Simon, brouillé à mort avec le duc de Noailles et jusqu'à n'y garder aucune bienséance même publique, pria M. le duc d'Orléans de considérer que son avis à lui étoit plus désintéressé que celui du duc de Noailles, qui, en lui voulant persuader qu'il lui sacrifioit ses plus chers intérêts par ce conseil, faisoit en cela un grand coup pour soi et pour s'acquérir mérite et confiance, tandis qu'outre ce but, il alloit encore à un autre, qui étoit de tenir les choses en suspens et le Régent en embarras, ayant toujours besoin de lui auprès de son oncle, et lui suivant son naturel et sa politique se maintenir nécessaire et négociateur entre les deux partis, et se procurer une besogne et une considération continuelle pour le besoin que l'un et l'autre parti, et le Régent surtout, se trouveroient avoir de lui, comme il avoit tâché jusqu'alors par sa conduite d'arriver à ce point ; que pour lui Saint-Simon, il y alloit plus rondement et avec plus de franchise ; qu'à la haine qu'il portoit, et publique, au duc de Noailles qu'aucune de ses souplesses n'avoit pu émousser, son intérêt personnel le plus cher et auquel il sacrifieroit tout autre, étoit de l'écraser ; qu'il n'avoit pas si peu de sens qu'il ne vît très clairement que le moyen le plus court d'y parvenir seroit d'être pour la Constitution, et de porter de toutes ses forces le Régent à la protéger au gré des plus violents de ce parti ; que par là, le cardinal de Noailles écrasé à leur gré et à celui de Rome, le duc de Noailles ne pourroit que suivre son oncle ou l'abandonner ; que le suivant, périssoit avec lui et ne pourroit plus ni avoir part à rien ni demeurer à Paris, ce qui étoit arriver à mon but ; qu'abandonnant son oncle, c'étoit se déshonorer, déchaîner toutes les langues contre lui et s'ôter toute confiance du Régent avec toute estime, et, bien loin de s'acquérir le parti de la Constitution, il en deviendroit le mépris et la risée, sans pouvoir espérer jamais que ce parti se pût jamais ni confier à un homme qui abandonne son oncle, dont il n'auroit que la part de la haine que ce parti lui portoit avec l'ignominie de la trahison, ce qui étoit encore pour Saint-Simon une victoire sur lui plus complète ; que cette vue si claire d'un intérêt si vif, et qui de plus lui avoit été proposé plus d'une fois, ne l'empêchoit pas de demeurer ferme dans le sentiment qu'il venoit de lui proposer, parce qu'il le croyoit le plus juste, le plus sain et le plus utile. Le Régent, sans pouvoir répliquer à des choses si péremptoires, sembla entraîné et plus que parfaitement résolu, et cette conversation les conduisit à plus du milieu du dernier acte de l'opéra, que M. le duc d'Orléans fit ouvrir sa loge, aux environs de laquelle il s'étoit amassé beaucoup de monde. Rentrant chez lui, il y fut arrêté par le maréchal de Bezons et le marquis d'Effiat, apostés là pour le tenir de près contre les appels; eux et d'autres soutenus du duc de Noailles revinrent à la charge le lendemain, et donnèrent le temps à d'autres trames, qui, se trouvant seconder l'incertitude et le goût naturel de M. le duc d'Orléans pour les *mezzo termine*, l'emportèrent enfin, et peu à peu remontèrent leur parti auprès de lui.

1413. *Les places dans le carrosse du Roi.*

(Page 174.)

2 avril 1717. — Du temps que le feu Roi admettoit des hommes dans son carrosse, jamais aucun, même prince du sang, ne fut au fond à côté de lui ; c'étoit un honneur réservé aux fils de France. Rien n'étoit donc plus indécent que d'y voir en public le Roi serré entre M. du Maine et le maréchal de Villeroy, lequel encore, comme gouverneur, y avoit bien une place de préférence, mais non pas de préséance sur le grand écuyer, ni le grand chambellan, ni peut-être encore sur le premier gentilhomme de la chambre d'année ; mais le robinet étoit tourné pour les indécences, que désormais on va voir couler de partout.

1414. *La comtesse d'Egmont.*

(Page 180.)

19 mars 1708. — Cette comtesse d'Egmont étoit Mlle de Cosnac, nièce de l'archevêque d'Aix, parente de Mme des Ursins, qui avoit longtemps demeuré chez elle à Paris et y avoit été mariée avant que Mme des Ursins, lors duchesse de Bracciano, retournât en Italie, et longtemps avant qu'elle passât en Espagne.

1415. *Prétentions du prince de Pettorano.*

(Page 184.)

18 avril 1717. — Le prince de Pettorano, fils unique du duc de Popoli, prétendit avoir en France, pour lui et pour sa femme, ce que les fils aînés des grands d'Espagne et leurs femmes ont en ce pays-là et qu'ils n'ont point ici, parce que les fils aînés des ducs et leurs femmes ne les y ont pas. C'est ce qui l'arrêta à Blois pour y faire son mariage et s'en aller après tout de suite avec sa femme en Espagne.

1416. *Dissentiments entre les Bouillons et les Noailles ; projets de mariage entre eux rompus.*

(Pages 185-186.)

5 mai 1717. — Il y avoit entre les Noailles et les Bouillons des procès, des procédés, une inimitié ouverte depuis des années infinies, dont beaucoup de gens s'étoient en divers temps inutilement entremis, et qui dans la province partageoient tout le pays où est la vicomté de Turenne. Le comte d'Évreux, en qui tout le bon sens de sa maison s'étoit retiré, et dont les vues, l'ambition et le manége sourd mais honnête n'étoient pas médiocres, considéra la position présente et solide des Noailles par leurs alliances et leurs emplois, mais dont le brillant commençoit à se ternir par celle du cardinal de Noailles, comme une conjoncture heureuse à se réunir d'une manière à en tirer tout l'utile et tout le gré d'avoir l'air de soutenir d'anciens ennemis, et d'augmenter ainsi leurs communes forces en les confondant par un mariage qui anéantiroit tous leurs démêlés. M. de Bouillon, dont avec le feu Roi toute la considération étoit tombée, se trouvoit sur le bord de sa fosse, et par son âge et ses infirmités hors de tout combat. Le duc d'Albret n'en avoit jamais eu[1], et quoique avec des parties n'étoit pas fait pour s'en donner. Le prince d'Auvergne, tout glorieux, tout audacieux qu'il étoit, ne songeoit qu'à boire et à tirer de l'argent, sans réputation et sans amis. L'abbé d'Auvergne n'étoit rien que ridicule et quelque chose de pis, quoique prêtre ; son frère, autre prêtre, le néant. Effectivement ce n'étoit donc plus rien que ces Bouillons si florissants autrefois ; mais les restes de leur splendeur, jointe à la supériorité que leur donnoit Turenne sur les Noailles, pouvoient suffire à les éblouir, et la solidité de leurs établissements jointe au montant que le duc de Noailles avoit pris au Palais-Royal et dans les finances devenoit un secours plus effectif et plus durable aux Bouillons que non pas eux aux Noailles ; et c'est ce que le comte d'Évreux eut le bon sens de se bien dire et de marcher en conséquence. Il se mit donc en tête de marier son neveu aîné à la fille aînée du duc de Noailles, et le duc de Noailles se sentit comblé de s'en voir recherché. Mais le duc d'Albret, qui avoit plus d'esprit et moins de sens que son frère, y voulut tant mettre du sien, tant avoir et tant prétendre, que tout rompit et avec plus de division que jamais. Pour le comte d'Évreux, il soutint jusqu'au bout son sage personnage, et pour se conserver une porte ouverte au retour, ne prit aucune part à la rupture, et se dévoua le duc de Noailles, c'est-à-dire autant qu'il en en étoit capable, par vouloir et demeurer en effet ouvertement de ses amis. Ce fut cette rupture qui piqua assez le duc de Noailles pour le

1. De considération.

jeter dans une autre affaire dont il eut un prompt, vif et long repentir. C'est le mariage de sa fille avec le prince Charles, pour se dédommager, par un véritable prince, du faux qui avoit rompu, et dont la charge étoit encore plus belle ; mais le fonds de bien y étoit nul, et le supplément en fut ce million de brevet de retenue qui fut une très nouvelle et très surprenante monstruosité. Le duc d'Elbeuf, qui fit ce mariage, en eut gros pour lui. Tant que le duc de Noailles eut les finances, tout alla à merveille ; mais vers leur fin les rats la sentirent et se hâtèrent de dénicher ; ils se brouillèrent avec éclat. Mme d'Armagnac entra bientôt aux filles de Sainte-Marie du faubourg Saint-Germain, où elle avoit une tante, et y vécut plusieurs années dans une singulière régularité. Toute la maison de Lorraine, excepté M. d'Elbeuf, prit le parti de la femme, la vit toujours et s'en brouilla avec le prince Charles, et M. le duc de Lorraine et Mme la duchesse de Lorraine se déclarèrent aussi pour elle. Elle est depuis allée loger à l'hôtel de Noailles, où elle vit dans une grande retraite et une grande piété, sans que son mari ait jamais voulu entendre parler d'elle ; mais, avec toute cette dévotion, elle la sait tourner en sorte de ne la pas rendre inutile à son père.

1417. *Le comte de Charolais part clandestinement pour faire campagne en Hongrie.*

(Pages 188-189.)

30 avril 1717. — Cette partie de main, concertée dans la maison de Condé pour intimider le Régent par un prince du sang si proche de l'impératrice Amélie et de ses deux filles, et pour n'avoir pas à répondre de ce qui se passeroit en ce voyage, n'eut pas l'effet qu'on s'en étoit promis. Personne ne donna dans la duperie de croire qu'un prince du sang de dix-sept ans fût parti de Chantilly pour la Hongrie, sans l'aveu d'une mère et d'un frère aîné tels que Madame la Duchesse et Monsieur le Duc, et le seul accompagnement d'un gentilhomme de leur confiance, et qui la méritoit, tel que Billy, auroit levé le voile. M. le duc d'Orléans, qui n'étoit timide que dans les petites occasions, et qui cédoit moins aux choses qu'aux importunités, ne prit aucune inquiétude de cette disparade et se contenta de n'y prendre aucune part, bien aise encore de se trouver par là hors d'atteinte des attaques de bourse pour fournir aux frais.

1418. *Le comte de Charolais n'est pas reçu par l'Empereur.*

(Page 190.)

11 juin 1717. — On ne comprend pas trop comment le prince de Dombes ayant vu l'Empereur incognito, M. de Charolois ne le vit point.

Quelque différents qu'ils fussent en effet, ils ne l'étoient alors en rien pour le rang et l'extérieur. M. de Dombes avoit bien sûrement sa façon très distincte, et M. du Maine étoit trop attentif à la qualité de prince du sang qu'il avoit conquise avec tous ses droits pour lui et pour ses enfants, pour en avoir omis la moindre chose sur un si grand théâtre. Apparemment que M. de Charolois, qui n'arriva qu'après, en voulut plus qu'on n'en avoit donné à l'autre : cependant l'incognito couvroit tout, et il étoit vrai que MM. les princes de Conti n'avoient point vu l'empereur Léopold en leur voyage de Hongrie, où aussi ils furent à visage découvert.

1419. *Raison pour laquelle les princes de Conti n'avaient pas vu l'Empereur.*

(Page 191.)

12 juin 1685. — MM. les princes de Conti ne virent point l'Empereur, parce qu'ils voulurent un fauteuil devant lui comme en ont les Électeurs, et refusèrent d'être reçus debout et tous les honneurs possibles qu'on leur offrit, en tenant ferme sur le fauteuil.

1420. *L'abbé de la Rochefoucauld ; sa mort en Hongrie.*

(Page 191.)

5 juillet 1717. — C'est en deux mots cet abbé de la Rochefoucauld, devenu l'aîné par la mort de ses frères, que son père, sa mère et son grand-père avoient tant persécuté pour s'engager et renoncer à l'aînesse, ou pour quitter ses bénéfices qui avoit résolûment refusé le premier, constamment voulu garder de quoi se passer d'être à leur merci pour vivre. Ils le tourmentèrent tant qu'avec la permission du pape, ils l'envoyèrent en Hongrie, où la petite vérole les en défit et leur procura une grande délivrance, que la bénédiction de Dieu sur leur famille ne parut pas suivre. Comme il n'étoit point dans les ordres, on ne comprend pas pourquoi une permission du pape pour conserver ses bénéfices, allant à la guerre, surtout contre les Turcs. Le prince Eugène et deux de ses frères ont eu des abbayes jusqu'à leur mort ; le chevalier de Lorraine est devenu lieutenant général avec des abbayes ; Forbin, mort lieutenant général et capitaine des mousquetaires gris, et d'autres officiers généraux ont eu des abbayes toute leur vie sans qu'on ait ouï parler de permission, moins encore de bulles ni de bref du pape en leur faveur. C'est pourtant sur cet exemple de l'abbé de la Rochefoucauld qu'on a soumis M. le comte de Clermont à en prendre du pape pour aller à la guerre et porter l'épée avec ses abbayes. On peut juger que Rome ne s'oubliera pas sur l'exemple récent de ce prince du sang.

1421. *Attaques de la noblesse contre les ducs ; confusion des rangs.* (Page 193.)

17 avril 1717. — Une image d'ordre et de distinction s'étoit soutenue jusqu'à la mort du feu Roi, au milieu de toutes les entreprises et de toutes les décadences, mais après lui le peu de dignité de M. le duc d'Orléans jusque pour soi-même, sa légèreté, sa facilité et même sa politique, confondirent tout à son avènement à la régence. Ni reine ni dauphine ; Madame, seule de fille de France avec Mme la duchesse de Berry ; la première toujours enfermée, et sa toilette et son dîner fort déserts ; l'autre enfermée ou en partie, voulant et ne voulant point de cour, et se trouvant fort abandonnée, imagina de réchauffer sa cour en permettant aux dames d'y venir sans être habillées, établit des jeux les soirs, et en retint tous les jours à souper, ce qui éclipsa les tabourets parce qu'y ayant des heures commodes de la voir, on ne tint plus compte de sa toilette que fort rarement, ni guère plus des audiences qu'elle donnoit aux ambassadeurs, ni de celles de Madame. Les princes et princesses du sang s'étoient établis, dès les fins du feu Roi, sur de petites chaises de paille garnies, sans bras, pour éviter de donner des fauteuils que quand il n'y avoit pas moyen de s'en dispenser, comme en des visites de cérémonies de morts, de mariages et semblables ; en sorte que ces petits siéges de paille, introduits sous prétexte de leur commodité pour jouer, travailler, étoient chez eux devenus les siéges de tout le monde sans distinction. Les gens non titrés, accoutumés ainsi à éviter ce qu'ils commencèrent à trouver des dégoûts et à se trouver partout en égalité, commencèrent à ne plus donner leurs places, puis à ne les plus offrir aux titrés, et à tâcher enfin de ne leur plus céder. M. et Mme du Maine, qui craignoient le choc des ducs dès avant l'affaire du bonnet, qu'ils ne forcèrent les ducs par le feu Roi d'entreprendre que dans cette vue, pour les brouiller avec le Parlement, et beaucoup plus après qu'ils l'eurent fait manquer avec l'éclat qu'on a vu en ces Notes, ne s'oublièrent pas le reste de la vie du Roi à exciter par eux et par leurs émissaires les non-titrés contre les ducs, et profiter de tout leur pouvoir, de tout le mouvement qu'excita à la mort du Roi cette perfide et inepte invention du duc de Noailles. La haine commune, moins que l'art et la malice, réunit les principaux acteurs du Parlement et de ces gens non titrés qui commencèrent à usurper le nom de noblesse, comme s'ils eussent représenté toute celle du royaume, qui pour y parvenir écrivirent et envoyèrent des émissaires dans les provinces pour y attirer à eux tout ce qu'ils pourroient, et cependant éclatoient en plaintes vagues, parce qu'il n'y avoit lieu à en former aucune particulière. Tantôt, les ducs ne vouloient plus être de l'ordre de la noblesse et prétendoient faire un corps à part ; tantôt ces messieurs eux-mêmes ne vouloient plus que les ducs en fussent. On débitoit des pauvretés sans nombre, sans vérité ni de la moindre vraisemblance, de tentatives ridicules et même tout à fait indifférentes

quand elles auroient été, dont on amusoit vaguement les ducs, et telles qu'on auroit honte de les rapporter et de les réfuter, et qui tomboient à mesure qu'elles étoient alléguées, mais pour faire place à d'autres misères aussi ridiculement inventées et qui ne vivoient pas plus longtemps. Quand des ducs de leurs amis ou de leurs parents, ou d'une certaine considération et réputation dans le monde, ou des leurs même qui ne s'étoient pas laissés aller au torrent, leur demandoient de quoi ils se plaignoient et ce qu'ils vouloient, et qu'ils se trouvoient forcés à répondre par amitié, ou pour ne pas paroître ignorer eux-mêmes ce qu'ils vouloient, ils ne savoient qu'articuler. Quand on leur montroit combien on se jouoit d'eux par toutes les puérilités sans vérité et sans vraisemblance dont on les abusoit, ils étoient honteux ; quand on leur démontroit que les ducs ne pourroient n'être point du corps de la noblesse ni prétendre non plus de n'en être point, puisqu'il n'y a que trois ordres dans l'État, et qu'il est impossible qu'ils soient du premier n'étant point ecclésiastiques, ni du tiers par leur naissance et par leur dignité même, quelques-uns se rendoient, mais la plupart entroient en fureur de ne pouvoir résoudre ce dilemme. En deux mots, ils ne savoient ce qu'ils vouloient, sinon qu'ils vouloient crier, et que sans oser encore, ce qui ne tarda pas à se manifester, vouloir ôter tout rang et toute distinction aux ducs, parce qu'ils ne pouvoient atteindre aux leurs ; en cela aussi injustes mais plus modestes que les présidents à mortier, qui, pour rendre aux pairs quelques-unes de leurs plus grossières usurpations, avoient eu l'audace d'insinuer clairement, pour ne pas dire demander, la housse et le tabouret pour leurs femmes. Le Grand Prieur, intéressé pour ses propres entreprises et pour n'en pas voir tomber le fondement, et le bailli de Mesmes, ambassadeur de Malte, frère du premier président, le plus envenimé contre les ducs par l'orgueil de sa place, par les trahisons qu'il avoit faites, et qui étoient si honteusement et si vivement retombées sur lui dans l'affaire du bonnet, d'ailleurs créature ou pour mieux dire esclave abandonné de M. et de Mme du Maine, soulevèrent tous les chevaliers de Malte pour grossir la pelote, et à Paris et dans les provinces, et intimider le Régent par le grand nombre. Mais ce grand nombre même fit trop d'effet pour ce qu'ils vouloient. Le Régent sentit que tant de gens ensemble pourroient aisément changer d'objet, et que mis en ce mouvement par les bâtards qui faisoient bois de toutes flèches[1], et que Mme du Maine n'auroit rien de sacré pour les maintenir dans tout ce dont les princes du sang avoient entrepris de les faire descendre, crut qu'il étoit temps d'arrêter ces assemblées et d'empêcher ce parti de s'augmenter et de s'organiser ; mais il avoit attendu trop tard, trompé par sa politique ordinaire : il empêcha bien l'éclat des assemblées publiques et des jonctions déclarées, mais il ne fit qu'exciter les courages par cet empêchement, dont les effets ne tardèrent guères à paroître.

1. Il veut dire : flèche de tous bois.

1422. *Le maréchal de Schönberg.*

(Page 217.)

30 juillet 1690. — M. de Schönberg étoit un homme aimable au dernier point, et sa femme encore davantage, qui étoit Aumale et s'appeloit Mlle d'Haucourt. Il étoit Allemand, et son père étoit maréchal du bas Palatinat et gouverneur des duchés de Clèves et de Juliers. Il avoit servi sous les princes d'Orange, et passa au service de France, où il se distingua tellement, qu'il parvint à plusieurs emplois, et que le Roi, voulant soutenir le Portugal, malgré la paix, y fit passer des troupes comme d'elles-mêmes, et M. de Schönberg pour les commander, auquel il ôta tous ses emplois de concert avec lui. Il fit en Portugal la guerre la plus heureuse et la plus glorieuse, et força les Espagnols à faire la paix et à reconnoître le roi de Portugal, 12 février 1668, et revint en France, où il fut bien récompensé de ses charges perdues. Quoique le Portugal n'ait de grands que le duc de Cadaval et les ducs d'Aveiro, de Veraguas et les comtes d'Oropesa et de Lemos, tous quatre établis en Espagne, M. de Schönberg prétendit avoir été fait grand en Portugal et en tira un tabouret de grâce. Il continua en France de servir avec réputation, en chef, et fut un des maréchaux de France faits en 1675 à la mort de M. de Turenne. Il en servit sous le Roi et seul avec distinction jusqu'à la révocation de l'édit de Nantes, un peu après quoi il se retira avec sa famille en Portugal, laissant en France mille regrets et une infinité d'amis. Le Portugal et sa religion ne pouvoient guère s'accorder; ainsi, bientôt après y être arrivé, il passa par mer en Hollande, et de là chez l'électeur de Brandebourg, qui lui donna les premiers emplois de ses États, de ses armées et de son conseil. Ce fut d'où il s'attacha au prince d'Orange, après avoir perdu à Berlin sa femme, dont il n'avoit point eu d'enfants. Sa première femme étoit de son même nom, fort différent des Schönbergs venus du temps des enfants d'Henri II avec les reîtres, et devenus maréchaux de France, et enfin ducs d'Halluin, qui étoient de Livonie. Le Roi fut extrêmement piqué de le voir engagé au service de ses ennemis. On prétendit que la fantaisie d'avoir la Jarretière y avoit eu part. On ne peut être plus grandement traité qu'il le fut en Angleterre, où sa postérité ne dura pas.

1423. *Le duc et la duchesse de Vitry.*

(Page 218.)

29 mai 1684. — La duchesse de Vitry étoit Pot, fille de Rhodes, grand-maître des cérémonies, tante du dernier. Son mari étoit duc à brevet, fils et neveu des maréchaux de Vitry et de l'Hospital, qui expédièrent le maréchal d'Ancre. Le duc de Vitry fut conseiller d'État d'épée, et mourut en 1679, après avoir été employé en diverses négo-

ciations en Allemagne. Son fils unique, M. de Châteauvillain, fut tué, la nuit, à la place Royale en 1674, à vingt-trois ans, sans avoir été marié, et sa fille est morte sans enfants, en 1694. Elle avoit épousé M. de Torcy, sous-lieutenant des chevau-légers de la garde. Le maréchal de l'Hospital n'eut point de postérité de ses deux femmes. Quoique M. de Vitry, conseiller d'État d'épée, ne fût duc qu'à brevet, comme tel toutefois il précédoit au Conseil le doyen des conseillers d'État, et y avoit les honneurs des vrais ducs.

1424. *Arrêt préparatoire entre les princes du sang et les légitimés.*

(Page 225.)

13 mai 1717. — M. le duc d'Orléans, pressé par les princes du sang et piqué de la résolution déclarée des légitimés de ne reconnoître de juge que le Roi majeur ou les États généraux, et qui sentit quelle atteinte elle portoit à l'autorité de sa régence et l'exemple dont elle pouvoit être, ne voulut plus différer, et se hâta, par un arrêt préparatoire à jugement prochain et certain, de montrer qu'il sentoit son pouvoir et qu'il étoit résolu à ne le pas laisser mettre en compromis. Cette faute fut une des plus grandes que M. du Maine ait faite en sa vie, et qui par son succès le conduisit à d'autres, qui le menèrent bien loin.

1425. *La noblesse et les ducs.*

(Page 226.)

23 mai 1717. — La noblesse, pour continuer à l'appeler de ce nom, quoique sans pouvoir de le prendre, puisqu'elle n'étoit convoquée ni députée des provinces par ordre du Roi pour représenter le second ordre du royaume, ni ces Messieurs qui se disoient la noblesse validement autorisés de procuration de cet ordre ainsi assemblé; la noblesse, dis-je, demeura fort étourdie et fort dépitée, tellement que pour profiter à la chaude de ces dispositions, on voulut jeter quelques enfants perdus pour arborer des dais et des housses, et usurper ainsi ce qui n'appartenoit et n'appartient encore qu'aux ducs et aux princes et à leurs femmes, et par extension aux grands d'Espagne et aux tabourets de grâce; mais, soit que les moins entêtés les eussent arrêtés, soit que doucement ils eussent tâté le pavé, et qu'ils n'eussent pas trouvé le Régent favorable, pas une de ces dames n'osa le tenter. A tout ce vacarme d'un bout à l'autre, les ducs ne donnèrent rien par écrit et ne députèrent qui que ce fût au Régent, et on ne comprend pas où Dangeau a pu prendre qu'ils eussent donné un mémoire. On voit bien sa partialité pour la noblesse. Pompadour, dont la fille unique avoit épousé son fils unique, et qui vivoit avec lui dans une étroite liaison, étoit tout des plus avant dans cette affaire, comme il y parut après pour son malheur et comme il y auroit paru par sa tête s'il avoit eu affaire à tout

autre qu'à M. le duc d'Orléans. Pompadour crut peut-être que les ducs alloient donner un mémoire, et le lui dit peut-être comme donné, comme il court de fausses nouvelles, quoique ce bruit n'ait jamais même couru. Dangeau l'aura cru sur ce que Pompadour lui aura dit et aura oublié après de rétracter cette fausseté, qu'il avoit cru vraie.

1426. *Requête de la prétendue noblesse au Parlement sur l'affaire des princes légitimés.*

(Pages 249-250.)

17 juin 1717. — Démêlons ici les fausses nouvelles de Dangeau dans sa vie si différente de celle qu'il menoit à la cour, et que son âge lui fait confondre, aidé du penchant de son inclination. Jusqu'ici c'étoit aux ducs seuls que la noblesse, pour parler leur style, en vouloit; si leurs desseins entre eux étoient les mêmes, au moins les démarches n'avoient plus lieu depuis l'arrêt qui leur défendoit de s'assembler sous peine de désobéissance. Leur requête, qui n'eut aucun succès, ne fut remise ni commise à aucuns commissaires, et tomba en naissant. Quelque volonté qu'ils eussent depuis ce jour-là, il n'y avoit plus ni moyen ni prétexte. M. et Mme du Maine le virent bien et qu'il étoit temps de se contenter de ce qu'ils avoient pu ameuter, et de le diriger vers l'objet principal dont celui des ducs n'avoit en effet été que le chemin et l'accessoire. D'ailleurs ils se sentoient pressés; leur déclaration de ne reconnoître pour juge que le Roi majeur ou les États généraux étoit un attentat qui, entre un autre régent et eux, ne seroit pas demeuré sans un prompt châtiment. Elle étoit un aveu tacite de leur peu de confiance en leur droit; elle étoit une préparation à ce qu'ils méditoient, et le tout ensemble le fruit de la foiblesse du Régent et de sa crainte du grand nombre qu'il avoit si souvent montrée à découvert. Ils résolurent donc de l'intimider et de se fortifier eux-mêmes contre lui et contre les princes du sang. C'est ce qui produisit la requête au Parlement, dont l'audace et l'ineptie furent pareilles. Un nombre de personnes qui se disoient la noblesse telles qu'on les a représentées et sans pouvoir et sans titre, présentent une requête au Parlement, pour demander, au nom du second ordre du royaume, qui n'existoit pas pour agir, puisqu'il n'étoit ni convoqué par le Roi, ni assemblé, ni délibérant, ni députant, ni autorisant personne, pour demander, dis-je, sous un nom si illustre, de leur autorité privée, le renvoi de l'affaire des bâtards aux États généraux, dans lesquels la noblesse est, disoient-ils, seule compétente pour décider de la succession à la couronne, et dont nul autre ne pouvoit juger sans blesser ses droits les plus précieux et les plus incontestables. On a dit l'audace et l'ineptie de leur requête; ce simple exposé démontre l'une et l'autre sans y ajouter de raisonnement. Dans cette requête, nulle mention des ducs, et, de la part de ces Messieurs dits la noblesse, le Parlement n'en ouït jamais parler.

Il fut plus sage que ne l'espéroit M. du Maine. Il se flattoit de l'embarquer à quelque démarche et d'ajouter cet embarras au Régent; mais le Parlement ne balança pas un moment à se taire absolument sur la requête, à s'adresser uniquement à M. le duc d'Orléans pour recevoir et pour exécuter ses ordres, et pour se dessaisir de cette requête entre ses mains. Cette démarche que M. et Mme du Maine surent résolue avant qu'exécutée les étourdit fort. Ils connoissoient leur peu de force, l'indifférence des provinces, le peu d'approbation que la très grande partie des gens de qualité et de ceux de condition donnoient à tout ce qui se passoit; la crainte avec laquelle plusieurs se laissoient entraîner au torrent, et le petit nombre de ceux à qui on pouvoit basarder de s'ouvrir pour se maintenir par eux l'attachement à tout faire de qui étoit ameuté. Ajoutera-t-on qu'ils connoissoient bien les instruments dont ils se servoient et qu'ils n'en avoient pas meilleure opinion de leurs succès : mais l'affaire étoit de trop longue main embarquée; nul moyen de la suspendre, beaucoup moins de reculer. Il falloit suppléer aux forces effectives par le bruit, par l'opinion, par l'audace, et mettre toute espérance dans la crainte qu'en prendroit le Régent. Telles furent les causes de la requête de cette noblesse, qu'ils continuèrent à flatter dans sa vanité sur le jugement de la succession à la couronne, qui suffit à lui faire faire une démarche si peu concertée, et qui dans leur idée à eux-mêmes étoit déshonorante en ce qu'elle réclamoit l'appui et la protection du Parlement, qui étoit avouer leur foiblesse et en même temps l'autorité d'une compagnie en chose si suprêmement majeure, et que ces Messieurs de la noblesse ne prétendoient pas partager avec elle. Et voilà les ridicules contradictions, car c'est trop peu dire que les inconséquences, où l'on tombe par l'ignorance et par la passion, et le coup le plus mortel en faveur du Parlement que la noblesse eût pu se porter à elle-même, si ces Messieurs qui en prenoient le nom collectif avoient pu être députés et autorisés légitimement de ce second ordre de l'État légitimement asssemblé, duquel la ressource notoire et assurée sera toujours que ces Messieurs ont agi d'eux-mêmes, sans caractère, sans pouvoir, sans aveu, et que des particuliers qui s'aventurent d'eux-mêmes ne sauroient faire aucun tort à l'ordre ni aux droits de la noblesse. Ce coup ayant donc manqué, et le Parlement trop sage pour se laisser leurrer et abuser si vainement, M. du Maine eut recours aux justifications auprès du Régent avec Monsieur son frère, et aux protestations qu'ils n'avoient point de part à la requête que ces Messieurs avoient présentée au Parlement. Cette timide démarche ne persuada rien; mais elle montra leur crainte, et à ces enfants perdus un abandon formel, que l'ivresse seule de l'entreprise put leur dissimuler, mais qui ne les occupoit pas tellement tous que beaucoup d'entre eux ne commençassent à ouvrir les yeux et à se repentir d'un embarquement frauduleux où ils ne pouvoient rien gagner, mais trouver beaucoup de hasards à courre. Aussi s'en détacha-t-il quantité, qui firent grand faute aux auteurs et aux entrepreneurs, quand il fut question de fondre la cloche dans la suite et de mettre tout de bon la main à l'œuvre effective et véritable[1]. Quant à ces excuses de M. du Maine au Régent, qui furent froidement reçues, il n'y avoit qu'à nommer les six qui avoient présenté la requête au Parlement pour en juger; de ceux-là étoit le gendre de Beringhen, ami le plus intime du premier président et de M. du Maine, et beau-frère du duc d'Aumont, très uni avec lui et gouverné par sa femme, qui avec beaucoup d'esprit et d'ambition étoit la fausseté et l'intrigue mêmes; c'étoit Polignac, frère du cardinal de Polignac, le conseil et l'ami de toutes les heures de plaisir et d'affaires de Mme la duchesse du Maine depuis plusieurs années, lequel brûloit d'être de tout et enrageoit de n'être de rien; Clermont, gendre de M. d'O, l'âme de tout temps de la maison de M. le comte de Toulouse, qu'il avoit élevé, et peut-être encore plus dépositaire confident des desseins de M. et de Mme du Maine, que son maître étoit incapable d'approuver et qu'ils n'osèrent jamais lui confier. On ne parle ici que des liaisons anciennes et publiques, qui ne pouvoient être ignorées de personne, de trois de ces six Messieurs. Mais il ne faut pas diviser cette matière, qui aussi bien va revenir.

Si M. et Mme du Maine se trompèrent croyant effrayer le Régent, on voit par l'emprisonnement même de ces six Messieurs qui avoient présenté la requête au Parlement, qu'ils lui donnèrent au moins quelque crainte. L'éclat contre son autorité étoit trop grand pour que, sans l'avilir et en augmenter le courage, il pût demeurer impuni; mais il fut puni avec une mesure qui affoiblit fort la punition et qui fit une partie de l'effet de l'impunité: des officiers des gardes du corps [furent] chargés de les arrêter. La distinction de ce traitement, la politesse qu'ils trouvèrent dans Vincennes et dans la Bastille, la facilité avec laquelle on en laissa voir la plupart à leurs familles, montra tout ce qu'on vouloit cacher de crainte, et donna lieu au séditieux écrit, dont Dangeau fait tôt après mention, de paroître en public. On verra incessamment leur sortie encore plus honorable et leur orgueil à l'égard du Régent. Il est vrai que l'emprisonnement fit grand bruit, et la manière encore davantage; on n'en attendoit pas tant de l'opinion que M. le duc d'Orléans avoit donnée de sa tolérance, et on voyoit en même temps qu'elle surnageoit même au châtiment; mais ce ne fut que du bruit et même de l'étonnement; pour de commotion, aucune, quoi qu'en dise Dangeau avec une échappée de complaisance, que sa politique tient de court tant qu'elle peut.

1427. *Les Mémoires de Dangeau sont mal informés après la mort de Louis XIV.*

(Page 254.)

1er janvier 1716. — M. de Dangeau mourut le 9 septembre 1720, à

1. Ici un correcteur postérieur a biffé: « comme on le verra sur l'année qui vient. »

quatre-vingt-quatre ans; il en avoit donc soixante-dix-neuf à la mort de Louis XIV. Cette mort dissipa toute sa cour; le changement du séjour de Versailles, où tout étoit rassemblé sous le même toit, dans celui de Paris, où tout fut mêlé, éparpillé, confondu; plus de cour et peu de chose en consistance; nouveautés en tout et partout; en un mot rien qui ne concourût à laisser la vieillesse de Dangeau fort mal informée. La société lui donnoit peu de part et d'intérêt en tout ce qui se passoit; il n'avoit personne dans sa famille à portée d'y en prendre; la vieille cour où étoient toutes ses liaisons, éparse et fort écartée, le peu de ceux de cette cour qui par leur poids, leur état ou leur intrigue, étoient restés dans le gouvernement nouveau ou s'y étoient accrochés, se trouvoient trop occupés pour mettre Dangeau au fait, où le plus souvent ils n'étoient pas eux-mêmes. De sorte qu'il faut s'attendre à ne trouver dans les cinq volumes et années qui restent des Mémoires de Dangeau que des bruits publics ou des nouvelles de gazette. Cette observation faite une fois pour toutes à l'égard de ces cinq volumes ou années restantes, on y suppléera ici autant que la matière fournie par ces Mémoires y pourra donner lieu.

1428. *Erreur des Mémoires de Dangeau sur une protestation des princes légitimés.*

(Page 254.)

19 juin 1717. — On ne comprend point comment Dangeau parle si affirmativement et à plusieurs reprises de la protestation portée au Parlement par MM. du Maine et de Toulouse en personne contre tout jugement dans leur affaire, et de la demande faite au Parlement par Monsieur le Duc et M. le prince de Conti, y séant exprès, de ne point recevoir la protestation dont il s'agit. Celui qui écrit ces Notes n'avoit aucune idée de cette protestation; il étoit alors en situation de ne la pouvoir ignorer si elle eût été faite, et une démarche de cet éclat ne s'oublie point. Étonné toutefois de trouver dans les Mémoires ce fait si nettement établi, et par un homme d'honneur et, tout passionné qu'il se montre, très incapable d'un mensonge volontaire, qui étoit dans Paris et tout occupé de ce qui se passoit par son goût de nouvelles, son habitude, sa partialité, le vide de sa vieillesse, celui qui écrit ces Notes en a parlé à M. Joly de Fleury, qui ne faisoit, lors de ces mouvements, que d'entrer dans sa charge de procureur général, qu'il exerce encore, qui étoit donc partie nécessaire à avoir été instruite du fait, qui, avec les autres gens du Roi, avoit été député au Régent, suivant ces Mémoires de Dangeau, pour recevoir ses ordres sur la protestation de la part du Parlement, et qui n'est pas homme à rien oublier, surtout un fait de cette nature. Il lui a déclaré que ce fait n'a jamais existé, que cette protestation est un être de raison, qu'il n'en a jamais ouï parler, et qu'il a la mémoire très présente et très nette de ce qui

s'est passé au Parlement dans ces temps-là. Que dire donc de Dangeau que ce qu'on en a dit il n'y a pas longtemps une autre fois, sinon que, solitaire chez lui, il aura écrit comme vrai ce que Pompadour lui aura donné comme tel, et comme fait ce qui étoit peut-être résolu pour le lendemain et qu'on n'osa exécuter. Mais que dire de la séance des deux princes du sang en conséquence? Pour le coup, il faut que Dangeau ait été trompé à dessein, et qu'on ait voulu constater pour l'avenir une fausseté. La protestation qui n'existoit pas, au moins publique, mais qui, sans l'éclat de la présenter au Parlement, pouvoit avoir été faite et reçue par des notaires en secret, ne se pouvoit trouver dans aucun monument public, et l'on vouloit peut-être y suppléer en la manière seule qu'on le pouvoit. Personne n'ignoroit que Dangeau n'écrivît chaque jour ce qui se passoit à la cour et dans le monde. Le feu Roi lui en parloit quelquefois en plaisantant; il ne s'en défendoit pas. Il en montroit quelquefois à ses amis pour rechercher des dates ou d'autres choses, et, à la manière plus que sage et politique dont ils sont faits, il n'en pouvoit rien craindre. Sa probité d'ailleurs étoit si connue qu'on pouvoit espérer que ce qu'il écrivoit seroit cru, et, faute de mieux, avoir envie d'y faire trouver ce qui ne le pourroit être sur cette protestation dans les registres du Parlement, et dire après qu'on l'en avoit ôté par ordre du Régent. Tout ceci n'est que conjecture; mais la conduite d'alors de Pompadour, fortifiée de ce qu'on verra l'année prochaine, ses liaisons intimes avec Dangeau et la confiance de ce dernier pour lui les autorisent. Comment d'ailleurs trouver de raison d'une allégation si appuyée, si réitérée, toutefois si exactement fausse, dans des Mémoires qui partout ailleurs sont vrais, et qui n'ont pas même de méprises, si ce n'est celle qu'on en a remarqué un peu plus haut? Quoi qu'il en soit, il demeure certain et que Dangeau assure la protestation et sa suite des deux princes du sang, et que la protestation ne fut jamais, ni par conséquent cette suite. Si on s'y est étendu, ç'a été la nécessité de l'éclaircissement.

1429. *Le conseil de régence est complété pour le jugement de l'affaire des princes.*

(Page 261.)

28 juin 1717. — Les princes du sang ni les légitimés ne pouvoient être juges en leur propre cause; les ducs qui attaquoient les bâtards ne le pouvoient pas être non plus. On conserva donc du conseil de régence tous ceux qui ne l'étoient pas, et on suppléa au nombre par le choix du Régent, d'un de chacun des autres conseils, lesquels tous furent éclairés par les six conseillers d'État commissaires qui avoient tout examiné auparavant entre eux et plusieurs fois aussi avec le Régent même.

1430. *Représentations des Bretons sur le paiement du dixième.*

(Page 262.)

28 juin 1717. — Ces représentations de plusieurs gentilshommes de Bretagne faites ensemble à M. le comte de Toulouse, leur gouverneur, sur le payement du dixième, étoient en cadence de tout ce qui se passoit, et les prémices du spectacle que cette province ne différa pas à donner.

1431. *L'arrêt rendu dans l'affaire des princes du sang et des légitimés.*

(Pages 263-264.)

1er juillet 1717. — Cet arrêt, qui fut donné en forme d'édit et dont l'enregistrement au Parlement ne fit pas la plus petite difficulté, méritoit bien que son dispositif trouvât place dans ces Mémoires. On y vient de voir celui qui défend à la noblesse de s'assembler ; on y a trouvé ailleurs des relations et d'autres pièces bien moins importantes ; mais ici rien où l'affection de Dangeau trouvât où se consoler, comme dans les compliments insérés pour la noblesse dans l'arrêt qui en défend les assemblées. Il faut donc, sans le rapporter ici, suppléer en deux mots à ce que Dangeau n'a pas voulu écrire. L'arrêt ne fut ni tout d'une voix ni tel qu'il a été exécuté. Saint-Contest, rapporteur, et qui fit un très beau rapport, fut entièrement pour les princes du sang, et le plus gros des juges de même. M. le duc d'Orléans y modéra quelque chose en faveur des bâtards, et y fit revenir les juges par son poids. Ce nonobstant encore, l'arrêt, mis en édit et tel qu'il fut enregistré, étoit plus fort encore qu'il ne fut exécuté, surtout à l'égard des enfants de M. du Maine, et ce fut sur ce fondement que Monsieur le Duc et M. de Mortemart leur disputèrent les honneurs que M. le duc d'Orléans leur conserva de sa pleine autorité, et il vit bientôt après la reconnoissance qu'il en recueillit. Mme du Maine reçut ce jugement avec d'étranges transports. M. du Maine, accoutumé à se montrer tel qu'il vouloit paroître, ne put cependant prendre sur lui de se laisser voir les premiers jours ni de venir au conseil de régence. M. le comte de Toulouse, qui n'avoit jamais approuvé leur apothéose ni la sienne, prit le tout en douceur, et le monde non enrôlé par M. du Maine trouva l'arrêt trop doux, surtout après tout ce qui venoit d'arriver. Les princes du sang espéroient mieux ; mais, contents du triomphe, ils ne se plaignirent point, et, si l'édit avoit été exécuté, ils ne se seroient pas plaints ; mais la mollesse de M. le duc d'Orléans les choqua fort et ne lui gagna nullement ceux qu'il se flatta de ramener par cette faveur, que personne ne trouva [bien] placée.

1432. *Mise en liberté des six gentilshommes emprisonnés.*

(Page 265.)

17 juillet 1717. — La sortie des six prisonniers eut en effet plutôt un air de triomphe que de pardon. Délivrés par un chevalier de l'Ordre en grande charge et par un homme de la première qualité, tous deux, de plus, dans des places distinguées, et ce dernier chez le Régent, conduits à lui par le premier prince du sang, son fils, et accueillis par ce que leur dit ce prince, rien en effet de plus surprenant, après ce qui étoit arrivé, que ce qui se passa pour lors, à quoi ces Messieurs mirent le comble par un silence concerté qui ne laissa pas échapper ni un seul mot ni le plus léger son de voix. Il sembla qu'ils faisoient grâce au prince de ne lui point faire de reproches, et que le prince par cette si étonnante façon de les délivrer, avoit senti son tort et tâché de mériter d'eux sa grâce. C'est de la sorte que cela fut donné et reçu dans le monde, et il étoit impossible que cela le fût autrement. Le Régent ne laissa pas de le sentir après coup, et de se repentir de sa mollesse, et il éprouva, tôt après, ce qu'elle lui avoit valu et l'effet qu'elle avoit fait pour lui sur la plupart de ces six, sans parler des autres.

1433. *Faux bruits d'une convocation des États généraux.*

(Page 336.)

27 mai 1717. — Ces bruits d'États généraux n'eurent d'autres fondements que la déclaration de M. du Maine et les desirs de cette noblesse rassemblée. Le Régent, qui en avoit été réveillé, et qui pour cela même venoit de donner l'arrêt préparatoire du jugement certain et limité des princes du sang et légitimés, et ensuite cet autre arrêt qui défendoit à tout noble de s'assembler sous peine de désobéissance, le Régent, dis-je, étoit bien loin de penser à des États généraux. On voit même, incontinent après, combien les princes du sang serrèrent la mesure par un nouveau mémoire, et le Régent de son côté par les commissaires qu'il nomma pour recevoir les pièces de part et d'autre, le rapporteur qu'il nomma, le nombre de juges, sans déclarer encore, qu'il régla pour y joindre, et le court terme de quinze jours qu'il fixa pour juger.

1434. *Saint-Simon forcé par le Régent d'être commissaire dans des questions de finance.*

(Pages 337-338.)

26 juin 1717. — Le maréchal d'Huxelles vouloit être de tout et toujours montrer qu'il ne vouloit être de rien ; mais Dangeau, qui

parle ici de ce refus qui ne fut qu'en particulier, on omet un très public et qui fit alors une nouvelle. M. le duc d'Orléans avoit parlé de cette affaire au duc de Saint-Simon dès ses premiers commencements et, lorsqu'elle s'avança, lui proposa d'être des commissaires. Saint-Simon s'en excusa sur les mêmes raisons qu'il avoit alléguées lorsqu'il refusa les finances, dont M. le duc d'Orléans demeura fâché plusieurs jours contre lui un peu avant la mort du Roi, lorsqu'il fut question des destinations entre eux. Pressé encore d'être des commissaires lorsqu'il fallut les choisir, il se tint dans les mêmes termes, et ajouta que, étant avec le duc de Noailles dans ceux que chacun voyoit et que S. A. R. voyoit elle-même, il étoit hors de toute raison, même de toute apparence, de le mettre de cette commission. Le Régent lui dit que le duc de Noailles le desiroit et l'en pressoit, et l'autre à en rire, mais à le supplier très instamment de l'en dispenser. Huit ou dix jours s'étoient passés sans qu'il en ouït plus parler, lorsque, au conseil de régence, M. le duc d'Orléans ayant expliqué la cause et l'objet de cette commission, M. de Saint-Simon s'entendit nommer commissaire après le Chancelier; il interrompit, témoigna sa surprise après ce qui s'étoit passé, et supplia de n'en être point. Le Régent insista, l'autre encore davantage, et allégua son incapacité, qu'il n'entendoit rien aux finances, qu'il ne seroit d'aucun secours et d'aucun usage dans la commission, où on n'avoit pas besoin d'une nulle. Alors le Régent lui dit qu'il le prioit d'en être, et que, s'il ne suffisoit pas de l'en prier, il le lui ordonnoit. L'autre, fort mécontent, plia les épaules, répondit qu'il n'avoit plus qu'à obéir, mais qu'il supplioit S. A. R. et tous ces Messieurs qui étoient présents de se souvenir que ce n'étoit que par un ordre absolu qu'il étoit de la commission, et de ne rien oublier des raisons qu'il avoit alléguées pour s'en défendre. Outre qu'il ne se croyoit aucune aptitude aux finances et que la matière lui paroissoit trop jalouse pour s'en vouloir mêler, il ne vouloit être ni la dupe, ni l'approbateur, ni le contradicteur du duc de Noailles sur une matière qu'il devoit posséder. Le duc de Noailles, qui sentoit le poids de ce qui s'étoit passé entre eux et celui de la conduite de Saint-Simon à son égard, qui ne gardoit avec lui aucunes mesures en rien, pas même d'aucune bienséance en public, et lui rompoit en visière en toutes les occasions qui s'en présentoient, sans qu'il l'eût pu émousser par tout ce qu'il avoit employé pour cela, cherchoit une occasion de nécessité d'affaires qui lui procurât, à force de se voir souvent, de quoi y parvenir, et faire cependant accroire au gros du monde qu'ils étoient raccommodés, s'il arrivoit que Saint-Simon approuvât sa besogne. Ces deux hommes ont trop figuré, et l'un contre l'autre pendant la Régence, pour oublier cette anecdote quelque légère qu'elle soit. Saint-Simon fit des reproches amers au Régent, au sortir du Conseil, qui l'amadoua comme il put, parce qu'il avoit fait ce qu'il avoit voulu faire. Saint-Simon se trouva chez le Chancelier à toutes les séances de la commission. Soit que le duc de Noailles eût raison, ou que

Saint-Simon fût séduit dans une matière où il n'en savoit que par les lumières du bon sens, il fut presque toujours de son avis et le soutint même fortement quatre ou cinq fois contre le plus grand nombre des commissaires, qu'il ramena à son avis. Cela ne manqua pas d'être su ; le duc de Noailles s'en vanta avec grande complaisance, sans toutefois oser parler à Saint-Simon. Le Régent le loua de cette droiture désintéressée qui écartoit la haine personnelle de la chose publique ; le bruit courut du raccommodement ; mais il n'en fut autre chose. Les espérances et les souplesses du duc de Noailles furent inutiles ; il n'y gagna rien, et ce ne fut que le mariage de la fille de la maréchale de Gramont, sa sœur, avec le fils aîné de Saint-Simon, auquel ce dernier eut grand peine à se rendre par la suite nécessaire qu'il en vit du raccommodement avec le duc de Noailles, qui se fit en effet dix ans après ceci, à la grande satisfaction des Noailles, où toutes les avances furent de leur côté et de celui du duc de Noailles, une violence sans pareille du côté de Saint-Simon, qui le vit d'abord chez le cardinal de Noailles, puis le reçut chez lui, et après l'alla voir ; après quoi ils demeurèrent en bienséance et ce fut tout, quoi que le duc de Noailles pût faire pour faire oublier le passé.

1435. *Les places dans le carrosse du Roi.*

(Page 313.)

9 mai 1717. — L'ordre fut enfin remis dans le carrosse du Roi en partie pour ce qui regardoit sa personne[1] ; mais M. du Maine, demeuré à côté de lui, étoit tellement de trop, que le feu Roi, tel qu'il étoit pour ce bâtard si chéri et si fort élevé par lui dans les nues, l'eût lui-même trouvé mauvais ; mais que n'eût-il point dit du précepteur et du sous-gouverneur dans le carrosse ? Jamais ni l'un ni l'autre n'avoit imaginé d'y mettre le pied, et, si les sous-gouverneurs du père du Roi sont entrés dans son carrosse, c'est que, quelque grand qu'il fût, il y avoit bien loin de fils de France, même de dauphin, à roi. Pour le précepteur qui ne donne point là de leçons et qui sont sans prétexte pour ce carrosse, jamais celui du père du Roi n'a monté dans le sien ; jamais évêque non pair, non prince ou non cardinal, n'a monté dans les carrosses du Roi ni mangé avec lui. La charge et l'épiscopat à part, celui-ci avoit encore moins de titre que l'abbé de Fénelon ; aussi le Régent, si facile à toutes ces grâces-là, ne laissa-t-il pas de lui bien déclarer en public que comme précepteur ni comme évêque il n'y devoit pas monter, et que c'étoit à sa personne qu'il accordoit ce privilége, et Dieu sait jusqu'à quels excès il a depuis été étendu. Pour la dispute de préférence entre deux hommes qui en avoient tous deux l'exclusion, c'est assurément ce qui ne se pouvoit décider par les exemples, puisque c'est ici le premier pour tous les deux. Le précepteur est constamment

1. Ici un correcteur postérieur a biffé : « par ce que l'on voit ici. »

une charge supérieure à celle de sous-gouverneur, quoiqu'il n'ait quoi que ce soit à lui dire, et que l'autre ne dépende en rien de lui. Tous deux sont sans fonction dans le carrosse, puisque le précepteur n'en peut avoir qu'à l'étude, dont un carrosse n'est ni le lieu ni le temps, et le sous-gouverneur, partout en fonction, n'en a point là de nécessaire, puisqu'il y est effacé par la présence du gouverneur, et souvent encore par celle du surintendant de l'éducation; mais, si tous deux manquoient à la fois, ce seroit une occasion qui, par raison de nécessité, y donneroit droit au sous-gouverneur, quoiqu'il ne l'eût pas en effet, et un droit non d'aucune préséance, mais de toute préférence, même sur un prince du sang, comme le capitaine des gardes, qui est le seul qui l'ait sur eux dans le carrosse où est le Roi, et comme il le suit immédiatement à pied et à cheval sans que le dauphin même puisse marcher entre deux.

1436. *Madame Guyon; fanatisme de ses partisans.*
(Page 349.)

13 juin 1717. — Mme Guyon s'est rendue si fameuse qu'il est inutile d'en rien dire ici. Ses livres, et sa vie composée par elle-même, qui est un chef-d'œuvre d'esprit et de fanatisme; les ouvrages de M. de Fénelon, archevêque de Cambray, et sa disgrâce; les ouvrages du fameux Bossuet, évêque de Meaux, et de M. Godet, évêque de Chartres; ceux de M. le cardinal de Noailles, tous trois réunis contre Fénelon et sa prophétesse; les adroites conduites qu'elle tint avec Monsieur de Meaux; celle de Fénelon avec lui; les divers exils et prisons de cette femme; le bruit que sa doctrine fit à la cour et à Rome, où elle fut condamnée; la dernière chute du cardinal de Bouillon qui en fut la suite; le nombre de gens considérables d'esprit et vraiment de bien qu'elle s'attacha et que rien n'en put séparer; ses confesseurs et ses martyrs, car elle en eut des uns et des autres; tout cela suffit bien à dispenser ces Notes de s'étendre sur elle. Il suffira ici de remarquer que, rejetée et réprouvée de toutes parts, elle se résolut enfin de se contenir dans le silence et dans la retraite à Blois, où elle passa en paix les dernières années de sa vie. Elle y eut la joie de se voir presque adorée de tout son petit troupeau, malgré tant de traverses, qu'aucun ne se démentit, que l'union y demeura parfaite, qu'il s'y fit des prosélytes. Depuis vingt ans qu'elle est morte[1] et que ses principaux disciples mâles et femelles ont aussi disparu, le petit troupeau subsiste, s'organise de plus en plus, et recommence à redevenir en faveur sous celle de la Constitution, par laquelle elle figure avec le zèle de gens qui, du fond de la sainte indifférence qui les caractérise singulièrement, ne respirent que la vengeance de la mémoire du cardinal de Noailles tout à découvert, et non moins ardemment de Monsieur de Meaux, ce qui

1. Mme Guyon étant morte en juin 1717, la présente Addition aurait donc été écrite vers 1737.

leur dévoue le jésuite, et même, s'ils l'osoient, de Monsieur de Chartres. Ils se connoissent tous, ils sont liés, ils s'étendent au loin, et, à force de bruit et de gagner de proche en proche, ils ne désespèrent pas de revenir de leur condamnation et de faire triompher leur doctrine.

1437. *Le duel Contades-Brilhac.*

(Page 351.)

12 juin 1717. — Ce combat, qui fit grand bruit et dont on fit semblant de faire des recherches, n'eut pas la moindre suite.

1438. *Le marquis de Nesle.*

(Page 365.)

27 avril 1717. — Le marquis de Nesle poussa jusqu'à Calais, et fit les honneurs au Czar jusqu'à ce que le maréchal de Tessé l'eût rencontré. M. de Nesle avoit infiniment d'esprit, mais c'étoit absolument tout; il eut de grands malheurs et trop publics, et de toutes les façons en sa vie. Il fut chevalier de l'Ordre avant l'âge, en 1724, pour avoir porté la queue du grand manteau de l'Ordre du Roi, lorsqu'il le reçut à Reims. Sa femme, fille du duc Mazarin, belle et charmante, fut dame du palais au mariage du Roi; il la perdit quelques années après, et, qui l'auroit cru? il perdit tout avec elle, et tomba dans la pauvreté, le mépris, l'obscurité et l'abjection la plus profonde.

1439. *M. de Verton; il est demandé par le Czar comme ambassadeur auprès de lui.*

(Page 366.)

4 avril 1718. — Verton étoit un joueur fort dans le grand monde, avec de l'esprit et du savoir-vivre, qui, ayant été chargé de ce qui étoit du service des tables du Czar et de sa suite, et des autres fournitures concernant sa charge de maître d'hôtel du Roi, avoit su s'y conduire de façon qu'il en avoit acquis toute la bienveillance de ce prince et de toute sa cour, au point d'être parvenu à quelque sorte de confiance, qui engagea le Czar à le demander. Verton mouroit d'envie d'y aller, et dans la vérité rien n'étoit plus essentiel que de cultiver par quelqu'un d'agréable, de desiré, de connu, l'amitié d'un prince touché de celle qu'il avoit ressentie, qu'on avoit voulu mériter de lui, et plein de la reconnoissance de sa réception, et qui d'ailleurs faisoit une aussi grande et importante figure en Europe. Il témoigna plusieurs fois depuis son départ le desir qu'il avoit de se lier à la France et de voir arriver Verton; mais celui-ci et tout autre est encore à partir. Le duc de Saint-Simon sur tous, et quelques autres, firent tout ce qu'ils purent auprès du Régent pour ce départ et pour profiter d'une bonne volonté précieuse; tout fut inutile. On étoit servilement aux ordres de l'An-

gleterre, et l'Angleterre avoit des raisons d'intérêt trop fortes pour ne pas traverser de tout son pouvoir tout ce qui pourroit lier la France et la Russie. Les suites ont fait voir plus d'une fois où a conduit une si étrange complaisance, et à quel point l'Empereur en a su profiter, et, dès qu'elle l'a pu, l'Angleterre elle-même.

1440. *Le czar Pierre-le-Grand ; son caractère, son séjour à Paris.* (Page 366.)

7 mai 1717. — Ce fameux Czar a tant fait de bruit dans le monde qu'il seroit inutile de s'y étendre. On se bornera seulement à dire qu'il se fit admirer ici par sa curiosité extrême, qu'il atteignit à tout et ne dédaigna rien, dont les moindres traits avoient une utilité suivie et marquée, qui en tout fut savante, qui n'estima que ce qui méritoit de l'être, et en qui brilla l'intelligence, la justesse et la vive appréhension de son esprit, sa vaste étendue, ses lumières et quelque chose de continuellement conséquent. Il allia d'une manière tout à fait surprenante la majesté la plus soutenue, la plus fière, la plus délicate, et en même temps la moins embarrassante, quand il l'avoit mise dans toute sa sûreté, avec une politesse qui la sentoit et toujours et avec tous, et en maître partout, mais qui avoit ses degrés suivant les personnes, avec une familiarité qui venoit de liberté et une forte empreinte de cette ancienne barbarie de son pays qui rendoit toutes ses manières promptes, même précipitées, ses volontés incertaines, sans vouloir être contraint ni contredit sur pas une. Sa table quelquefois peu décente, et beaucoup moins ce qui la suivoit, souvent avec un découvert d'audace et d'un roi partout chez lui, et ce qu'il se proposoit à voir ou à faire dans l'entière indépendance des moyens, qu'il falloit forcer à son plaisir et à son mot [*sic*]. L'envie de voir et à son aise, l'importunité d'être en spectacle, l'habitude d'une liberté au-dessus de tout, lui fit souvent préférer les carrosses de louage, les fiacres, le premier carrosse qu'il trouvoit sous sa main de gens qui étoient chez lui et qu'il ne connoissoit pas, pour aller par la ville et souvent dehors ; après quoi c'étoit au maréchal de Tessé et sa suite de courir après, qui souvent ne le pouvoient joindre ; mais, quelque simplement vêtu qu'il fût, quelque mal accompagné et voituré qu'il pût être ou qu'il parût, c'étoit en roi et en maître qui ne se pouvoit méconnoître dans ses manières et jusque dans sa personne. On ne put se défendre d'être frappé de toutes les grâces qu'il montra avec le Roi, et, dès le premier instant qu'il le vit, de l'air de tendresse qu'il prit pour lui avec la politesse qui couloit de source, et toutefois mélangée de la grandeur d'égalité qu'il fit sentir scrupuleusement, mais légèrement en tout, et de supériorité d'âge, et par ses manières apprivoisa tout aussitôt le Roi à lui, se mit à sa portée, et persuada le monde qu'il s'étoit pris d'un véritable intérêt en sa personne. Avec les deux filles de France, il parut très mesuré et plein d'égards ; il en eut, mais avec supériorité, chez Mme la duchesse

d'Orléans. Pour le Régent, il ne sortit de son cabinet au-devant de lui que pour montrer avec quelle disparité il l'embrassoit et tout aussitôt s'en faire suivre et le mener en laisse dans son cabinet, et ne le remener après que précisement où il l'avoit pris. Il surprit tout l'Opéra du peu de façons qu'il fit pour se laisser présenter à boire, puis la serviette, par ce prince, de l'air de grandeur dont il reçut ce service et qu'il conserva partout avec lui. Pour les princes et princesses du sang, il ne s'en embarrassa pas plus que des premiers seigneurs de la cour, et tous les repas qui lui furent donnés par quelques-uns des principaux de la cour et pour des occasions naturelles, il les reçut civilement, mais comme des hommages. Les beautés purement de richesse et d'imagination, et où les siennes ne pouvoient atteindre, comme les pierreries de la couronne, il témoigna en faire peu de cas, et l'on put remarquer la politesse, mais inséparable d'égalité de majesté, avec laquelle il prit cette occasion de voir le Roi sans que ce fût une visite. Notre luxe le surprit, et nos manières pour lui le touchèrent; mais il montra qu'il nous connoissoit bien. En partant il s'attendrit sur le Roi et sur la France, et dit qu'il voyoit avec douleur que son luxe ne pouvoit manquer de la perdre et bientôt. On ne finiroit point sur cet homme véritablement grand, et dont la singularité et la rare variété de grandeurs, toutes diverses, en feront toujours, malgré de grands défauts d'une origine, d'une éducation et d'un pays barbare, un homme véritablement digne de la plus grande admiration.

1441. *Conduite du Czar avec les princes du sang.*

(Page 375.)

1er juin 1717. — ...Pour[1] les princes du sang, qu'il n'avoit pas voulu aller voir et qui prétendoient que leur visite leur fût rendue, ils se dispensèrent d'aller chez lui, sous prétexte de l'incognito. Il y a d'autant plus lieu de croire qu'il ne le trouva pas bon, qu'il ne fit pas semblant de s'apercevoir qu'il ne les eût pas vus, et qu'où il les rencontra il en usa fort à la légère.

1442. *Le Czar visite le château de Choisy.*

(Page 380.)

1er juin 1717. — Le Czar, passant en bateau au pied de Choisy, eut curiosité de le voir, et, comme Mme la princesse de Conti y étoit, il ne put éviter de lui rendre visite. Elle fut honnête, mais légère, et il ne visita aucune autre princesse du sang[2]...

1. Le commencement de cette Addition forme la suivante.
2. La fin de cette Addition forme la précédente.

APPENDICE

SECONDE PARTIE

I

LA POLITIQUE ÉTRANGÈRE DE LA RÉGENCE EN 1717

Extraits des procès-verbaux du conseil de régence[1].

Nous faisons ici les mêmes observations et les mêmes réserves que nous avons faites dans le précédent volume pour les extraits relatifs à l'année 1716.

Séance du 10 janvier 1717.

Hollande. — Lettre de M. l'abbé Dubois, de la Haye, du 4 janvier. « Le traité d'alliance entre la France, l'Angleterre et la Hollande a été signé ce jour-là avec toutes les provinces, hors celle de Zélande, qui signera incessamment. Il envoie la copie du traité et celle des articles particuliers. Le tout a été lu en entier et approuvé, en sorte que l'on n'attend que les originaux pour expédier les ratifications. »

Séance du 17 janvier.

Rome. — Lettre de M. le cardinal de la Trémoïlle du 22 décembre. « Il rend compte d'une conversation très vive qu'il a eue avec le Pape au sujet de l'affaire de la Constitution, ayant assuré Sa Sainteté que cette affaire prenoit feu plus que jamais et que, s'il ne prenoit des expédients pour la terminer, elle lui causeroit des chagrins auxquels il ne seroit plus temps de remédier... Ayant mis aussi sur le tapis ce qui pouvait regarder le séjour du chevalier de Saint-Georges au delà des Alpes, le Pape lui a témoigné qu'il croyoit que la Suisse seroit ce qui conviendroit le mieux, mais que, si cela ne pouvoit s'arranger ainsi, la ville de Bologne seroit le lieu où il seroit le plus à son aise.... »

1. Bibliothèque nationale, ms. Franç. 23669.

Séance du 31 janvier.

Russie. — Lettre de la Haye de M. de Châteauneuf, du 22 janvier. « Le prince Kourakine l'est venu voir de la part du Czar et lui a dit que, son maître ayant vu un projet de traité entre la France et lui, la chose lui a paru si convenable qu'il en desire la conclusion, et que, si l'on veut envoyer des pouvoirs en Hollande, il sera plus aisé d'y conclure quelque chose qu'à Berlin. »

Séance du 14 février.

Angleterre. — Lettre de M. d'Iberville du 1er février. « Le roi d'Angleterre est débarqué et doit entrer dans Londres le lendemain. Les whigs ont promené par les rues trois charrettes chargées de plusieurs figures, qu'ils ont brûlées, du nombre desquelles étoient celles du Pape, du Prétendant, du duc d'Ormond, de Mylord Mar et de quelques jésuites. »

Séance du 21 février.

Angleterre. — Lettre de M. d'Iberville du 12 février. « M. de Gyllenborg, envoyé de Suède, a été arrêté dans sa maison, où il est gardé à vue. Ses papiers ont été enlevés ; on a aussi arrêté en même temps trois Suédois, dont l'un nommé Bank est naturalisé. Le parti que l'on a pris à cet égard fait tenir beaucoup de discours et donne lieu à des plaintes de tous les ministres étrangers, qui regardent cette action comme un attentat au droit des gens, surtout par rapport à l'enlèvement des papiers. On a assemblé un conseil pour les examiner, et on a trouvé effectivement un projet de conspiration du roi de Suède en faveur du Prétendant, engageant par des lettres écrites à son ministre de faire descendre un corps de troupes en Écosse. »

Rome. — Lettre de M. le cardinal de la Trémoïlle du 2 février. « Il a eu une audience qu'il avoit demandée au Pape, pour lui parler de la Triple alliance. Il a expliqué à Sa Sainteté que, comme la sortie d'Avignon du chevalier de Saint-Georges en étoit une principale base, on n'avoit pu rien changer à cela. Le Pape étoit convenu que l'on ne pouvoit guère faire autrement ; de sa part, il entreroit dans tout ce qui pourroit contribuer à rendre le séjour de ce prince le plus commode qu'il pourroit ; il croyoit que Pesaro étoit ce qui lui convenoit davantage. M. le cardinal de la Trémoïlle dit ensuite au Pape les suppositions qu'on lui avoit faites que, dans le traité, on avoit inséré des articles en faveur de ceux de la R. P. R. Le Pape lui répondit qu'il n'en avoit jamais rien cru. Ensuite, la conversation étant tombée sur les affaires de la Constitution, Sa Sainteté avoit fort loué les soins que Mgr le Régent prenoit pour les accommoder.... »

Séance du 28 février.

Angleterre. — Lettres de Londres de M. d'Iberville du 15 février. « Après le départ du dernier ordinaire, il a reçu la lettre circulaire de M. Methwen, qu'il envoie avec la réponse qu'il y a faite et celle de M. de Monteleon à la pareille lettre. Plusieurs ministres étrangers ont été voir les secrétaires d'État pour s'expliquer avec eux par rapport à l'aventure de M. de Gyllenborg. [Quant à lui,] il tâche de parler sur cette affaire le moins qu'il peut. M. de Monteleon parla l'autre jour sur cela très vivement au roi et à la princesse, qui ne lui en savent pas plus mauvais gré. A son égard, il a lieu de se louer de la manière dont on en use avec lui. M. de Gyllenborg a trouvé le moyen de faire passer des lettres à quelques-uns de ses amis, par lesquelles il leur mande de n'être point inquiets, les assurant qu'on ne trouvera dans l'examen de ses papiers aucun fondement du soupçon qu'on a conçu. M. Stanhope et M. Methwen ont été chez M. de Gyllenborg pour l'interroger, et il leur a répondu assez fièrement.... »

Lettre de M. d'Iberville du 22. « M. Stanhope a appris avec grand plaisir le départ du chevalier de Saint-Georges d'Avignon. Sur de faux avis qu'on avoit eus, on a fait fouiller exactement dans un cabinet où Mme de Gyllenborg met ses bijoux, pour y chercher des papiers qu'on disoit y avoir été cachés, et il ne s'y est rien trouvé. Depuis ce temps-là, on a diminué la garde de ce ministre, n'y ayant plus présentement qu'un officier et six soldats. »

Hollande. — Lettre de M. de Châteauneuf du 23 février. « Les États-Généraux, qui avoient envoyé chez M. de Gœrtz, ministre de Suède, pour l'arrêter, l'ont trouvé parti. Ils ont envoyé après lui, et ont mis le scellé sur ses meubles et vaisselle d'argent, n'ayant point trouvé de papiers. Ce qui s'est passé à cet égard suspend toute sorte de négociation pour la paix du Nord. Le prince Kourakine et M. de Knyphausen lui ont demandé s'il avoit réponse de France au sujet du projet de traité avec le Czar qu'ils lui avoient donné. » — Lettre particulière du même. « ....Il vient d'apprendre que M. de Gœrtz a été arrêté à Arnheim, et on parle de l'envoyer en Angleterre. La détention de M. de Gyllenborg à Londres et celle de M. de Gœrtz en Hollande paroît une chose concertée entre les deux puissances.... »

Séance du 11 avril.

Suède. — Lettres de Stockholm de M. de Campredon des 20 février, 6 et 13 mars. « Le roi de Suède a été fort incommodé d'une grosse toux et une blessure qu'il a eue au pied s'est rouverte, ce qui alarme d'autant plus que ce prince ne se conserve en aucune manière, tant par rapport à la nourriture qu'il prend qu'à la fatigue qu'il se donne. On fait de grandes levées en Suède, et on enrôle tous les paysans qui n'ont point de terres à eux, mais qui cultivent les terres d'autrui, même celles de la couronne ; on prend aussi les bourgeois des villes qui n'ont point de famille et qui paient moins d'un écu de contribution, les marguilliers des églises et les organistes. On fait de grands amas de bois de chêne propre à la construction des bâtiments. »

Angleterre. — Lettres de Londres de M. d'Iberville des 1er et 5 avril. « M. de Bernstorff, avec qui il a eu une grande conversation sur la convenance qu'il y auroit de faire entrer le roi de Prusse dans l'alliance, s'est fort étendu sur les mauvaises qualités de ce prince, l'assurant que c'étoit vouloir fixer le mercure que de se flatter de pouvoir prendre un engagement solide avec lui. On ne doit jamais faire aucun fonds sur sa parole, et le roi d'Angleterre en a fait souvent l'épreuve. Au surplus, si ce prince veut entrer dans l'Alliance, c'est à lui à en faire les avances. »

Séance du 25 avril.

Prusse. — Lettre de Berlin de M. de Rottembourg, du 10 avril. « Le roi de Prusse lui a dit qu'il étoit fort sensible aux marques d'amitié que le Roi lui donnoit en le voulant admettre dans l'alliance, et qu'il remettroit toutes choses à Sa Majesté. Le roi de Prusse, qui est parti pour un petit voyage, lui a fait confidence du dessein qu'il a de venir en France incognito. Comme il veut qu'il vienne avec lui et qu'il doit loger dans sa maison, il lui a pour cela donné rendez-vous ; il croit qu'il pourra arriver vers le 22 du mois prochain. »

Séance du 6 juin.

« Monseigneur le duc d'Orléans a fait part au Conseil de la résolution qu'il a prise d'acquérir pour le Roi le gros diamant d'Angleterre de M. le colonel Pitt, pour la somme de deux millions, et des conditions du marché, ce qui a été approuvé. »

(La suite sera donnée au prochain volume.)

II

LE CHANCELIER VOYSIN[1].

(Fragment inédit de Saint-Simon[2].)

« M. Voysin succéda à cette grande place plus propre que nul autre à la remplir, pour l'usage qu'on en vouloit faire. Son grand-père, et on ne sait rien de plus haut, étoit greffier criminel au parlement de Paris; son père, de conseiller au Grand Conseil devint maître des requêtes et mourut en 1672 intendant à Tours, d'où ils sont, et le frère aîné de son père fut un conseiller d'État d'un mérite très distingué, dont la fille unique et très riche épousa M. Lamoignon, depuis président à mortier, fils du premier président Lamoignon.

« Celui dont il s'agit ici fut conseiller au Parlement, puis maître des requêtes, et le crédit de son oncle lui valut, en 1688, l'intendance de Hainaut, qui fut l'occasion, et sa femme la cause, de sa fortune. Elle étoit sœur de Trudaine, mort conseiller d'État avec grande réputation, après avoir été prévôt des marchands. C'étoit un fort aimable visage, où la douceur étoit plus peinte que l'esprit, quoiqu'elle en eût beaucoup et encore plus de manège; une personne toute mesurée, toute modeste, toute dévote, mais toute gaie, toute magnifique et toute pleine d'inventions, d'amusements, de plaisirs, de fêtes, lorsque cela étoit à propos. Les voyages que le Roi fit en Flandres avec les dames, en 1691 pour le siège de Mons, 1692 pour celui de Namur, et 1693, réussirent extrêmement à M. Voysin et beaucoup plus à sa femme, qui sut plaire à toute la cour, s'y faire des amis utiles, et surtout s'insinuer tellement dans l'esprit de Mme de Maintenon qu'elle ne songea depuis qu'aux moyens de rapprocher le mari pour pouvoir jouir de la compagnie de la femme. Elle le fit faire conseiller d'État en 1694, et lorsque, en 1699, M. Chamillart devint contrôleur général, elle donna la direction favorite du temporel de Saint-Cyr, qu'il avoit, à Voysin, quoiqu'il ne fût point dans les finances; et dès lors il fut considéré comme le candidat le plus apparent de toutes les grandes places de la robe ou de la plume. Le même Chamillart ayant été achevé de congédier en juin 1709, le 21 du même mois Voysin fut secrétaire d'État avec le département de la guerre et, ce qui ne s'étoit jamais vu, ministre d'État incontinent après. Alors toute la faveur se déploya sur lui et sur sa femme, de laquelle Mme de Maintenon ne se pouvoit rassasier. Le mari

1. Ci-dessus, p. 19.

2. Extrait des notices intitulées Officiers de la couronne de Louis XIV, vol. 45 des Papiers de Saint-Simon (aujourd'hui *France* 200), fol. 145 v°.

fut, tôt après, personnellement initié dans la même[1]. C'étoit de lui qu'on avoit besoin pour tous les grands coups qui se préparoient. On lui fit des confidences préparatoires ; il trouva tout aisé. Les cardinaux de Rohan et de Bissy, voyant qu'ils n'avoient qu'à bailler devant lui pour qu'il se pressât de faire en conséquence sans savoir ni se soucier quoi, allèrent hardiment au Roi, préparé par Mme de Maintenon, se plaindre qu'ils ne pouvoient être sûrs de rien, tant que les affaires de l'Église, c'est ainsi qu'ils appeloient la leur de la Constitution, seroient entre les mains de Torcy, frère de l'évêque de Montpellier, si passionnément déclaré contre, et obtinrent que nul autre ministre ne s'en mêleroit plus que Voysin, qui ne fut que leur secrétaire et l'exécuteur de toutes leurs volontés.

« Voysin étoit un homme sec, dur, rude, glorieux, intéressé, ambitieux, grand travailleur, mais sans science aucune en quelque genre que ce fût, sans connoissance des choses les plus communes hors sa sphère d'intendant de frontière ; en un mot, un ignorant et grossier, sans aucun tour et sans la moindre politesse. On peut juger que la situation où il se trouva pour lors n'émoussa pas ces derniers défauts et que l'extrême ignorance, jointe à l'extrême envie de plaire, d'être et d'avoir, lui fit trouver tout facile. L'éminente place de chancelier acheva de lui tourner la tête. Nul autre ne la porta plus haut ni avec moins de mesure. Le comble fut qu'il conserva sa charge de secrétaire d'État ; et, quoiqu'on ne fût que trop accoutumé à voir un homme de plume disposer de tout le militaire et tenir leurs fortunes[2] en ses mains, on ne put se faire un contraste de cette grande robe avec la guerre, tant les choses extérieures sont capables de frapper par leur ridicule. Il se fit abhorrer des troupes et des officiers par sa dureté, par sa rusticité, et par une hauteur à eux jusqu'alors inconnue, même à ceux qui avoient éprouvé le ministère de M. de Louvois et de son fils. En 1713, la Vrillière, secrétaire d'État et greffier de l'Ordre, vendit cette dernière charge à Lamoignon, président à mortier, en conservant le cordon bleu, et le râpé en passa sur Voysin, un an devant qu'être chancelier.

« Dès qu'il le fut, l'affaire de la Constitution fut menée à bride abattue et la grandeur des bâtards jusqu'à l'apothéose. Il fut le conseil et l'instrument de tout ce qui fut imaginé et exécuté, et l'unique dans le secret du testament du Roi et de son codicille, avec Mme de Maintenon et M. du Maine ; et, si le maréchal de Villeroy y fut pour quelque chose dans les derniers jours du Roi, cela ne passa pas l'écorce.

Il n'est pas difficile de juger ce qu'il auroit risqué avec tout autre qu'avec M. le duc d'Orléans, si cruellement traité par ces deux pièces. Personne aussi ne compta, après la déclaration de sa régence, que Voysin pût subsister un moment. On se trompa. Le maréchal de Villeroy, qui ne devoit être guères plus agréable à ce prince que le Chan-

1. La même faveur.
2. Les fortunes des militaires.

celier, le lui amena, deux jours avant la mort du Roi, et en tira parole qu'il conserveroit les sceaux et toutes ses fonctions de chancelier, en donnant sa démission de secrétaire d'État, moyennant le paiement de tout son brevet de retenue. Il faut remarquer que le Roi lui en avoit déjà donné la moitié sur des revenant-bons des troupes, qui avoit fait crier étrangement, et qu'on croyoit qu'il avoit encore tiré beaucoup du Roi en outre. Ainsi il gagna tout à ce marché avec M. le duc d'Orléans. Il demeura donc chancelier et garde des sceaux dans le conseil de régence, à l'étonnement public, même de ceux du parti qu'il avoit si bien servi. La vérité est qu'il y demeura sans considération aucune. Cela ne dura pas longtemps. Il mourut subitement à table le soir du premier février 1717[1], et, le lendemain matin, Daguesseau, procureur général, fut bombardé chancelier et garde des sceaux. Voysin avoit su conserver sa charge de secrétaire d'État jusqu'en juillet 1716 à l'ombre de ce que l'établissement du conseil de guerre lui avoit ôté toute fonction. Armenonville, conseiller d'État, et qui a eu aussi les sceaux à son tour, acheta cette charge en habile homme qui prévit bien, comme il arriva, que cette mutilation ne dureroit pas.

Voysin avoit soixante-deux ans. Il étoit veuf dès le mois d'avril 1714. Ainsi sa femme n'a jamais été chancelière. Elle mourut de rage et de jalousie : l'esprit inconstant et léger de Mme de Maintenon se lassa d'elle et se prit d'amour pour Mme Desmaretz, femme du contrôleur général. Celle-ci, avec bien de l'esprit et beaucoup de monde, de politesse, de grâces et de manières nobles et même magnifiques, pointa bientôt, mais se laissa aimer, toujours se tenant en arrière pour se faire rechercher, tandis que l'autre redoubloit de jambes, de flatteries et d'assiduités pour se maintenir contre sa rivale. Ce fut ce qui acheva sa perte : Mme de Maintenon s'en sentit accablée, et importunée à l'excès de sa jalousie ; de là au dégoût, il n'y a pas loin. Il arriva, et tel qu'elle n'en fut pas la maîtresse et que Mme Voysin vivoit d'amertumes et de larmes. Le public s'aperçut de sa chute et ne la plaignit point. A la fin, elle en tomba malade et se retira à Paris, ne pouvant plus supporter la préférence de sa rivale, et y mourut peu après, à cinquante-un ans. Voysin, en homme habile, fit sagement bande à part de toute cette aventure. Il ne s'en attacha que plus à Mme de Maintenon, qui lui en sut un gré infini et qui, en ayant besoin pour son dieu, M. du Maine, et pour la Constitution, le purgatoire de sa vie et le salut de son âme, en redoubla d'amitié, de confiance et de grâces qu'elle sut lui procurer. Ce chancelier laissa quatre filles : l'aînée, sans enfants de la Berchère-la-Rochepot, mort conseiller d'État ; la seconde, première femme de M. de Châtillon, aujourd'hui duc et pair et gouverneur de Mgr le Dauphin, mère de la duchesse de Rohan ; la troisième, femme du frère aîné du maréchal Broglia, et la dernière a épousé, depuis la mort de père et de mère, Leuville, lieutenant général.

1. Le manuscrit porte par erreur *1617*.

III

LE DUEL WINDISCHGRÄTZ-SCHONBORN[1]

M. Hyrvoix de Landosle a eu l'obligeance de nous communiquer deux lettres du comte du Luc, ambassadeur à Vienne, et une de M. Pastor, agent français en Autriche, qui donnent quelques éclaircissements sur cette singulière affaire, mais sans en préciser cependant la cause. La rencontre eut lieu le dimanche 24 janvier. Des deux adversaires, c'était Schönborn qui paraissait le plus digne de sympathie; M. du Luc écrivait de lui au maréchal d'Huxelles dès le 4 mars 1716 (vol. *Autriche* 109, au Dépôt des affaires étrangères, fol. 25 v°) : « Le comte de Schönborn est l'unique ministre dont j'aie lieu de me louer, et, pourvu qu'il rende à l'Empereur le quart de nos conférences, c'est toujours quelque chose ».

Le comte du Luc écrivait donc le 27 janvier 1717 au maréchal d'Huxelles (vol. *Autriche* 109, fol. 189 v°) :

« ...Dimanche dernier fut un jour marqué par un combat qui se donna dans la place des Augustins. Les comtes de Windischgrätz et de Schönborn, tous deux ministres, le premier de la taille d'un Champenois qu'on nommoit le filleul du Roi, et l'autre, chanoine et coadjuteur de l'évêché de Bamberg, se battirent en pleine place, au sortir de la conférence de chez le prince Eugène. Les comtes de Sinzendorff et de Stahrenberg les séparèrent, au vu et su de tout le peuple. L'Empereur en est, dit-on, très courroucé. On attribua tous les torts au comte de Windischgrätz, qui étoit l'agresseur, et, hier, le prince de Schwarzenberg, maréchal de la cour, les fit embrasser par ordre de S. M. I. Les circonstances de ce combat sont très risibles; mais elles ne vaudroient pas la peine que vous prendriez, Monsieur, de lire une plus longue missive....

Le comte du Luc. »

Le même jour, il faisait part de l'incident avec plus de détails à M. de Besenval, envoyé de France à Varsovie (vol. *Autriche* 124, fol. 55):

« ...Nous sommes ici occupés d'un combat qui se fit dimanche entre deux grands ministres. Il est établi de tout temps que le président du Conseil aulique et le vice-chancelier de l'Empire ne sont pas bien en-

1. Ci-dessus, p. 46.

semble : le comte de Windischgrätz et le comte de Schönborn renchérissent sur leurs prédécesseurs, en sorte que le premier, croyant que l'autre l'avoit offensé, fut dimanche à la conférence, armé comme don Quichotte, et au sortir il fit dire au comte de Schönborn que, s'il ne désavouoit pas quelques paroles qui s'étoient dites peu de jours auparavant, il l'attendroit dans la place des Augustins pour se battre avec lui. Le vice-chancelier répondit qu'il ne désavoueroit rien, qu'il étoit d'Église, et que, par conséquent, il ne devoit point se battre, moins encore accepter un duel, mais que, son chemin étant de passer par la place des Augustins, si le comte Windischgrätz l'attaquoit, il se défendroit. Cette réponse portée au comte Windischgrätz, il ne songea plus qu'à se battre : il mit l'épée à la main et attendit de pied ferme son adversaire, qui lui laissa le temps de s'escrimer seul ; enfin il arriva et mit sa petite daguette au vent. Jugez, Monsieur, du beau carnage qu'il y auroit eu, si deux ministres, que le hasard fit rencontrer dans ce moment, n'eussent arrêté les combattants. Il fut question de capituler, et l'on convint que, M. de Windischgrätz ayant mis le premier l'épée à la main, il la remettroit aussi le premier dans le fourreau, et que, puisqu'il avoit attendu l'autre, il lui céderoit le champ de bataille, traité qui s'exécuta de bonne foi. Vous ne douterez pas, Monsieur, qu'une pareille aventure n'ait beaucoup chagriné S. M. I. On ne sait point encore de quelle manière elle finira ; mais elle est triste pour le comte de Schönborn, dont la conduite a été très régulière et qui mérite d'ailleurs l'estime et l'amitié de ceux qui le connoissent.... »

Enfin le sieur Pastor en informait de son côté le maréchal d'Huxelles (vol. *Autriche* 124, fol. 60, 27 janvier) :

« ...Ce duel, ou bien cette rencontre ressemblant à un duel, entre deux des principaux ministres d'État de l'Empereur, tous deux de la plume et l'un ecclésiastique, fait d'autant plus de bruit qu'on n'a point d'exemple qu'un pareil cas soit jamais arrivé.... [L'Empereur ordonna les arrêts à tous deux].... M. le prince Eugène et le comte Altheim, le grand écuyer favori de l'Empereur, étant allés voir, peu d'heures après la rencontre, M. de Windischgrätz, ce ministre les pria de dire à l'Empereur qu'il espéroit d'autant plus que S. M. I. lui pardonneroit que, nonobstant son emploi de chef de la justice dans l'Empire, il avoit été le premier à tirer l'épée et à se battre par sensibilité pour son honneur, que celle de S. M. I. sur tout ce qui touche le point d'honneur ne sauroit être plus grande qu'elle l'est.... »

IV

VENTE DES MEUBLES DE MARLY EN 1716[1]

Mémoire du procureur général de la Chambre des comptes[2].

Novembre 1715.

« Le sieur de Fontanieu, intendant et contrôleur des meubles de la couronne, s'est pourvu au conseil des finances pour avoir un arrêt qui lui permît de vendre certains meubles de la couronne étant à Marly et ailleurs qui dépériroient dans le garde-meuble et qui paroissent absolument inutiles au Roi.

« Sur quoi il paroît nécessaire d'observer que, quoique ces meubles ne soient point compris dans l'inventaire qui a été apporté en la Chambre le 30 août 1707, ni dans les comptes de l'argenterie, parce que le feu Roi s'étoit fait un pécule particulier de tout ce qui regardoit ses châteaux et parcs de Versailles et de Marly, dont il connoissoit seul de la recette et de la dépense, tout doit reprendre à sa mort son cours ordinaire et naturel. Ainsi les meubles dont il s'agit ne sont plus les meubles particuliers de Marly, ce sont les meubles de la couronne, qui doivent être compris dans le nouvel inventaire général qui sera fait de ce règne.

« Les meubles de la couronne font partie du domaine du roi et ne peuvent être aliénés qu'en grande connoissance de cause et en vertu de lettres patentes registrées en la Chambre des comptes. Les registres de cette compagnie sont pleins de pareilles lettres ; il y en eut même en 1581 pour un simple engagement de rubis balais à Sébastien Zamet.

« La Chambre fait rendre compte au garde des meubles de la couronne de cinq ans en cinq ans, et c'est dans son dépôt que le contrôleur doit remettre un bon et fidèle inventaire, visé et certifié de lui, qui assure la consistance des meubles. Aussi, lors des ventes qui en sont faites, deux maîtres des comptes et le procureur général sont présents.

« Les fonctions de ce garde des meubles et du contrôleur ne sont plus telles aujourd'hui qu'elles étoient ; on le verra par un mémoire qui sera attaché à celui-ci.

« Si le roi majeur fait registrer des lettres pour aliéner des meubles de la couronne, quelles formalités ne doit-on pas garder dans une

1. Ci-dessus, p. 62.
2. Bibliothèque nationale, mss. Joly de Fleury, n° 3, fol. 132.

minorité pour la vente qui est proposée. Elle est de peu de conséquence dans le fonds ; mais l'idée en peut grossir dans la suite, si l'on ne prend des précautions nécessaires pour en assurer le vrai.

« Avant que d'ordonner cette vente, il paroîtroit préalable de travailler à la confection d'un nouvel inventaire général qui seroit le récolement de celui de 1707 en y ajoutant les changements arrivés depuis cette année. Cet inventaire général aurait déjà été requis et commencé par les officiers de la Chambre, si elle étoit demeurée dans l'usage de faire librement son devoir. C'est la sûreté de la Régence, qui doit au Roi ce que tout tuteur doit à son pupille.

« En procédant à cet inventaire, le contrôleur et le garde des meubles, présents au procès-verbal, y feront leurs observations sur la qualité des meubles qu'ils croiroient nécessaire d'être vendus ; les officiers qui feroient l'inventaire déféreroient à Monseigneur le Régent d'en ordonner, et, sur leur avis, il y auroit des lettres patentes qui seroient enregistrées et exécutées par les mêmes commissaires. Par là tout seroit en règle, et la vente proposée se feroit très juridiquement.

« Si cependant la vente des meubles de Marly paroissoit pressée et bien nécessaire et qu'elle fût résolue sans qu'on voulût attendre le récolement de l'inventaire général des meubles de la couronne, il semble que l'on ne pourroit l'ordonner que par des lettres patentes, dont le motif seroit l'exposé de l'intendant contrôleur des meubles de la nécessité de cette vente. Deux maîtres des comptes seroient commis pour faire un sommaire inventaire de ces meubles en présence du procureur général, et pour, après l'estimation faite par un huissier priseur, être par lui procédé à la vente en leur présence.

« Cet inventaire particulier et cette vente seront faits dans les règles ; mais il restera toujours un principe vicieux d'un ordre donné par Monseigneur le Régent par des lettres patentes de vendre des meubles de la couronne sur un simple exposé du contrôleur de ces meubles, ce qui blessera dans tous les temps. »

A ce mémoire du procureur général, Fontanieu, intendant et contrôleur général des meubles de la couronne, répondit par un autre (mss. Joly de Fleury 3, fol. 121), dans lequel il cherchait à établir : 1° que la Chambre des comptes n'avait ni titre ni possession pour faire soit l'inventaire soit la vente des meubles de la couronne ; 2° que les meubles de la couronne sont régis immédiatement, sous les ordres du Roi, par l'intendant-contrôleur général des meubles, et que c'est à lui à en faire faire les inventaires et les ventes ; il demandait donc à en être chargé.

Sur la marge de ce factum, M. Joly de Fleury a écrit : « Sur ces deux mémoires, M. le Procureur général [du Parlement] [1] en ayant donné un pour soutenir que les meubles de la couronne étoient du domaine du

1. Alors M. Daguesseau.

Roi[1], Mgr le duc d'Orléans, régent, a jugé que la vente des meubles seroit faite par le Parlement, et depuis M. le Procureur général l'a abandonnée à la Chambre des comptes par foiblesse ».

Toutes ces compétitions furent tranchées par l'arrêt du conseil de régence qui suit :

Arrêt du conseil de régence[2].

« Paris, 18 janvier 1716.

« Le Roi ayant été informé par son procureur général en sa Chambre des comptes que, en procédant par les sieurs commissaires nommés par ladite Chambre au récolement des meubles de la couronne compris en l'inventaire de l'année 1707 et autres non compris audit inventaire, le garde d'iceux leur auroit remontré qu'il se trouvoit une certaine quantité de meubles à Marly qui deviennent inutiles, et qui sont de trop peu de conséquence pour être remis dans le garde-meubles, qu'il conviendroit de vendre, parce qu'ils dépériroient dans les lieux où ils sont s'ils y étoient longtemps, — à quoi voulant pourvoir, après avoir examiné l'état desdits meubles certifié véritable par le sieur Fontanieu, intendant-contrôleur des meubles de la couronne, présenté auxdits sieurs commissaires de la Chambre par le sieur Nérot, garde desdits meubles, et d'eux signé, — ouï le rapport,

« Sa Majesté, étant en son Conseil, de l'avis de M. le duc d'Orléans Régent, a ordonné et ordonne que, en la présence de son procureur général en sa Chambre des comptes, le sieur Bouvard de Fourqueux, et de l'autorité desdits sieurs commissaires de ladite Chambre, les sieurs Prévost et de Beaufort, conseillers maîtres, il sera, par tel huissier priseur, deux tapissiers et un marchand linger, fait prisée et estimation des meubles et linges étant au château de Marly, contenus dans l'état annexé à la minute du présent arrêt, qui ne se trouveront pas de nature à être réservés, lesquels pourroient dépérir dans les endroits où ils sont, pour être ensuite vendus par lots sur le pied de l'estimation, sans délai et sans criées, en présence dudit sieur Fontanieu ; à l'effet de quoi, lesdits meubles et linges leur seront représentés par ledit sieur Nérot, dont en ce faisant il en demeurera bien et valablement déchargé sur le procès-verbal qui en sera dressé par lesdits sieurs commissaires en sa présence et dudit sieur Fontanieu ; et sera le prix d'iceux reçu par leur greffier et par lui remis au garde du Trésor royal, lequel le remettra au trésorier de l'argenterie pour être employé au paiement de ce qui se trouvera dû aux marchands et ouvriers qui ont fourni et travaillé pour ledit garde-meuble, dont il fera recette et dé-

1. C'est le mémoire imprimé dans les *Œuvres de Daguesseau*, tome VII, p. 527.
2. Archives nationales, E 1983.

pense dans ses état et compte, moyennant quoi il en demeurera bien et valablement déchargé, en rapportant les quittances sur ce suffisantes, et à cet effet toutes lettres nécessaires seront expédiées.

VOYSIN. VILLEROY. »

Pour compléter, nous donnerons quelques extraits de l'État des meubles dont la vente était proposée et fut décidée. C'est un gros cahier de cent six feuillets, qui énumère tout ce qui peut être vendu dans les bâtiments suivants : Bâtiment du Commun, bâtiment neuf [derrière la Perspective], pavillon des offices, château, Pavillons à droite et à gauche, aile du côté de la chapelle, aile du côté de la salle des gardes, [bâtiment de la] demi-lune, bâtiment neuf de la demi-lune, logements des écuries, bâtiments derrière les écuries, logement des officiers des gardes françaises et suisses, salle des gardes du corps près les écuries, pavillon des Bâtiments, corps-de-garde près l'abreuvoir, chenil, magasin des Bâtiments, ferme du Trou d'enfer, [logement de la] grille du Trou d'enfer, [logement du] pont tournant, plus les lits conservés au garde-meuble et le linge de maison.

Cet inventaire est assez instructif, surtout si on le rapproche de l'État des logements établi pour les invités du voyage d'octobre 1711, que nous avons publié en 1917 dans l'*Annuaire-Bulletin de la Société de l'histoire de France*, et son examen permet de faire quelques remarques. On constate d'abord que tous les meubles énumérés sont des meubles communs, sans valeur artistique ni intrinsèque, ce qui enlève, il faut le reconnaître, un certain intérêt au document. Ainsi les meubles des salons du château, de l'appartement du Roi et de ceux de la duchesse de Berry, de Madame et de Mme de Maintenon n'y sont pas compris, sauf ceux qui servaient aux domestiques et aux femmes de chambre, et cela vient formellement à l'encontre des dires de Saint-Simon qui fait allusion aux meubles « précieux » vendus.

On observe encore que l'état ne comprend que des meubles d'antichambre ou de dépendances pour les appartements des princes et princesses et pour ceux des courtisans les plus qualifiés qui, par leurs fonctions de cour, étaient de tous les voyages et avaient toujours les mêmes logements. On peut le constater facilement si l'on se reporte au logement nº 4 du Bâtiment neuf du commun (fol. 39 de l'état) affecté au comte de Toulouse, au nº 11 (fol. 41 vº) qu'occupait Mme de Torcy, aux nºs 1 et 3 du Pavillon des offices (fol. 44 et 45) logements de Madame la Duchesse et du duc du Maine, au nº 6 de l'aile ou pavillon du côté de la salle des gardes (fol. 74) qu'habita le ménage Saint-Simon au dernier voyage de mai-août 1715, aux nºs 5 et 6 du Bâtiment neuf de la demi-lune (fol. 84 vº), occupés par la duchesse de Chevreuse et par sa belle-petite-fille la duchesse de Luynes, etc.

Comment expliquer cette particularité ? Il est difficile d'admettre que les meubles de ces logements fussent tous des meubles de prix.

N'y a-t-il pas lieu plutôt de penser que, s'ils ne figurent pas au moins, en partie, dans l'inventaire de vente, c'est parce qu'ils n'appartenaient pas au Roi ? Chacun de ces princes ou princesses, de ces grands seigneurs, de ces dames titrées, qu'on pourrait qualifier d'« habitués de Marly », avait dû prendre l'usage de meubler son logement personnel avec des meubles lui appartenant en propre, et cette hypothèse vraisemblable est corroborée par ce fait que raconte Saint-Simon dans notre tome XXVI, p. 243-245 : au dernier voyage que Louis XIV fit à Marly, de mai à août 1715, il voulut donner un logement de choix au prince de Cellamare, ambassadeur d'Espagne, et apprenant que Mme de Saint-Simon comptait passer aux eaux de Forges la plus grande partie du temps du séjour de Marly, il fit prier son mari de céder à l'ambassadeur le logement qu'il occupait dans le bas du premier des pavillons du côté de la chapelle, et il lui donna en échange l'appartement de M. de Courtenvaux, alors absent, dans l'aile près de la salle des gardes. Or l'intendant de Marly, Blouin, vint avec de nombreux garçons du garde-meuble pour procéder au déménagement de Saint-Simon et transporter ses meubles dans le nouveau logement, ce qui, semble-t-il, aurait été inutile si les meubles de l'ancien comme ceux du nouveau avaient appartenu au Roi ; tout au plus y aurait-il eu quelques changements de peu de conséquence. Justement l'on constate dans l'inventaire de vente que, pour ce nouveau logement de notre auteur (nº 6 de l'aile du côté de la salle des gardes, fol. 71 de l'état, ci-après p. 458), il n'y a d'indiqué à vendre que les meubles vulgaires de l'antichambre et d'un cabinet de garde-robe, et cela corrobore l'opinion que le mobilier principal appartenait à notre duc. Au contraire, tous les meubles du logement qu'il avait cédé à Cellamare (ci-après, p. 455) sont mis en vente.

D'autre part, l'on remarque par contre que les logements des grands officiers ou autres qui changeaient à tous les quartiers, comme celui du capitaine des gardes du corps (nº 1 du haut du Château, ci-après, p. 454), sont entièrement meublés de meubles du Roi et sans caractère. Il en est de même de l'appartement du premier médecin, voisin de celui de Saint-Simon (nºˢ 3-4 de l'aile du côté de la salle des gardes, ci-après, p. 457), de ceux du premier gentilhomme de la chambre, du maître d'hôtel de service, etc. De même les logements destinés à des invités qui ne sont pas toujours les mêmes, qui varient à chaque voyage, sont meublés entièrement par le Roi, et cela se comprend. C'est le cas par exemple de tous les logements du Bâtiment du Commun, ainsi nommé parce qu'il avait été construit d'abord pour loger les domestiques, et qu'il fut ensuite affecté en partie aux invités, — du Bâtiment neuf derrière la Perspective, de ceux de la Demi-lune, etc.

Ces logements des invités variables, des invités de passage, semblent être tous meublés d'une façon assez uniforme : le rouge cramoisi est la couleur dominante pour les rideaux, les sièges, les housses, toutes les étoffes. Celles-ci sont ordinairement en damas d'Italie, de Lucques ou de Gênes, ou en serge de Londres ou d'Aumale. Il n'y a que dans le bas du

Bâtiment du Commun que l'on trouve quelques chambres dont l'ameublement soit d'une autre couleur : bleu, vert, violet ou jaune ; par exception on rencontre un brocard de soie feu ou aurore, un damas bleu et blanc, un velours à fleurs ; mais l'ensemble est rouge, et c'était certainement la teinte adoptée, qui à la longue aurait remplacé toutes les autres. Ces meubles en damas ou serge de couleur cramoisie sont toujours bordés de franges et de galons de soie mélangée en jaune-rouge-vert et blanc, ce qu'on appelle les « quatre couleurs », qui, pour les garnitures, sont d'uniforme, comme le cramoisi pour le fond.

La plupart de ces logements ne se composent guère que d'une chambre à coucher, précédée d'une antichambre, où couche le valet ou la suivante ; quelquefois on trouve une seconde chambre, quand il y a deux maîtres, avec une garde-robe ou une soupente en entresol pour la femme de chambre. Le mobilier lui-même n'est pas très compliqué. Dans les chambres d'invités, un lit garni de rideaux avec son sommier de crin ou son lit de plumes et ses deux ou trois matelas, son traversin, et ses deux couvertures de laine blanche et une dite de Marseille ; un ou deux fauteuils, quatre ou six pliants couverts d'étoffe assortie à celle des rideaux du lit ; un écran à coulisse, pour se garantir de la chaleur du foyer ; un fauteuil ou chaise de commodité ; une table en noyer à tiroir, et une autre petite pour écrire, avec son écritoire ; des rideaux de fenêtre et, dans la cheminée, une grille de foyer avec pelle, pincette et tenailles, et c'est tout ; quelquefois on signale un miroir ovale, un sopha, un lit de repos, mais cela est rare ; sur les murs rien, que dans un coin un « râtelier » d'habits caché par un rideau. L'antichambre a un lit de bois étroit, avec sa garniture, souvent un second lit de sangle, qui se repliait dans la journée ; comme sièges des tabourets ; une table de bois de hêtre, une « chaise d'affaires » en tabouret, et une grille de foyer.

L'ameublement de ces logements est suffisant ; on ne peut pas dire qu'il soit luxueux ni même confortable ; beaucoup de chambres de riches maisons bourgeoises sont mieux meublées, comme le montrent les inventaires après décès qui existent si nombreux dans les archives de nos notaires parisiens. Il est probable que les invités devaient y apporter, pour le temps du séjour, outre leurs vêtements et leur linge de corps, certains objets qui pouvaient donner à la chambre un cachet plus personnel, pour les dames des coffrets, des miroirs, des colifichets de parure, pour les hommes, quelques livres, quelques papiers peut-être ; mais, à cette époque où l'on ne connaissait pas le « bibelot », c'était toujours peu de chose.

Les extraits qu'on trouvera d'autre part feront mieux comprendre les observations et les remarques qui précèdent, et la monotonie de cet inventaire d'un mobilier assez vulgaire sera rachetée par les quelques noms de princes ou de courtisans que, grâce à l'État des logements d'octobre 1711, nous avons pu mettre à la plupart de ces appartements.

ÉTAT GÉNÉRAL
DES MEUBLES A VENDRE AU CHATEAU DE MARLY.
(Extraits.)

[Bâtiment du] Commun. — Bas.

N° 2. [Logement d'invité.]

Antichambre.

Un lit en housse, de serge d'Aumale cramoisie unie, complet de ses étoffes, le bois du lit de trois pieds et demi de large sur sept pieds et demi de haut, garni de deux matelas de laine, un de futaine et l'autre de toile, un lit et traversin de plume en coutil, et deux couvertures de laine ;

Un lit de sangle de trois pieds de large, garni de deux matelas de laine, un de futaine et l'autre de toile, un traversin de plume en coutil et une couverture de laine ;

Trois vieux tabourets de tripe rouge ;

Une chaise d'affaires en tabouret, aussi de tripe rouge ;

Deux chaises de paille ;

Une table commune de hêtre, à tiroir ;

Une grille à quatre branches avec tenaille.

Chambre.

Un lit à pentes de damas de Lucques bleu, garni de frange et molet de soie des quatre couleurs[1], complet de ses étoffes, avec entour de serge d'Aumale bleu uni, le bois de lit de cinq pieds de large sur neuf pieds et demi de haut, garni d'un sommier de crin et toile, deux matelas de laine et futaine, un lit et traversin de plume et coutil, une [couverture de] Marseille et deux de laine blanche ;

Deux fauteuils et six pliants des mêmes damas, frange et fausses housses que le lit ;

Un écran à coulisse de même damas sans fausse housse ;

Un grand fauteuil de commodité à crémaillère, de maroquin rouge ;

Une table à tiroir de noyer à placages avec une petite écritoire ;

Quatre rideaux de deux lés chacun sur cinq pieds et demi de haut, avec deux petites pentes de serge d'Aumale bleue, pour couvrir des râteliers d'habits ;

Un rideau de fenêtre de toile damassée, sur dix pieds de haut ;

Une petite table à écrire, de noyer à placages, à compartiments de bois violet ;

1. Jaune, rouge, vert et blanc.

Une grille à quatre branches à raies et piédestaux de cuivre, avec pelle, pincette et tenailles de fer poli;

Une chaise de paille, le bois rougi.

. . . .

[Bâtiment du] Commun. — Haut.

N° 14. [Logement attribué au premier chirurgien du Roi.]

Antichambre.

Une tapisserie d'étoffe fil et laine rouge et blanc, contenant vingt lés sur deux aunes et demi de haut avec deux dessus de porte de même étoffe;

Un banc à lit de bois de chêne de trois pieds et demi de large, garni de deux matelas de laine et toile barrée, un traversin de plume et coutil et deux couvertures de laine;

Deux tabourets et deux pliants de moquette rouge;

Une table de bois de hêtre à tiroir;

Une chaise d'affaires en tabouret, de damas rouge;

Un miroir à bordure de noyer et plaques de cuivre aux coins, la glace de quinze pouces de haut sur douze de large;

Un rideau de fenêtre de trois lés de toile de coton sur neuf pieds quatre pouces de haut.

Chambre.

Une tapisserie de satin d'Italie rouge et blanc, à fleurs de plusieurs couleurs, contenant vingt-quatre lés sur deux aunes et demie de haut;

Un lit à pentes de damas de Gênes cramoisi, garni de frange et molet de soie mêlée, complet de ses étoffes, avec entour de serge d'Aumale cramoisi uni, le bois du lit de quatre pieds et demi de large sur sept pieds huit pouces de haut, garni de trois matelas de laine, dont deux de futaine et un de toile, un lit de plume et coutil, un traversin de duvet et basin avec souille de taffetas, une Marseille et deux couvertures de laine;

Deux fauteuils et un pliant des mêmes damas et soie que le lit, avec fausses housses de ladite serge;

Cinq autres pliants aussi de damas cramoisi, garnis de soie des quatre couleurs avec housses de ladite serge;

Un écran à coulisse de damas cramoisi, garni de galons de soie mêlée;

Une table à tiroir de bois de noyer uni;

Une autre table à écrire aussi de bois de noyer uni;

Un rideau de fenêtre de deux lés de basin sur dix pieds de haut;

Une grille à quatre branches, deux pommes et deux pyramides, avec pelle, pincette et tenailles.

Brésils au-dessus de l'entresol : Petite chambre du coté du château :

Une couchette de trois pieds de large, garnie de deux matelas de laine, un de futaine, l'autre de toile, un lit et traversin de plume et coutil, deux couvertures de laine blanche et un pavillon de serge d'Aumale rouge, avec un soubassement de ladite serge devant la couchette ;

Un fauteuil et une chaise à dos de moquette rouge ;

Une table pliante de sapin ;

Un miroir ovale à bordure de bois sculpté doré, la glace de dix-huit pouces de haut sur quatorze de large ;

Deux chevrettes de fer.

Autre chambre du côté du bois.

Une couchette de trois pieds de large, garnie d'une paillasse, deux matelas de laine et toile, un traversin de plume et coutil, deux couvertures de laine et un pavillon de serge de Londres cramoisi ;

Un lit de sangle de trois pieds de large, garni d'une paillasse, un matelas de laine et toile barrée, un traversin de plume et coutil et une couverture de laine blanche ;

Une chaise à dos et deux pliants couverts de moquette rouge ;

Une table brisée de bois de noyer.

Autre chambre.

Un lit de sangle de trois pieds de large, garni d'un matelas de laine et toile barrée, un traversin de plume et coutil, et une couverture de laine.

Autre chambre.

Une couchette de trois pieds trois pouces de large, garnie d'une paillasse, un sommier de crin et toile, un matelas de laine et toile, un traversin de plume et coutil et une couverture de laine ;

Une autre couchette de trois pieds de large garnie d'une paillasse, un matelas de laine et toile, un traversin de plume et coutil et une couverture de laine ;

Un lit de sangle de trois pieds de large, garni d'une paillasse, un matelas de laine et toile, un traversin de plume et coutil et une couverture de laine ;

Un bois de lit de sangle de trois pieds et demi, sans garniture ;

Deux vieux pliants, un couvert de moquette, l'autre de toile.

. . . .

N° 16. [Logement d'invité.]

Antichambre.

Une tapisserie de satin d'Italie rouge vert et blanc, à colonnes rouges, contenant vingt lés sur deux aunes et demie de haut, compris les dessus de porte ;

Un banc à lit de bois de chêne de trois pieds et demie de large, garni de deux matelas de laine et toile barrée, un traversin de plume et coutil et deux couvertures de laine blanche ;

Quatre tabourets de moquette rouge ;

Une chaise d'affaires en tabouret, de tripe rouge ;

Une table commune de bois de hêtre à tiroir.

Chambre.

Une tapisserie de satin d'Italie rouge et blanc, à flammes de plusieurs couleurs, contenant trente lés sur deux aunes et demi, compris le dessus de cheminée et les deux dessus de portes ;

Un lit à pentes de damas de Gênes cramoisi, garni de frange et molet de soie jaune, rouge, vert et blanc, complet de ses étoffes, avec entour de serge d'Aumale cramoisi uni, le bois du lit de quatre pieds de large sur huit pieds de haut, garni d'un sommier de crin et toile, deux matelas de laine et futaine, un lit et traversin de plume et coutil, une Marseille et deux couvertures de laine blanche ;

Deux fauteuils et quatre pliants des mêmes damas, frange et fausses housses que le lit ;

Un écran aussi de même damas, garni de frangeon double de ladite soie, point de fausse housse ;

Un fauteuil de commodité de tripe rouge à crémaillères et joues ;

Une table à tiroir de noyer à placages ;

Un miroir à bordure de noyer à placages unie, la glace de vingt-six pouces de haut sur dix-neuf de large ;

Un rideau de fenêtre de deux lés de basin sur dix pieds de haut ;

Un rideau de cinq lés sur quatre pieds et demi de haut et une pente, le tout de serge d'Aumale cramoisi, servant devant un râtelier d'habits ;

Une grille à quatre branches et deux pommes, avec pelle, pincette et tenailles.

. . . .

N° 40. [Logement de l'intendant de Versailles et Marly, alors Louis Blouin, premier valet de chambre du Roi.]

Antichambre.

Deux bancs à lit de bois de chêne, dont un de quatre pieds, l'autre de trois pieds et demi de large, garnis chacun de deux matelas de laine et toile barrée de trois pieds, un traversin de plume et coutil ; deux couvertures de laine, un pavillon de serge de Londres cramoisi à un côté et de serge d'Aumale de même couleur à l'autre ;

Un tapis de table de drap vert, garni de frange de soie verte ;

Sept tabourets de moquette rouge ;

Un bas d'armoire de bois de chêne à deux guichets, de quatre pieds et demi de long sur deux pieds de large ;

Une grille à quatre branches et deux pommes avec pelle et tenailles.

Chambre à droite.

Un lit à pentes de damas aurore et bleu, garni de campane de bouqueterie de soie aux pentes de dehors et de frange et molet de soie mêlée au reste du lit des mêmes couleurs, complet de ses étoffes, avec entour de serge de Londres bleu, garni de frange et molet de ladite soie, le bois du lit de quatre pieds et demi de large sur huit pieds huit pouces de haut, garni d'un sommier de crin et toile, deux matelas de laine et futaine, un lit de plume et coutil, un traversin de duvet et basin avec souille de taffetas, une Marseille et deux couvertures de laine blanche ;

Deux fauteuils et six pliants de pareil damas et soie que le lit, avec fausses housses de ladite serge ;

Un fauteuil de commodité de velours rayé vert, blanc et noir, à crémaillère et joues, avec sa petite table de noyer ;

Une chaise d'affaires en tabouret, de peluche cramoisie ;

Une table à tiroir de noyer à placages ;

Un rideau de fenêtre de trois lés de toile de coton sur neuf pieds et demi de haut;

Une grille à quatre branches, pommes et pyramides, avec pelle, pincette et tenailles.

Salle à manger.

Douze chaises à dos de moquette rouge à fleurs ;

Une grille à quatre branches, pommes et pyramides avec pelle et tenailles ;

Un rideau de fenêtre de trois lés de toile de coton, sur dix pieds de haut.

Chambre ensuite de la salle à manger.

Un lit à pentes de damas de Venise aurore et vert, garni de frange et molet de soie des mêmes couleurs, à tête de bouqueterie, complet de ses étoffes, avec entour de serge de Londres verte, aussi garni de frange et molet de soie, le bois du lit de quatre pieds et demi de large, etc... ;

Deux fauteuils et huit pliants de pareil damas et frange que le lit avec fausses housses de ladite serge ;

Un écran à coulisse d'un autre damas aurore et vert, garni d'un petit galon de soie ;

Un fauteuil de commodité de tripe rouge à crémaillère et joues ;

Un bureau à compartiments de bois de noyer à placages, de trois pieds de long sur vingt-deux pouces de large, ayant par-dessus sept tiroirs et un guichet fermant à clef;

Deux rideaux de fenêtres... de toile de coton...

Une grille à quatre branches, etc.

[Cet appartement se compose encore de trois autres petites chambres et de deux pièces en entresol. Comme meubles particuliers on n'y remarque que : « une niche à chien couverte en dehors de tripe rouge et garnie en dedans de moquette rouge et un grand matelas carré couvert de ladite moquette », et « une chaise d'affaires en tabouret, de brocatelle aurore, vert et blanc, placée dans une petite garde-robe tapissée d'environ dix aunes de brocatelle de Flandres. »]

. . . .

Château. — Bas.

N° 1. [Appartement de Louis XIV.]

Antichambre.

Neuf matelas de laine et toile de trois pieds de large;
Six traversins de plume et coutil;
Sept couvertures de laine blanche;
Trois pavillons de serge d'Aumale rouge.

Entresol au-dessus de la garde-robe : antichambre.

Un banc à lit de bois de chêne de trois pieds de large, garni de deux matelas de laine et toile, etc.;
Un tapis de moquette rouge à fleurs à soubassement;
Quatre tabourets de tripe rouge;
Une chaise à dos de moquette rouge;
Une table de hêtre à tiroir.

Idem : chambre.

Un lit de repos de trois pieds trois pouces de large sur six pieds de long, garni de deux matelas de peluche rouge, bordés de galon de soie aurore, un traversin, un carreau et trois soubassements festonnés, de ladite peluche;
Un fauteuil de commodité de peluche rouge à crémaillères et à joues, avec sa petite table de noyer;
Quatre chaises à dos et une chaise d'affaires de ladite peluche;
Une table de sapin pliante avec son tapis de drap vert;
Deux guéridons de noyer à placages;
Un miroir à bordure et chapiteau de glace et ornements de bois doré, la glace de dix-huit pouces de haut sur quinze pouces de large;
Deux rideaux de cinq lés de serge d'Aumale cramoisie, sur six pieds de haut;
Une grille à trois branches, deux pommes, avec pelle et tenailles.

N° 2. [Appartement de la duchesse de Berry.]

Entresol.

Quatorze lés d'étoffe fil et laine aurore, bleu et blanc, sur deux aunes de haut;
Un lit de sangle, etc... et un pavillon de serge de Londres verte;
Deux pliants de la même étoffe et une table pliante de sapin.

N° 3. [Appartement de Madame.]

Entresol au-dessus de la garde-robe.

Une couchette de trois pieds de large, etc... et un pavillon de serge d'Aumale verte ;
Un lit de sangle de deux pieds et demi de large, etc... ;
Six tabourets de peluche rouge ;
Une table pliante de sapin ;
Une grille à trois branches avec pelle et tenailles.

N° 4. [Appartement de Mme de Maintenon.]

Garde-robe.

Un lit de sangle de deux pieds et demi de large, etc..., et un pavillon de serge d'Aumale rouge.

Entresol sur le petit escalier.

Quatre sommiers de crin et treillis rayé, de quatre pieds de large, un traversin et une couverture ;
Un matelas de laine et toile, un traversin de plume et coutil et une couverture de laine.

Entresol au-dessus de la chambre n° 4.

Un banc à lit de bois de noyer à placages, de quatre pieds et demi de large ;
Six matelas de laine et toile, quatre traversins de plume et coutil, six couvertures de laine blanche ;
Une grille à trois branches et deux pommes ;
Trois chaises de paille.

Château. — Haut.

N° 1. [Logement du capitaine des gardes en quartier.]

Antichambre.

Une tapisserie de brocatelle de Lyon, fonds aurore à fleurs vertes et blanches... avec un dessus de porte.
Un banc à lit de bois de noyer à placages, de quatre pieds et demi de long, garni de deux matelas de laine et toile de trois pieds et demi de large, un traversin de plume et coutil et deux couvertures de laine ;
Une armoire carrée longue, aussi de bois de noyer à placages, portée sur deux potences de fer attachées au banc à lit ci-dessus ;
Un rideau de fenêtre de deux lés de basin...
Une grille à deux branches, deux pommes, avec pelle, pincette et tenailles.

Cabinet.

Un bureau de bois de noyer à placages et filets d'ébène, ayant six tiroirs fermant à clef;

Deux guéridons aussi de noyer à placages;

Une petite table à écrire couverte de maroquin noir;

Un fauteuil de commodité couvert de maroquin rouge, à crémaillères et joues, avec sa petite table de noyer;

Six pliants de damas aurore et vert, garnis de frange de soie de même couleur, avec fausses housses de serge de Londres verte;

Deux rideaux de fenêtre de chacun deux lés de basin.

Chambre.

Un lit à pentes de damas de Venise aurore et vert, garni de frange et molet de soie des mêmes couleurs, à tête de bouqueterie, complet de ses étoffes, avec entour de serge de Londres verte, aussi garni de frange et molet de soie aurore et vert, le bois du lit de quatre pieds et demi de large, etc..., une couverture d'ouate, deux de Marseille et deux de laine blanche;

Six pliants de même damas et frange que le lit avec fausses housses de ladite serge;

Deux fauteuils d'autre damas aurore et vert, aussi garnis de soie comme le lit, avec fausses housses de ladite serge;

Un écran à coulisse, aussi de damas aurore et vert, garni d'un petit galon de soie aurore;

Trois portières de quatre lés chacune de brocatelle sur deux aunes et quart de haut, unies;

Une table de noyer à placages;

Un rideau de fenêtre de deux lés de basin, sur quatorze pieds de haut.

. . . .

Premier pavillon à droite. — Bas.

[Logement de Saint-Simon jusqu'en 1715, puis du prince de Cellamare.]

Antichambre.

Un banc à lit de bois de noyer à placages, etc...;

Un lit de sangle, etc...;

Quatre pliants de serge d'Aumale cramoisie unie;

Une petite grille à deux branches et boules avec pelle et tenailles.

Chambre.

Un lit à pentes de damas de Gênes cramoisi, bordé de galon de soie des quatre couleurs, jaune, rouge, vert et blanc, complet de ses étoffes, avec entour de serge d'Aumale cramoisie unie et tringle tournante, le bois du lit, etc...;

Deux fauteuils et six pliants de même damas, garnis de frange et

molet de soie des quatre couleurs, avec fausses housses de ladite serge ;
Un écran à coulisse de même damas, galon et fausse housse que le lit ;
Une chaise d'affaires aussi de même damas et galon ;
Une table à tiroir, de noyer à placages ;
Une petite table à écrire de noyer plein ;
Deux rideaux de fenêtre de basin... ;
Une grille à quatre branches, avec pelle, pincette et tenailles.

Petite chambre.

Un lit à pentes de damas de Gênes cramoisi, bordé de galon des quatre couleurs, complet de ses étoffes, avec entour de serge d'Aumale cramoisie, etc... ;
Un fauteuil et trois pliants de même damas... ;
Un écran à coulisses aussi de même damas... ;
Deux rideaux de fenêtre... ; une grille, etc...

Garde-robe.

Un banc à lit de bois de chêne de trois pieds et demi de large ;
Un lit de sangle... garni, etc... ;
Quatre tabourets couverts de moquette rouge ;
Deux chevrettes de fer avec pincette et tenailles.

Entresol à gauche.

Deux lits de sangle, etc... ;
Cinq pliants d'étoffe fil et laine rouge et blanc.

Haut.

[Logement du duc de Beauvillier en 1711.]

Antichambre.

Un banc à lit de bois de noyer à placages, garni, etc... ;
Un lit de sangle..., garni, etc... ; une grille, etc.

Chambre.

Un lit à pentes, de damas de Gênes cramoisi, bordé de galon de soie des quatre couleurs, complet de ses étoffes avec entour de serge d'Aumale cramoisie unie et tringles tournantes, le bois du lit, etc... ;
Deux fauteuils et six pliants de même damas, garni de frange et molet de soie des quatre couleurs, avec fausses housses de ladite serge ;
Un écran à coulisse de même damas... ;
Une chaise d'affaires aussi de même damas et galon ;
Une table à tiroir, de noyer à placages ;
Une petite table à écrire de noyer unie ;
Deux rideaux de fenêtres de basin... ;
Une grille à quatre branches...

Petite chambre.

Un lit à pentes de damas de Gênes cramoisi, bordé de galon de soie des quatre couleurs, complet de ses étoffes, avec entour de serge d'Aumale cramoisie unie et tringle tournante, etc... ;

Un fauteuil et quatre pliants de même damas, etc... ;

Un écran à coulisse..., une chaise d'affaires..., deux rideaux de fenêtre..., une grille...

Garde-robe.

Un banc à lit de bois de noyer à placages, de trois pieds de large ;

Un lit de sangle... garni, etc... ;

Quatre tabourets de moquette rouge ;

Une petite armoire de bois de chêne à trois tiroirs et deux guichets, sur sept pieds de haut ;

Une grille, etc...

. . . .

Aile du côté de la salle des gardes.

. . . .

N° 3. [Logement affecté au premier médecin du Roi.]

Antichambre.

Une armoire de sapin, les deux battants de bois de chêne, de cinq pieds et demi de haut ;

Quatre pliants d'étoffe fil et laine rouge et blanc ;

Deux chevrettes de fer à crémaillères avec pelle, pincette et tenailles.

Chambre.

Une tapisserie de satin d'Italie rouge, vert et blanc, contenant vingt-six lés sur deux aunes et demie de haut ;

Un lit à pentes de damas de Lucques cramoisi, garni de frange et molet de soie des quatre couleurs, complet de ses étoffes, avec entour de serge d'Aumale cramoisie unie, le bois du lit de quatre pieds et demi de large sur neuf pieds trois pouces de haut, garni de trois matelas de laine, deux de futaine et un de toile, un lit et traversin de plume et coutil, et deux couvertures de laine blanche ;

Un fauteuil et trois pliants de même damas et frange que le lit, avec fausses housses de ladite serge ;

Un écran à coulisse, aussi de même damas, garni d'un petit frangeon double de ladite soie ;

Un fauteuil de commodité à crémaillères et joues, de maroquin rouge ;

Une table à tiroir, de noyer à placages ;

Deux guéridons de noyer tournés ;

Un miroir ovale à bordure dorée, la glace de dix-huit pouces de haut sur seize de large;

Un rideau de fenêtre..., une grille, etc...;

Une grande armoire de bois de chêne à quatre battants, haute de six pieds dix pouces sur quatre pieds quatre pouces de large.

Entresol au-dessus de l'antichambre :

Un lit de sangle, etc...;

Trois pliants d'étoffe fil et laine rouge et blanc.

. . . .

N° 6. [Logement occupé par le duc de Saint-Simon au dernier voyage de mai-août 1715.]

Antichambre.

Une tapisserie d'étoffe fil et laine rouge et blanc, contenant vingt-deux lés sur deux aunes et demie de haut, avec deux dessus de portes;

Deux pliants de même étoffe;

Un banc à lit de bois de chêne, etc...;

Un lit de sangle... garni, etc...;

Une chaise d'affaires en tabouret de damas cramoisi; une grille à quatre branches, deux pommes, avec tenailles.

[Rien pour les deux chambres.]

Garde-robe au-dessous de la chambre n° 2 sur l'escalier :

Un lit de sangle, etc...;

Deux pliants de serge d'Aumale rouge;

Une chaise d'affaires de moquette rouge;

Une table commune de bois de chêne à tiroir;

Un bas d'armoire de bois de noyer à deux guichets.

[Nous terminons par des extraits de l'inventaire du linge, où se trouvent quelques articles curieux. On remarquera l'abondance et la variété de la lingerie pour les bains, ce qui contredit l'opinion généralement admise que les gens de la meilleure société, au temps de Louis XIV, se lavaient peu et se baignaient très rarement. Le bas d'un des douze pavillons en avant du château était aménagé en salles de bains.]

Linge.

Quatorze draps à cinq lés de toile d'Hollande sur quatre aunes et demie de long;

Dix draps à quatre lés et demi de toile d'Hollande sur cinq aunes de long;

Cinquante-sept draps à quatre lés de toile d'Hollande, dont vingt-six sur quatre aunes et demie et trente-et-un sur quatre aunes de long.

Huit draps à trois lés et demi de toile d'Hollande sur quatre aunes de long.

Quatre cent cinquante six draps à trois lés de toile d'Hollande pour les seigneurs[1], dont deux cent dix-huit sur quatre aunes à quatre aunes et demie de long, et deux cent trente huit sur trois à quatre aunes de long.

Neuf draps à deux lés et demi de toile d'Hollande pour les seigneurs sur quatre aunes de long.

Cent soixante quatre draps à deux lés, de toile d'Hollande, aussi des seigneurs...

Neuf cent trente et un draps à deux lés de toile blanche pour les officiers, sur deux aunes et demie à trois aunes de long.

Mille douze draps à deux lés du commun, de deux aunes et demie à trois aunes de long.

. . . .

Vingt et une douzaines et un grands linges de chaises du Roi, de toile d'Hollande, de huit aunes à la douzaine sur la largeur de la toile.

Vingt-sept douzaines et neuf petits linges d'affaires du Roi, de toile d'Hollande, à deux aunes et quart la douzaine, et deux linges sur la largeur de la toile.

Vingt-deux douzaines et cinq grands linges de chaises des appartements, de toile d'Hollande, de huit à neuf aunes la douzaine sur la largeur de la toile.

Quatre grands linges de toile d'Hollande... servant à passer les eaux (*sic*).

[Suivent les nappes, serviettes, torchons et tabliers.]

Trois douzaines de taies d'oreiller du Roi, de toile de batiste, de différentes grandeurs.

Cent deux taies d'oreiller de toile de batiste, aussi de différentes grandeurs pour les appartements.

. . . .

Cinquante deux toilettes de toile d'Hollande, garnies de dentelles de différentes façons et mesures.

Une toilette du Roi, garnie de dentelle d'Angleterre, haute d'un tiers d'aune.

Quarante-sept toilettes de mousseline à bouquets, unies.

Deux pavillons des bains, de basin rayé, contenant ensemble cent seize aunes, garnis de dentelle commune.

Dix tours de cuve de basin rayé, à six aunes chacun, garnis de dentelle de Malines.

Douze fonds de cuve de toile d'Hollande...

Seize chemises de bains de toile jaune... garnies de dentelle.

1. Il est probable que les précédents servaient au Roi et aux princes et princesses.

Douze manteaux de bain de toile de Frise...

Douze alèzes de toile d'Hollande...

Trente-huit housses de tabourets, de basin rayé.

Dix douzaines et quatre frottoirs de toile d'Hollande pour les bains.

Huit jupes des bains de toile jaune, dont sept garnies de dentelle par le bas et une unie.

Vingt-quatre petites chausses d'étamine.

Cent quarante-sept housses de futaine pour des bourrelets de chaises d'affaires.

V

LA REQUÊTE DES PAIRS CONTRE LES PRINCES LÉGITIMÉS EN FÉVRIER 1717[1]

La requête des pairs de France contre les légitimés présentée en cadence de celle des princes du sang le 22 février 1717 ayant été imprimée, comme on l'a dit ci-dessus, p. 75, note 1, il est inutile d'en donner le texte ; mais il est plus intéressant de connaître les incidents qui la précédèrent. On trouvera ci-après le compte rendu des assemblées des pairs, rédigé par l'avocat Lancelot, comme pour les réunions de 1716 dont il a été parlé dans notre tome XXX, appendice IV. Nous y joignons une lettre de Saint-Simon lui-même relative à cette affaire et la lettre approbative de l'archevêque de Reims, qui était absent.

Compte-rendu des assemblées des pairs de France[2].

Janvier-février 1717.

« Les princes du sang ayant présenté une requête au Roi le samedi 22 août 1716 par laquelle ils demandoient la révocation de l'édit du mois de juillet 1714 et de la déclaration du 23 mai 1715[3], les pairs de France crurent qu'ils ne pouvoient se dispenser de demander aussi que la déclaration du 5 mai 1694 et l'édit du mois de mai 1711 en ce qui concerne MM. les princes légitimés fussent révoqués et annullés.

« On dressa une requête qui fut signée les 26 et 27 du même mois d'août par MM. les évêques de Beauvais et de Noyon, les ducs d'Uzès, Ventadour, la Trémoïlle, Luynes, Richelieu, Saint-Simon, La Force, Rohan-Chabot, Albret, Mortemart, Tresmes, Charost, Villars, Chaulnes, Melun. Cependant elle ne fut pas alors présentée : 1° parce qu'on apprit que l'affaire ne seroit pas si tôt terminée et qu'ainsi rien ne pressoit ; 2° parce que, après y avoir plus mûrement pensé, il fut délibéré qu'on la retoucheroit en quelques endroits.

« C'est à quoi l'on n'a travaillé sérieusement que lorsque, le mémoire des princes du sang ayant paru le 8 février, on a pu craindre que le jugement ne suivît de près cette pièce.

1. Ci-dessus, p. 75.
2. Archives nationales, K 648 n° 54.
3. Qui déclaraient les légitimés princes du sang royal et les appelaient à la succession à la couronne.

« Après que la requête eut été refondue [1], il a été résolu de convoquer une assemblée générale pour le lundi 22 février 1717, à trois heures après midi, en l'hôtel de Mgr l'évêque-duc de Laon. Il s'y trouva MM. les évêques de Laon, de Langres, de Châlons, de Noyon, les ducs de la Trémoïlle, de Sully, de Luynes, de Brissac, de Richelieu, de Saint-Simon, de la Rochefoucauld, de la Force, d'Albret, de Luxembourg, de Louvigny, de Villeroy, de Mortemart, de Tresmes, de Noailles, de Charost, de Villars, de Chaulnes, de Melun, d'Hostun [Tallard], de Villars-[Brancas], de la Feuillade.

« M. le duc de Rohan écrivit à M. l'évêque de Laon que sa santé ne lui permettoit pas de se rendre à l'assemblée ; M. le duc de Bouillon envoya au même prélat un de ses gentilshommes pour faire en son nom de pareilles excuses, et M. le duc de Tallard aussi celles de M. le prince de Rohan.

« M. l'évêque de Laon fit l'ouverture de l'assemblée par un petit discours dans lequel il rendit compte du sujet pour lequel elle avoit été convoquée, et finit en demandant si MM. les pairs ne souhaitoient pas qu'on lût la requête qui avoit été projetée. Il n'y eut qu'une voix. On lut cette requête. La lecture finie, on opina, et il fut convenu, sans qu'il y eût aucun avis contraire, qu'on la signeroit sur le champ. On en signa trois copies : une pour le Roi, une pour S. A. R., l'autre pour être conservée dans le dépôt de la pairie.

« Après que ces trois copies eurent été signées par les vingt-six pairs présents, M. l'évêque de Laon proposa que l'on nommât des députés pour aller les présenter. Les pairs nommés pour en présenter une au Roi furent MM. de Laon, de Châlons, de la Trémoïlle, de Sully, de la Rochefoucauld, d'Albret, de Mortemart et de Tresmes, et à S. A. R. Messieurs de Langres, de la Force, de Noailles et de Chaulnes. On avoit proposé M. le duc de la Feuillade pour être de cette dernière députation ; mais il pria qu'on l'en dispensât. M. le duc de Chaulnes fut nommé en sa place.

« M. le duc de Noailles fut chargé aussi d'aller faire part à M. le Chancelier de ce qui avoit été délibéré et exécuté dans cette assemblée.

« On parla ensuite du contingent qu'il convenoit de régler pour payer tant ce qui est dû de l'année passée, soit à M. de Sacy, soit à l'imprimeur et au secrétaire, que ce qu'il faut pour la présente année. On proposa qu'il fût de quatre cents livres pour chacun des pairs. Toute l'assemblée en convint.

« C'est par cette délibération que finit l'assemblée. Les deux députations partirent en même temps, l'une pour le Louvre, l'autre pour le Palais-Royal.

1. Ce travail se fit dans de petites réunions privées, où Saint-Simon figure parfois, les 17 et 31 janvier, 7 et 13 février chez le duc de Luxembourg, 15 février, chez le duc de la Force, 17 et 20 février chez le duc de Luxembourg.

« Les députés au Roi trouvèrent S. M. dans [*en blanc*]. M. l'évêque de Laon porta la parole et présenta la requête. Le Roi répondit qu'il la feroit examiner. Les députés se retirèrent, observant tant en entrant qu'en sortant leur rang de pairie.

« S. A. R. reçut avec bonté la requête qui lui fut présentée par M. l'évêque de Langres à la tête de la députation, et elle accorda la permission de la faire imprimer qui lui fut demandée peu de temps après par M. le duc de Saint-Simon. »

Le duc de Saint-Simon au duc de [la Force ?][1].

« Mercredi huit heures du soir
[24 février 1717.]

« M. de Luxembourg sort d'ici, Monsieur, pour me dire que Madame la Duchesse mère a dit tantôt à M. de la Rochefoucauld qu'elle trouvoit notre requête à merveille, excepté une citation fausse, en ce que M. de Verneuil y est nommé Henri de Bourbon, et qu'il n'a jamais eu ni porté le surnom de Bourbon, non plus que MM. de Vendôme. A quoi elle a ajouté qu'eux-mêmes enfants du feu Roi n'ont eu le surnom de Bourbon que longtemps après leur légitimation. Ayez donc la bonté de faire vérifier ce fait sur la légitimation de ce bâtard, et encore plus sûrement sur l'érection de Verneuil, et, si ce que dit Madame la Duchesse comme certain se trouve véritable, de voir à faire rétablir la vérité dans l'impression, ou, si cela se trouve impossible, par une note marginale. Bonsoir, mon très cher duc.

S.-S. »

L'archevêque-duc de Reims au duc de Saint-Simon[2].

« 1er mars 1717.

« J'ai lu, Monsieur, avec un extrême plaisir la fière et magnifique requête que les pairs ont eu l'honneur de présenter au Roi pour demander à S. M. la révocation des deux déclarations qui sont si injurieuses à leur dignité. Le respect infini qui est dû au sang royal nous a fait autrefois rétrograder sans peine pour les princes légitimes ; mais pourrions-nous sans un éternel opprobre souffrir, en faveur de ces princes du sang postiches, le renversement de l'ordre des pairies établi de tous les temps ? Une seule atteinte à nos droits seroit humiliante ; mais une lâche tolérance en attireroit bien d'autres dans la suite. Chaque roi voudroit accorder à ses enfants naturels les mêmes prérogatives que le feu Roi a prodigué aux siens. Cela s'étendroit jusques aux favoris, comme au temps d'Henri III. Il n'y auroit plus rien de stable, et l'on

1. Archives nationales, K 648, n° 55.
2. Archives nationales, K 648, n° 55

seroit exposé à de perpétuels changements. Ainsi nous devons faire tous nos efforts pour arrêter dès leur origine ces innovations qu'une autorité arbitraire a tenté d'introduire. Vous savez que, lorsqu'on concerta chez vous la protestation vague et enveloppée que nous devions faire au Parlement le jour de la décision de la Régence, je déclarai que je ne pouvois me dispenser, avant de prendre séance, de demander à être réintégré dans mon rang. J'eus même l'honneur de le marquer à S. A. R., à qui on avoit déjà rendu compte de mon dessein ; mais je me soumis à ses volontés, et j'entrai dans cette commune condescendance du corps qui nous a si mal réussi. J'accepte donc la délibération de Messieurs les pairs, et j'entrerai toujours volontiers dans toutes les résolutions courageuses qu'ils voudront prendre. Je vous prie d'avoir la bonté de les en assurer, et d'être persuadé, Monsieur, de mon respect et de mon attachement.

MAILLY, ARCHEVÊQUE DE REIMS.

« J'ai mis mon nom sans y penser et contre notre usage. »

VI

LES REQUÊTES DE LA NOBLESSE EN 1717

Saint-Simon a raconté ci-dessus, p. 199, que six seigneurs présentèrent au Régent le 18 avril 1717 une requête contre les prétendues prétentions des ducs. De cette pièce, nous connaissons deux copies, toutes deux conservées aux Archives nationales, en outre de l'imprimé presque introuvable du supplément de la *Gazette* d'Amsterdam. La rareté de ce texte nous engage à le reproduire ici. Nous y joignons celui de la protestation signée de trente-neuf seigneurs et remise par ministère d'huissier au procureur général et au greffier en chef du Parlement le 17 juin.

I

Requête de la noblesse présentée au Roi et au Régent contre les ducs et pairs le 18 avril 1717[1].

« A Son Altesse Royale Monseigneur le duc d'Orléans, Régent.

« Monseigneur

« Les soussignés, de l'ordre de la noblesse, pleins de respect pour la personne de Votre Altesse Royale et de soumission pour l'autorité souveraine dont elle est dépositaire, croiroient manquer à leur devoir s'ils ne lui rendoient compte des raisons qui les obligent à porter leurs plaintes au trône de Sa Majesté.

« Les raisons, Monseigneur, sont contenues dans la requête ci-jointe, qui fera connoître à Votre Altesse Royale par la lecture du simple exposé des prétentions des pairs, extraites fidèlement de leurs écrits, que nous ne pouvons demeurer plus longtemps dans le silence.

« Vous persuader, Monseigneur, de la justice de nos plaintes, c'est nous assurer la protection de Votre Altesse Royale, protection dont nous fûmes honorés contre les mêmes ducs et pairs aussitôt après la mort du Roi, et qui, ne manquant jamais au mérite d'une bonne cause, perpétuera dans la postérité de la noblesse du royaume une respectueuse et profonde reconnoissance.

« Et signé sans distinction ni différence des rangs et des maisons, afin que personne n'y puisse trouver à redire. »

(*Les signatures ne sont pas portées sur cette copie, ni sur celle de la pièce suivante.*)

1. Ci-dessus, p. 199. — Archives nationales, K 1720, n°s 6 et 35-36, copies.

« Au Roi.

« Sire

« Les soussignés, de l'ordre de la noblesse, supplient très humblement Votre Majesté de réprimer par son autorité royale les entreprises des pairs de France, qui, depuis longtemps, font des efforts continuels pour s'élever au-dessus de la noblesse, former un ordre qui lui seroit supérieur et établir, s'il leur étoit possible, quelque sorte d'égalité avec les princes de votre sang.

« Nous ne fatiguerons pas Votre Majesté de l'histoire de toutes les distinctions qu'ils ont usurpées, qu'ils usurpent encore chaque jour à la faveur des conjonctures et pour lesquelles, s'ils y persistent, la noblesse pourra former des demandes particulières.

« Il nous suffit de représenter à Votre Majesté que le feu Roi, votre auguste bisaïeul, voyant avec le nombre des pairs croître celui de leurs prétentions, sa profonde sagesse le convainquit de la nécessité de poser des bornes au-delà desquelles elles ne pourroient plus s'étendre à l'avenir, et, par son édit du mois de mai 1711, il statua sur les droits de la pairie. Mais, à peine ce grand Roi avoit-il rendu les derniers soupirs que les pairs prétendirent se mettre à la tête de la noblesse comme en étant les chefs et la présenter à Votre Majesté.

« Cette première tentative n'ayant pas eu tout le succès qu'ils s'en étoient promis, ils firent reparoître d'anciens écrits presque oubliés; ils y en joignirent de nouveaux, et tous les ordres de l'État lurent avec indignation qu'il appartient aux pairs de décider sur les différends de succession à la couronne et des régences, que c'est aux pairs à régler les affaires importantes de l'État, que les pairs sont les juges naturels et les chefs de la noblesse, qu'ils sont fort élevés au-dessus d'elle, qu'ils forment un ordre qui en est distinct et séparé. Ils ont même fait glisser depuis quelques mois dans les édits et déclarations de Votre Majesté ces termes : *et autres pairs*. Enfin, dans une requête présentée depuis peu à Votre Majesté, ils soutiennent que le droit de représenter les anciens pairs au sacre des rois est une prérogative qui n'est due, après les princes du sang, qu'aux pairs de France. Propositions si contraires à l'autorité de Votre Majesté, aux intérêts de la nation et à la dignité de la noblesse, que les gentilshommes de votre royaume seroient venus en foule aux pieds de Votre Majesté implorer sa justice, si, plus jaloux de témoigner leur soumission que de conserver leurs droits les plus légitimes, ils n'avoient cru devoir en attendre la permission de Votre Majesté.

« Nous osons nous flatter, Sire, qu'une conduite aussi respectueuse ne fera point de tort à la justice de notre cause et que le prince éclairé et équitable à qui vous avez confié le dépôt de votre autorité voudra bien faire observer à Votre Majesté qu'il s'agit, non d'un léger différend entre quelques particuliers, mais de l'état même de toute votre noblesse, de cette noblesse dont la diminution (pour nous servir des termes des rois vos prédécesseurs) est l'affoiblissement de l'État, et qu'on ne peût laisser avilir sans que la gloire de la nation s'obscurcisse et s'efface entièrement. Mais, Sire, ce qui fait en même temps notre joie et notre conscience, c'est que nos intérêts sont ceux de Votre Majesté et que la noblesse a, en cette occasion comme en toutes les autres, la satisfaction de voir que pour conserver sa véritable grandeur elle n'a qu'à défendre celle de son roi. En effet, Sire, la noblesse n'auroit rien à souhaiter aujourd'hui, si les pairs, respectant l'autorité souveraine, n'entreprenoient point de franchir les limites qu'elle leur a prescrites par l'édit de 1711.

« A ces causes, Sire, plaise à Votre Majesté déclarer que les pairs de France ne forment point de corps, et en conséquence leur défendre de se créer des syndics et commissaires, déclarer aussi qu'ils n'ont point de droit de décider seuls de la succession à la couronne et des régences, ni de régler les affaires importantes de l'État, qu'ils ne sont ni les chefs ni les seuls juges de la noblesse, que les autres gentilshommes de votre royaume ont un droit égal à celui des pairs d'être appelés au sacre des rois pour y représenter les anciens pairs du royaume, d'ordonner qu'à l'avenir on n'insèrera plus dans les édits et déclarations de Votre Majesté ces termes *et autres pairs*, et que les pairs se renfermeront dans la jouissance des seuls droits que leur donne la disposition de l'édit de 1711, sans qu'il leur soit permis de jouir de nulles autres prérogatives. »

La *Gazette d'Amsterdam* ajoute que cette pièce était signée par le comte de Châtillon, le marquis de Listenois, le marquis de Conflans, le comte de Laval, le comte de Mailly, le comte d'Estaing, le comte d'Hautefort, le marquis de Surville, M. de Montmorency-Fosseux, et plusieurs autres.

II

Protestation de la noblesse contre le jugement des contestations entre les princes du sang et les princes légitimés par toute autre juridiction que les États généraux du royaume[1].

11 juin 1717.

« Les soussignés, de l'ordre de la noblesse, étant instruits de la contestation formée entre les princes légitimes et les princes légitimés au sujet de l'édit de 1714 et de la déclaration de 1715, ensemble de la requête présentée par les princes légitimés, dans laquelle ils ont demandé le renvoi à la majorité [du Roi], et, en cas que le Roi juge à

1. Ci-dessus, p. 250. — Archives nationales, K 556, nº 13 ; autre, nº 55 ; et aussi au Dépôt des affaires étrangères, *France* 1220, fol. 331 et 349.

propos de décider pendant sa minorité, il lui plaise de ne rien prononcer sur la succession à la couronne avant que les États du royaume juridiquement assemblés n'aient délibéré de l'intérêt que la nation peut avoir aux dispositions de l'édit du feu Roi concernant la succession à la couronne, et s'il lui est utile et avantageux d'en demander la révocation, au préjudice de laquelle demande il a été rendu un arrêt qui ordonne que les requêtes et mémoires des princes seront mis entre les mains des avocats et procureur généraux du parlement de Paris, pour, après les avoir entendus en son conseil, être pourvu sur lesdites requêtes et mémoires, lequel arrêt a été suivi d'un autre qui ordonne que lesdites requêtes et mémoires seront remis entre les mains du sieur de Saint-Contest, conseiller d'État, ensemble les autres requêtes, mémoires et pièces qui pourront être présentés au Roi, dans le 20 du présent mois, pour, après que lesdites requêtes, mémoires et pièces auront été vus et examinés par ledit sieur de Saint-Contest avec les sieurs le Peletier, Amelot, Nointel, d'Argenson et de la Bourdonnaye, aussi conseillers d'État, en être délibéré au conseil d'État, ainsi qu'il appartiendra ; ce qui fait présumer que l'on veut rendre un jugement sans assembler la nation ; comme la noblesse est capitalement intéressée dans une question qui regarde la succession à la couronne, et que le plus beau de ses privilèges seroit anéanti si elle n'étoit appelée suivant les règles du royaume à cette décision, et, en attendant qu'il lui soit permis de s'expliquer dans les formes ordinaires par ses députés, comme il ne seroit pas juste qu'elle n'eût aucune voix pour réclamer dans une occasion aussi importante, où il s'agit de la conservation du plus grand de ces droits,

« Nous soussignés protestons de nullité contre tous les jugements qui pourroient être rendus sans l'assemblée des États généraux, directement ou indirectement, sur l'édit de 1714 en ce qui concerne la succession à la couronne, et déclarons que nous nous pourvoierons devant le Roi majeur pour faire réparer tout ce qui pourroit être fait au préjudice de la présente protestation.

« En foi de quoi, nous avons signé le présent acte fait à Paris le 11 juin 1717.

« Signé sans distinction ni différence des rangs et maisons, afin que personne n'y puisse trouver à redire : Guillaume-Alexandre de Vieuxpont, Anne-Pierre David de la Pailleterie, Louis-Bénigne de Bauffremont, Hector de la Tour du Pin de Montauban, Pierre de Jaucourt, Jean-Sévère de Rieux, Mathieu de la Rochefoucauld, Louis-François de Marans, Jean-Christian de Watteville-Conflans, Alexis-Henri de Châtillon, commandeur des ordres du Roi, le chevalier François-Marie de Garcin de Saint-Germain, Jules de Pas-Feuquière, Henri-Louis de Caumont, Claude de Polignac, Jean-François Mauclerc Muzanchère, Louis de Mailly, Charles-Louis Crusy de Marcillac, Anne-Louis-Henri de Lobrac, Louis Mailly de Rubempré, Nicolas-Joseph-Balthazar de Langlade du Chayla, Louis-Vincent de Goesbriand, chevalier des ordres du Roi, Jean-Henri Foucher, marquis de Circé, le chevalier Henri Perrot de Saint-Dié, commandeur de Liège, Jean-Baptiste Darrot, marquis de la Poupelinière, Louis-Vincent de Belloy, comte de Francières, René-Brandelis de Champagne, marquis de Villaines, De Vallée-Champfleur, Paul-Victor-Auguste Lefèvre de Caumartin, chevalier de Malte, Charles de Belloy de Francières, chevalier de Malte, Joseph de Brésal, Anne-Charles de la Rovère, Louis-Joseph d'Hallaincourt de Boulainvilliers, François de Valcroissant, Pierre de Clermont-Gallerande, Claude-Charles de Laval, François de Briqueville La Luzerne, Charles le Tonnellier de Breteuil, Scipion de Polignac, Guillaume-Antoine de Chastellux. »

Signification par huissier faite au greffier en chef du Parlement.

« L'an mil sept cent dix-sept le dix-sept juin, du matin, à la requête des sieurs susnommés et qui ont signé en l'original de l'acte ci-dessus, et des autres parts, tous de présent à Paris, y demeurant, et notamment le marquis de Vieuxpont, rue Saint-Nicaise, le sieur de Bauffremont, rue de Condé, Jean-Sévère de Rieux, sur les Fossés de Monsieur le Prince, Alexis-Jean-Henri de Châtillon dans le Palais-Royal, Scipion de Polignac, rue de Grenelle, faubourg Saint-Germain, Louis de Mailly, rue Cassette, le marquis de Clermont, au palais du Luxembourg, j'ai, Étienne Lesguillier, huissier à verge au Châtelet de Paris, demeurant faubourg Saint-Martin, soussigné, la protestation ci-dessus et des autres parts, pour la conservation des droits de la noblesse, en attendant qu'il plaise au Roi de leur accorder la permission de s'assembler, et attendu que l'affaire est instante et ne peut souffrir de délai et de retardement, signifié et laissé copie dudit acte de protestation ci-dessus et des autres parts à nos seigneurs du Parlement à Paris, en la personne de Monsieur Dongois, greffier en chef de nosdits seigneurs du Parlement à Paris, parlant à son portier, qui n'a pas voulu dire son nom de ce interpellé, à ce qu'ils n'en ignorent, dont acte, et laissé la présente copie, parlant comme dit est.

LESGUILLIER. »

VII

JUGEMENT DE L'AFFAIRE DES PRINCES DU SANG CONTRE LES LÉGITIMÉS[1].

Extraits des Procès-verbaux du conseil de régence[2].

« Du mercredi 30e jour de juin 1717, après-midi, à Paris aux Tuileries.

« Le conseil de régence s'est assemblé à l'occasion de l'affaire des princes du sang et des princes légitimés et, par cette raison les princes et les ducs s'en étant absentés, l'on y a admis les personnes ci-après nommées des autres conseils, avec six conseillers d'État qui par arrêt avoient été commis pour examiner et rendre compte de cette affaire, en sorte que la séance étoit composée de dix-sept personnes. Monseigneur le Régent a ordonné qu'on se plaçât dans l'ordre suivant, savoir : Du côté droit de la table au bout de laquelle est le fauteuil du Roi : Monseigneur le Régent, M. le Chancelier, M. le maréchal d'Huxelles, M. le maréchal de Bezons, M. l'évêque de Troyes, M. de Torcy, M. le marquis de la Vrillière, M. le marquis d'Effiat, M. l'archevêque de Bordeaux, Monsieur le Premier, M. de Biron ; et à gauche, de l'autre côté de la table, vis-à-vis, les six conseillers d'État commissaires savoir : M. le Peletier de Souzy, M. Amelot, M. de Nointel, M. d'Argenson, M. de la Bourdonnaye, M. de Saint-Contest.

« M. de Saint-Contest, qui étoit nommé rapporteur, ayant expliqué exactement les raisons de toutes les parties, on a cru que, avant que de songer à décider sur le fond, il falloit mettre en délibération si on pouvoit juger pareille affaire en temps de minorité. Il a été décidé que le Roi mineur avoit le même pouvoir que le Roi majeur, et qu'ainsi l'affaire seroit jugée, et, comme les discussions ont été longues, on a remis au lendemain à s'assembler. »

« Du jeudi 1er jour de juillet 1717, le matin, à Paris aux Tuileries.

« Le conseil de régence s'est assemblé une seconde fois à l'occasion de l'affaire des princes du sang et des princes légitimés, et la séance a été composée comme la précédente du même nombre de personnes et dans le même rang.

« M. de Saint-Contest ayant repris en peu de paroles le rapport qu'il

1. Ci-dessus, p. 263.
2. Bibliothèque nationale ms. Franç. 23665, fol. 162-164.

avoit fait, on a commencé par confirmer la décision de la veille, qui est qu'on pouvoit et qu'on devoit juger.

« Ayant été ensuite mis en délibération si les princes du sang avoient un intérêt sensible dans l'affaire, comme ils l'exposoient dans leurs mémoires, on a convenu que cela n'étoit pas douteux.

« On a ensuite opiné s'il étoit nécessaire d'assembler les États généraux, comme les princes légitimés le demandoient, pour juger de la validité de l'édit du mois de juillet 1714 et de la déclaration du mois de mai 1715, il a été décidé que l'édit et la déclaration en question ayant été donnés du pur mouvement du Roi, dès que l'on convenoit qu'un roi mineur avoit le même pouvoir qu'un roi majeur, l'édit et la déclaration pouvoient être changés ou révoqués dans la même forme qu'ils avoient été donnés.

« Le fond de l'affaire ayant été agité, il a été décidé que l'édit de 1714 et la déclaration de 1715 seroient révoqués, tant à l'égard de la succession à la couronne accordée aux princes légitimés et à leurs descendants qu'à l'égard de la qualité de princes du sang, mais que par le même édit on donneroit à Mgr le duc du Maine et à Mgr le comte de Toulouse les mêmes honneurs et séance au Parlement qui leur avoient été donnés par le feu Roi, pour leurs personnes et sans tirer à conséquence, Sa Majesté se réservant de statuer sur les honneurs dont elle estimeroit à propos de faire jouir M. le prince de Dombes et M. le comte d'Eu.

« Comme on a discuté après si cet édit seroit porté par le Roi au Parlement en son lit de justice, il a été décidé qu'il y seroit envoyé pour y être vérifié de la même manière qu'on en avoit usé pour l'édit de 1714.

« Monseigneur le Régent a ordonné qu'on s'assembleroit le lendemain matin chez lui au Palais Royal pour lire l'édit et convenir des termes. »

VIII

PROTESTATION DES PAIRS CONTRE L'ÉDIT DE JUILLET 1717[1].

Il a été exposé ci-dessus, p. 267, note 2, que, contrairement aux dires de Saint-Simon, les ducs s'émurent des termes de l'édit du 1er juillet 1717 et que, à l'instigation de notre auteur lui-même, ils rédigèrent deux protestations, l'une qualifiée « simple », l'autre « forte », qu'ils gardèrent secrètes, mais qu'ils déposèrent chacun chez leur notaire comme l'expression de leur dernière volonté. Comme preuve de l'erreur de Saint-Simon, nous donnons ci-après : 1° une lettre de Saint-Simon au duc de la Force, du 21 juin, sur la nécessité pour les pairs de faire un nouvel acte en cadence de celui des princes du sang ; 2° une lettre de convocation, adressée par l'avocat Lancelot, à un pair, pour le prier de venir secrètement le 8 juillet à l'hôtel Saint-Simon ; 3° le texte de la protestation « simple », et le paragraphe final de la protestation « forte », dont on peut penser, sans jugement téméraire, que notre duc était le rédacteur, à voir la conformité des termes employés avec ceux dont il use dans les *Mémoires*.

I

Le duc de Saint-Simon au duc de la Force[2].

« Ce lundi onze heures du soir, 21 juin 1717.

« Depuis le Conseil je sais, Monsieur, et à n'en pouvoir douter, que c'est M. le duc d'Orléans qui a fait aller ce matin les princes du sang au Parlement, et qu'il les veut juger entre ci et huit jours, sur quoi il a donné ses ordres aux commissaires. Il leur joindra un homme d'épée de chaque conseil avec ceux des présidents des conseils qui ne sont pas ducs ; que ces commissaires ne seront en apparence que pour être consultés sur la manière de la forme, ou de lit de justice pour y juger, ou pour y porter l'édit tout dressé, et, en ce dernier cas, ces commissaires jugeront en effet, puisqu'ils opineront sur ce qu'il devra contenir ; que chacun s'attend, et les commissaires eux-mêmes, que nous donnerons signe de vie en continuation et soutien de celui que nous

1. Ci-dessus, p. 267.
2. Archives nationales, K 648, n° 55, original.

avons donné, qui sans cela tomberoit de soi-même et deviendroit protestation simple et coup d'épée dans l'eau. Vous voyez par là combien les moments sont précieux pour voir ce qu'il y a à faire et pour l'exécuter. Les miens seront à la dignité en entier et avant tout, et je vous conjure qu'il soit ainsi des vôtres, et d'envoyer ce billet à M. le duc de Luxembourg avec ce que vous pensez là-dessus, parce que je suis si las de n'avoir pas eu une minute à moi depuis mon retour d'avant-hier, et de mes sept heures de Conseil d'aujourd'hui que je ne puis lui écrire pour ne lui mander que la même chose qu'à vous. Je vous supplie que je sache demain de vos nouvelles à tous les deux effectives. Je serai presque tout le jour chez moi, et, si je sors sur le soir, on saura chez moi où me trouver. Bonsoir, mon cher duc; ne nous abandonnons pas nous-mêmes dans ces crises si importantes. Je finis tout court en vous donnant le bonsoir.

S.S. »

II

*Lettre de M. Lancelot au duc de****[1].

« De l'hôtel de Chaulnes, ce 7 juillet 1717.

« Il a été résolu, Monseigneur, que l'on délibèreroit demain à dix heures précises de ce que l'on doit faire. La petite assemblée, composée seulement de quatre ou au plus cinq ducs ou pairs, se tiendra chez Monseigneur le duc de Saint-Simon. Les uns s'y rendront en visite; les autres passeront par des portes dérobées. Vous serez, s'il vous plaît, Monseigneur, de ces derniers, et vous aurez la bonté de prendre par le jardin des Jacobins pour entrer chez mondit seigneur.

« Vous y êtes attendu, Monseigneur, sans oubli et à l'heure. »

III

Protestation des Pairs.
(simple.)

« Nous Pairs de France soussignés, tant pour nous que pour nos confrères absents, déclarons, que, ayant présenté au Roi le 22 février dernier une requête par laquelle nous avons demandé qu'il plût à S. M., en révoquant l'édit du mois de juillet 1714 qui défère à MM. les duc du Maine et comte de Toulouse et à leurs descendants la capacité de succéder à la couronne, et la déclaration du 23 mai 1715 qui leur accorde le titre et les honneurs de prince du sang, de révoquer et

1. Archives nationales, K 648, n° 55, minute.

annuler aussi la déclaration du 5 mai 1694 qui donne à MM. les duc du Maine et comte de Toulouse et à leur postérité le premier rang après les princes du sang, ensemble l'édit du mois de mai 1711, en ce qu'il leur attribue le droit de représenter les anciens pairs aux sacres des rois au défaut des princes du sang, et la séance au Parlement à l'âge de vingt ans. Cette requête fut reçue, et S. M. nous promit d'y faire droit. En conséquence elle en fit communiquer l'original signé par nous à MM. les duc du Maine et comte de Toulouse, et cependant elle nous permit de la répandre dans le public par le moyen de l'impression, ce qui fut exécuté.

« Les raisons et les preuves que nous y employons pour soutenir les droits de notre dignité sont si solides et si incontestables que nous avions lieu d'espérer que nous serions rétablis dans la prééminence du rang qui est inséparablement attaché à la pairie de France.

« Cependant, par des arrêts du Conseil des 14 mai et 6 juin derniers, S. M. n'a renvoyé par devant les commissaires y dénommés que les requêtes et mémoires respectifs de MM. les princes du sang et de MM. les duc du Maine et comte de Toulouse, et nous apprenons que ce n'est que sur ces requêtes et mémoires respectifs que S. M. a rendu son édit du présent mois de juillet, enregistré le 6 du même mois au Parlement, par lequel édit celui du mois de juillet 1714 et la déclaration du 23 mai 1715 ont été révoqués et annulés, et néanmoins il a été ordonné que MM. les duc du Maine et comte de Toulouse continueront de recevoir les honneurs dont ils ont joui au Parlement depuis l'édit du mois de juillet 1714, et ce en considération de leur possession et sans tirer à conséquence, S. M. s'étant réservé d'expliquer son intention sur l'entrée et séance au Parlement de MM. les prince de Dombes et comte d'Eu et sur les honneurs dont ils pourroient jouir.

« Il résulte de ces arrêts du Conseil, et même de l'édit du présent mois de juillet, que notre requête, présentée au Roi, reçue par S. M. et communiquée à MM. les duc du Maine et comte de Toulouse est encore indécise, et forme une instance distincte et séparée, en sorte qu'elle n'a reçu aucune atteinte par cet édit qui ne prononce que sur les requêtes et mémoires respectifs de Messieurs les princes du sang, duc du Maine et comte de Toulouse.

« Cependant, pour assurer d'autant plus nos droits, nous protestons contre ce que ledit édit du présent mois de juillet, enregistré le 6 du même mois, portant révocation de celui du mois de juillet 1714 et de la déclaration du 23 mai 1715, pourroit directement ou indirectement contenir de contraire aux droits de la pairie, et en particulier nous protestons contre les rangs accordés à MM. les duc du Maine et comte de Toulouse, leur vie durant, tant au Parlement qu'à la cour, et en tous actes, lieux et cérémonies, assemblées publiques et particulières, attendu que, le Roi ayant déclaré qu'ils ne pouvoient ni ne devoient être princes du sang, ils ne peuvent avoir d'autre rang que ceux des pairies dont ils sont revêtus. Déclarons que nous nous pourvoirons, si besoin est, contre ces dispositions en temps et lieu, ainsi qu'il appartiendra, sans que ce que nous pourrons faire ou souffrir dans la suite en conséquence de cet édit jusqu'à ce que le Roi en ait autrement décidé, puisse être tiré à conséquence ni préjudicier à nos droits.

« Et attendu que, dans la conjoncture présente, nous estimons ne devoir point rendre ces protestations publiques, nous les faisons sous signature privée, et chaque copie sera reconnue par un d'entre nous par devant notaire comme son testament. En foi de quoi nous avons signé sans observer aucun rang.

« Fait à Paris le vendredi neuvième jour de juillet l'an mil sept cent dix sept.

Gaston-J.-B. de Noailles, évêque-comte de Châlons.
Rochebonne, évêque-comte de Noyon.
Louis-Auguste d'Albert d'Ailly, duc de Chaulnes.
Charles-Philippe d'Albert, duc de Luynes.
Armand de Béthune, duc de Charost.
Montmorency-Luxembourg.
Maximilien-Henri de Béthune, duc de Sully.
Le duc de Mortemart.
Louis, duc de Saint-Simon.
Nompar de Caumont, duc de la Force.
Le duc de Noailles.
Le duc de Villeroy.

Protestation des Pairs.
(forte.)

« Nous Pairs de France soussignés (*même texte que ci-dessus jusqu'au dernier paragraphe*).... ni préjudicier à nos droits.

« Et attendu que l'expérience nous fait voir que les établissements de MM. les duc du Maine et comte de Toulouse, l'honneur qu'ils ont d'être les beaux-frères de M. le duc d'Orléans, les efforts publics et particuliers de Madame la duchesse d'Orléans en leur faveur, et les vues politiques, ont fait pendant dix-huit mois regarder comme problématique le jugement de leur affaire avec MM. les duc de Bourbon, comte de Charolois et prince de Conti, et que ces princes n'ont pu empêcher que l'égalité du rang entre les légitimés et eux n'aient été conservée, quoique par leur mémoire abrégé ils eussent déclaré qu'ils se tiendroient déshonorés par cette égalité de rang, nous ne pouvons pas présumer que la justice de notre cause ou la considération de nos personnes nous fera obtenir ce que la cause et la considération des princes du sang royal légitime n'ont point obtenu. Nous estimons que, dans la conjoncture présente, nous ne pouvons nous servir ni de la voie des remontrances ni de celle de l'opposition à l'enregistrement du présent édit, ni même de celle d'une protestation publique. Ainsi, nous bornant à des protestations secrètes, nous protestons comme dessus sous signature privée, contre tout ce que ledit édit du présent mois de juillet, enregistré le 6 du même mois, pourroit comprendre de contraire aux droits, prééminences et prérogatives de notre dignité. Et, afin de donner aux présentes protestations plus d'autorité, nous en faisons plusieurs copies, chacune desquelles sera reconnue par un d'entre nous comme son testament. En foi de quoi nous avons signé sans observer aucun rang.

« Fait à Paris ce neuvième jour du mois de juillet mil sept cent dix-sept.

Rochebonne, évêque-comte de Noyon.
Armand de Béthune, duc de Charost.
Louis-Auguste d'Albert d'Ailly, duc de Chaulnes.
Louis, duc de Saint-Simon.
Charles-Philippe d'Albert, duc de Luynes.
Le duc de Mortemart.
Le duc de la Force.
Maximilien-Henri de Béthune, duc de Sully.

IX

LE MÉMOIRE DU DUC DE NOAILLES SUR LES FINANCES EN 1717

Les indications bibliographiques relatives à ce mémoire ont été données ci-dessus, p. 340, note 3. Malgré son réel intérêt, son étendue nous interdit de le publier ici; nous nous contenterons d'en reproduire le commencement qui indique les six parties dont il se composait, et nous le ferons suivre du « Sommaire » rédigé par M. de Noailles lui-même pour faciliter à M. de la Vrillière sa besogne de secrétaire du conseil de régence, et que celui-ci, comme nous l'avons dit, inséra textuellement dans les procès-verbaux du Conseil. On aura ainsi une idée aussi exacte que possible du contenu du mémoire.

En voici le début :

« S. A. R., ayant jugé qu'il étoit nécessaire de remettre devant les yeux du Conseil tout ce qui concerne la finance, m'a ordonné de lui rappeler les différentes opérations qui ont été faites en conséquence de ses décisions et de lui représenter notre situation présente, afin de le mettre en état de prendre des mesures justes sur ce qui reste à faire, et de former des principes solides sur lesquels on puisse tenir une conduite invariable à l'avenir.

« Pour remplir les intentions de S. A. R. et arriver à la fin qu'elle se propose, j'ai cru devoir prendre chaque chose dans son origine et en expliquer le progrès, exposer au Conseil quels sont les revenus de l'État et en quoi ils consistent, lui faire connoître la situation où l'on étoit à la mort du feu Roi pour la comparer à celle où l'on se trouve aujourd'hui, et faire ensuite une balance exacte de la recette actuelle avec la dépense effective.

« Lorsque le Conseil aura une connoissance distincte du produit des revenus et du montant des charges, des opérations qui ont été faites sur chaque matière pour rapprocher la recette de la dépense, des impositions dont les peuples sont chargés et des dettes qui subsistent encore, il prendra avec plus de certitude les résolutions qu'il jugera être nécessaires pour le bien du royaume et pour l'avantage des particuliers, dont la fortune sera toujours exposée à des variations, tant qu'il n'y aura point de stabilité dans celle de l'État.

« Je me propose donc :

1° d'expliquer d'abord quels sont les différents revenus de l'État;

2° d'exposer ensuite la situation où étoient les affaires à la mort du feu Roi par rapport au montant du revenu, aux charges, aux dettes foncières, à l'état des dépenses, et aux dettes qu'on peut appeler exigibles ;

3° après quoi, je rendrai compte des différentes opérations qui ont été faites depuis le commencement de la Régence, pour faire connoître ce qu'elles ont produit ;

4° de là je représenterai notre état actuel et j'en ferai la comparaison avec celui où on étoit au mois de septembre 1715 ;

5° il sera nécessaire encore de faire une autre comparaison de l'état de ces revenus en 1715 avec celui où ils étoient en 1683, temps de la mort de M. Colbert, pour connoître de combien ils sont diminués et jusqu'où on peut espérer de les porter par le rétablissement des affaires ;

6° enfin, par les différentes observations que j'aurai l'honneur de faire sur ce qui a causé l'épuisement des finances, la ruine des peuples, la destruction du commerce et les autres maux dont le royaume se trouve affligé, le Conseil pourra se déterminer sur les partis qu'il jugera les plus convenables, soit pour le présent, soit pour l'avenir. »

Nous prenons maintenant le « Sommaire » :

Séance du Conseil du 19 juin.

« Sur la *première partie*, concernant les revenus, M. le duc de Noailles a dit qu'on ne pouvoit regarder dans un sens comme revenus appartenant à la couronne que les domaines, parce qu'ils sont proprement le patrimoine de nos rois, destiné à leur subsistance et à leur entretien, mais qu'il en a été fait tant d'aliénations différentes sous le titre d'engagements que ce qui en reste suffit à peine pour acquitter les charges.

« A l'égard des autres revenus, on peut les diviser en deux espèces : les impositions et les droits.

« Les *impositions* sont anciennes ou nouvelles. Les anciennes sont, dans les pays d'élections, la taille et le taillon ; dans les pays d'états, le don gratuit ; et dans les pays conquis, un subside qui y est levé suivant d'anciens usages dans lesquels les peuples ont été conservés, à mesure qu'ils ont passé sous la domination de nos rois. Il a ensuite expliqué l'établissement, la nature et le produit de ces impositions.

« Quant aux impositions nouvelles, les deux seules qui subsistent présentement sont la capitation et le dixième. Elles subsistent dans tout le royaume, hors dans quelques provinces qui se sont abonnées.

« La capitation fut établie la première fois par une déclaration du 18 janvier 1695, et elle ne subsista que jusqu'au 1er avril 1698. Elle a été rétablie par la déclaration du 12 mars 1701, et elle subsiste encore aujourd'hui. Les abonnements et les affranchissements qui en ont été faits ont été expliqués.

« A l'égard du dixième, il fut établi par une déclaration du 14 octobre 1710, à commencer du premier jour du même mois. Il consiste dans le dixième qui est retenu au profit du Roi sur tout ce qui est payé par S. M., et dans le dixième qui se lève sur tous les biens du royaume. Plusieurs provinces en ont été affranchies ou se sont abonnées. Il ne produit pas à beaucoup près ce qu'on s'étoit proposé dans le temps de son établissement, et il est à desirer qu'on en puisse faire la remise aux peuples.

« Pour ce qui est des *droits*, on a expliqué d'abord en quoi consistent les revenus casuels, qui sont distingués en ordinaires et extraordinaires. Les revenus extraordinaires ne regardent que les traités. Les revenus casuels ordinaires ont été fort diminués par l'édit du mois d'octobre 1709, qui a ordonné le rachat du prêt et de l'annuel, et il n'y a plus que trois sortes de droits qui se payent au trésorier des revenus casuels, savoir : le droit de survivance, par les secrétaires du Roi nouveaux acquéreurs ; la finance des offices auxquels il n'a point été pourvu depuis leur création ; et la finance des offices vacants.

« Les autres droits consistent dans tout ce qui se lève sur les choses, dont les besoins de la vie, la commodité, ou même le luxe, ont rendu l'usage nécessaire, et dans tout ce qui se trouve compris dans les différentes fermes du Roi.

« Les *fermes générales* sont composées : 1° des domaines ; 2° des cinq grosses fermes, traites ou douanes ; 3° des aides ; 4° des gabelles. Sous ces titres généraux sont compris un très grand nombre de droits de différente nature et de création différente ; ils ont tous été expliqués en détail, quoique avec précision.

« Tout le monde sait en quoi consiste le *domaine* ; il ne fait qu'une très petite partie du revenu de la ferme générale.

« Les *douanes ou cinq grosses fermes* comprennent : 1° la douane de Lyon ; 2° celle de Valence ; 3° le convoi de Bordeaux ; 4° la coutume de Bayonne ; 5° la traite d'Arzac ; 6° celle de Charente ; 7° la patente de Languedoc ; 8° la foraine et bouille de Roussillon ; 9° la romaine de Rouen ; 10° la prévôté de Nantes.

« Outre ces droits principaux, il y en a beaucoup d'autres, moins considérables, qui font partie des cinq grosses fermes et qui se perçoivent en différents cantons du royaume.

« Sous le nom d'*aides*, qui étoit un droit très simple dans son origine, on comprend aujourd'hui plusieurs autres droits qui ont été établis et augmentés en différents temps, tels que les droits d'entrées, de gros, de subvention, pont de Joigny, le droit de rivière, celui de charroi, le sol pour pot, le huitième et le quatrième, le droit sur le poisson de mer, bétail à pied fourché, bois carré, marque sur le fer et sur l'acier, mines de fer, marque et contrôle du papier, papier timbré, le barrage pour l'entretien du pavé, droit de seigneuriage ou marque sur l'or et l'argent, les octrois des villes, le parisis des droits attribués aux officiers des cours, les droits sur les soudes ou cendres gravelées, pont de

Meulan, œufs, gibier, volaille, subsistances des villes, tarif de la ville d'Alençon, vingt-quatrième d'Angoulême, péage du Pont-sur-Yonne, impôt et billots de Bretagne, droit sur le pastel, etc. — Il a été observé, à l'occasion de cette multitude de droits, qu'à mesure qu'on les avoit augmentés les consommations étaient diminuées.

« Les *gabelles* ont été distinguées en grandes et petites. Les grandes gabelles comprennent les généralités de Soissons, Paris, Amiens, Châlons, Dijon, Moulins, Bourges, Orléans, Tours, Alençon, Caen et Rouen. Les petites gabelles comprennent Lyon, Grenoble, Aix, Montpellier, Toulouse et quelques prévôtés et élections particulières. On les appelle petites gabelles à cause du prix du sel, qui est moindre que celui des grandes gabelles, et parce qu'elles ne sont pas sujettes à l'impôt comme les grandes. Outre ces généralités sujettes à l'impôt et à la vente, ou à la vente seulement, les autres généralités ou provinces du royaume ont la liberté du commerce du sel, soit à cause des conditions sous lesquelles elles se sont données à la France, ou par le rachat qu'elles ont fait de ce droit sous Henri II.

« Outre les fermes générales, il y a plusieurs *fermes particulières*, qui comprennent les domaines de Flandres, ceux d'Alsace et de Longwy, le domaine d'Occident, le tiers-surtaux de la ville de Lyon, les postes de France et les postes étrangères qui ont été réunies, le tabac, les greffes, les francs fiefs, amortissements et nouveaux acquêts, le contrôle des actes, celui des exploits, les inspecteurs des boissons, les courtiers-jaugeurs, la ferme des suifs, celle des cartes, et la ferme de la bourse commune de Bretagne.

« L'origine et l'état présent de ces différentes fermes ont été expliqués ; après quoi M. le duc de Noailles a rendu compte de l'état où elles étoient à la mort du feu Roi, tant par rapport aux rentes dont elles étoient chargées que par rapport aux avances que les fermiers avoient faites en différents temps sur le prix de leurs baux.

« De là, il a passé à la *seconde partie* de son rapport, et il a représenté les preuves des aliénations et constitutions qui subsistoient au 1er septembre 1715 des dettes exigibles dont l'État se trouvoit alors chargé, tant par les arrérages et intérêts de toute espèce qui étoient dus que par la multitude de papiers royaux qui inondoient le public.

« Il a fait voir ensuite qu'il ne restoit à percevoir au 1er septembre 1715, sur tous les revenus de la même année, qu'environ cinq millions, le surplus ayant été consommé par anticipation ; qu'il ne restait pareillement qu'environ dix millions à recouvrer pour l'année 1716, et qu'il en étoit à peu près de même pour l'année 1717.

« Et, après avoir représenté les états des revenus, des dépenses et des charges, il est trouvé que les revenus de l'année 1715 montoient à 165 millions, les charges et diminutions à 96 millions, l'état des dépenses à 146 millions ; que, par conséquent, il y avoit manque de fonds de 77 millions, quand même les revenus n'auroient point été consommés par anticipation.

« Et enfin il a représenté les états des dettes mobilières ou exigibles, qui montoient à la mort du feu Roi, suivant les vérifications et les visas qui en avoient été faits, à plus de 710 millions, non compris environ 25 à 30 millions d'autres dettes de différentes natures.

« Le Conseil a été continué par S. A. R. au 21 de ce mois pour entendre la suite du rapport. »

Séance du 21 juin 1717.

« M. le duc de Noailles a continué son rapport général, et, avant que de rappeler la conduite qui a été tenue, les différentes opérations qui ont été faites sous les ordres de S. A. R. et du Conseil, et le fruit qui en a été retiré [*troisième partie*], il a observé que, outre le désordre extrême où se trouvoient les finances, la circulation étoit entièrement arrêtée, la confiance perdue, les troupes mal payées et commençant à se mutiner, les pourvoyeurs hors d'état de soutenir le service, le paiement des rentes de la ville considérablement retardé, et qu'il n'y avoit pour toute chose que sept à huit cent mille livres à la ferme générale pour acquitter les arrérages du passé et pour soutenir un paiement de quarante mille écus par jour à l'hôtel de ville.

« Il a ajouté que, si la recette eût été alors égale à la dépense, les retranchements que S. A. R. auroit pu faire auroient tourné au soulagement des peuples ; qu'en dépensant dix millions de moins, elle leur auroit fait un présent de dix millions par an, et qu'elle auroit joui dès le premier instant de la satisfaction publique, au lieu que le retranchement de plus de quarante millions sur l'état des dépenses, joint à une application et à un travail non interrompus, n'a encore pu la faire parvenir à ce qu'elle desire avec tant d'ardeur.

« Il a dit ensuite que S. A. R. avoit jugé qu'il falloit commencer par satisfaire à ce qu'il y avoit de plus pressant et à prévenir sur toutes choses ce qui pourroit causer quelque émotion : d'un côté, le paiement de la solde et de la subsistance des troupes ; de l'autre le paiement des arrérages des rentes sur la Ville. L'un intéressoit la sûreté et la tranquillité du royaume ; l'autre regardoit la subsistance journalière d'une infinité de familles.

« Que l'on avoit assuré le premier en engageant les receveurs généraux à signer au mois d'octobre 1715 un résultat par lequel ils s'obligèrent de fournir deux millions par mois pendant les quatre derniers mois de 1715 et deux millions cinq cent mille livres dans chaque mois de l'année 1716 ; — et qu'on avoit satisfait au second en obligeant, au moyen d'un nouveau bail, les fermiers généraux à faire une nouvelle avance de cent mille livres chacun.

« Que S. A. R. n'avoit voulu écouter aucune proposition de traités extraordinaires, pour ne pas vexer davantage les peuples ; qu'elle avoit au contraire confirmé par une déclaration expresse la suppression des traités qui subsistoient.

« Qu'ensuite elle s'étoit attachée à démêler la confusion et à rétablir l'ordre dans toutes les parties de la finance, en commençant par les registres du Trésor royal, dont l'explication a été donnée au Conseil, qui a été extrêmement satisfait de la manière dont ils sont tenus, et en donnant ses ordres pour l'expédition de tous les états qui étoient arriérés de plusieurs années, en sorte qu'on n'avoit pas même la triste satisfaction de démêler le montant des dettes dont on étoit accablé, et que tous les comptes des officiers comptables étoient considérablement reculés, au lieu que, par les travaux immenses qui ont été faits à cet égard, on est sur le point de voir l'ordre rétabli dans toutes les parties de la finance.

« Qu'on avoit cru qu'il n'étoit pas moins important d'abroger l'usage où étoient les intendants de faire, sous l'autorité des ministres de la guerre, des impositions par rapport aux fourrages, aux ustensiles et aux quartiers d'hiver, au lieu que ce pouvoir appartient au Roi seul et que les impositions ne doivent être faites qu'en vertu d'arrêts.

« Qu'après avoir remis les choses dans l'ordre et dans la règle, S. A. R. avoit travaillé au retranchement des dépenses, en sorte que, les différents services se trouvant remplis, la dissipation en fût bannie.

« Qu'après avoir fait le retranchement des dépenses, on avoit travaillé à la diminution des charges.

« Que le premier édit de réduction avoit été donné dès le mois d'octobre 1715 pour mettre au denier 25 les rentes créées sur les tailles au denier 12, n'y ayant aucune partie de rente qui dût être plus privilégiées que celles de la Ville.

« Qu'au mois de décembre de la même année il fut rendu un édit beaucoup plus étendu, puisqu'il comprend et réduit aussi au denier 25 toutes les espèces de rentes créées depuis 1689 par vingt-deux différents édits et assignées sur toutes les natures de fermes et revenus de l'État, et qu'on a même retranché une partie des capitaux de celles qui avoient été continuées en papier.

« Que cette réduction considérable avoit été suivie d'une autre non moins importante par un édit du mois de janvier 1716, qui réduit pareillement au denier 25 les arrérages des augmentations de gages, des gages attribuées aux offices créés depuis 1689 et de toutes les autres parties employées dans les états du Roi.

« Que les pensions même accordées par le feu Roi n'avoient pas été jugées devoir être exemptes de réduction, mais qu'on avoit suivi des règles générales, pour ne point exciter l'envie et pour bannir les plaintes et les prédilections.

« Qu'on s'étoit occupé en même temps à examiner les mémoires qui étoient présentés de toutes parts touchant cette multitude de papiers royaux dont on ignoroit le nombre et le montant, et dont l'excès est si nuisible au commerce et à la circulation ; mais que, après avoir reconnu que, dans toutes les propositions qui étoient faites, l'intérêt personnel avoit plus de part que le bien commun, on avoit jugé que, tant qu'il y auroit une diversité de papiers, on laisseroit subsister la principale cause de l'usure ; — que, si l'on arrangeoit l'un au préjudice de l'autre, celui dont il ne seroit point question se trouveroit absolument avili ; et qu'il étoit prudent, d'un côté, de connoître toute l'étendue de la matière, et que, d'un autre côté, puisqu'on étoit hors d'état de se libérer, il falloit du moins se rapprocher de la possibilité pour en payer les intérêts, après avoir pris toutes les mesures possibles pour rendre à chacun des porteurs de billets une justice proportionnée à leur qualité et à leur bonne foi.

« Que ce fut par ces raisons que le Conseil rendit la déclaration du 7 décembre 1715, par laquelle il ordonna que tous les papiers royaux seroient visés par des commissaires nommés à cet effet, après avoir été certifiés par les propriétaires, qui ne soupçonnèrent pas que des certificats qu'ils mirent au dos de leurs billets on dût tirer la preuve du chemin qu'ils avoient fait, avant de tomber entre leurs mains.

« Qu'à la fin de chaque journée, le chef de chaque bureau se faisoit rapporter un état de tous les visas qui avoient été faits, et que d'autres personnes intelligentes étoient employées à porter ces états sur des registres suivant les différentes notes qui avoient été faites par les commissaires.

« En sorte que, dans le même jour, il se faisoit deux et trois opérations différentes et qui tendoient à la même fin, et qu'au bout de trois mois qui furent employés à achever, revoir, comparer et corriger toutes les opérations, on fut en état de donner, en connoissance de cause, une déclaration le 1er avril 1716, par laquelle on liquida tous les effets royaux à 250 millions, en rangeant chaque espèce dans une classe particulière, et en distinguant dans chaque classe les différentes qualités et professions des personnes, d'où il arriva que tout le monde fut en même temps instruit de son sort.

« A quoi on doit ajouter que, quoique S. A. R. eût ordonné de recevoir les placets de tous ceux qui formeroient des plaintes, il n'y a eu cependant que pour environ 14 millions de placets donnés et qu'il ne s'en est trouvé que pour 8 millions qui fussent bien fondés et auxquels on a rendu justice, les autres ayant été convaincus de s'être plaints à tort, et cela par l'ordre qu'on avoit fait tenir et par les soins qu'on s'étoit donné pour remonter à la source et pour connoître toutes choses à fond. Aussi a-t-on été surpris qu'un ouvrage si étendu et si difficile eût été consommé avec tant de justesse et de tranquillité.

« Qu'après cela on s'étoit appliqué à supprimer cette prodigieuse quantité d'offices et de droits créés depuis 1689, afin de remettre les choses au même état où elles étoient avant les deux dernières guerres, qui ont si fort épuisé le royaume ; ce qui étoit d'autant plus nécessaires que ces nouveaux offices étoient également à charge à l'État et aux peuples par les gages, les attributions et les privilèges qui y étoient attachés, et parce que le poids entier des impositions retomboit sur un petit nombre de commerçants, d'artisans et de laboureurs, qu'on a perpétuellement surchargés de ce qui manquoit du côté des privilégiés.

« Que, dans le temps de ces opérations aussi importantes que nécessaires, on s'étoit déterminé à ordonner le surhaussement des monnoies, quoique avec une extrême répugnance, parce qu'en effet c'est une chose très mauvaise en soi et très nuisible à l'État, mais qu'on y avoit été pour ainsi dire forcé par les sollicitations des banquiers, des marchands et des négociants, et encore plus parce qu'on n'avoit d'ailleurs aucune ressource pour subvenir à toutes les charges et les dépenses de l'État ; qu'ainsi on avoit pris dès le premier jour toutes les précautions imaginables pour prévenir les maux qu'on avoit sujet de craindre de la plus-value des espèces.

« Que, dans cette vue, S. A. R. avoit trouvé le moyen de faire des fonds dans les Monnoies, et qu'elle avoit donné des ordres si absolus de payer toujours comptant les espèces à réformer qu'on y apporteroit, qu'elle fit cesser tout d'un coup l'inquiétude où l'on étoit de voir revivre les billets de monnoie, dout on conserve encore un si triste souvenir.

« En second lieu, elle prit une ferme résolution de n'écouter aucune proposition de sur-rachat ; 3° elle écarta absolument l'idée de recevoir une partie des effets aux hôtels des monnoies ; 4° en défendant l'entrée dans le royaume des espèces réformées, elle fit tomber les trois quarts des fausses réformations dans le pays étranger.

« D'où il est arrivé qu'il est plus entré d'espèces dans les Monnoies dans l'espace de dix-huit mois qu'il n'en étoit entré dans les précédentes réformations, qu'on a soutenu le change avec les étrangers, et que personne n'a partagé le bénéfice de la réformation, qui a servi à acquitter une infinité de dettes privilégiées.

« Au surhaussement des espèces succéda l'établissement de la Chambre de justice, qu'on accorda aux vœux des peuples, qui ne cessoient point de demander pourquoi on laissoit jouir tranquillement de leurs dépouilles les auteurs de leurs misères.

« S. A. R. avoit déclaré qu'elle ne se résoudroit jamais à prendre la voie des taxes arbitraires qui entraînent toujours des injustices. On avoit de plus l'expérience de six chambres de justice qui avoient été établies successivement à la fin des guerres qui avoient le plus ravagé le royaume. Et enfin on jugea qu'il étoit nécessaire, pour rétablir entièrement l'ordre dans les finances, de faire quelques exemples dans le public, outre qu'il n'y a que la chambre de justice seule qui puisse mettre les gens d'affaires à couvert de toutes recherches et leur donner un état certain.

« Que toute la différence qu'il y a eue entre la Chambre de justice qui vient de finir et celles qui l'avoient précédée consiste en ce que le procureur général demandoit à chaque homme d'affaires la déclaration de ses biens par le menu, au lieu qu'ils ont tous été en même temps obligés de fournir les états de leurs biens en vertu d'une déclaration du Roi, pour abréger la durée de cette chambre, dans le temps même qu'on en faisoit l'établissement, et que, sans cette précaution, le procureur général n'auroit pas encore pu avoir fini ses sommations et ses réquisitoires.

« Que cette chambre n'a duré qu'une année; qu'il y a eu pour deux cent vingt millions de taxes employées dans les rôles arrêtés au Conseil, et qu'il en reste encore aux gens d'affaires taxés environ cinq cent millions, suivant le dépouillement qui a été fait des déclarations de leurs biens, qui montoient au total à 712.922.688 livres, en sorte que, comme on a vu d'abord le public irrité contre eux, ensuite par un effet de l'inconstance française les regarder avec compassion, le temps n'est pas loin qu'on le reverra reprendre ses premiers sentiments à leur égard. Le peu de changement qui paroît dans leur dépense, le même nombre de domestiques qui subsistent chez eux et qui pourroient être occupés ailleurs plus utilement, annoncent déjà ce qu'on en doit attendre.

« Que la chambre de justice n'a coûté qu'environ 1.200.000 livres et que, pendant sa durée, on a travaillé à faire des règlements généraux pour corriger des abus qui subsistoient depuis trop longtemps et pour rétablir l'ordre dans la régie et l'administration des finances, afin de rendre les recouvrements plus prompts et plus faciles et de prévenir le divertissement des deniers royaux.

« L'édit du mois de mai 1716, qui abroge l'usage des billets payables au porteur, est conforme aux anciens règlements, prévient la plupart des banqueroutes frauduleuses, diminuera l'usure et fera employer plus d'argent dans le commerce.

« Celui du mois de juin 1716 qui impose à tous les comptables, depuis les gardes du Trésor royal jusqu'au dernier commis, la nécessité de tenir des livres-journaux, est de toutes les précautions la plus sûre pour les contenir dans leur devoir.

« Et la déclaration du même mois, concernant les receveurs généraux des finances et les receveurs des tailles, a non seulement assuré le recouvrement de la partie du Trésor royal qui est destinée au payement des troupes, mais elle a de plus mis le Conseil en état de connoître, par les comptes qu'il a fait rendre par bref état à plus de deux cents comptables, la situation effective où ils se trouvent entre eux, avec le Roi, et avec le public, et de s'instruire en même temps de tous les restes qui sont dus par les paroisses des pays d'élections. L'ordre qui a été observé à cet égard et les registres à partie double qui ont été tenus et qu'on tient encore pour être toujours assuré de l'état et de la fidélité de chaque comptable, méritent l'attention du Conseil.

« Ici les registres et les états ont été rapportés, avec plusieurs parallèles qui font connoître l'utilité de ces opérations.

« S. A. R. a continué le Conseil au 23 du présent mois, pour entendre la suite du rapport. »

Séance du 23 juin 1717.

« M. le duc de Noailles, après avoir rappelé avec précision l'endroit où il étoit resté le jour précédent, a dit que, pendant qu'on avoit travaillé à rétablir l'ordre dans les recettes générales et particulières et à connoître les restes dus par les paroisses des pays d'élections, on avoit formé le projet de l'établissement de la taille proportionnelle, dont les motifs sont de connoître à fond tous les revenus du royaume, à quoi ils peuvent monter, la qualité des terres, le produit de chacune, le rapport qu'il y a entre les revenus et les impositions, le nombre des habitants, le commerce de chaque province, combien il y a de personnes qui travaillent à la culture de la terre, combien de gens de commerce ou d'industrie; de voir par comparaison et de proche en proche combien une généralité, une élection, une paroisse, est plus chargée que l'autre, la relation qu'il y a entre elles, les moyens d'introduire de l'une à l'autre, le commerce qui peut leur être propre et dont elles ont besoin; et enfin d'établir un pied commun et équitable dans les impositions, en écartant l'arbitraire, qui est la source de tous les maux.

« M. le duc de Noailles a ensuite expliqué le progrès et l'état actuel de la taille proportionnelle; après quoi, il a passé à celui de la banque générale, dont on est entièrement redevable à S. A. R., qui a connu d'abord les avantages qu'on en pouvoit espérer, et qui a déclaré qu'elle lui accordoit une protection toute particulière.

« Que la banque générale a effectivement contribué à soutenir le change sur un pied avantageux; qu'elle nous a rendu la confiance des étrangers, qui ne vouloient plus commercer dans le royaume, à cause des retours de leurs lettres de change, qu'on leur renvoyoit sans être acquittées, et des banqueroutes fréquentes des banquiers, marchands et négociants du royaume, depuis la dernière diminution des espèces, au lieu que les étrangers commercent présentement avec sûreté par le moyen des billets de banque, qui sont toujours acquittés à vue, et qui suppléent d'ailleurs aux voitures des espèces des provinces à Paris et des provinces entre elles.

« Que, au milieu de ces opérations principales et malgré la difficulté des temps, il n'y a point eu de province dans le royaume qui n'ait été soulagée par des diminutions considérables, dont l'état a été rapporté, et cela outre la suppression de plusieurs droits onéreux et des quatre sols pour livre imposés sur tous les droits des fermes qui augmentoient si fort le prix des denrées et qui causoient un si grand préjudice au commerce.

« Qu'on a de plus augmenté presque tous les baux particuliers et remboursé les avances faites par la plupart des fermiers, afin de rendre les fermes libres dans la suite.

« Et qu'enfin il a été fait dans le conseil de finances une infinité d'autres travaux également utiles et nécessaires, non seulement par rapport au contrôle général des finances, aux sommes qui doivent être portées au Trésor royal, qu'à la réformation, le repeuplement et le recépage des forêts, au rétablissement de la navigation de plusieurs rivières et à tout ce qu'on appelle l'administration journalière.

« Que plus de cent vingt édits ou déclarations rendus depuis le commencement de la Régence, environ quatre mille cinq cents arrêts et autant de décisions particulières en font la preuve, et qu'on en va connoître l'utilité par l'examen de l'état actuel des finances du Roi et par la comparaison qui en sera faite avec la situation où elles étoient au 1er septembre 1715.

« Mais que le conseil de commerce ayant une relation nécessaire à celui des finances, il étoit convenable de rendre préalablement compte de ce qui y a été fait de plus essentiel.

« Qu'à la mort du feu Roi tout ce qui pouvoit avoir rapport au commerce étoit détruit ou dérangé, qu'il n'y avoit plus de marine, qu'une grande partie de nos manufactures étoient tombées, les négociants sans crédit et sans émulation, que la plupart d'entre eux avoient abandonné leur profession pour devenir marchands de papier, et que les autres, pour éviter la perte des diminutions d'espèces, s'étoient chargés de marchandises étrangères, qu'ils avoient achetées fort cher et qui étoient dépéries chaque jour entre leurs mains faute de débit, en sorte qu'on voyoit des banqueroutes continuelles.

« Que le conseil de commerce n'avoit pas cessé, depuis son établissement, de travailler à toutes les matières qui intéressoient le commerce général du royaume, celui des provinces, et même les négociants en particulier.

« Que l'attribution donnée par plusieurs déclarations consécutives aux juridictions consulaires pour connoître des faillites et banqueroutes avoit prévenu la ruine d'un grand nombre de commerçants.

« Que ce conseil avoit délibéré sur tous les arrêts qui ont été rendus pour renouveler et faire exécuter les défenses de commercer, d'exposer et d'employer en meubles et en habits les étoffes des Indes et de la Chine, ce qui auroit achevé de détruire le reste de nos manufactures.

« Que c'est sur son avis qu'on a modéré plusieurs droits d'entrées, qui embarrassoient le commerce et faisoient préjudice à la navigation.

« Qu'il a soutenu, conservé ou rétabli les manufactures de la plupart des provinces du royaume.

« Qu'il a eu une attention continuelle à s'instruire du prix des grains dans le royaume, afin d'éviter les deux extrémités de la trop grande abondance ou de l'extrême cherté, et qu'il a demandé successivement la prorogation des arrêts pour en permettre la sortie pendant les temps limités.

« Qu'il a été également attentif au sujet des bestiaux nécessaires pour la culture des terres et la subsistance des peuples.

« Qu'il s'est attaché à entretenir la bonne intelligence avec les étrangers et l'exécution des derniers traités de paix.

« Qu'il a travaillé au renouvellement du traité de commerce avec les villes hanséatiques, à la déclaration qui défend aux sujets du Roi le commerce et la navigation de la mer du Sud, à faire décider les contestations importantes qui subsistoient depuis si longtemps entre les villes de Lyon et d'Avignon, et à plusieurs règlements utiles qui font espérer qu'en continuant d'agir sur les mêmes principes, de concert avec les conseils de finances et de marine, on parviendra à procurer le rétablissement du commerce.

« M. le duc de Noailles a passé ensuite à la *quatrième partie*, et il a représenté plusieurs états différents, savoir : les états de dépense, pour faire connoître de combien ils ont été diminués ; — les états des charges, pour montrer de combien ils ont été réduits par le moyen des différentes opérations qui ont été faites ; — les états des dettes exigibles qui subsistent encore, afin que S. A. R. et le Conseil connoissent ce qu'il y en a eu de réduites ou d'acquittées ; — les états des sommes payées en argent depuis le commencement de la Régence jusqu'au 1er juin 1717, soit au Trésor royal, à l'hôtel de ville ou ailleurs.

« Et il a résulté de ces différents examens qu'il y a eu pour plus de quatre cents millions d'effets royaux réduits ou acquittés, et qu'il n'en reste que pour environ trois cents millions, qui consistent tant en billets d'État qu'en billets de receveurs généraux ; — qu'il a été payé en argent plus de deux cent trente millions ; — que la recette a été augmentée, tant par l'augmentation des fermes particulières que par la réduction des charges, d'environ quinze millions ; — et que, au moyen de la diminution qui a été faite sur la dépense, au lieu qu'il s'en falloit 77 millions par an que la recette n'égalât la dépense, le manque de fonds ne se trouvoit présentement que d'environ sept à huit millions, en y comprenant les intérêts des billets d'État et de ceux des receveurs généraux, à raison de quatre pour cent.

« A quoi on doit ajouter qu'il n'a été contracté aucun emprunt, ni fait aucune affaire extraordinaire depuis la mort du feu Roi.

« Mais que cette situation ne pouvoit être regardée comme favorable et avantageuse qu'en la comparant à l'état où étoient les affaires au commencement de la Régence, et que, lorsqu'on la considéroit en elle-même, il étoit aisé de juger qu'il y avoit encore beaucoup à travailler pour rétablir entièrement les affaires, soulager les peuples et leur procurer le bonheur dont ils sont privés depuis si longtemps ; et que, pour avoir à cet égard un point de vue juste, il étoit nécessaire de comparer notre état présent à celui où l'on étoit en l'année 1683, temps de la mort de M. Colbert [*Cinquième partie*].

« Sur quoi M. le duc de Noailles a représenté les états des revenus, des charges et des dépenses qui subsistoient alors ; il en a fait le parallèle avec l'état actuel des finances et observé les progrès qu'il y a eu sous les différents ministères dans l'augmentation des charges et des impositions.

« S. A. R. a continué le Conseil au 26 juin présent mois pour entendre la fin du rapport. »

Séance du 26 juin 1717.

« M. le duc de Noailles, après avoir fait une courte récapitulation de l'état violent où l'on se trouve encore aujourd'hui malgré les opérations utiles qui ont été faites successivement depuis l'établissement du conseil de finances, a dit qu'il croyoit nécessaire de faire connoître les différentes causes des maux dont l'État étoit affligé, afin de les prévenir, s'il étoit possible, et de n'y plus retomber [*Sixième partie*].

« Que la première cause venoit de la multitude d'aliénations et de constitutions de toute espèce qui ont été faites sur l'État et qui ont formé une espèce de bien dans le royaume, qu'on ne peut acquitter qu'aux dépens du bien réel du commerce et de l'industrie.

« Que ces constitutions étant perpétuelles, c'est une charge permanente pour les peuples, sur lesquels ont est obligé d'augmenter les impositions à proportion des dettes et des engagements qui ont été contractés.

« Que, si cela forme des fortunes plus considérables parmi un nombre de particuliers, tous les autres sujets du Roi en souffrent, sans espérance d'aucun soulagement jusqu'à ce que les créanciers de l'État aient été acquittés.

« Que M. de Sully et M. Colbert, ayant reconnu que le bonheur des peuples étoit attaché à la libération de l'État, avoient employé les premières années de leur ministère à diminuer les dettes et à rembourser les capitaux ; qu'ils s'étoient fixés l'un et l'autre à ne laisser subsister que très peu de créances sur le Roi, et qu'on devoit mettre en usage tous les moyens équitables pour faire des remboursements, afin de parvenir plus tôt à faire des remises aux peuples.

« Que la seconde source de nos maux venoit des traités extraordinaires qui avoient été faits dans le cours des deux dernières guerres ; qu'il y en avoit eu plus de cinq cent soixante ; que cela avoit donné lieu à une infinité de vexations ; que l'on avoit forcé par là presque tous les sujets du Roi à donner tour à tour une partie, non pas de leur revenu, mais du capital de leur bien ; qu'il s'en falloit beaucoup que le produit de ces traités fût entré en entier dans les coffres du Roi, puisque les traitants en avoient toujours eu une partie considérable, au lieu que, si l'on avoit fait dès les premiers temps des impositions générales à proportion des besoins de l'État et du revenu d'un chacun, personne n'auroit été ruiné, et on en auroit été quitte pour modérer sa dépense.

« Que la troisième cause de la misère publique venoit de l'inégalité dans les répartitions ; que les personnes puissantes, usant de leur crédit pour ne pas contribuer aux charges publiques ou pour en faire exempter ceux en qui ils s'intéressoient, faisoient retomber tout le poids des impositions sur ceux qui méritent le plus d'être soulagés ; que la ruine de l'un a successivement attiré la ruine de l'autre, et qu'on a vu par là les paroisses désertes, les terres incultes et presque tout le monde devenu malheureux.

« Que la quatrième cause des maux dont l'État est affligé devoit être attribué au peu d'attention qu'on avoit eue à soutenir le change avec les étrangers ; que rien n'étoit plus important que de le conserver toujours sur un pied favorable ; que, quoiqu'il y eût six cents millions dans le royaume en l'année 1689, temps de la première réforme des monnoies, et quoiqu'il y soit entré depuis ce temps-là environ cinq cents millions par le commerce de la mer du Sud, cependant à peine y en a-t-il présentement la moitié, et que la plus grande partie a passé au profit de l'étranger, par les pertes qu'on a faites sur le change.

« M. le duc de Noailles a expliqué ensuite les causes de la variation du change, les remèdes qu'on pouvoit y apporter lorsqu'il tomboit à notre désavantage, et les moyens de rétablir la circulation, le commerce et la confiance.

« Après quoi, il a supplié S. A. R. de nommer tels de Messieurs du Conseil qu'elle jugera à propos, pour examiner et discuter dans des conférences particulières les propositions qui peuvent être faites sur les différents objets qu'on peut avoir par rapport à la finance et au commerce, afin d'en rendre ensuite compte au Conseil et de procurer autant qu'il sera possible le bien de l'État et le soulagement des peuples. »

ADDITIONS ET CORRECTIONS

Page 39, note 1. Voici le passage de la lettre de Dubois à Saint-Simon dont il a été parlé : « Si quelque chose, Monsieur, pouvoit me flatter, ce seroit l'honneur de votre approbation, parce que votre esprit pénétrant vous fait voir les choses comme elles sont, et que votre droiture ne vous permet de parler que sincèrement. J'avoue que je suis heureux que la Providence se soit servie de moi pour procurer au royaume et à un maître que j'adore depuis trente-cinq ans le plus grand bien qu'on pût espérer dans la situation présente, pourvu qu'on sache l'assurer et en faire un bon usage. Je vous supplie, Monsieur, d'exhorter ce prince, que Dieu semble destiner à de grandes choses, à être ferme dans ses opinions et dans sa confiance. J'espère que vous serez plus content du détail encore que de la première nouvelle. Je vous rends mille grâces, Monsieur, des marques de bonté dont vous m'honorez et que je continuerai de ménager avec l'attention que vous méritez. »

Page 46, note 2. Bamberg est une ville de Franconie située au confluent du Mein et du Rednitz. L'évêché n'en fut fondé qu'en 1006 par le pape Jean XXIX, à la prière de l'empereur Henri II, qui affectionnait beaucoup cette ville et qui gratifia de l'évêché son chancelier Éverard. Le pape et l'Empereur donnèrent à ce siège des privilèges importants : il relevait directement du saint-siège et précédait tous les autres évêques d'Allemagne ; le titulaire était comte souverain de tout le territoire du diocèse, qui confinait d'un côté à l'évêché de Würzbourg ; il était directeur du cercle de Franconie, et les quatre grands officiers de l'Empire étaient obligatoirement grands officiers de l'évêché. Ses revenus étaient considérables ; il était assisté d'un chapitre de vingt chanoines et de quinze domicellaires.

Page 78, note 4. Le maréchal de Tessé écrivait au prince de Monaco, le 3 avril 1717, à propos de l'usurpation du Grand Prieur : « Il s'est passé, le jour de la Cène, une prétendue usurpation de la part de M. le Grand Prieur, qui se planta au rang des princes du sang avec un carreau immédiatement après le second fils de M. du Maine ; car M. le comte de Toulouse étoit à Fontainebleau. L'on s'en plaignit et le prince Régent dit que jamais M. de Vendôme n'y avoit pensé et qu'il lui en parleroit. Cependant, quand le Roi alla aux Feuillants, il fit la même chose ; ainsi il est vraisemblable que M. le Régent avoit oublié de lui en parler. Cependant M. de Dreux a eu ordre de marquer sur son registre que cela s'est fait par surprise et n'est point de droit. Vous croyez bien, mon grand prince, que cela a causé quelque agitation. » (A. Le Glay, *Lettres du maréchal de Tessé au prince Antoine I*[er] *de Monaco*, 1917, p. 304.)

Page 171, note 6. Madame (*Correspondance*, recueil Brunet, tome I, p. 263) faisait de sa petite-fille le portrait suivant : « Mlle de Chartres danse bien, chante encore mieux ; elle a une voix étendue et belle ; elle déchiffre la musique à livre ouvert et elle comprend parfaitement l'accompagnement. Elle chante sans faire les moindres grimaces. Elle persiste fermement à se faire religieuse ; mais je ne puis croire qu'elle en ait la vocation, car elle a tous les goûts d'un garçon ; elle aime les chiens, les chevaux, la chasse, les coups de fusil ; elle ne craint rien au monde et ne se soucie nullement de ce qu'aiment les femmes. Elle ne se préoccupe pas du tout de sa figure, quoiqu'elle ne soit point laide et qu'elle soit bien formée. » Voyez encore dans la même *Correspondance*, tome II, p. 80, 107, 112 note et 154 à 157, où elle donne de nouveaux détails sur la princesse.

Page 177, note 6. Le 22 avril 1717, la duchesse de Lorraine écrivait à Mme d'Aulède (*Lettres*, publiées par A. de Bonneval, p. 44-45) : « Je ne suis pas surprise des impertinences de M. de Saint-Simon. Pour la dernière qu'il a eue avec le prince de Lambesc à l'enterrement de la duchesse de Duras, il n'y a qu'à en rire ; car, quand même il auroit été prince du sang, il n'auroit pas dû passer dans cette occasion devant M. de Lambesc, qui étoit le plus proche parent. Quand ce prince n'auroit même été que simple homme, il devoit passer selon sa parenté, comme cela se fait ordinairement ; mais cela prouve bien la folie de M. de Saint-Simon de vouloir passer devant un prince de maison souveraine. Je suis sûre que les ducs qui sont de naissance ne feroient pas une chose comme cela, et il n'y a que ceux qui ne sont pas, à le bien prendre, gentilshommes qui puissent être aussi impertinents. »

Page 190, note 4. Malgré les affirmations des gazettes, il semble bien que le comte de Charolais ne fut pas reçu par l'Empereur, et qu'on attribua ce contretemps à une manœuvre du comte de Bonneval, reparti récemment pour Vienne. M. de Caumartin de Boissy écrivait le 2 juillet à sa cousine (*Les Correspondants de la marquise de Balleroy*, tome I, p. 173) : « On a beaucoup crié contre Bonneval. Madame la Princesse avoit envoyé une lettre à M. de Charolois pour la présenter lui-même à l'Empereur, avec qui l'impératrice Amélie avoit négocié pour lui faire accorder de grandes distinctions dans cette visite. M. de Bonneval a fait continuer la route de M. de Charolois sous prétexte qu'il pourroit arriver quelque action pendant ce temps-là. Madame la Princesse, Madame la Duchesse et Monsieur le Duc sont au désespoir. On accuse Bonneval de ne l'avoir fait que pour faire plaisir aux Bâtards et ôter la distinction que M. de Charolois auroit eue. » De son côté, la duchesse de Lorraine (*Lettres à la marquise d'Aulède*, publiées par A. de Bonneval, p. 53-54 et 60) se plaint aussi de ce que le prince n'ait pas vu l'Empereur et parle du mauvais effet que cela fit à la cour de Vienne.

Page 209, note 1. A propos de ce traité d'union de la noblesse de France d'octobre 1649 dont notre auteur raconte qu'il a copié l'original signé de cent soixante-sept noms chez le médecin chartrain Bouvard, on a dit qu'il en existe aux Archives nationales, carton K 118 $\frac{A}{7}$, nº 24 $\frac{5}{7}$, un autre original (qui porte la cote ancienne A. 13. R. 1. 4), qui est conforme comme texte, mais qui n'a que neuf signatures. De ce type à neuf signatures, nous connaissons deux autres copies : 1º dans le volume Clairambault 718 à la Bibliothèque nationale, fol. 201 ; 2º dans le sixième volume du Recueil de la pairie (Archives nationales, KK 597, p. 195), copie certifiée par un secrétaire du Roi, sur la marge de laquelle est inscrite la mention suivante : « Nota. La pièce originale est au Dépôt de la pairie, portefeuilles verts, A. 13. R. 1. 4. » C'est exactement la cote que nous venons de noter pour la pièce de K 118, dont l'origine et l'authenticité sont ainsi affirmées. — Autre copie, mais dans laquelle les signatures ne sont pas relevées, dans le manuscrit Baluze 198, fol. 55, en tête de la nouvelle protestation de 1651. — Enfin, le document fut imprimé sous le titre *Union de la noblesse de France touchant leurs prééminences*, Paris, 1649, 8º (un exemplaire est dans KK 597, p. 187) avec une soixantaine de signatures seulement, très estropiées, et c'est évidemment cet imprimé qu'a reproduit Omer Talon dans ses Mémoires ; car les signatures sont les mêmes, sauf quelques légères différences. — Après cette énumération, on peut faire les remarques suivantes : 1º Il est étonnant que, sur quatre copies manuscrites que nous possédons du document, aucune ne reproduise le texte à cent soixante-sept signatures découvert par Saint-Simon. — 2º Comment se fait-il que l'imprimé contemporain ne donne qu'une soixantaine de signatures, quand les cent soixante-sept de l'original copié par Saint-Simon auraient apporté à la requête beaucoup plus de poids et de valeur aux yeux de la cour et du public ? — 3º Comment expliquer qu'un bon nombre des soixante signataires de l'imprimé ne se retrouve pas parmi les cent soixante-sept de notre auteur ? — 4º Ce n'est pas au moment juste où il rédigeait dans ses Mémoires l'année 1717 que Saint-Simon a eu connaissance du document du médecin Bouvard ; il l'avait copié antérieurement. Comment se fait-il que cette copie ne se retrouve pas dans ses Papiers, où il y a tant de fatras ? — 5º Saint-Simon reconnaît lui-même que la première des cent soixante-sept signatures, *St-Symon Vermandois*, est étrange, qu'elle n'a jamais été employée par aucun membre de sa famille, et il fait pour l'expliquer une supposition ridicule (ci-dessus p. 215). Ce qui est surtout étrange, c'est que cette signature se trouve justement la première ; elle n'est que la seconde dans les *Mémoires d'Omer Talon*, et elle n'est pas suivie du nom *Vermandois*. D'autre part, il semble difficile d'admettre que notre auteur, qui récoltait tant de documents sur la pairie et la noblesse, ait refusé si énergiquement d'accepter un document original, que le médecin Bouvard voulait instamment lui donner, quand ce document apportait par cette signature un tel appui à ses prétentions à la descendance des anciens Vermandois. — Tout cela est certainement extraordinaire et donne un vaste champ aux suppositions.

Page 224, note 3. Le duc du Maine s'inquiétait depuis longtemps des attaques des princes du sang sur son rang, et il cherchait partout des appuis. M. Hyrvoix de Landosle a l'obligeance de me signaler au Dépôt des affaires étrangères (vol. *Suisse* 265, fol. 95), une lettre de l'agent français Braconier au maréchal d'Huxelles, du 19 septembre 1716, dans laquelle il annonce que le duc vient d'envoyer en Suisse un officier pour tâcher de décider le corps helvétique à intervenir en sa faveur auprès du Régent dans son affaire avec les princes du sang, à cause de sa charge de colonel général des Suisses et Grisons. A Berne, on se soucia peu de se mêler de cette affaire, et on éconduisit l'envoyé (autre lettre du 13 octobre, vol. *Suisse* 267, fol. 210). — Un mémoire non signé, qui se trouve dans le volume 272, fol. 376 et suivants, et qui doit être un peu postérieur, engageait le Régent à s'unir plutôt aux cantons protestants qu'aux catholiques, les premiers étant bien plus disposés que les seconds à soutenir les stipulations du traité d'Utrecht par rapport à la succession éventuelle de la couronne de France.

Page 232, note 5. Charles Ier d'Anjou était troisième fils de Louis II, roi de Naples, et d'Yolande d'Aragon et cadet du roi René. Né en 1414 et mort le 10 avril 1472, il eut en partage le comté du Maine et fut lieutenant-général pour Charles VII en Languedoc et en Guyenne. Son fils Charles, né en 1444 de son second mariage avec Isabelle de Luxembourg, comte du Maine en 1472, succéda en 1480 au titre de son oncle René comme roi de Naples et prit le nom de Charles IV; mais il mourut le 11 décembre 1481, et non 1480, comme le dit Saint-Simon.

Page 238, note 3. Joly de Fleury, nommé procureur général en février 1717, ne quitta cette charge qu'en juin 1746. Saint-Simon semble dire ici qu'il est encore en fonctions. La conclusion serait que la rédaction du présent passage est antérieure à juin 1746, probablement de très peu de temps. Cependant on a vu ci-dessus, p. 29, note 1, qu'il écrivait vraisemblablement à la fin de 1746 ou au début de 1747.

Page 248, note 1. On remarquera que ni Dangeau, ni surtout le procès-verbal du conseil de régence ne disent que les ducs se retirèrent. Saint-Simon n'a-t-il pas fait quelque confusion dans ses souvenirs? — Il avait une copie de l'arrêt dans le volume 43 de ses Papiers, aujourd'hui *France* 218, fol. 202.

Page 346, note 2. Cette nouvelle mariée était remarquablement belle. Le président Hénault disait d'elle (*Mémoires*, édition Rousseau, p. 103) : « Nous rencontrions à l'hôtel de Sully Mme de Flamarens, à qui je trouvois une beauté mystérieuse et qui avoit l'air de la Vénus de *l'Énéide* travestie sous la forme d'une mortelle. Elle joignoit à la beauté et à un esprit vraiment supérieur une conduite hors de tout reproche ; ses précautions à cet égard alloient au-delà du scrupule le plus exact ; jamais le soupçon ne l'aborda. »

Page 356, note 1. Claude de France, fille de Louis XII et d'Anne de Bretagne, née à Romorantin le 13 octobre 1499, épousa son cousin François, duc d'Angoulême, le 14 mai 1514 et monta avec lui sur le trône de France l'année suivante. Elle mourut à Blois le 20 juillet 1524. On donna son nom à une variété de prune verte, très sucrée, cultivée particulièrement en Touraine.

Page 369, note 2. D'après le *Dictionnaire du commerce* de Savary, on appelait « eaux de vie préparées » des eaux-de-vie dans lesquelles on avait fait infuser ou macérer des fleurs, des fruits, des noyaux, des amandes ou des épices ; c'est ce que nous nommons aujourd'hui des « liqueurs ».

Page 376, note 5. Madame écrivait le 26 janvier 1710 à la raugrave Louise à propos du P. Sébastien (*Correspondance*, recueil Jæglé, tome II, p. 113-114) : « On invente de bien jolies choses à présent. C'est ainsi qu'un Carme a fait un tableau mouvant au Roi. Mais vous ne savez peut-être pas ce que c'est qu'un Carme ; c'est un moine. On l'appelle le P. Sébastien. C'est lui qui a fait le tableau, où se meuvent plus de cent pièces. Les femmes font la lessive et battent le linge ; les hommes fendent du bois, ferrent les chevaux ; il y en a deux qui scient. D'autres sont assis dans des chaises et font des saluts ; un mendiant ôte son chapeau et demande la charité ; puis, quand le monde a passé, il le remet. A la porte du château, il y a une horloge qui marche fort bien. Dans le lointain est une mer où les navires voguent à pleines voiles... Ce qui est gentil aussi, c'est une roue à l'aide de laquelle on sort les pierres des carrières ; elle tourne tout lentement tant que la pierre n'est pas dehors ; mais, une fois que celle-ci est sortie, la roue se met à tourner très vite, absolument comme dans la réalité. » — L'article du Mercure d'avril 1729, à propos de la mort du P. Sébastien, donne (p. 697-698) des détails assez amusants sur la visite du Czar à son cabinet de machines ; Pierre-le-Grand lui demanda du pain et du vin du couvent et le fit boire dans son verre.

Page 386, note 2. En 1708, les affaires de la duchesse d'Elbeuf et de sa fille la duchesse de Mantoue étaient fort embarrassées, et la mère désirait se débarrasser de l'hôtel de Navailles où elle habitait, rue de Grenelle. M. de Matignon entra d'abord en pourparlers avec elle, mais se rebuta bientôt à cause des oppositions que faisaient les créanciers de la duchesse. C'est alors que le sieur de la Fond se présenta de la part du maréchal de Villars. Il convint avec la duchesse d'Elbeuf de susciter un ancien créancier de sa mère la feue maréchale de Navailles, qui, à cause de son antériorité, ferait saisir l'hôtel et le ferait vendre par autorité de justice. De la Fond se porterait acquéreur au nom de Villars et paierait cent cinquante mille livres, et, en attendant la mise en vente, la maréchale de Villars s'y installerait comme locataire moyennant un loyer de cinq mille francs. Le marché fut conclu en ces termes le 31 juillet 1708, et Mme de Villars vint l'habiter dès le 15 novembre. La vente par licitation n'eut lieu qu'en février 1710 (D'après des notes remises par M. le marquis de Vogüé).

Page 386, note 3. Voici le récit de la visite du Czar au Parlement (registre U 361): « Du samedi 19 juin 1717. Ce jour est venu en la cour le tzar ou grand duc de Moscovie, empereur de la Grande Russie, ... lequel a voulu voir la manière dont se rend la justice dans le premier tribunal de France, et, à cause de lui, a été donnée une grande audience, quoique ce ne fût pas jour à la tenir. Messieurs les présidents ont pris leurs mortiers et leurs fourrures et manteaux doublés d'hermine, quoiqu'ils ne le fassent pas en été, si ce n'est que le Roi vienne en son Parlement. Il est venu descendre chez M. le premier président avec le maréchal de Tessé... et plusieurs personnes de sa suite, et, comme M. le premier président étoit au Palais pour les fonctions de sa charge, il a été reçu en son hôtel par le sieur abbé de Mesmes et le sieur bailli de Mesmes,... frères dudit sieur premier président. En attendant qu'on vînt l'avertir pour aller à l'audience, il s'est promené dans ses appartements et dans la bibliothèque dudit hôtel, dans laquelle ayant trouvé un globe terrestre et ayant remarqué que la mer Caspienne, qui confine à ses États, n'y étoit pas tracée dans sa véritable position, il en rétablit lui-même les limites et dit qu'on pouvoit assurer M. le premier président de la justesse de cette correction, lequel a été bien aise de conserver par une inscription la mémoire d'un fait de cette singularité. — Il a été ensuite conduit... sur les neuf heures, par la porte du greffe en la grande chambre, où il s'est placé dans la lanterne du côté de la cheminée pendant que Messieurs étoient en la buvette... Et a été plaidée en sa présence la cause d'entre le nommé Besnard et les intéressés en la compagnie de l'Assiente, sur laquelle a été rendu un arrêt. Et M. Guillaume de Lamoignon, avocat du Roi, en déduisant les faits de la cause a dit : « que la contestation est fort sommaire et peu « digne d'attirer l'attention du grand prince qu'ils voient dans ce tri« bunal ; que, quelque loi que sa modestie paroisse leur imposer, ils « ne peuvent s'empêcher de féliciter la cour de l'honneur qu'elle reçoit « de sa présence ; qu'on a vu plusieurs fois les souverains des empires « voisins du nôtre venir admirer la profondeur des lumières et la « sagesse des jugements de la cour ; mais qu'il n'y avoit pas d'exemple « qu'un prince aussi éloigné de nous, aussi puissant dans l'Europe et « dans l'Asie, eût desiré d'être témoin de cette auguste séance ; que, « si l'histoire doit être chargée de transmettre à la postérité les vertus « et les grandes actions de ce héros, ce temple de la justice doit

« compter cette journée entre ses plus illustres et les annales de la « cour doivent à jamais en conserver la mémoire. » ... Le tzar s'est levé et a salué la cour, et, étant sorti après elle[1], il est entré à la buvette, où il a encore salué tous Messieurs très gracieusement et examiné les habillements de Messieurs les présidents, et ensuite est venu chez M. le premier président... à qui il a donné toutes les marques possibles d'estime et de considération. »

1. Une note d'une autre relation du même registre, dit que, pour aller à la buvette, il descendit dans le parquet et sauta par-dessus le banc des présidents.

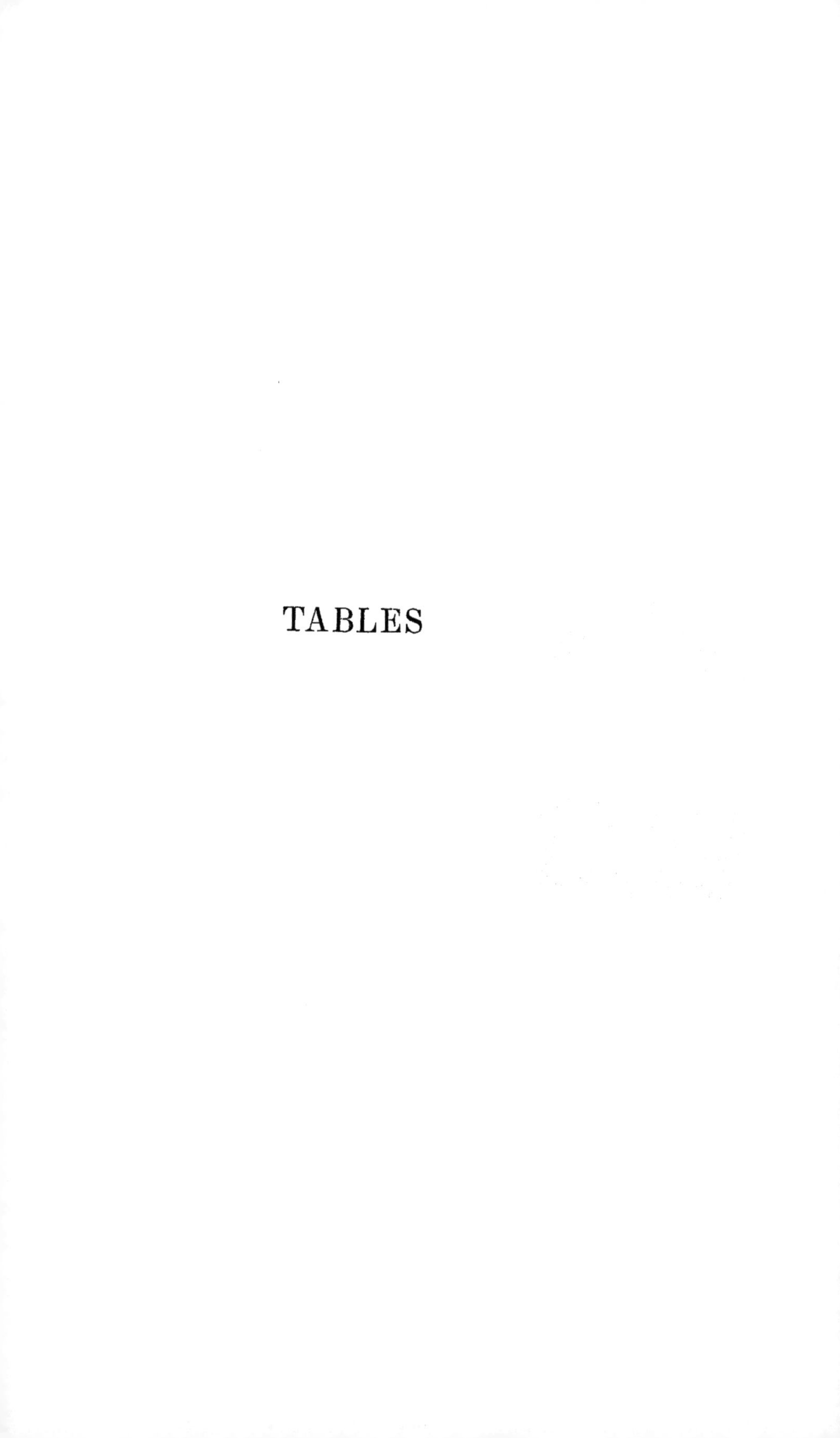

TABLES

I

TABLE DES SOMMAIRES

QUI SONT EN MARGE DU MANUSCRIT AUTOGRAPHE.

1717

II

TABLE ALPHABÉTIQUE

DES NOMS PROPRES

ET DES MOTS OU LOCUTIONS ANNOTÉS DANS LES *MÉMOIRES*

N. B. Nous donnons en italique l'orthographe de Saint-Simon, lorsqu'elle diffère de celle que nous avons adoptée.

Le chiffre de la page où se trouve la note principale relative à chaque mot est marqué d'un astérisque.

L'indication (Add.) renvoie aux Additions et Corrections.

A

C

D

E

F

G

O

P

S

T

U

V

W

Z

III

TABLE DE L'APPENDICE

PREMIÈRE PARTIE

ADDITIONS DE SAINT-SIMON AU *JOURNAL DE DANGEAU*.

(Les chiffres placés entre parenthèses renvoient au passage des *Mémoires* qui correspond à l'Addition.)

SECONDE PARTIE

TABLE DES MATIÈRES

CONTENUES DANS LE TRENTE-ET-UNIÈME VOLUME.

FIN DU TOME TRENTE-ET-UNIÈME.

CHARTRES. — IMPRIMERIE DURAND, RUE FULBERT.

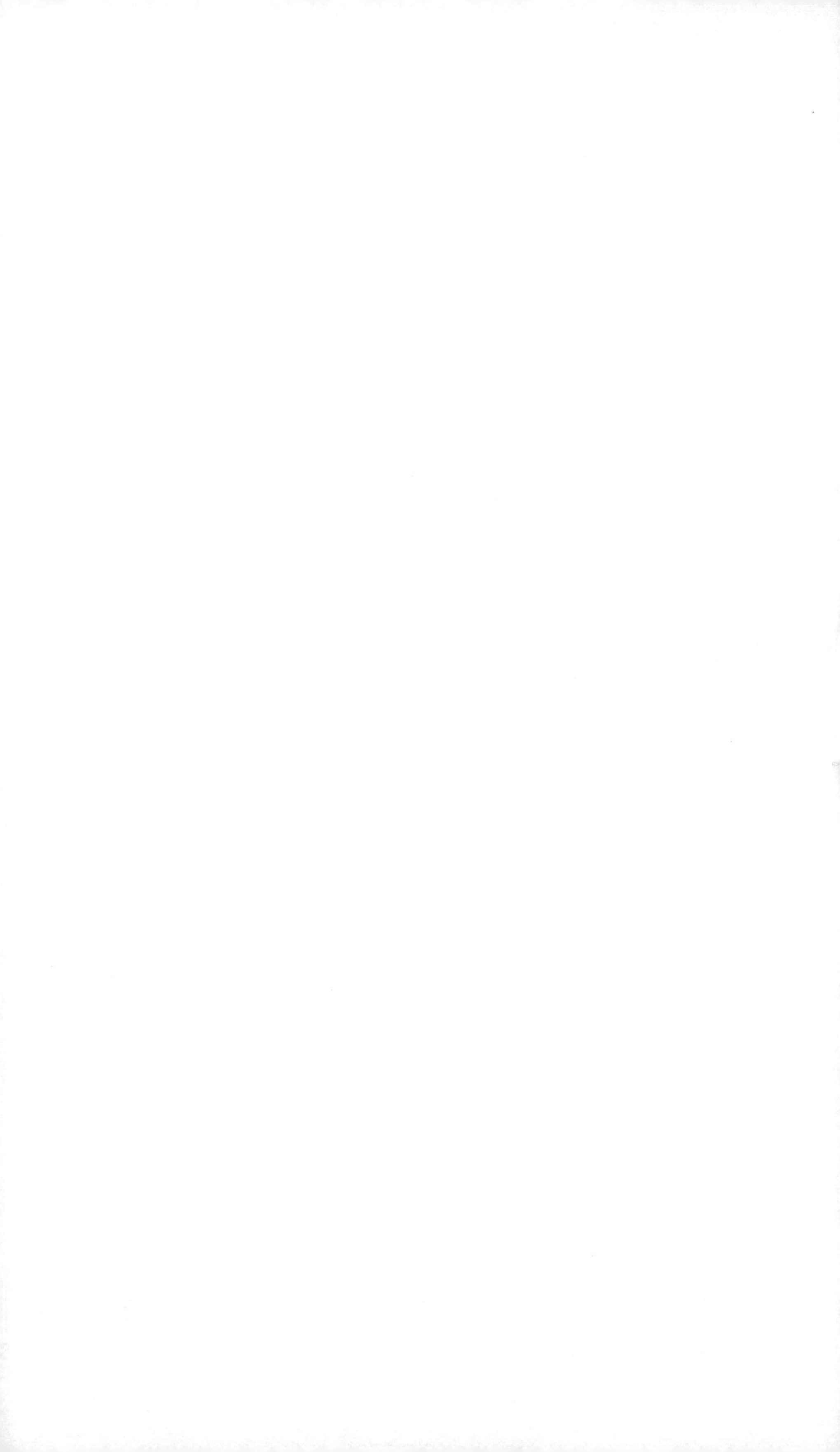

www.ingramcontent.com/pod-product-compliance
Ingram Content Group UK Ltd.
Pitfield, Milton Keynes, MK11 3LW, UK
UKHW020308200726
13857UKWH00001B/112